Regulação do saneamento básico

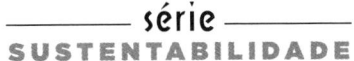

série
SUSTENTABILIDADE

Arlindo Philippi Jr
COORDENADOR

Regulação do saneamento básico

Organizadores:

Alceu de Castro Galvão Jr
Analista de regulação da Agência Reguladora de
Serviços Públicos do Estado do Ceará (Arce)

Alisson José Maia Melo
Analista de regulação da Arce

Mario Augusto P. Monteiro
Analista de regulação da Arce e
professor de Economia e Finanças da Unifor

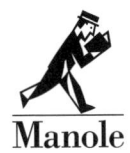

Manole

Copyright © Editora Manole Ltda., 2013, por meio de contrato com os autores.

Editor gestor: Walter Luiz Coutinho
Editora responsável: Ana Maria da Silva Hosaka
Produção editorial: Pamela Juliana de Oliveira, Marília Courbassier Paris,
 Rodrigo de Oliveira Silva
Editora de arte: Deborah Sayuri Takaishi
Projeto gráfico e capa: Nelson Mielnik e Sylvia Mielnik
Editoração eletrônica: JLG Editoração Gráfica S/C Ltda.

Dados Internacionais de Catalogação na Publicação (CIP)
(Câmara Brasileira do Livro, SP, Brasil)

Galvão Junior, Alceu de Castro
 Regulação do saneamento básico/ Alceu de Castro Galvão Junior, Mario Augusto P. Monteiro, Alisson José Maia Melo. – Barueri, SP: Manole, 2013. – (Série Sustentabilidade/coordenador Arlindo Philippi Jr)

Bibliografia.
ISBN 978-85-204-3267-9

 1. Administração pública 2. Agências reguladoras – Brasil 3. Água – Abastecimento – Brasil 4. Esgotos – Brasil 5. Saneamento – Brasil 6. Saúde pública – Brasil I. Monteiro, Mario Augusto P. II. Melo, Alisson José Maia. III. Philippi Junior, Arlindo. IV. Título. V. Série.

13-07864 CDD-353.93

Índices para catálogo sistemático:
1. Brasil: Saneamento básico: Regulação: Saúde pública:
Administração pública 353.93

Todos os direitos reservados.
Nenhuma parte deste livro poderá ser reproduzida, por qualquer processo, sem a permissão expressa dos editores.
É proibida a reprodução por xerox.

A Editora Manole é filiada à ABDR – Associação Brasileira de Direitos Reprográficos.

1ª edição – 2013

Editora Manole Ltda.
Av. Ceci, 672 – Tamboré
06460-120 – Barueri – SP – Brasil
Tel.: (11) 4196-6000 – Fax: (11) 4196-6021
www.manole.com.br
info@manole.com.br

Impresso no Brasil
Printed in Brazil

Sumário

SOBRE OS AUTORES | XI
PREFÁCIO | XVII
INTRODUÇÃO | XXI

CAPÍTULO 1 | **Modelos e mecanismos de regulação independente** | 1
Gislene Rocha de Lima

1 Introdução | 2 A regulação dos serviços de saneamento básico na Lei n. 11.445/2007 | 8 Modelos jurídicos de atribuição de competência à agência reguladora | 15 Agências reguladoras independentes | 23 Mecanismos para garantia de independência decisória | 29 Considerações finais | 31 Referências | 32 Exercícios

CAPÍTULO 2 | **Mecanismos de participação democrática, transparência e *accountability*** | 33
Liliane Sonsol Gondim, Ivo César Barreto de Carvalho

33 Crise de legitimação democrática da agência reguladora e necessidade de superação | 36 Audiências públicas e consultas públicas | 44 Conselhos de regulação | 45 Transparência decisória | 50 *Accountability* em relação aos tribunais de contas | 54 Considerações finais | 55 Referências | 56 Exercícios

CAPÍTULO 3 | **Poder normativo, segurança e estabilidade da normatização | 57**
Alisson José Maia Melo

> 57 Introdução | 58 Competência da agência reguladora para elaboração de normas | 60 Limites para o poder normativo das agências | 69 Procedimentos para elaboração de normas e realização de audiência e consulta públicas | 70 Estabilidade e uniformidade de normas regulatórias | 71 Referências | 72 Exercícios

CAPÍTULO 4 | **A interação entre o poder concedente e a agência reguladora | 73**
Marcos Fey Probst

> 73 Introdução | 74 As diferentes modelagens jurídicas das agências reguladoras | 78 Do exercício da titularidade pelo poder concedente | 79 O papel das agências reguladoras | 83 O poder concedente e as agências reguladoras | 90 A obrigatoriedade da interação entre o poder concedente e a agência reguladora | 92 Considerações finais | 94 Referências | 94 Exercícios

CAPÍTULO 5 | **Aspectos jurídico-institucionais da regulação dos serviços de manejo de resíduos sólidos urbanos | 95**
Alisson José Maia Melo

> 95 Introdução | 96 Aspectos jurídicos da atividade de manejo de resíduos sólidos urbanos | 109 A regulação da atividade de manejo de resíduos sólidos urbanos | 121 Considerações finais | 121 Referências | 123 Exercícios

CAPÍTULO 6 | **Modelos de regulação tarifária e a Lei n. 11.445/2007: as alternativas possíveis | 125**
Bruno Aguiar Carrara de Melo, Frederico Araújo Turolla

> 125 Introdução | 126 Regulação tarifária em serviços de abastecimento de água e de esgotamento sanitário | 130 Regulação tarifária na Lei n. 11.445/2007 | 135 Modelos de regulação tarifária | 154 Aspectos práticos da regulação tarifária | 161 Considerações finais | 162 Referências | 164 Exercícios

CAPÍTULO 7 | **Produtividade, eficiência econômica e regulação por incentivos nos serviços de abastecimento de água e esgotamento sanitário** | **167**
Arlan Mendes Mesquita, Felipe Mota Campos

    167 Introdução | 169 Produtividade, eficiência econômica e saneamento básico | 173 Principais métodos de produtividade e eficiência econômica | 182 Produtividade e qualidade | 183 A obtenção de custos eficientes e os modelos de regulação dos serviços | 185 Algumas experiências internacionais de regulação da eficiência econômica | 192 Os caminhos da regulação da eficiência econômica na indústria brasileira de saneamento | 195 Considerações finais | 196 Referências | 199 Exercícios

CAPÍTULO 8 | **Ativos regulatórios nos serviços de abastecimento de água e esgotamento sanitário** | **201**
Claudio Gabarrone, Cibelle Amorim Ferreira

    201 Introdução | 202 Contabilidade regulatória X contabilidade societária | 212 Aspectos relevantes na contabilização dos ativos | 226 Definição regulatória da base de ativos a ser remunerada | 232 Considerações finais | 233 Referências | 236 Exercícios

CAPÍTULO 9 | **Taxa de remuneração dos capitais aplicados nos serviços de abastecimento de água e de esgotamento sanitário** | **237**
Carlos Morosoli, Damián Halabi, Odair Gonçalves

    237 Introdução | 238 Taxa de remuneração, custo de capital e tarifas | 240 Taxa de remuneração e custo médio ponderado de capital | 258 WACC em termos reais antes dos impostos | 259 Aplicação da taxa de remuneração sobre a base de capital | 260 Aplicação do modelo WACC à realidade do setor de saneamento no Brasil | 270 Considerações finais | 271 Referências | 274 Exercícios

CAPÍTULO 10 | **Avaliação de desempenho dos prestadores do setor de saneamento básico | 275**
Alejandro Bontes, Julio César Aguilera, Carlos Cordero

275 Introdução | 275 Conceitos fundamentais | 277 Métodos de avaliação de eficiência | 277 Métodos *bottom-up* | 280 Métodos *top-down* paramétricos | 284 Métodos *top-down* não paramétricos: a análise envoltória de dados (DEA) | 286 Comparação entre métodos *bottom-up* e *top-down* | 288 Aplicação de metodologias de avaliação de eficiência no setor: o caso colombiano | 306 Considerações finais | 307 Referências | 309 Exercícios

CAPÍTULO 11 | **Regulação *Sunshine*: uma proposta de regulação técnica para o saneamento | 311**
Alexandre Caetano da Silva

311 A gestão dos serviços de saneamento básico no Brasil | 314 A regulação dos serviços de saneamento básico | 318 Alternativas de ferramentas regulatórias | 322 Regulação *sunshine* | 325 Considerações sobre a aplicação de indicadores de desempenho | 332 Implantação da regulação *sunshine* | 334 Considerações finais | 335 Referências | 338 Exercícios

CAPÍTULO 12 | **Fiscalização direta da prestação dos serviços de abastecimento de água e de esgotamento sanitário | 339**
Kátia Muniz Côco, Marcelo Silva de Almeida

339 Introdução | 340 Competências das agências | 342 Tipos de fiscalização | 343 Planejamento da fiscalização | 348 Objeto da fiscalização | 352 Solicitação, organização e tratamento da informação | 355 Identificação e tratamento das não conformidades (NC) | 358 O regulado e a fiscalização | 358 Publicidade das informações | 359 Considerações finais | 360 Referências | 361 Exercícios

CAPÍTULO 13 | **Fiscalização da prestação dos serviços de resíduos sólidos | 363**
Marcos Paulo Marques Araújo, Pedro Alexandre Moitrel Pequeno

363 Introdução | 365 Aspectos jurídicos | 381 Aspectos operacionais | 389 Considerações finais | 391 Referências | 392 Exercícios

CAPÍTULO 14 | **Acompanhamento e sustentabilidade de planos municipais de saneamento básico** | **395**
Alceu de Castro Galvão Junior, Geraldo Basílio Sobrinho

| **395** Introdução | **397** Premissas para elaboração dos planos de saneamento | **401** O papel da agência reguladora no planejamento | **408** A sustentabilidade dos PMSB | **412** O papel dos órgãos de controle e a parceria com as agências reguladoras | **413** Considerações finais | **414** Referências | **416** Exercícios

ÍNDICE REMISSIVO | **417**

Sobre os autores

Sobre os organizadores

ALCEU DE CASTRO GALVÃO JR, engenheiro civil pela Universidade Federal do Ceará (UFC), mestre em Engenharia Hidráulica e Saneamento e doutor em Saúde Pública pela Universidade de São Paulo (USP). Autor e editor de livros sobre planejamento e regulação do saneamento básico. Ganhador do Prêmio Jabuti 2012, com o 3º lugar na categoria Ciências Naturais. Ganhador da distinção de Emérito da Associação Brasileira de Agências de Regulação (Abar) 2013, categoria Academia. Analista de regulação e coordenador de saneamento básico da Agência Reguladora de Serviços Públicos Delegados do Estado do Ceará (Arce).

ALISSON JOSÉ MAIA MELO, bacharel e mestre em Direito pela Universidade Federal do Ceará (UFC). Especialista em Direito Tributário. Analista de regulação da Agência Reguladora de Serviços Públicos Delegados do Estado do Ceará (Arce). Pesquisador e parecerista na área de regulação e saneamento básico.

MARIO AUGUSTO P. MONTEIRO, mestre em Administração de Empresas pela Universidade de Fortaleza (Unifor), MBA em Finanças pelo Instituto Brasileiro de Mercado de Capitais (Ibmec) e especialista em Políticas Públicas pela Escola Nacional de Administração Pública (Enap). Bacharel em Ciências Econômicas pela Universidade Federal do Ceará (UFC). Professor adjunto de Economia e Finanças da Unifor e coordenador de tarifas da Agência Reguladora de Serviços Públicos Delegados do Estado do Ceará (Arce).

Sobre os colaboradores

ALEJANDRO BONTES, engenheiro civil industrial e mestre em Economia pela Universidade de Chile. Sócio da Inecon. Professor da Universidade Adolfo Ibañez. Consultor internacional com mais de 25 anos de experiência na regulação de serviços públicos de rede. Especialista no desenho e implantação de tarifas e subsídios em serviços de saneamento básico e na determinação de padrões e custos eficientes. Em sua experiência internacional destacam-se projetos desenvolvidos no Chile, Brasil, Argentina, Uruguai, Bolívia, Peru, Colômbia, Equador, Nicarágua, República Dominicana, México e El Salvador.

ALEXANDRE CAETANO DA SILVA, engenheiro sanitarista e civil formado pela Escola de Engenharia Mauá. Analista de regulação da Agência Reguladora de Serviços Públicos Delegados do Estado do Ceará (Arce) e líder do projeto da Arce para avaliação dos serviços de saneamento com indicadores de desempenho.

ARLAN MENDES MESQUITA, doutor em teoria econômica pela Universidade Federal de Minas Gerais (UFMG) e servidor público da Agência Reguladora de Serviços Públicos Delegados do Estado do Ceará (Arce). Tem experiência na área de microeconomia, atuando nos seguintes temas: demanda, oferta, regulação econômica (estruturas tarifárias e regimes de regulação), economia industrial (gás canalizado e saneamento) e finanças regulatórias.

BRUNO AGUIAR CARRARA DE MELO, bacharel em Economia e Física pela Universidade Federal de Minas Gerais. É coordenador técnico de regulação e fiscalização econômica da Arsae-MG, onde elaborou a atual metodologia de reajustes de prestadores e participou das revisões tarifárias dos SAAEs de Passos e Itabira e de reajustes da Copasa, Copanor e Cesama-JF. Além das definições tarifárias, tem participado das normatizações e fiscalizações econômicas da Arsae-MG.

CARLOS CORDERO, engenheiro civil industrial e mestre em Economia pela Universidade Católica do Chile. Consultor sênior da Inecon. Tem 15 anos de experiência na regulação de serviços públicos de rede. Especialista no desenho e implantação de tarifas em serviços de saneamento básico e na determinação de padrões e custos eficientes. Em sua experiência internacional destacam-se projetos desenvolvidos no Chile, Brasil e Uruguai.

CARLOS MOROSOLI, engenheiro industrial. Sócio da consultoria Quantum do Brasil, especializada na regulação de serviços públicos. Participou e coordenou diversos estudos nos três ciclos de revisão tarifária do setor elétrico brasileiro, como também nos dois ciclos de revisão tarifária de gás canalizado dos estados de Rio de Janeiro e São Paulo e em processos de revisão e reajuste tarifário do setor de saneamento brasileiro. Participou também como palestrante em seminários nacionais e internacionais de regulação de serviços públicos.

CIBELLE AMORIM FERREIRA, mestre em Contabilidade e Controladoria pela Universidade de São Paulo (USP); pós-graduada em Auditoria pela Universidade de Brasília (UnB); graduada em Ciências Contábeis. Consultora da Abdo, Ellery & Associados – Consultoria Empresarial em Energia e Regulação Ltda. Possui doze anos de experiência em setores regulados, em especial nos setores elétrico e de saneamento.

CLAUDIO GABARRONE, economista formado pela Universidade de São Paulo (USP); especializado em Administração Pública e Administração de Projetos em Serviços Públicos pela Fundação do Desenvolvimento Administrativo (Fundap). Pós-graduado (*lato sensu*) em Metodologia do Ensino Superior pelas Faculdades Metropolitanas Unidas (FMU), e pós-graduado (*stricto sensu*) em Economia pela Universidade Mackenzie. Atualmente, é superintendente de fiscalização de custos e tarifas da Arsesp.

DAMIÁN HALABI, engenheiro industrial e mestre em Economia. Coordena e participa ativamente de numerosos estudos de regulação de serviços públicos na América Latina e Caribe, fornecendo suporte técnico, metodológico e operacional em estudos tarifários e outros assuntos regulatórios para empresas do setor elétrico, saneamento e gás canalizado. Participou também como palestrante em numerosos seminários nacionais e internacionais de regulação de serviços públicos.

FELIPE MOTA CAMPOS, mestre em Ciências Econômicas pela Universidade Federal de Pernambuco. Analista de regulação da Agência Reguladora de Serviços Públicos Delegados do Estado do Ceará (Arce). Tem experiência na área de Economia, com ênfase em economia regional, economia do trabalho, economia industrial e regulação econômica. Atua, especificamente, na regulação econômica na indústria de saneamento básico.

FREDERICO ARAUJO TUROLLA, doutor em Economia de Empresas pela FGV-SP; possui mestrado pela mesma instituição, com intercâmbio em Economia Internacional e Finanças na Universidade de Brandeis, EUA; bacharel em Ciências Econômicas pela UFJF. É vice-coordenador do Programa de Mestrado em Gestão Internacional (PMGI/ESPM) e professor de MBA em Estratégia e Finanças da FGV-SP. É sócio da Pezco Microanalysis e foi economista junto à tesouraria global do Banco WestLB.

GERALDO BASÍLIO SOBRINHO, engenheiro civil e mestre em Saneamento Ambiental pela Universidade Federal do Ceará (UFC), especialista em Engenharia de Saneamento Ambiental pela Faculdade de Fortaleza (FGF). Autor de livros sobre o tema regulação, fiscalização e planejamento do setor de saneamento básico. Analista de Regulação da Agência Reguladora dos Serviços Público Delegados do Estado do Ceará (Arce).

GISLENE ROCHA DE LIMA, mestre em Direito Constitucional pela Universidade de Fortaleza, especialista em Administração Pública pela Faculdade Integrada do Ceará. Procuradora-chefe da Agência Reguladora de Serviços Públicos Delegados do Estado do Ceará (Arce).

IVO CÉSAR BARRETO DE CARVALHO, procurador autárquico da Agência Reguladora de Serviços Públicos Delegados do Estado do Ceará (Arce). Mestre e doutorando em Direito pela Universidade Federal do Ceará (UFC). Professor universitário.

KÁTIA MUNIZ CÔCO, mestre em Engenharia Ambiental pela Universidade Federal do Espírito Santo (Ufes); especialista em Engenharia de Segurança do Trabalho, pela Facam. Graduada em Engenharia Ambiental pela Ufes, e em Tecnologia em Saneamento Ambiental pelo Instituto Federal do Espírito Santo (Ifes). Atualmente, é gerente de regulação do saneamento básico na Agência Reguladora de Saneamento Básico do Estado do Espírito Santo (Arsi) e docente da pós-graduação em Engenharia Ambiental da Fundação Castelo Branco (Funcab).

JULIO CÉSAR AGUILERA, administrador público pela Escuela Superior de Administración Pública (Esap). Msc. em Economia pela Universidad Javeriana; Msc. em Regulación de Servicios Públicos de Red de la Universidad de Barcelona e Diplomado en Derecho de la Competencia de la Universidad Externado de Colombia. Consultor empresarial e professor em várias universidades na Colômbia, atualmente tem a função de especialista comissionado da Comisión de Regulación de Agua Potable y Saneamiento Básico de Colombia (CRA).

LILIANE SONSOL GONDIM, procuradora autárquica da Agência Reguladora de Serviços Públicos Delegados do Estado do Ceará (Arce). Especialista em Direito Constitucional e Direito Ambiental pela Universidade de Fortaleza (Unifor). Mestranda em Direito pela Universidade Federal do Ceará.

MARCELO SILVA DE ALMEIDA, bacharel em Engenharia Civil pela Universidade Federal do Ceará; especialista em Engenharia de Saneamento Básico pela Faculdade Integrada da Grande Fortaleza. Atualmente, é Analista de Regulação da Agência Reguladora de Serviços Públicos Delegados do Estado do Ceará (Arce).

MARCOS FEY PROBST, graduado em Direito pela Universidade Federal de Santa Catarina (UFSC) e mestre pela mesma universidade, dedicando-se às áreas do Direito Público, com ênfase no Direito Administrativo e do Saneamento Básico. Ex-diretor geral da Agência Reguladora Intermunicipal de Saneamento (Aris). Professor convidado dos cursos de pós-graduação em Direito Administrativo de diversas universidades. Articulista em revistas especializadas.

MARCOS PAULO MARQUES ARAÚJO, especialista em Direito da Administração Pública pela Universidade Federal Fluminense (UFF). Assessor jurídico da Assessoria Jurídica (Asjur), da Secretaria de Estado do Ambiente do Rio de Janeiro (SEA/RJ). Sócio-fundador da Marques Araújo – Consultores Associados; consultor em gestão pública e saneamento ambiental. Ex-assessor jurídico do Instituto Brasileiro de Administração Municipal (Ibam). Palestrante e conferencista. Autor e coautor de diversos artigos e de livros sobre Direto Público, notadamente no campo do saneamento ambiental.

ODAIR GONÇALVES, contador; pós-graduado em Especialização de Administração de Estratégias Empresariais pela Universidade do Vale do Rio dos Sinos (Unisinos); e em Regulação dos Serviços Públicos pela Universidade Federal do Rio Grande do Sul; mestre em Ciências Contábeis pela Unisinos. Técnico superior – Contador na Agência Estadual de Regulação dos Serviços Públicos Delegados do Rio Grande do Sul (Agergs) e professor na Unisinos.

PEDRO ALEXANDRE MOITREL PEQUENO, graduado em Engenharia Civil pela Universidade Federal Fluminense; engenheiro sanitarista e mestre em Saneamento Ambiental pela Fundação Oswaldo Cruz. Consultor em Saneamento Ambiental, tendo atuado como engenheiro sanitarista da Prefeitura Municipal de Angra dos Reis (RJ). Atua como regulador na Agência Reguladora de Energia e Saneamento Básico do Estado do Rio de Janeiro, exercendo a função de gerente da câmara de resíduos sólidos.

Prefácio

A construção institucional da regulação do saneamento constitui um dos principais desafios do setor, como de resto no conjunto da infraestrutura, se se pretende fornecer serviços públicos de boa qualidade no país. Este livro, organizado por Alceu de Castro Galvão Jr, Alisson José Maia Melo e Mario Augusto P. Monteiro, vem precisamente contribuir nessa direção.

A obra possui cinco virtudes. Em primeiro lugar, aborda o tema da regulação de forma específica. Embora os conceitos fundamentais da teoria da regulação sejam minuciosamente discutidos, a teoria é apresentada sempre tendo em vista sua aplicação no saneamento.

Em segundo lugar, o livro contém abordagem multidisciplinar, algo essencial quando se trata de discutir regulação em qualquer segmento de infraestrutura. Os aspectos técnicos da engenharia, os elementos jurídicos e os conceitos econômicos precisam ser integrados, sob pena de não se lograr entender, em sua plenitude, os complexos temas que fazem parte do dia a dia do regulador.

Em terceiro lugar, o trabalho é escrito para reguladores, sem excluir um público mais amplo e cada vez maior de profissionais que acompanham a regulação da infraestrutura. Aliás, os próprios organizadores são reguladores, além de acadêmicos, e muitos dos autores também transitam entre as duas atividades. Assim, os conceitos são ilustrados de forma viva pela experiência prática de várias agências reguladoras brasileiras e algumas de outros países.

Em quarto lugar, o livro tem clara intenção didática, sendo adequado para programas de capacitação de gestores públicos e privados na área de regulação. Tal característica é particularmente importante em um momento em que estão nascendo agências reguladoras em todos os estados de forma a adequar o setor ao novo marco estabelecido pela Lei n. 11.445/2007.

A experiência prática de cursos de treinamento de reguladores demonstra a importância de contar com obras como esta, que reúnem de forma sistemática os capítulos básicos que devem ser dominados pelos reguladores, prestadores de serviços, autoridades administrativas e judiciais e formuladores de política pública.

Nesse sentido, é louvável a preocupação em oferecer em todos os capítulos um conjunto de questões para discussão que podem orientar o debate de seminários sobre regulação nas várias regiões do país. Por último, o livro fornece diversos elementos para a disseminação das melhores práticas regulatórias, bem como para entender a importância das características essenciais de uma boa agência reguladora.

Uma agência reguladora deve ter excelência técnica para conquistar a legitimidade de suas decisões e de seu papel de equilibrar os objetivos de modicidade tarifária e o estímulo ao investimento. Em outras palavras, para equilibrar o consumo presente que requer capacidade de pagamento e o consumo futuro que pressupõe investimento.

Deve possuir, além disso, a devida independência em relação à administração direta ou a qualquer instância de poder político-partidário, conferindo caráter eminentemente técnico às suas decisões. É necessário igualmente a independência do poder econômico, evitando o risco de captura pelos interesses dos administradores.

Ao mesmo tempo que a agência reguladora deve fornecer os incentivos para a prestação de serviços de forma eficiente, deve ela mesma se preocupar com a eficiência de seus trabalhos. Assim, o processo decisório deve levar em consideração o tempo econômico e não o tempo burocrático. Para tanto, a agência deve contar naturalmente com os recursos humanos e materiais necessários para seu trabalho.

Por fim, a transparência institucional é chave para garantir a prestação de contas e o monitoramento dos trabalhos pela sociedade. Em vários pontos do livro é enfatizada a importância da publicidade, das consultas e audiências públicas, entre outros elementos de transparência da rotina da atividade reguladora.

É forçoso registrar uma enorme distância entre a situação das agências reguladoras no Brasil com aquilo que deveria ser o ideal do ponto de vista do desenvolvimento. Iniciativas como a deste livro constituem ferramentas fundamentais para municiar o debate e os atores relevantes para a inadiável difusão de uma nova cultura de boas práticas regulatórias no Brasil.

Gesner Oliveira

Introdução

O setor de saneamento básico, à semelhança do que ocorre na maioria dos setores ligados à infraestrutura econômica do Brasil, encontra-se ainda em estágio de desenvolvimento não compatível com as potencialidades e expectativas associadas à sexta economia do planeta. De acordo com o Plano Nacional de Saneamento Básico (Plansab), são necessários investimentos de cerca de R$ 508 bilhões para a universalização dos serviços de saneamento básico, divididos em medidas de natureza estrutural e estruturante, sendo esta última focada nos aspectos relacionados à gestão do setor.

A superação desse quadro demanda a adoção de políticas públicas capazes de mobilizar recursos financeiros, mas, também, que possibilitem a incorporação de práticas modernas e efetivas de gestão, a fim de viabilizar o alcance de padrões adequados de qualidade e níveis de cobertura dos serviços exigidos pela sociedade brasileira.

A despeito do cenário adverso apresentado, é possível observar alguns avanços. Entre eles, cabe destacar a edição da Lei n. 11.445/2007, Lei de Diretrizes Nacionais do Saneamento Básico (LNSB), que disciplinou procedimentos para a gestão adequada dos serviços públicos de saneamento básico. A fim de adequar as condições sob as quais tais serviços são prestados à realidade e às exigências da sociedade brasileira, a LNSB, entre outros pontos, estabeleceu a exigência de definição, por parte dos titulares do serviço, do ente responsável pela regulação e fiscalização (art. 9º, II), observando-se, na eventual constituição dessas entidades reguladoras, os princípios da independência, transparência e tecnicidade decisórias, com ampla autonomia (art. 21, I e II), além de definir seus objetivos (art. 22) e suas competências mínimas (art. 12, § 1º; art. 18, parágrafo único; art. 20, parágrafo único; art. 23, caput, incisos e § 3º; art. 25, § 2º; art. 38, §§ 1º e 4º; art. 39, parágrafo único; art. 42, § 2º; art. 46).

As preocupações de como a regulação pode contribuir e qual o papel das agências reguladoras para o desenvolvimento do setor de saneamento básico, inclusive diante dos desafios da eficiência e sustentabilidade econômica e da utilização de tecnologias apropriadas a um custo que reflita a capacidade de pagamento dos usuários, e especialmente diante do desafio da universalização do acesso, são os principais móveis das pesquisas sintetizadas na presente publicação.

O tema central deste livro não trata de modo genérico da regulação e das agências reguladoras, nem dos serviços públicos de saneamento básico e de sua legislação nacional, mas, antes, cuida da interface entre os dois assuntos, ressaltando, dessa forma, a especificidade da abordagem dos problemas. Cabe ressaltar que, a despeito da relevância do tema, poucas são as obras orientadas para essa temática específica, em contraposição às numerosas publicações de referência caracterizadas por uma abordagem mais generalista.

Ainda relativamente ao tema central, a análise das componentes do serviço público de saneamento básico também é tratada de forma proporcional à inserção da regulação no setor. Em outras palavras, a maioria dos capítulos tem em vista discussões sobre os serviços de abastecimento de água e de esgotamento sanitário. No entanto, também são reservados capítulos específicos para tratar da regulação nos serviços de limpeza urbana e manejo de resíduos sólidos urbanos. Quanto aos serviços de drenagem e manejo de águas pluviais urbanas, mesmo não sendo tratados em capítulo específico, a abordagem da regulação nas demais componentes afeta de forma transversal na compreensão conjuntural do setor.

A presente publicação se destaca, sem prejuízo da especificidade do seu tema central, por dois elementos diferenciais em relação a outras empreitadas.

O primeiro elemento distintivo encontra-se na busca de uma abordagem multidisciplinar do tema, considerando que a questão regulatória dos serviços públicos não pode ser realizada apenas a partir de pontos de vista unilaterais. Dessa forma, este livro está organizado sob três focos: o primeiro envolve discussões institucionais e legais do saneamento básico e da inserção das agências reguladoras no contexto setorial, sob o ponto de vista jurídico; o segundo trata dos aspectos econômicos da regulação do setor, contemplando, sob uma perspectiva prática, questões relevantes para a agenda regulatória, tais como alternativas de definição e alteração das tarifas, métodos de mensuração e incorporação de eficiência no cálculo tarifário, cálculo da taxa de remuneração dos capitais investidos e critérios e procedimentos para definição e valoração da base de ativos; o último foco, mas não menos importante, aborda as questões técnicas, sobre fiscalização, acompanhamento de planos e indicadores de desempenho.

O outro diferencial desta obra é que ela se propõe a analisar a regulação do saneamento básico a partir do ponto de vista dos próprios reguladores. Os capítulos foram elaborados pelos quadros de pessoal de oito agências reguladoras, em parceria com consultores e acadêmicos, inclusive de âmbito internacional. Contribuíram para a presente publicação as agências reguladoras estaduais do Ceará (Arce), Espírito Santo (Arsi), Minas Gerais (Arsae), Rio de Janeiro (Agenersa), Rio Grande do Sul (Agergs) e São Paulo (Arsesp), e a agência consorciada de municípios de Santa Catarina (Aris), além da autoridade regulatória da Colômbia (CRA). Tal proposta não só agrega riqueza ao tema, por aliar à discussão teórica da regulação do setor a perspectiva prática de quem trabalha na gestão da regulação – destacando a realidade dos problemas discutidos –, como também dá vazão à produção acadêmica das próprias agências reguladoras participantes, que têm como princípio fundamental a tecnicidade decisória (art. 21, II, da LNSB).

Com tais características, os organizadores oferecem ao público uma contribuição ímpar para as discussões científicas e técnicas sobre o papel da regulação do saneamento básico, e uma referência para o aperfeiçoamento institucional das agências reguladoras nesse relevante setor infraestrutural.

Além disso, no site www.manole.com.br/seriesustentabilidade é possível acessar conteúdo complementar ao livro.

Modelos e mecanismos de regulação independente

Gislene Rocha de Lima

INTRODUÇÃO

Os serviços públicos de saneamento básico, mais do que prestações úteis à comodidade dos usuários, constituem-se prestações que garantem o mínimo existencial das pessoas, salvaguarda da vida e da saúde dos indivíduos. Com esse *status* diferenciado, os serviços públicos de saneamento básico atraem o aprofundamento das questões fundamentais ao seu avanço, a exemplo do que se teve com o advento do marco regulatório do setor, consubstanciado na Lei federal n. 11.445, de 5 de janeiro de 2007.

Na busca de um maior entendimento acerca dos conceitos, princípios e modelos associados à regulação, apresentados na nova disciplina legal, examina-se, no presente estudo, a delimitação das noções de saneamento básico e a regulação na Lei n. 11.445/2007, juntamente com alguns aspectos relacionados ao Decreto n. 7.217/2010, que regulamentou a referida lei. Agrega-se a análise de modelos jurídicos de atribuição de competência aos entes reguladores pelos titulares dos serviços, com base em diversas disposições legais que tangenciam a matéria. Na sequência, destaca-se a relevância das agências reguladoras independentes, discorrendo-se acerca de mecanismos que favoreçam a autonomia dessas entidades.

Por fim, reconhecendo-se que o múnus regulatório permanece com muitas indagações e indefinições, conclui-se que a Lei federal n. 11.445/2007 trouxe importantes contribuições à tendência de consolidação, no âmbito dos serviços de saneamento básico, do modelo de regulação que vem sendo adotado no país, ressaltando-se que a plena efetividade dos parâmetros legais de autonomia constitui-se objetivo a ser perseguido, não só porque são inerentes ao conceito de regulação técnica e eficiente, como também por expressa disposição do atual marco regulatório do setor.

A REGULAÇÃO DOS SERVIÇOS DE SANEAMENTO BÁSICO NA LEI N. 11.445/2007

Os serviços públicos de saneamento básico passaram a ter o seu mais importante marco regulatório contemporâneo a partir da Lei federal n. 11.445/2007, por meio da qual a União estabeleceu diretrizes nacionais para o setor, inclusive para a política federal de saneamento básico, apresentando princípios, conceitos e modelos, impondo a necessidade de planejamento e regulação dos serviços, de forma a garantir sustentabilidade econômico-financeira, com amplitude social, e requisitos mínimos de qualidade, tais como regularidade, continuidade e outros relativos aos produtos oferecidos, ao atendimento dos usuários e às condições operacionais e de manutenção dos sistemas.

A começar pela delimitação do que se deve entender, a partir de então, por saneamento básico, a lei federal considerou ser este serviço público o conjunto de serviços, infraestruturas e instalações operacionais de abastecimento de água potável, esgotamento sanitário, limpeza urbana e manejo de resíduos sólidos, além de drenagem e manejo das águas pluviais urbanas (art. 3º, I, Lei n. 11.445/2007).

Quanto à noção de regulação, o projeto da lei considerava ser "regulação" a "definição das condições e fiscalização da prestação dos serviços públicos, em seus aspectos sociais, econômicos, técnicos e jurídicos" (art. 3º, V), o que foi objeto de veto pela autoridade sancionadora, conforme a Mensagem de veto n. 9, de 5 de janeiro de 2007, com base nas seguintes razões:

> A definição não está adequada, uma vez que confunde dois conceitos distintos, o de "regulação" e o de "fiscalização". O primeiro se refere à organização do serviço público, que compreende não apenas a definição das condições do serviço pres-

tado nos aspectos sociais, econômicos, técnicos e jurídicos, mas também na sua estruturação quanto à qualidade, direitos e obrigações tanto de usuários quanto de prestadores do serviço, política pública e cobrança, além de inclusão da variável ambiental na regulação. Já as atividades de fiscalização se referem ao acompanhamento, monitoramento, controle e avaliação do serviço e aplicação de penalidades, no sentido de garantir a utilização, efetiva ou potencial, do serviço público.

O chefe do Poder Executivo Federal entendeu por bem, então, definir o termo no âmbito do Decreto n. 7.217, de 21 de junho de 2010, que veio a regulamentar a Lei n. 11.445/2007, conforme as disposições do art. 2º, alinhado com as razões do mencionado veto, enfatizando distinção entre regulação e fiscalização:

> II - regulação: todo e qualquer ato que discipline ou organize determinado serviço público, incluindo suas características, padrões de qualidade, impacto socioambiental, direitos e obrigações dos usuários e dos responsáveis por sua oferta ou prestação e fixação e revisão do valor de tarifas e outros preços públicos, para atingir os objetivos do art. 27;
> III - fiscalização: atividades de acompanhamento, monitoramento, controle ou avaliação, no sentido de garantir o cumprimento de normas e regulamentos editados pelo poder público e a utilização, efetiva ou potencial, do serviço público.

Esse decreto cogita, todavia, ponderável questionamento de legalidade a seu respeito, uma vez que os regulamentos federais, quanto ao que não se contém já na lei, obrigam apenas a União, sendo juridicamente imprópria a pretensão de sujeitar entes municipais e estaduais aos ditames de decreto de execução editado pelo chefe do Poder Executivo Federal. O presidente da República, a quem compete a direção superior da administração federal, não pode expedir normas de execução (decretos) por estados e municípios. Se a competência da União se restringe a traçar diretrizes, ou seja, linhas gerais norteadoras das políticas locais de saneamento básico (art. 21, XX, CF), somente atribuições federais, excepcionalmente contempladas na chamada Lei Nacional de Saneamento Básico (LNSB), poderiam ser disciplinadas por decreto presidencial, sob pena de caracterizar-se invasão de competências administrativas, com violação das autonomias federativas constitucionais (art. 18, *caput*, CF).

Segundo Celso Antônio Bandeira de Mello (2005, p.326), o regulamento executivo é um meio de disciplinar a discricionariedade administrativa, de regular a liberdade relativa deixada no interior das balizas legais, quando a administração esteja posta na contingência de executar lei que demande ulteriores precisões; o regulamento discricionariamente cerceia a liberdade de comportamentos dos órgãos e agentes administrativos para além dos limites da lei, impondo padrões de conduta que correspondem aos critérios administrativos a serem obrigatoriamente observados na aplicação da lei aos casos particulares. Dessa forma, a discricionariedade da administração federal, materializada em decreto, não tem força coercitiva sobre as administrações estaduais, municipais ou distritais.

Ainda segundo o mesmo autor (Mello, 2005, p.326-7):

> Sem estes padrões impostos na via administrativa, os órgãos e agentes administrativos guiar-se-iam por critérios díspares ao aplicarem a lei, do que resultariam tratamentos desuniformes aos administrados. [...] Assim, o chefe do Poder Executivo, exercendo o seu poder hierárquico, restringe os comportamentos possíveis de seus subordinados e especifica, para os agentes da Administração, a maneira de proceder.

Com efeito, o poder hierárquico do chefe do Poder Executivo Federal não alcança a estrutura orgânica dos estados, municípios e Distrito Federal, cujos administradores não se encontram a ele subordinados.

Em que pese, portanto, a existência de plausíveis razões para não se albergar no sistema jurídico pátrio o decreto regulamentador de diretrizes gerais federais, quando a competência material em foco se situa nos âmbitos municipal e estadual, merece atenção a disciplina do decreto por representar antecedente que pode vir a ser utilizado como paradigma em futuras regulamentações municipais ou estaduais da matéria.

Assim, analisando-se os termos do decreto juntamente com as razões do mencionado veto que lhe servem de base, discorda-se da alteração conceitual efetuada no âmbito do Poder Executivo, por entender-se que a definição de regulação, como estava no projeto de lei aprovado pelo Legislativo, não confundia os conceitos de regulação e fiscalização, mas apenas incluía entre as atribuições da regulação a fiscalização. Ou seja, o conceito de regulação, de fato, não se confunde com o de fiscalização, mas o contém, por ser o primeiro mais abrangente, visto que seria de nenhuma valia as agências reguladoras definirem condições e regulamentarem a prestação dos serviços, organizando tais serviços públicos, sem a correspondente competência para fiscalizarem a observância pelos prestadores dos serviços das condições e regulamentos impostos, acompanhando, monitorando, controlando e avaliando os serviços e aplicando penalidades, no sentido de garantir qualidade, continuidade, regularidade, segurança, atualidade, universalidade e modicidade tarifária dos serviços públicos regulados.

Aragão (2005a, p.24), referindo-se às diversas funções integradas na noção de regulação, cita e existência de três poderes inerentes à regulação: "aquele de editar a regra, o de assegurar a sua aplicação e o de reprimir as infrações", do que se deduz a integração da função de fiscalização ao conceito de regulação.

A doutrina em geral, ao traçar o arcabouço jurídico das agências reguladoras, inclui entre as suas atribuições a de fiscalizar os serviços regulados, como segue:

> As atribuições das agências reguladoras, no que diz respeito à concessão, permissão e autorização de serviço público resumem-se ou deveriam resumir-se às funções que o poder concedente exerce nesses tipos de contratos ou atos de delegação: regulamentar os serviços que constituem objeto da delegação, [...] controlar a execução dos serviços, aplicar sanções, [...] exercer o papel de ouvidor de denúncias e reclamações dos usuários, enfim exercer todas as prerrogativas que a lei outorga ao Poder Público na concessão, permissão e autorização. (Di Pietro, 2010, p.397)

> Com a implementação da política que transfere para o setor particular a execução dos serviços públicos e reserva para a Administração Pública a regulamentação, o controle e a fiscalização da prestação desses serviços aos usuários e a ela própria, o Governo Federal, dito por ele mesmo, teve a necessidade de criar entidades para promover, com eficiência, essa regulamentação, controle e fiscalização [...]. Tais entidades, criadas com essa finalidade e poder, são as agências reguladoras. (Gasparini, 2000, p.342)

Estes novos entes autárquicos – as agências reguladoras – que começam a se imiscuir no dia a dia do setor público, [...] trazem na sua essência o princípio da legalidade e a ação fiscalizadora. (Krause, 2001, p.19)

Dessa forma, embora a atividade fiscalizatória não seja exclusiva da regulação, não se confundindo, portanto, fiscalização e regulação, o poder de fiscalização é inerente ao conceito de regulação. Esse entendimento tem sido adotado pelo legislador brasileiro na configuração legal das diversas agências reguladoras federais, elencando, em várias passagens das respectivas leis instituidoras, o poder fiscalizatório entre as suas atribuições: Lei federal n. 9.427/96, arts. 2º e 3º (Aneel), Lei federal n. 9.472/97, art. 19 (Anatel); Lei federal n. 10.233/01, art. 24 e seguintes (ANTT e Antaq), entre outras. A propósito, vale transcrever:

> Seja qual for a classificação da agência quanto à atividade regulada [...], todas as leis que as instituíram preveem o desempenho por parte delas de competências fiscalizatórias sobre os agentes econômicos que se encontram no seu âmbito de atuação.
> [...]
> As atividades fiscalizatórias das agências são expressão de alguns modelos mais modernos de fiscalização, [...] que não são, contudo, exclusivos das agências reguladoras, estando também presentes em diversos setores da Administração Pública em geral, especialmente naqueles que lidam com a economia, o meio ambiente ou o urbanismo. (Aragão, 2005a, p.317)

O conceito de regulação contido no art. 2º, II, do Decreto n. 7.217/2010 parece restringir-se, portanto, à noção de normatização ou regulamentação técnica e não propriamente delimitar o que corresponde ao moderno conceito de regulação, enquanto atividade de normatização, planejamento, acompanhamento, controle e fiscalização, englobando o estabelecimento de tarifas ou parâmetros tarifários (regulação econômica), controle dos padrões de qualidade (regulação técnica) e recebimento, processamento e decisão acerca de reclamações dos usuários, relacionadas com a prestação de utilidades e serviços públicos (atendimento ao usuário).

A Lei n. 11.445/2007, apesar do veto, manteve em alguns dispositivos normativos a noção inicial mais abrangente de regulação, enquanto atividade de definição das condições e fiscalização da prestação dos serviços públicos, ao incumbir, no art. 20, parágrafo único, uma entidade ao mesmo tempo "reguladora e fiscalizadora" dos serviços, da verificação do cumprimento dos planos de saneamento por parte dos prestadores de serviços. Também no art. 23, § 3º, em capítulo dedicado à regulação (Capítulo V – Da Regulação), a referida lei dispõe que as "entidades fiscalizadoras" receberão e se manifestarão conclusivamente sobre reclamações do interessado que não tenham sido suficientemente atendidas pelos prestadores dos serviços, em clara alusão a essa competência das agências reguladoras, de recebimento, processamento e decisão acerca de reclamações dos usuários.

Assim, apesar de a Lei n. 11.445/2007 referir-se em algumas passagens à regulação e à fiscalização como termos autônomos, a exemplo do que se verifica no art. 8º, ao dispor que "os titulares dos serviços públicos de saneamento básico poderão delegar a organização, a regulação, a fiscalização e a prestação desses serviços", pode-se afirmar que essa norma não excluiu da noção de regulação dos serviços de saneamento básico a atividade de fiscalização subjacente, ressaltando-se que não há impedimento a que se mantenham entes propriamente fiscalizadores desses serviços, com competências bem definidas, conforme se verificarem a conveniência e a necessidade da concomitância.

Em uma visão teleológica da regulação proposta na Lei n. 11.445/2007, com base em seus dispositivos expressos, compete ao ente regulador, portanto, estabelecer padrões e normas relativos às dimensões técnica, econômica e social de prestação dos serviços, fiscalizar e aplicar penalidades para garantir o cumprimento das condições e metas estabelecidas, bem como prevenir e reprimir o abuso do poder econômico, observada a competência inerente aos órgãos e entidades do sistema nacional de defesa da concorrência, definir tarifas que assegurem o equilíbrio econômico e financeiro dos contratos e a modicidade tarifária, aplicando mecanismos associados à eficiência e à eficácia dos serviços e à apropriação social dos ganhos de produtividade (art. 22, LNSB), cabendo-lhe exigir o fornecimento de dados e informações necessários para o desempenho de suas atividades (art. 25, LNSB), receber e se manifestar conclusivamente sobre as reclamações dos usuários dos serviços que não tenham sido suficientemente atendidas pelos prestadores dos serviços (art. 23, § 3º, LNSB), além de interpretar e fixar critérios para a fiel execução dos contratos, dos serviços e para a correta administração de subsídios (art. 25, § 2º, LNSB).

MODELOS JURÍDICOS DE ATRIBUIÇÃO DE COMPETÊNCIA À AGÊNCIA REGULADORA

Delineadas a noção de regulação e as competências do ente regulador conforme o atual marco regulatório do setor, convém examinar-se como se dá a atribuição de competência ao ente regulador, mais precisamente à agência reguladora.

Partindo-se do que se deve entender por ente regulador, é inevitável, não obstante as ressalvas já feitas quanto à legalidade do regulamento, a consulta ao que dispõe o art. 2º, IV, do Decreto n. 7.217/2010, acerca do que se deve considerar entidade de regulação:

> Entidade reguladora ou regulador: agência reguladora, consórcio público de regulação, autoridade regulatória, ente regulador, ou qualquer outro órgão ou entidade de direito público que possua competências próprias de natureza regulatória, independência decisória e não acumule funções de prestador dos serviços regulados.

De imediato, verifica-se incongruência terminológica ao equiparar-se entidade a órgão, porquanto se distinguem em sua natureza jurídica por a entidade possuir personalidade jurídica própria, como são os entes federados, as autarquias, as fundações, as empresas públicas, as sociedades de economia mista e os consórcios públicos. As entidades é que se dividem em unidades de atuação ou centros de competência denominados órgãos (Meirelles, 2000, p.60, 62). Essa distinção ganha acentuado relevo no campo do atributo da independência decisória dos entes reguladores, na medida em que se questiona a possibilidade de independência decisória de um órgão em relação à entidade a que pertença, assunto a ser discutido no próximo tópico.

Por ora, extraem-se essencialmente da conceituação as exigências de que o ente regulador seja pessoa de direito público, com competências próprias de natureza regulatória e independência decisória, vedada, por óbvio, a acumulação de funções de prestador dos serviços regulados. Com efeito, embora o ente regulador não deva ser, necessariamente, na acepção do decreto, constituído sob a forma de agência reguladora, passa-se a adotar como paradigma esse modelo institucional, não só porque reúne, na sua concepção legal e doutrinária, as exigências básicas do marco regulatório, como também porque tem sido esse o modelo de regulação mais difundido nacionalmente, não somente no saneamento básico, mas também em outros setores regulados.

Adentrando, então, no aspecto da atribuição de competência à agência reguladora, dispõe a Lei n. 11.445/2007:

> Art. 8º *Os titulares dos serviços públicos de saneamento básico poderão delegar* a organização, *a regulação*, a fiscalização e a prestação desses serviços, *nos termos do art. 241 da Constituição Federal e da Lei nº 11.107*, de 6 de abril de 2005.
> Art. 9º O titular dos serviços formulará a respectiva política pública de saneamento básico, *devendo*, para tanto:
> [...]
> II - prestar diretamente ou autorizar a delegação dos serviços e *definir o ente responsável pela sua regulação* e fiscalização, *bem como os procedimentos de sua atuação*;
> [...]
> Art. 23. [...]
> § 1º *A regulação de serviços públicos de saneamento básico poderá ser delegada pelos titulares a qualquer entidade reguladora constituída dentro dos limites do respectivo Estado, explicitando, no ato de delegação da regulação, a forma de atuação e a abrangência das atividades a serem desempenhadas pelas partes envolvidas.* [grifos nossos]

Depreende-se da disciplina legal que a atribuição da competência regulatória pelo titular dos serviços pode se dar de diversas formas.

Atribuição de competência à agência reguladora integrante da mesma estrutura administrativa do titular

Nesse caso, a atribuição de competência ocorre por delegação legal, em que a lei do ente federado titular dos serviços institui a agência reguladora sob a forma de autarquia de regime especial, integrante, portanto, de sua administração indireta, e define a sua organização, as suas atribuições e prerrogativas.

Atribuição de competência à agência reguladora integrante da estrutura administrativa de outro ente federado

A delegação de competência, nessa hipótese, deve ocorrer por meio de convênio de cooperação, na forma do art. 241 da Constituição Federal, que assim dispõe:

> A União, os Estados, o Distrito Federal e os Municípios disciplinarão por meio de lei os consórcios públicos e os convênios de cooperação entre os entes federados, autorizando a gestão associada de serviços públicos, bem como a transferência total ou parcial de encargos, serviços, pessoal e bens essenciais à continuidade dos serviços transferidos.

Como os convênios são atos bilaterais que podem ser denunciados a qualquer tempo por qualquer das partes, com diminutas cautelas prévias, pode-se imprimir maior segurança jurídica a essa forma de delegação dos serviços de saneamento básico com a edição de lei do titular dos serviços, dispondo sobre a obrigatoriedade do ente federado de celebrar o convênio, preferencialmente já com a indicação da agência reguladora a ser conveniada. Ressalta-se, nesse ponto, a necessidade de que a delegação feita por meio de convênio adote como entidade reguladora qualquer agência constituída dentro dos limites do respectivo estado do titular e que o instrumento pactuado estabeleça a forma de atuação e a abrangência das atividades a serem desempenhadas pelas partes convenentes, de acordo com o que estatui o art. 23, § 1º, da LNSB.

Prestação regionalizada

Também pode ocorrer situação em que vários titulares do serviço público, dentro dos limites de um mesmo estado, contratam um único prestador de serviço, sendo a chamada prestação regionalizada, nos termos do Capítulo II da Lei n. 11.445/2007, hipótese em que a regulação dos serviços deve ser uniforme, ou seja, deverá haver um único ente regulador, que pode ser uma agência reguladora com atribuições delegadas por meio de convênio de cooperação, quando integrante da estrutura administrativa de outro ente federado, a ser celebrado com cada município, conjunta ou isoladamente, sempre mantida a uniformidade de regulação. É desnecessário o convênio, contudo, quando o ente regulador pertencer à estrutura administrativa do titular incluído na prestação regionalizada, porque a lei local já desempenha o papel de atribuição da competência regulatória. De qualquer forma, não é vedada a celebração de convênio entre todos os titulares vinculados conjuntamente, inclusive aquele à qual pertença a entidade reguladora, se conveniente e oportuno parecer, em benefício da uniformidade da regulação, conforme prevê a lei. Ressalve-se, entretanto, que, embora deva ser uniforme a regulação, faculta o art. 24 da Lei n. 11.445/2007 aos titulares a adoção ou não dos mesmos critérios econômicos, sociais e técnicos da regulação em toda a área de abrangência da prestação.

Bastante discutível é a segunda hipótese prevista no art. 15, II, da referida lei, que se refere à regulação exercida por consórcio público de direito público integrado pelos titulares dos serviços (consórcio público de regulação), na medida em que a assembleia geral desse consórcio público, considerada sua instância máxima por força legal (art. 4º, VII, da Lei n. 11.107/2005), constitui representação direta de cada ente da Federação consorciado e o representante legal do consórcio público deverá ser obrigatoriamente o chefe do Poder Executivo de ente da Federação consorciado (art. 4º, VIII, da Lei n. 11.107/2005), o que inviabiliza a efetiva autonomia de fato e de direito a ser conferida a esse consórcio relativamente aos titulares dos serviços, que é princípio elementar da regulação independente, como se verá no próximo tópico.

Titulares reunidos em consórcio público para a gestão associada dos serviços

Na hipótese em que vários titulares do serviço público reúnem-se sob a forma de consórcio público, consoante a disciplina da Lei federal n. 11.107/2005, que dispõe sobre normas gerais de contratação de consórcios públicos, para a gestão associada dos serviços públicos de saneamento básico, a regulação desses serviços pode ser atribuída a uma agência reguladora por meio de convênio de cooperação, caso ela não pertença à estrutura administrativa de um dos titulares consorciados. Nada impede, à semelhança do que já afirmado, que se imprima maior segurança jurídica a essa forma de delegação dos serviços de saneamento básico, com a previsão no protocolo de intenções e, consequentemente, na lei que formaliza o consórcio público, da obrigatoriedade de cada ente federado celebrar o convênio, de preferência já com a indicação da agência reguladora a ser conveniada.

Pertencendo à estrutura administrativa de um dos titulares consorciados, a delegação deve estar já prevista e disciplinada no ato legislativo de cada consorciado que ratifica o respectivo protocolo de intenções, na forma do art. 5º da Lei n. 11.107/2005.

Nesse caso de gestão associada, embora deva ser também uniforme a regulação, faculta o art. 24 da Lei n. 11.445/2007 aos titulares a adoção ou não dos mesmos critérios econômicos, sociais e técnicos da regulação em toda a área de abrangência da associação ou da prestação.

Arranjo peculiar de atribuição de competência

No estado do Ceará encontra-se, ainda, arranjo peculiar de atribuição de competência a agência reguladora por intervenção legal do estado, na forma da Lei estadual n. 14.394/2009:

> Art. 4º Ressalvadas as hipóteses definidas nos artigos anteriores, à ARCE competirá ainda a regulação, a fiscalização e o monitoramento dos serviços públicos de abastecimento de água e de esgotamento sanitário prestados pela CAGECE, exceto se observado o disposto no art. 9º, inciso II, da Lei Federal nº 11.445, de 5 de janeiro de 2007.

Nesse modelo, inexistindo designação do ente regulador pelos titulares no âmbito do estado, desde que os serviços públicos de abastecimento de água e de esgotamento sanitário sejam prestados pela Companhia de Água e Esgoto do Ceará (Cagece), caberá, por disposição legal, à Agência Reguladora de Serviços Públicos Delegados do Estado do Ceará (Arce) a regulação, a fiscalização e o monitoramento desses serviços. Essa alternativa foi concebida como forma de se implementar no estado as exigências da Lei n. 11.445/2007, assegurando-se padrões de qualidade ao serviço prestado pela companhia estatal estadual, mesmo diante da inércia de titulares na esfera municipal. Disposições semelhantes encontram-se na Lei Complementar n. 484/2010 (art. 2º, VI), do estado de Santa Catarina.

Qualquer que seja o modelo, vale ainda o registro das disposições do art. 12 da Lei n. 11.445/2007 e do art. 29 do Decreto n. 7.217/2010, segundo os quais, respectivamente, "nos serviços públicos de saneamento básico em que mais de um prestador execute atividade interdependente com outra, haverá entidade única encarregada das funções de regulação" e "cada um dos serviços públicos de saneamento básico pode possuir regulação específica".

Considerando-se os modelos de gestão associada, a fim de dissipar-se qualquer dúvida quanto à viabilidade de atribuição de competências à agência reguladora por meio de contrato de programa, hipótese que deve ser afastada, convém analisar-se o que diz o art. 13 da Lei n. 11.107/2005:

> Art. 13. *Deverão ser constituídas e reguladas por contrato de programa*, como condição de sua validade, as obrigações que um ente da Federação constituir para com outro ente da Federação ou para com consórcio público *no âmbito de gestão associada em que haja a prestação de serviços* públicos ou a transferência total ou parcial de encargos, serviços, pessoal ou de bens necessários à continuidade dos *serviços transferidos*.
> § 1º O contrato de programa deverá:
> I – *atender à legislação* de concessões e permissões de serviços públicos e, especialmente no que se refere ao cálculo de tarifas e de outros preços públicos, à *de regulação dos serviços a serem prestados*; e
> II – prever procedimentos que garantam a transparência da gestão econômica e financeira de cada serviço em relação a cada um de seus titulares. [grifos nossos]

No exercício de suas competências, as agências reguladoras não são prestadoras de serviços públicos aos respectivos titulares, no sentido técnico a ser adotado nos contratos de programa, de forma que as disposições do art. 13 da Lei n. 11.107/2005, no que se refere ao contrato de programa, não são adequadas à delegação das atividades de regulação. O "serviço público" para o qual se engendrou os contratos de programa é aquele que pode ser prestado pelo poder público diretamente ou indiretamente por meio de concessão ou permissão, nos termos do art. 175 da CF/88, ficando excluídas, naturalmente, as atividades de natureza regulatória, que são atribuições próprias de Estado, com funções coercitivas (*jus imperii*) de fiscalização, aplicação de penalidades, imposição de normas constritivas de atividades dos particulares, entre outras.

A propósito, vale transcrever:

> A expressão serviço público às vezes vem empregada em sentido muito amplo, para abranger toda e qualquer atividade realizada pela Administração pública [...]. *Se esta fosse a acepção adequada, todo o direito administrativo conteria um único capítulo*, denominado "serviço público", pois todas as atividades da Administração aí se incluiriam.
>
> No sentido amplo da expressão "serviço público" são englobadas também as atividades do Poder Judiciário e do Poder Legislativo [...]. *Evidente que aí a expressão não se reveste do sentido técnico, nem tais atividades sujeitam-se aos preceitos norteadores da atividade tecnicamente caracterizada como serviço público.*
>
> Serviço público, como um capítulo do direito administrativo, diz respeito a atividade realizada no âmbito das atribuições da Administração, inserida no Executivo. E *refere-se a atividade prestacional*, em que o poder público propicia algo necessário à vida coletiva, como, por exemplo, *água, energia elétrica, transporte urbano*. (Medauar, 2007, p.313) [grifos nossos]

O contrato de programa seria bem adequado à hipótese de um município, pretensamente titular do serviço de abastecimento de água e esgotamento sanitário, que, após firmar convênio de cooperação com determinado estado, buscasse disciplinar a prestação do dito serviço por meio de contrato de programa a ser celebrado com a respectiva empresa estatal estadual, criada especialmente para a prestação do serviço de abastecimento de água e esgotamento sanitário, com personalidade jurídica de direito privado. Veja-se que, em casos como esse, o convênio de cooperação não incluiria repasses de recursos entre os entes federados conveniados, mas o serviço a ser prestado, nos termos do contrato de programa, seria remunerado pelas tarifas, preço público ou taxa (enquanto polêmica a natureza do serviço de esgoto) pagos pelos usuários que usufruíssem diretamente a atividade ou comodidade material. Nesse sentido, o Decreto n. 6.017/2007, que regulamenta a Lei 11.107/2005, define o que seja serviço público:

> Art. 2º Para os fins deste Decreto, consideram-se:
> [...]
> XIV – *serviço público*: atividade ou comodidade *material fruível diretamente pelo usuário*, que possa ser remunerado por meio de taxa ou preço público, *inclusive tarifa*. [grifos nossos]

Esse é o espírito da Lei n. 11.107/2005, regulamentada pelo Decreto n. 6.017/2007, que também no inciso IX do mesmo art. 2º deixa clara a distinção entre regulação, de um lado, e, do outro, prestação ou transferência de serviços públicos, ao estabelecer que a gestão associada de serviços públicos inclui o exercício das atividades de regulação, planejamento ou fiscalização, "acompanhadas ou não da prestação de serviços públicos ou da transferência total ou parcial de encargos, serviços, pessoal e bens essenciais à continuidade dos serviços transferidos".

Conclui-se quanto à matéria, portanto, que o contrato de programa é necessário apenas nos casos em que o convênio de cooperação incluir no seu objeto a prestação de serviços públicos ou a transferência total ou parcial de encargos, serviços, pessoal e bens essenciais à continuidade dos serviços transferidos, no sentido anteriormente explicitado, o que não é o caso dos convênios previstos para a atribuição de competências à agência reguladora.

AGÊNCIAS REGULADORAS INDEPENDENTES

As agências reguladoras foram criadas no Brasil com base no modelo de entidades integrantes da estrutura governamental do Estado norte-americano, ali organizadas de forma bem heterogênea e com grau de independência variável, dotadas de "competências de natureza executiva, legislativa e jurisdicional, de amplitude diversa" (Justen Filho, 2002, p.63, 66), a depender da função que lhes é legalmente reservada, e "com poderes para disciplinar a prestação de serviços públicos por particulares ou o desempenho de atividades econômicas privadas, mas de interesse coletivo".

A experiência regulatória norte-americana remonta ao século XIX, envolvendo questões de segurança e previdência relacionadas a caldeiras a vapor, quando se instituíram padrões para a produção de caldeiras e se criou um conselho de nove inspetores designados pelo presidente, dotados de competência fiscalizatória e punitiva, com resultados muito positivos quanto à redução de incidentes nessa área, levando ao prestígio do modelo de regulação estatal. A consolidação efetiva do modelo de agências derivou, todavia, da disciplina das atividades ferroviárias, que passaram a desempenhar função essencial na sociedade norte-americana, agregando problemas complexos de cartelização e abuso na fixação de preços e nas condições de transporte (Justen Filho, 2002, p.72-3).

Justen Filho (2002, p.73-4) esclarece que, à época, as tentativas de disciplina legislativa do setor se revelaram inadequadas, não só porque os legisladores desconheciam as peculiaridades técnicas e econômicas do sistema ferroviário, mas também em razão de serem extremamente vulneráveis à corrupção, observando que "as poderosas empresas ferroviárias começaram a investir pesadamente nas eleições estaduais, assegurando a fidelidade dos legisladores através do financiamento das campanhas eleitorais".

Estabeleceu-se, com efeito, a necessidade de independência das agências americanas, que pode ser assim compreendida:

> Em princípio, agência independente seria aquela não integrante da estrutura de um dos *Executive Departments* (Ministérios). Mas o reconhecimento da categoria de agência independente derivou muito mais do reconhecimento de garantias contra demissão dos diretores de algumas agências não integradas nos Departamentos governamentais. Ou seja, a qualificação da agência como independente se refere, originariamente, ao regime jurídico pertinente aos ocupantes dos cargos de direção das agências. Alude-se a agência independente para indicar algumas agências cujos diretores não podem ser livremente destituídos pela autoridade do Poder Executivo. Como é evidente, a garantia contra a livre exoneração do dirigente se reflete no âmbito de autonomia da atuação desenvolvida no órgão. A independência, originalmente vinculada à questão do regime de dispensa dos diretores, acabou por abranger um conjunto de características jurídicas anômalas, que restringem a intervenção de outros órgãos estatais sobre o desempenho das competências próprias da agência.

[...]

Já a independência no desempenho de atividade regulatória deriva da necessidade de providenciar uma espécie de escudo, destinado a evitar que essa modalidade de intervenção no domínio econômico e social seja comprometida pela influência de fatores políticos secundários. (Justen Filho, 2002, p.68-9)

Pedro Saboya Martins (2010, p.94), referindo-se à proliferação das agências reguladoras por ocasião do *New Deal* implementado nos Estados Unidos por Franklin Roosevelt na década de 1930, observa:

> Além do incremento de direitos sociais, o *New Deal* propunha a mitigação do princípio institucional da tripartição do poder e do mecanismo de controle recíproco por meio de freios e contrapesos. É que esse sistema impedia o governo de agir e reagir rapidamente diante das flutuações do mercado livre, irracional e desregulado. A ferramenta para tanto foi, precisamente, a agência reguladora. Tais instituições, em razão da capacitação técnica e do insulamento burocrático sobre os quais foram originalmente concebidas, tinham como principal característica a independência sob todas as formas: política, decisional, normativa, gerencial, orçamentária e financeira. Isso proporcionava a esses entes a necessária isenção e neutralidade para um adequado processo regulatório especialmente voltado ao interesse público.

No Brasil, as agências reguladoras estruturaram-se, então, como entidades de controle dos setores privados atuantes nas atividades econômicas de interesse público, sob a forma de autarquias de regime especial, na busca de conferir-lhes imparcialidade política e maior autonomia em relação à administração direta, dotando-as de poderes para normatizar a atividade regulada, mediar e decidir conflitos entre sociedade (usuários), empresários (prestadores) e governo (titulares), com base em critérios eminentemente técnicos, desvinculados de interesses políticos e econômicos que possam ameaçar a plena realização dos interesses públicos, a segurança jurídica dos investimentos e a concretização das políticas públicas traçadas como objetivos legítimos de governo.

De forma a compatibilizar a opção constitucional pelo Estado regulador com as premissas sociais democráticas da República Federativa do Brasil, tem-se como indispensável para o monitoramento dos agentes econômicos de natureza privada a existência de organismos estatais que atuem com eficiência e otimização de custos orçamentários, ao mesmo tempo técnicos e permeáveis à sociedade, mas, na maior medida possível, blindados contra o poder econômico e infensos às influências políticas secundárias, derivadas das instabilidades político-partidárias, às quais se sujeitam as políticas públicas de médio e longo prazo, muitas vezes abortadas com prejuízo para a coletividade.

Com efeito, a autonomia reforçada constitui o núcleo do conceito das agências reguladoras (Aragão, 2006, p.4). Nesse sentido, apregoa o art. 21, I, da Lei n. 11.445/2007, a "independência decisória, incluindo autonomia administrativa, orçamentária e financeira da entidade reguladora" como princípio da função de regulação. Ao lado de outros organismos estatais cuja autonomia é pressuposto de suas atribuições constitucionais, as agências reguladoras colocam-se no epicentro da necessidade distributiva de competências materialmente autônomas, ao desempenhar função típica de Estado, cujo êxito depende da especialização técnica do seu corpo funcional, da atuação eficiente dos seus mecanismos de ação e da imparcialidade necessária à composição dos naturais conflitos de interesses que se revelam entre a sociedade beneficiária do setor regulado, o operador econômico e o próprio poder público central.

Ortiz (2011, p.233), reportando-se aos organismos autônomos na Espanha, ressalta a necessidade de uma nova administração reconfigurada, despolitizada e tecnificada, com estabilidade institucional e continuidade de seus gestores, apontando-a como modelo na direção do qual se deve caminhar. E justifica o seu posicionamento explicando que nos encontramos ante uma Administração sobrecarregada de tarefas, com uma notória incapacidade para uma gestão eficaz e que, para os serviços funcionarem e o cidadão ver seus interesses protegidos frente aos grandes operadores, sem que o poder político exerça essa espécie de senhorio feudal que hoje ostenta, é preciso racionalizar e "despartidificar" a ação dos poderes públicos, modernizando-se o Estado com a criação de instituições permanentes, com vida autônoma, e entes reguladores independentes, protegidos por um estatuto jurídico que lhes dê continuidade, profissionalismo, coerência e fidelidade a seus próprios fins institucionais (Ortiz, 2011, p.232-4).

O autor enfatiza a importância do fortalecimento institucional dos organismos autônomos, propondo a existência de um estatuto jurídico que as ponha a salvo de manipulação política no futuro, sem prejuízo da função das forças políticas presentes no parlamento, que deve tomar parte na escolha dos seus componentes, sem interferir, contudo, no dia a dia da gestão dos grandes serviços públicos do país. E, a par da liderança política exercida pelo ministério, relativa ao que constitui as grandes diretrizes, a programação e a direção da política interior e exterior, esclarece que há outra série de aspectos que constituem a administração ordinária de caráter técnico e econômico a exigir uma autoridade reguladora técnica, independente e democrática, que tenha continuidade, em geral mais duradoura do que o governo da vez (Ortiz, 2011, p.234-5).

Especialmente no que se refere ao regime de preços ou tarifas dos serviços públicos, matéria que exige imparcialidade e técnica regulatória, Gaspar Ariño Ortiz (2011, p.769-70) ressalta a necessária neutralidade política dos organismos reguladores, observando ser um aumento de tarifas sempre uma medida impopular. Segundo o autor, a experiência confirma o fato de que não há poder político, qualquer que seja o partido, que escape à tentação de fixar "preços políticos", adiando o problema de fundo (reequilíbrio econômico-financeiro do operador) para um momento posterior, que nunca chega, ante os objetivos prioritários de curto prazo, tais como combate à inflação, política social contra a pobreza ou eleições próximas, o que conduz a uma deterioração do setor, pondo em risco a continuidade do serviço.

Importa salientar que, da mesma forma como o poder político pode pretender reduzir ou congelar tarifas com fins populistas, pode, de outra forma, na medida em que seus interesses de campanha estejam associados a grupos econômicos vinculados à prestação de serviços públicos, forçar um aumento de tarifa ou evitar a revisão de preços para baixo, ainda que esta medida se mostre tecnicamente recomendável, favorecendo empresas privadas em detrimento da economia pública.

E prossegue o autor espanhol afirmando que essa manipulação prejudicial à prestação dos serviços públicos continuará a existir enquanto os entes reguladores forem subordinados ao mando político, até que se promova uma reforma institucional profunda na administração reguladora, esclarecendo que, em muitas ocasiões, a independência do regulador é justamente a independência do árbitro que precisa estar igualmente isento dos interesses a cuto prazo das empresas e dos interesses políticos de resultado das próximas eleições (Ortiz, 2011, p.770-2, 776).

Como forma de superar dificuldades enfrentadas pela regulação clássica, tais como o excessivo espaço de decisão do poder público sobre a atividade regulada e o relativo arbítrio na fixação de tarifas, em face da assimetria de informações entre administração e empresas reguladas, Gaspar Ortiz (2011, p.754) aponta o modelo de regulação voltada para a concorrência, pressupondo a transferência dos serviços públicos à iniciativa privada, com o fim da titularidade, dos monopólios e das concessões públicas na maior medida possível, em um sistema aberto de mercado, tal como o que se vem tentando implantar na Europa, a partir do Tratado da União Europeia.

Abstraída qualquer análise de mérito quanto ao novo modelo de regulação proposto por Gaspar Ortiz, porquanto alheia aos objetivos do presente capítulo, importa observar-se que no Brasil, entretanto, outro é o arranjo desenhado na Constituição para a prestação dos serviços públicos, na forma do seu art. 175. A Constituição prevê que incumbe ao poder público, diretamente ou sob regime de concessão ou permissão, sempre por meio de licitação, a prestação de serviços públicos, reservando à lei disposições sobre o regime das empresas concessionárias e permissionárias, o caráter especial de seu contrato e de sua prorrogação, as condições de caducidade, fiscalização e rescisão da concessão ou permissão, os direitos dos usuários, a política tarifária e a obrigação de manter serviço adequado.

Permanece, assim, na titularidade do Estado, sujeitos à delegação, serviços como transporte – inclusive aeroportuários –, energia elétrica, telecomunicações, água, petróleo e derivados, estes em regime de monopólio, assumindo o regulador amplo espectro de decisões quanto aos investimentos a serem efetuados, apresentação contábil dos operadores, definição de tarifas e parâmetros tarifários, metas de expansão e outros fatores relevantes na exploração da atividade, segundo o modelo clássico de regulação, em que o regulador substitui o mercado, na acepção de Gaspar Ortiz (2011, p.754). Assim, conserva-se o excessivo espaço de decisão do poder público sobre as atividades reguladas no panorama brasileiro, a demandar, com maior razão, solução institucional que promova, o mais possível, a separação entre política e regulação.

Nesse contexto é que sobressaem os questionamentos acerca de qualquer modelo regulatório em que o titular (poder público), por meio dos órgãos de sua administração direta (governo), ou um consórcio de titulares, na forma do art. 15, II, da Lei n. 11.445/2007, possa exercer função regulatória sobre a prestação dos serviços públicos de saneamento básico, como também prevê o art. 31 do Decreto n. 7.217/2010.

A minuta do Decreto n. 7.217/2010, que veio a regulamentar a Lei n. 11.445/2007, estabelecia, entre outras matérias, a possibilidade do exercício da função de regulação do serviço de saneamento básico por órgãos colegiados municipais, sem a exigência das formalidades constitutivas das agências reguladoras independentes, apenas com as condições de que fossem dotados de competências específicas e dos quais participassem representantes dos usuários, por eles indicados, vedada a maioria de votos aos representantes do titular do serviço público, o que suscitou amplo debate entre as agências reguladoras e governos. Essa possibilidade acabou não constando da versão final do art. 28 do decreto, prevalecendo a contribuição positiva daqueles que defenderam a imprescindibilidade de modelos autônomos de regulação.

É sabido que o risco de captura das agências reguladoras envolve influências indesejáveis e desproporcionais sobre o ente regulador, advindas de todos os sujeitos participantes do ambiente regulado, notadamente dos operadores (poder econômico), dos usuários dos serviços (poder popular) e do governo (poder político). As distorções consubstanciadas nessas modalidades possíveis de captura devem ser indistintamente combatidas pelos meios usuais de controle, a ser exercido pelo Ministério Público, pelos tribunais de contas, pela sociedade e pelos próprios poderes constituídos, conforme as circunstâncias. Especialmente preocupante é, contudo, o risco de captura das agências reguladoras pelo poder político, embora muitas vezes movido por interesses ligados a grupos populares e econômicos, na medida em que a estrutura jurídico-institucional pode favorecer esta forma de captura, institucionalizando-se o desequilíbrio entre os atores do ambiente regulado.

É importante ressaltar que a autonomia que se apresenta defensável para as agências reguladoras é dita em relação ao governo e às forças políticas diretamente vinculadas aos seus interesses partidários. A regulação não é atividade de governo; é atividade de Estado, como consigna a Constituição da República, por isso não se poderia defender qualquer autonomia ante o

Estado, transferindo as agências reguladoras para a esfera do privado. Dessa forma, ao sistema regulatório implantado no Brasil e às agências reguladoras brasileiras não se aplicam as críticas tecidas por Nunes (2011, p.417) às "agências independentes do estado", as quais, segundo o autor, "não prestam contas a ninguém nem respondem politicamente pela sua ação":

> Na verdade, a ideologia liberal dominante impôs, desde muito cedo, a ideia de que esta função de regulação, embora justificada pela necessidade de salvaguarda do interesse público, deveria ser prosseguida, não pelo estado enquanto tal, mas por agências (ou *entidades*, ou *autoridades*) *reguladoras independentes*.
> [...] Esta solução só se justifica porque os "privatizadores" neoliberais (conservadores, socialistas e sociais-democratas) entendem que o estado (o estado democrático), declarado – repito –, por puro preconceito ideológico, incapaz de administrar o setor público da economia (incluindo a prestação de serviços públicos, com longa, profunda e positiva tradição na Europa), é também considerado incapaz de exercer bem esta *função reguladora*.
> Ao substituírem o estado no exercício desta *função reguladora* (que dir-se-ia não poder deixar de constituir o "conteúdo mínimo" do "estado mínimo"), estas agências concretizam uma solução que respeita o dogma liberal da separação entre o estado e a economia: o estado deve manter-se afastado da economia, não deve intervir nela, deve estar separado dela, porque a economia é a esfera privativa dos privados e o estado é uma pura instância política. (Nunes, 2011, p.415-6)

Martins (2010, p.153), discorrendo sobre o risco de captura das agências reguladoras, reforça o entendimento ora apregoado:

> O leitor atento deve ter percebido que, até agora, no desenvolvimento do raciocínio referente à captura dos entes reguladores, foi utilizado o vocabulário governo em vez de Estado. A intenção é dissociar no processo de captura o Estado do governo, ou seja, dos gestores temporariamente investidos no Poder de Estado. Na verdade, quando se dá a captura da entidade reguladora pretensamente independente pelo governo, quem está por trás não é o Estado, mas o poder político.

Embora o modelo autárquico difundido e adotado no Brasil para os entes reguladores possa merecer muitas críticas, a concepção de outros modelos implica profundas reformas administrativas e até constitucionais, que refogem ao objetivo do presente estudo. Assim, passemos aos diversos mecanismos adotados na atual estrutura jurídico-administrativa das entidades reguladoras, que visam a minimizar os processos de captura.

MECANISMOS PARA GARANTIA DE INDEPENDÊNCIA DECISÓRIA

Uma vez adotando-se, então, o paradigma autárquico hoje existente, diversos mecanismos podem ser apontados para o favorecimento, essencialmente, da independência decisória dessas entidades, consectário da autonomia administrativa, financeira e orçamentária, visando-se evitar os processos de captura das agências reguladoras.

Caráter colegiado da direção e fixação de mandatos

De modo a assegurar-se a independência decisória das agências reguladoras, as respectivas leis instituidoras, em geral, estabelecem, entre outros mecanismos, a forma deliberativa colegiada, em que se dá, por meio do debate, o controle recíproco da atuação dos dirigentes e a busca da neutralização, pelo voto da maioria, de tendências políticas ou ideológicas mais específicas.

Além disso, são estabelecidos mandatos por prazo determinado para esses dirigentes, vedando-se os seus afastamentos por ato demissório *ad nutum*, com o fim de evitar que se tornem agentes políticos de confiança do Poder Executivo. A livre nomeação e exoneração da diretoria pelo governo medeia e determina constantemente a vontade dos dirigentes, que deixam de exercer sua vontade própria e ficam adstritos aos comandos da administração central. A entidade é, então, uma emanação ou continuidade da administração central. Não é próprio de um Estado moderno e evoluído, gestor de interesses coletivos, que se mudem os diretores de entidades reguladoras a cada alteração do governo (Ortiz, 2011, p.229, 234).

Tal garantia, todavia, não resiste à análise de que os dirigentes, via de regra egressos da cúpula de antigas administrações, acabam por buscar, ao término do mandato, nova colocação em cargo administrativo de confiança, em órgão ou outra entidade, diante do prestígio de que já dispunham, antes mesmo do exercício do mandato, e que possivelmente tenha sido mantido pelo desempenho das atribuições em concordância com suas alianças políticas. Fragilizando ainda mais a pretensa garantia, há agências em que se admite a recondução dos dirigentes, concluindo-se evidente, nesses casos, salvo raras exceções, o interesse pessoal dos diretores em evitar dissensos com a administração central, a fim de obterem a renovação do mandato.

Excepcionalmente, verificam-se, ainda, casos em que os embates instaurados entre administração central e diretoria de agência reguladora acabam por levar os dirigentes, pressionados, à renúncia, neutralizando-se, por este meio, a garantia de mandato. A propósito, comenta Prado (2003, p.120):

> O modelo regulatório adotado no Brasil possui uma série de mecanismos institucionais para garantir a independência das agências. Mas essas garantias têm se mostrado bastante frágeis (Prado, 2005; 2007). Por exemplo, uma das principais garantias institucionais de independência das agências são mandatos fixos com estabilidade no cargo para seus diretores. Apesar dessa garantia de imunidade à exoneração presidencial, em pelo menos duas instâncias de conflito entre agências e governo, os diretores acabaram por renunciar.

A autora cita, na sequência, a renúncia de Luiz Guilherme Schymura ao cargo de conselheiro, quando substituído na presidência da Agência Nacional de Telecomunicações (Anatel), em janeiro de 2004, no início do primeiro mandato do presidente Lula, não obstante ter sido nomeado pelo anterior presidente Fernando Henrique Cardoso para ocupar o cargo até 2005.

Tem-se, portanto, que a forma colegiada de deliberação e a definição de mandatos fixos não se constituem garantias absolutas de independência decisória por parte das agências reguladoras, mas, sem dúvida, dada a forma como estão estruturadas na administração pública brasileira, são mecanismos válidos que minimizam as tendências isoladas e a pressão política sobre os dirigentes nomeados, mormente se vedada a recondução.

Não coincidência dos mandatos

Ainda quanto aos mandatos dos dirigentes, mostra-se útil à independência decisória a não coincidência entre o mandato do dirigente e o do chefe do Executivo, como também a não coincidência de mandatos entre os próprios dirigentes, de modo que, a cada ano, haja a possibilidade de renovação de um deles. Esse mecanismo fortalece a desvinculação dos dirigentes em relação à orientação política vigente no Poder Executivo, de forma a conferir estabilidade às políticas públicas regulatórias. Nesse sentido:

> A tese da coincidência dos mandatos poria a perder o pressuposto da estabilização das políticas regulatórias, o qual permite que, inobstante as naturais alternâncias no poder, haja uma continuidade no cumprimento das políticas públicas anteriormente formuladas, até que as novas orientações estejam amadurecidas. (Marques Neto, 2005, p.103)

Tecnicidade decisória

Se por um lado as agências reguladoras devem atuar em sintonia com as políticas públicas traçadas para os setores regulados, respeitando-se a representatividade democrática do governo e do parlamento que estabelecem o plano político, essa atuação não deve prescindir de parâmetros técnicos robustos, necessários ao êxito do empreendimento regulado. Assim, deve ser qualificado o órgão deliberativo dessas entidades, mediante formação universitária dos dirigentes, com detenção de notórios conhecimentos jurídicos e econômicos ou de administração pública ou no campo de especialidade da agência reguladora. Também devem ser dotadas de quadro próprio de servidores efetivos, com salários equivalentes à qualificação, de forma a manter-se a *expertise* integrada à instituição, com formação técnica ou jurídica, sujeito a concurso público e dotado de garantias funcionais que assegurem uma regulação adequada e imparcial.

Tal se justifica, especialmente, pela diversidade e complexidade das matérias objeto da atividade regulatória, que desafiam os conhecimentos de qualquer ingresso na rotina das agências reguladoras. Com efeito, qualquer profissional de boa formação em sua área, ao adentrar nos quadros das agências reguladoras, seja para integrar o seu corpo técnico ou para compor conselho deliberativo, ressente-se da falta de conhecimento mais específico e vê-se compelido a estudo árduo que lhe permita a mais rápida imersão possível no universo da regulação de serviços e atividades de interesse público.

Autonomia administrativa e financeira

A autonomia administrativa também é suporte indispensável à independência decisória, na medida em que uma instituição com poderes deliberativos, inclusive acerca de matérias estratégicas do ambiente regulado, muitas vezes objeto de divergências entre operadores, administração central e administrados usuários dos serviços públicos, não pode ficar a depender de outra instância administrativa, geralmente da administração direta à qual está vinculada, para funcionar em seus aspectos básicos, tais como realizar concursos e contratações, nomear servidores, gerir pessoal, publicar atos administrativos, decisórios e normativos, treinar o corpo técnico, operacionalizar fiscalizações, entre outras providências de rotina.

Na contramão dessa diretriz, não rara é a verificação de que o funcionamento normal das agências reguladoras, no que concerne a sua rotina administrativa, acaba sendo um canal de barganha política, em que o governo exerce uma forma de pressão sobre os posicionamentos regulatórios por meio da centralização de atos administrativos autorizativos, dos quais passam a depender as agências reguladoras.

Naturalmente que a autonomia administrativa tem existência indissociável da autonomia orçamentária e financeira. Como afirma Aragão (2005b, p.24-8), "a autonomia financeira constitui requisito essencial para que qualquer autonomia se efetive na prática". E prossegue o autor:

> A este respeito, SILVIO SPAVENTA observa que, para uma pessoa jurídica ser autônoma, deve, além dos arcabouços organizacionais adequados, ser configurada de maneira "que as despesas obrigatórias que possuam não dependam do arbítrio de quem quer que seja, mas que derivem da lei ou dos próprios estatutos".
> [...]
> Com efeito, observa MARÇAL JUSTEN FILHO, "um dos temas mais relevantes a propósito das agências independentes consiste na autonomia econômico-financeira e orçamentária. O desempenho satisfatório das funções que se lhes reservam depende da disponibilidade de recursos materiais. Se não forem instituídos mecanismos que assegurem a obtenção desses recursos de modo automático, a agência acabará subordinada ao processo político usual".
> [...]

Observando especificamente como os contingenciamentos de qualquer espécie violam todo o arcabouço institucional assegurado às agências reguladoras, PAULO ROBERTO FERREIRA MOTA observa que eles acabam "impedindo o pleno funcionamento das atividades preventivas e fiscalizatórias das agências reguladoras, colocando-se por terra, então, todo o esforço jurídico e econômico para uma regulação técnica, ou seja, despolitizada".

Fica, assim, demonstrado que o contingenciamento das receitas asseguradas pelo Legislador como sustentáculo e meio indispensável da independência das agências reguladoras, muito mais do que um problema meramente contábil, desrespeita, não apenas os dispositivos legais que destinam essas receitas às agências reguladoras, como também todas as regras e princípios de regulação independente postos pelo Legislador.

Essa autonomia financeira, em geral assegurada por lei às agências reguladoras, tem sido reiteradamente violada por meio dos instrumentos de contingenciamento das verbas regulatórias, de que se utiliza o Poder Executivo central, quando desvia a utilização das receitas próprias das agências reguladoras, destinando-as ao cumprimento de metas de superávit fiscal. Como apregoado pelo então ministro da Fazenda em entrevista concedida ao *Jornal Valor Econômico*, edição de 18-20/6/2004 (p.A6), na reportagem intitulada "Agências têm que ajudar no superávit, diz Palocci", ficou explícita a posição do governo no sentido da "necessidade de se utilizar parte da arrecadação das agências na composição do superávit fiscal" (*apud* Aragão, 2005b, p.33).

Ficam, assim, as agências reguladoras privadas de cumprirem o cronograma de atividades finalísticas definidas para o exercício, suprimindo fiscalizações e investimentos no aparato regulatório (instalações, equipamentos, quantitativo de recursos humanos, treinamento de pessoal, informatização etc.), e comprometendo-se, consequentemente, o caráter ostensivo, a eficiência e os resultados das medidas de regulação. Nesse panorama, vislumbra-se a necessidade de separação efetiva entre patrimônio das agências reguladoras, às quais deve ser assegurada arrecadação de recursos próprios, e da administração central, assegurando-lhes autonomia financeira e a iniciativa de sua proposta orçamentária, afastando-se, assim, os malefícios decorrentes do contingenciamento de repasse de recursos orçamentários a essas entidades.

Por fim, embora considerando-os desnecessários como mecanismos de independência decisória, mas por constituírem-se item de comentário obrigatório nessa matéria, cumpre mencionar que a Emenda Constitucional n. 19/98 instituiu, ao acrescentar o § 8º ao art. 37 da Constituição Federal, os chamados contratos de gestão, como meios de incentivar a melhoria de desempenho de órgãos e entidades da administração direta e indireta, mediante o alcance de metas pactuadas, em troca da ampliação da autonomia gerencial, orçamentária e financeira destes entes, nos termos do contrato a ser firmado entre os seus administradores e o poder público.

A partir dessa noção, os contratos de gestão podem ser admitidos, pelo menos no campo teórico, como mais um caminho para se implementar a almejada independência das agências reguladoras, com vistas à ampliação, até os níveis mínimos necessários e ainda não alcançados, da sua autonomia gerencial, orçamentária e financeira, muito embora o apego a metas estabelecidas possa significar, em termos práticos, um maior controle do Poder Executivo central sobre as atividades finalísticas da regulação.

Previstos expressamente nas Leis n. 9.427/96 (Agência Nacional de Energia Elétrica, art. 7º), n. 9.782/99 (Agência Nacional de Vigilância Sanitária, art. 19) e n. 9.961/2000 (Agência Nacional de Saúde Suplementar, art. 14), como também na Medida Provisória n. 2.228/2001 (Agência Nacional do Cinema, art. 5º, § 2º), afirma Prado (2003, p.127) que pelo menos duas agências reguladoras já firmaram contratos de gestão: a Agência Nacional de Energia Elétrica (Aneel) e a Agência Nacional de Saúde Suplementar (ANS). Nesse ponto, encontra-se mais uma evidência de que continua a busca legal e institucional pela autonomia gerencial, orçamentária e financeira das agências reguladoras, uma vez que não se identificariam os pressupostos do contrato de gestão, como estabelecidos na Constituição Federal, especialmente a necessidade de ampliação da autonomia, se as autarquias especiais já dispusessem da independência intrínseca ao desempenho regular de suas funções, apregoada nas respectivas leis de criação.

O Projeto de Lei n. 3.337/2004, de autoria do Poder Executivo, com vistas a estabelecer uma lei geral das agências, unificando o seu regime legal, propunha contrato de gestão para todas as agências federais, com previsão de medidas a serem adotadas em caso de descumprimento injustificado das metas e obrigações pactuadas. Havendo, então, o receio de que o contrato de gestão funcionasse como mais um meio de controle das agências e tendo sido alvo de inúmeras críticas, a ponto de tornar-se um dos temas mais controversos do projeto de lei, o instrumento acabou sendo trocado, no substitutivo apresentado pelo relator, pelos Planos de Trabalho e Contratos de Gestão e de Desempenho (arts. 12 e 13), sem a previsão de medidas sancionatórias e sem necessidade de aprovação prévia pelo Poder Executivo, descaracterizando-se, assim, a sua natureza contratual e afastando-se o instituto daquilo que havia sido previsto no art. 37, § 8°, da Constituição Federal, inclusive quanto à sua relação com um possível aumento de autonomia.

Tem-se, com efeito, que os mecanismos úteis à garantia de independência decisória das agências reguladoras, em alguma medida, já previstos nas diversas leis instituidoras dessas entidades existentes em outros setores regulados, embora ainda carentes de efetividade em face da relativização dos parâmetros legais com que foi absorvida a cultura da regulação no panorama jurídico-administrativo brasileiro, devem ser mantidos no ambiente regulador dos serviços públicos de saneamento básico, não só porque inerentes ao conceito de regulação técnica e eficiente, como também por expressa disposição do atual marco regulatório do setor (art. 21, I, da Lei n. 11.445/2007).

CONSIDERAÇÕES FINAIS

Após a instituição das primeiras agências reguladoras no Brasil, verificada no contexto das reformas econômica e administrativa ocorridas na década de 1990, o múnus regulatório mantém-se permeado por muitas indagações e indefinições, inclusive quanto ao acerto do modelo de regulação econômica introduzido no país. Esse modelo vem, contudo, consolidando-se e, em geral, perpassando diferentes orientações políticas e ideológicas assumidas pelas administrações federal, estaduais e municipais que se alternaram no poder desde então, o que se pode traduzir como uma legitimação da importância da regulação, que vem transcendendo as ideologias e preferências partidárias.

A Lei n. 11.445/2007 trouxe importantes contribuições a essa tendência, buscando organizar e efetivar avanços nos serviços públicos de saneamento básico, ao dedicar-se ao tema da regulação, inclusive mantendo a premissa básica da independência decisória, com autonomia administrativa, orçamentária e financeira da entidade reguladora. Possibilita, pela interpretação sistemática de seus dispositivos normativos, diversos arranjos possíveis para a atribuição de competência à agência reguladora pelos titulares dos serviços, a serem aplicados conforme as peculiaridades locais e regionais, variando inclusive quanto à natureza jurídica das relações entre titulares e entes reguladores, em bases legais ou pactuadas (convênios), a serem estabelecidas com maior ou menor preferência conforme o curso das experiências doravante adquiridas.

À regulação dos serviços de saneamento básico devem-se aplicar os mecanismos de garantia de independência decisória, conquanto não discriminados no marco regulatório, mas devidamente contemplados no espectro amplo do princípio. Para tanto, as agências reguladoras e os consórcios públicos de regulação, dada a forma como estão estruturados na administração pública brasileira, enquanto autarquias pertencentes à administração indireta, devem ser dotados de regime especial, com premissas, organização, atribuições e prerrogativas que traduzam esses mecanismos.

Esses mecanismos, úteis à garantia de independência decisória das agências reguladoras, tais como deliberação colegiada, mandatos fixos e não coincidentes dos dirigentes, qualificação técnica dos agentes, atribuições administrativas, financeiras e orçamentárias autônomas, estão, em alguma medida, já previstos nas diversas leis instituidoras dessas entidades existentes nos setores regulados, embora ainda carentes de efetividade em face da relativização dos parâmetros legais com que foi absorvida a cultura da regulação no panorama jurídico-administrativo brasileiro. A plena efetividade desses parâmetros constitui-se, com efeito, objetivo a ser perseguido na regulação dos serviços públicos de saneamento básico, não só porque inerentes ao conceito de regulação técnica e eficiente, como também por expressa disposição do atual marco regulatório do setor (art. 21, I, da Lei n. 11.445/2007).

Como observa Ortiz (2011, p.838), as mudanças ocorridas no Brasil, como em muitos países ibero-americanos, é um processo inacabado, sendo necessário fazerem-se realidade, desenvolverem-se e aplicarem-se com fidelidade à sua letra e ao seu espírito os novos marcos regulatórios aprovados para a prestação dos serviços públicos, requerendo-se um marco institucional adequado. A consolidação das agências reguladoras como entidades fortes e independentes apresenta-se como medida essencial à satisfação dos interesses públicos associados à cidadania e à dignidade dos usuários dos serviços públicos de saneamento básico.

REFERÊNCIAS

ARAGÃO, A.S. *Agências reguladoras*. 2.ed. Rio de Janeiro: Forense, 2005a.

_____. Considerações sobre o contingenciamento das agências reguladoras. *Regulação Brasil*, Porto Alegre, v.1, n.1, 2005b.

_____. A legitimação democrática das agências reguladoras. In: BINENBOJM, G. (Coord.). *Agências Reguladoras e Democracia*. Rio de Janeiro: Lumen Juris, 2006, p.1-20.

CEARÁ. Lei n. 14.394, de 07 de julho de 2009. Define a atuação da Agência Reguladora de Serviços Públicos Delegados do Estado do Ceará – Arce, relacionada aos serviços públicos de saneamento básico, e dá outras providências. Disponível em: <http://www.al.ce.gov.br>. Acesso em: 30 out. 2012.

DI PIETRO, M.S.Z. *Direito administrativo*. 23.ed. São Paulo: Atlas, 2010.

GASPARINI, D. *Direito Administrativo*. 5. ed. São Paulo: Saraiva, 2000.

JUSTEN FILHO, M. *O direito das agências reguladoras independentes*. São Paulo: Dialética, 2002.

KRAUSE, E.B. *Agências de regulação: conceito, legislação e prática no Brasil*. Porto Alegre: Mercado Aberto, 2001.

MARQUES NETO, F.A. *Agências reguladoras independentes*. Belo Horizonte: Fórum, 2005.

MARTINS, P.S. *Constituição Econômica e Agências Reguladoras*. Fortaleza: RDS, 2010.

MEDAUAR, O. *Direito administrativo moderno*. 11.ed. São Paulo: Revista dos Tribunais, 2007.

MEIRELLES, H.L. *Direito administrativo brasileiro*. 25.ed. São Paulo: Malheiros, 2000.

MELLO, C.A.B. *Curso de direito administrativo*. 20.ed. São Paulo: Malheiros, 2005.

NUNES, A.J.A. As duas últimas máscaras do Estado capitalista. *Pensar: Revista de Ciências Jurídicas*, Fortaleza, v.16, n.2, p.409-76, 2011.

ORTIZ, G.A. *Lecciones de administración (y políticas públicas)*. Madrid: Iustel, 2011.

PRADO, M.M. *O contrato e o plano de gestão no projeto de Lei n. 3.337/04*: controle desejável e justificado ou influência política indevida? Revista de Direito Público da Economia – RDPE, Belo Horizonte, n.1, 2003.

SANTA CATARINA. Lei Complementar n. 484, de 04 de janeiro de 2010. Cria a Agência Reguladora de Serviços de Saneamento Básico do Estado de Santa Catarina – Agesan, estabelece normas relativas aos serviços de saneamento básico e adota outras providências. Disponível em: http://www.al.sc.gov.br. Acesso em: 27 fev. 2013.

EXERCÍCIOS

1. Qual é o alcance dos conceitos de saneamento básico e de regulação desse serviço a partir da normatização vigente?
2. Quais são as exigências básicas aplicáveis ao ente regulador e por que o modelo institucional de agências reguladoras é mais adequado?
3. Quais são os modelos jurídicos de atribuição de competência regulatória pelo titular do serviço, previstos na legislação existente?
4. Como se justifica a necessidade de autonomia reforçada para as agências reguladoras do serviço de saneamento básico?
5. Quais mecanismos institucionais favorecem a independência decisória das agências reguladoras?

2 | Mecanismos de participação democrática, transparência e *accountability*

Liliane Sonsol Gondim
Ivo César Barreto de Carvalho

CRISE DE LEGITIMAÇÃO DEMOCRÁTICA DA AGÊNCIA REGULADORA E NECESSIDADE DE SUPERAÇÃO

Observa-se que a introdução, no ordenamento brasileiro, da figura da agência reguladora promoveu uma ruptura com o modelo administrativo adotado desde a edição do Decreto-lei n. 200, de 25 de fevereiro de 1967.

Esse modelo pressupunha a organização administrativa de forma piramidal, enquanto a gênese das agências reguladoras, nos ordenamentos jurídicos estrangeiros, guarda relação com uma administração policêntrica. É o que sustenta Gustavo Binenbojm (2008, p.245):

> No contexto britânico, a instituição de administrações independentes – as primeiras surgidas já no século XIX – é fenômeno intrinsecamente relacionado ao peculiar modelo de organização político-administrativa do país, que pode ser caracterizado, em oposição do modelo *piramidal* europeu continental, como *policêntrico*. [grifos nossos]

Considerando que a administração sistêmica defende uma maior flexibilidade e eficiência, centrando-se na ideia de finalidade, mantendo-se o foco nos resultados, e não nos processos em si, percebe-se que as alterações ocorridas na figura autárquica foram idealizadas em busca de uma aproximação com os preceitos da administração gerencial. Alexandre Santos de Aragão (2005, p.320) afirma que:

> As agências reguladoras independentes são a sede por excelência da manifestação do processo de consensualização e flexibilidade pelos quais vem passando o Direito Administrativo contemporâneo. Como as normas concernentes às agências reguladoras são instrumentos da realização de políticas públicas que devem incidir em uma sociedade complexa, a regulação se tecnicizou: apenas através da melhor técnica os meios podem ser corretamente avaliados em sua realização de adequação e realização dos fins.

Assim, as agências reguladoras adotaram a descentralização política, orçamentária e administrativa, organizando-se em poucos níveis hierárquicos, em uma tentativa de abandonar a estrutura piramidal até então adotada. As agências foram concebidas como entes de Estado, e não de governo, guardando o devido distanciamento do restante do Poder Executivo a fim de resguardar a autonomia referida. Na mesma senda, Sérgio Guerra (2012, p.112-3) defende a característica estrutural de rede ou policêntrica (não piramidal) e a autonomia das agências reguladoras:

> Estas atividades demandam personalidade jurídica de Direito Público, com a flexibilidade negocial, que é proporcionada por uma ampliação da autonomia administrativa e financeira, pelo afastamento das burocracias típicas da administração direta e, sobretudo, pelo relativo isolamento de suas atividades administrativas em relação à arena político-partidária. [...]
> A principal característica dessas entidades, sem prejuízo da diversidade das áreas que regulam, foi o afastamento da clássica estrutura hierárquica dos ministérios e da direta influência política do Governo, com certo grau de autonomia. E essa autonomia está diretamente ligada a sua caracterização como última instância decisória na esfera administrativa.

A administração sistêmica prima pela descentralização política, por meio da transferência de atividades e recursos financeiros, e pela descentralização administrativa, por intermédio da delegação de autonomia para outros centros, diluindo a estrutura hierárquica piramidal em poucos níveis hierárquicos.

A preocupação que se encontra na pauta da discussão da moderna administração pública é a eficiência que, transportada para qualificar a atuação regulatória, conduz a discussão obrigatoriamente para os instrumentos que são disponibilizados às agências reguladoras para atingir seus objetivos, na medida em que consiste na obtenção do melhor resultado com o menor dispêndio de recursos possível. A eficiência conduz o controle de resultados, não só em termos de economicidade, quantidade e qualidade, mas também pela real satisfação do usuário de serviços públicos.

Além disso, a administração pública moderna foca no atendimento do cidadão, e não no atendimento da própria burocracia. Nesse sentido, passa do controle rígido de processos ao controle por resultados, sendo o êxito, ao lado da democratização dos processos, os instrumentos de legitimação dessa administração. Citado por Alexandre Santos Aragão (2005, p.436), Vasco Manuel Pascoal Dias Pereira da Silva informa que:

> A participação dos privados no procedimento, ao permitir a ponderação pelas autoridades administrativas dos interesses de que são portadores, não só se traduz numa melhoria de qualidade das decisões administrativas, possibilitando à Administração uma mais correta configuração dos problemas e das diferentes perspectivas possíveis da sua resolução, como também torna as decisões administrativas mais facilmente aceitas pelos seus destinatários.

A despeito da estrutura em rede e da autonomia das agências reguladoras, percebe-se ainda um problema de legitimidade na sua atuação e, sobretudo, em suas decisões. Isso porque seus dirigentes máximos são escolhidos pelos respectivos chefes do Poder Executivo da administração pública da qual fazem parte (apesar de possuírem mandatos fixos, em grande parte dos casos), não sendo escolhidos por sufrágio popular.

Além disso, a situação é agravada por haver pouca participação do cidadão nas decisões da agência. Os canais de comunicação das agências reguladoras com a sociedade, para fins de apresentação de sugestões, críticas e quaisquer outros meios necessários ao acompanhamento cotidiano das atividades regulatórias, são subutilizados pela população.

Pretende-se, neste capítulo, analisar algumas propostas que se apresentam para solucionar a crise de legitimidade democrática das agências reguladoras, notadamente das agências reguladoras de serviços de saneamento básico. Assim, são analisadas as audiências e consultas públicas, os conselhos de controle social, a transparência decisória e a *accountability* perante os órgãos de controle de contas.

AUDIÊNCIAS E CONSULTAS PÚBLICAS

Uma das formas de participação dos cidadãos nos processos de tomadas de decisões administrativas são as audiências e consultas públicas. Os instrumentais contidos nos procedimentos de audiências e consultas públicas têm relevância ímpar, por abrir um espaço discursivo entre a sociedade e o poder público por meio das discussões dialógicas[1] que acontecem no transcorrer do procedimento.

Conceitos e divergências

Audiências e consultas públicas são expressões do exercício da cidadania por meio da participação e do controle popular da administração pública.

A legislação aponta diferenças entre ambas, definindo-se a consulta pública como a manifestação participativa de terceiros no processo administrativo cuja matéria tratada seja de interesse geral, relativa a determinado segmento da coletividade. Nesse sentido, é a redação do art. 31 da Lei n. 9.784/99, a Lei do Processo Administrativo Federal, *verbis*:

> Art. 31. Quando a matéria do processo envolver assunto de interesse geral, o órgão competente poderá, mediante despacho motivado, abrir período de consulta pública para manifestação de terceiros, antes da decisão do pedido, se não houver prejuízo para a parte interessada.
> § 1º. A abertura da consulta pública será objeto de divulgação pelos meios oficiais, a fim de que pessoas físicas ou jurídicas possam examinar os autos, fixando-se prazo para oferecimento de alegações escritas.
> § 2º. O comparecimento à consulta pública não confere, por si, a condição de interessado do processo, mas confere o direito de obter da Administração

---

1. A ideia de uma administração pública dialógica (moderna), em contraste com a administração pública monológica (tradicional) é defendida por Gustavo Henrique Justino de Oliveira.

resposta fundamentada, que poderá ser comum a todas as alegações substancialmente iguais.

Já a audiência pública se caracteriza pela participação imediata e oral dos interessados, inclusive com a realização de debates sobre matérias relevantes. Veja-se o art. 32 da Lei do Processo Administrativo Federal: "Antes da tomada de decisão, a juízo da autoridade, diante da relevância da questão, poderá ser realizada audiência pública para debates sobre a matéria do processo."

Observa-se que a referida lei, ao mencionar a consulta e a audiência públicas, regulamenta o processo administrativo no âmbito da administração pública federal, direta ou indireta, e não tem aplicação cogente aos demais entes – estados e municípios da Federação. Outros diversos dispositivos normativos podem tratar do assunto, o que, por vezes, é feito trazendo conceitos divergentes destes aqui abordados, mas não podendo, por esse motivo, ser rechaçados do ordenamento jurídico, restando preservado o âmbito de aplicação respeitante a cada norma. No entanto, já se prevê a multiplicidade dos conceitos, não havendo um tratamento uniforme para o que sejam audiências e consultas públicas.

Por essa razão, deve-se colocar de lado essa discussão conceitual, tornando-se relevante neste momento discutir as nuanças procedimentais das audiências e consultas públicas. Duas questões devem ser perquiridas neste momento: é obrigatória a realização de audiências e consultas públicas para a tomada de decisões dos agentes administrativos das agências reguladoras? Em caso positivo, em quais circunstâncias elas seriam obrigatórias?

Entende-se que, se um interesse for possivelmente afetado, deve ser aberta a audiência ou consulta pública, não havendo espaço para discricionariedade da administração pública. Entretanto, a doutrina não entende assim, por acreditar que o direito de petição constitucional permanece preservado. José dos Santos Carvalho Filho (2005, p.181-2) entende ser facultativo à administração pública a realização de consultas públicas:

> Comporta observar que o art. 31 confere ao administrador a *faculdade* de compulsar a opinião pública; daí ter dito a lei que o órgão competente *poderá* abrir período para a consulta. Parece claro que, em alguns casos, será conveniente a

consulta, mas não se pode ir ao extremo de admitir a imposição de obrigatoriedade ao agente administrativo. Primeiramente, porque poderá haver prejuízo para o interessado direto no processo. Depois, o fato de não ser aberto período para consulta pública não implica a nulificação do direito de petição, pelo qual pode ser feita qualquer postulação aos órgãos públicos. [grifos nossos]

Defende-se aqui a obrigatoriedade de realização de audiência ou consulta pública nos casos em que o conteúdo a ser tratado seja relevante ou quando afete interesse das entidades reguladas de saneamento básico e dos consumidores e usuários do respectivo serviço público. Impõe-se discordar do autor no que se refere à faculdade de se ouvir a população. É certo que o direito de petição permanece preservado, mas a motivação para tornar a adoção de tais instrumentos obrigatórios reside precisamente na necessidade de suprir a ausência de legitimidade da agência reguladora. O fundamento constitucional para a realização dessas, não obstante a opinião do doutrinador anteriormente citado, não está no direito de petição, mas encontra-se na garantia constitucional do cidadão à participação direta na vida política da nação.

Em algumas agências reguladoras de serviços de saneamento básico, a obrigatoriedade para a realização de audiências e consultas públicas não é uma realidade. No caso da Agência Estadual de Regulação dos Serviços Públicos Delegados do Rio Grande do Sul (Agergs), a Resolução Normativa n. 06, de 17 de janeiro de 2011 (que disciplina o processo administrativo da Agergs para o reajuste e a revisão de tarifas nos serviços públicos delegados), estipula que a realização de audiência pública para reajustes tarifários será facultativa (art. 10).

Na Agência Reguladora de Águas, Energia e Saneamento Básico do Distrito Federal (Adasa), a realização de audiência e consulta públicas é obrigatória como subsídio às decisões de sua diretoria colegiada, a fim de se propiciar a devida transparência e controle social, consoante disposto nos arts. 83 e 84 do regimento interno da Adasa (Resolução n. 89, de 15 de maio de 2009).

No caso específico da Agência Reguladora de Serviços Públicos Delegados do Estado do Ceará (Arce), a título exemplificativo, o art. 3º, § 2º, do Decreto Estadual n. 25.059, de 15 de julho de 1998, estabelece que: "O Conselho Diretor promoverá audiência pública previamente ao estabelecimento e revisão de tarifas ou estruturas tarifárias, e ao início de procedimentos licitatórios relativos à outorga de concessões e permissões de serviços públicos". Na busca da concretização do princípio democrático, a atuação da Arce evoluiu para admitir outros casos em que a realização das audiências públicas se torna obrigatória. Nesse sentido, a Resolução Arce n. 151, de 22 de julho de 2011, estabelece:

> Art. 4º A Agência Reguladora de Serviços Públicos Delegados do Estado do Ceará – ARCE realizará, a critério do Conselho Diretor, audiências públicas, sempre mediante intercâmbio documental, admitindo-se concomitantemente a forma presencial, *para tomada de decisão sobre matéria considerada relevante.*
>
> § 1º A decisão do Conselho Diretor quanto à relevância da questão a ser decidida deverá tomar em consideração o correspondente relatório de impactos.
>
> § 2º Será obrigatória a realização de audiência pública *previamente à aprovação de resoluções e de outros atos de caráter normativo que afetem interesses das entidades reguladas e dos consumidores e usuários dos serviços públicos.*
>
> § 3º Será obrigatória a realização de audiência pública na forma presencial previamente ao estabelecimento e revisão de tarifas ou estruturas tarifárias, e ao início de procedimentos licitatórios relativos à outorga de concessões e permissões de serviços públicos. [grifos nossos]

Fala-se em evolução, tendo em vista a própria autolimitação da agência reguladora estadual por meio de ato normativo editado por ela própria. Tal atitude é reflexo da maturidade democrática para tomada de decisões, coadunando-se com a moderna doutrina constitucional principiológica. Humberto Ávila (2012, p.198), ao discorrer sobre controle de constitucionalidade, afirma:

> O princípio democrático só será realizado se o Poder Legislativo escolher premissas concretas que levem à realização dos direitos fundamentais e das finalidades estatais. Os direitos fundamentais, quanto mais forem restringidos e mais importantes forem na ordem constitucional, mais devem ter sua realização controlada.

Quando se trata de prestação de serviços públicos, por conseguinte, fala-se de concretização de direitos fundamentais. Dessa forma, transpõe-se sem prejuízo a doutrina retrocitada à autolimitação da administração, mais especificamente à realização de audiências e consultas públicas pelas agências reguladoras de serviços públicos.

Ao passo que resta preservado o princípio democrático da participação da sociedade, legitimando o procedimento das audiências e consultas públicas, a tecnicidade das decisões deve ser preservada, o que se obtém pela ausência de vinculação das manifestações na decisão final. Isso não significa que as contribuições dos interessados, ainda que desprovidas de argumentos técnicos, possam ser desprezadas. Pelo contrário, devem ser analisadas, e o produto desta análise encaminhado ao autor da proposição.

A transparência na atuação das agências reguladoras é uma diretriz estrutural inerente à própria essência delas, tendo em vista sua finalidade última em defesa dos serviços públicos a serem prestados à sociedade. Assim, nessa concepção democrática, é bastante salutar o controle público dos atos praticados pelas agências reguladoras, mormente nas decisões de grande relevo. Nessa mesma senda, aduz Marçal Justen Filho (2002, p.586):

> Refletindo concepções democráticas, tem sido usual que todas as decisões de grande relevo das agências sejam subordinadas a um processo de consulta e audiência públicas. Produz-se uma espécie de publicidade ativa. Em vez de aguardar que possíveis interessados se valham da faculdade prevista constitucionalmente, a agência convoca todos os possíveis interessados para prestar informações espontaneamente ou para solicitar a colaboração da sociedade. Essa prática é extremamente salutar e reflete a concepção de que a autonomia da agência não se traduz em ausência de controle público de seus atos.
>
> Exige-se institucionalização de canais de comunicação formais entre a agência e a sociedade civil, com a identificação clara e precisa dos agentes encarregados de prestar contas a todo e qualquer interessado, em prazos determinados e satisfatórios.
>
> O processo decisório, no tocante às competências regulatórias, deverá ser permeável ao conhecimento e à interferência dos diferentes segmentos de interesses. As consultas e audiências públicas deverão ser realizadas sempre que decisões relevantes se fizerem necessárias.
>
> O sucesso do modelo das agências depende dessa estruturação democrática, em que haja permanente acompanhamento da sua atuação por parte da sociedade civil.

Não há dúvidas de que a atuação efetiva da sociedade civil, por meio dos seus mais distintos setores, é imprescindível não apenas para o controle das agências reguladoras (ou seja, transparência na atuação), mas também para bem desempenhar o seu mister principal, qual seja, a fiscalização dos entes delegatários dos serviços públicos regulados. Destarte, as audiências e consultas públicas são instrumentos dos mais relevantes de participação democrática na defesa dos interesses da comunidade, que merecem constante aperfeiçoamento (Lazzarini, 2006, p.59-80)[2].

Manifestações da sociedade e tecnicidade: convergência

A participação da sociedade nas decisões das agências reguladoras, por meio de consultas e audiências públicas, como já visto, é condição essencial e elemento imprescindível para a legitimação daquelas autarquias. Não apenas o caráter da legitimidade estaria assegurado, mas a própria eficiência da agência restaria afirmada.

Com a participação dos interessados dos mais diversos segmentos da sociedade, as decisões fruto das audiências e consultas públicas estão mais próximas da realidade social, das verdadeiras necessidades dos usuários dos serviços públicos regulados, o que propicia, também, mais eficiência[3]. Marcos Juruena Villela Souto (2004, p.242-6) aduz que os princípios da eficiência e da realidade devem se harmonizar, de modo a informar a motivação de determinado ato normativo e sua aplicação na sociedade.

A realidade e a eficiência devem caminhar juntas no âmbito da administração pública moderna, a fim de que o cidadão possa participar e entender

---

2. Marilena Lazzarini, assessora de Relações Institucionais do Idec, relata a implantação do Projeto BR-M1035, apoiado pelo Banco Interamericano de Desenvolvimento (BID), aprovado em agosto de 2007, com o objetivo de contribuir para o equilíbrio das forças de mercado, por meio do fortalecimento da participação da sociedade nos processos de regulação. Dentre as atividades propostas no projeto, está o "fortalecimento dos mecanismos e espaços de participação dos consumidores nos processos de regulação, com o objetivo específico de aprimorar as instâncias de articulação entre as organizações de consumidores e as agências reguladoras". Cf. Lazzarini (2006).
3. A título exemplificativo, vide site da Agência Reguladora de Serviços Públicos Delegados do Estado do Ceará (Arce) sobre audiências e consultas públicas: http://www.arce.ce.gov.br/. Vide também o site da Agência Estadual de Regulação de Serviços Públicos Delegados do Rio Grande do Sul (Agergs) sobre as audiências e consultas públicas: http://www.agergs.rs.gov.br/site/index.php.

que ele também é parte integrante, e não elemento estranho, ao Estado. Tal aproximação se mostra ainda muito mais razoável nas agências reguladoras, tendo em vista a ausência nestas do componente político. Ou seja, essas autarquias não estão a defender interesses de um determinado grupo político atuante no governo, mas de propiciar a prestação mais adequada e eficiente dos serviços públicos regulados.

Não obstante, infelizmente, o que se verifica, na prática, é um distanciamento da sociedade e das agências reguladoras. Afora casos excepcionais de participação da sociedade em audiências e consultas públicas de algumas poucas agências reguladoras, a grande maioria da sociedade, quiçá os elementos mais necessitados, pouco tem conhecimento de seus direitos acerca dos serviços públicos essenciais, quem dirá da existência de agências reguladoras aptas a garantir a efetiva prestação dos sobreditos serviços. Dessa forma, considerando-se a distância entre a realidade social e a efetividade das agências reguladoras, percebe-se sua falha na tarefa de realizar justiça social.

Necessidade de motivação do ato normativo resultado de consulta e audiência pública e o controle judicial

Outra questão bastante interessante no tocante às consultas e audiências públicas é a necessidade ou não de motivação do ato normativo da agência reguladora que resultar dos referidos procedimentos de participação da sociedade. Em consequência dessa decisão normativa, é preciso indagar depois se é possível e em que medida pode ser feito o controle judicial desse ato administrativo.

Na ótica até então traçada, entende-se que os procedimentos de consulta e audiência pública são instrumentos de legitimação das atividades desempenhadas pelas agências reguladoras. Dessa feita, nada mais salutar do que não apenas defender a realização das consultas e audiências, mas também torná-las instrumentos efetivos e reais. Seguindo essa trilha, Sérgio Varella (Bruna, 2003, p.272-3) alerta para que os procedimentos de consulta e audiência pública não sejam instrumentos meramente formais, ou seja, para que não sejam utilizados como meras manobras por parte das autoridades públicas, de modo a simular uma legitimidade formal das decisões dessas agências:

Por outro lado, os princípios da publicidade e da moralidade exigem que os procedimentos não sejam manobrados pela autoridade como armadilhas ou meras simulações voltadas à legitimação formal de decisões preconcebidas. Para que isso não ocorra, é fundamental que a autoridade disponibilize aos interessados todas as informações relevantes de que disponha, especialmente as que vierem posteriormente a determinar o conteúdo de sua decisão, inclusive – e principalmente – a minuta da norma cuja edição se pretende. Sem isso, não há efetivamente qualquer consulta pública, já que os particulares não podem adequadamente proteger seus interesses, sem saberem exatamente quais são as pretensões da autoridade.

Um ponto importante que deve ser observado pelas agências reguladoras, quando realizam audiências ou consultas públicas, é analisar separadamente o teor da manifestação de cada participante e sempre, sobretudo quando a sugestão oriunda da participação não for aceita, responder justificadamente o porquê da recusa ao autor da manifestação, de modo a observar a doutrina do *hard look*[4].

Extremamente relevante é a possibilidade ou não de controle judicial dessas decisões administrativas fruto de consultas públicas. Estabelecidas as premissas de que a participação dos interessados em consultas públicas atende ao princípio constitucional do direito de petição (art. 5°, XXXIV, CF) e de que as decisões resultantes destas consultas devem ser devidamente motivadas, entende-se que este dever de motivar existe em função do controle da atividade normativa.

Noutros termos, a motivação dos atos administrativos, em última análise, serve exatamente para possibilitar, seja no âmbito da própria administração (quando cabível), seja no âmbito judicial, o controle de legalidade e, em alguns casos, da discricionariedade dos mencionados atos. Mais uma vez, invocamos os estudos de Sérgio Varella (Bruna, 2003, p.274-5) neste sentido:

> Tal como a generalidade dos atos do Poder Público, os atos normativos são dotados de presunção de legitimidade, cabendo, por isso, ao particular, demonstrar a incoerência ou irrazoabilidade do ato, tendo em vista a motivação invocada e as

---

4. A doutrina do *hard look review* prega que, sempre que a agência reguladora no âmbito das audiências e consultas públicas tiver que rejeitar uma sugestão feita pelos administrados, deverá justificar devidamente a recusa, de modo a tornar a decisão mais legítima e eficiente.

finalidades legitimamente estabelecidas. Sempre que houver discricionariedade, não pode o Judiciário invadir o mérito da decisão, substituindo juízos de oportunidade e conveniência exercidos pela Administração por juízos próprios, na forma do que preconiza a doutrina, de forma unívoca.

Mas a doutrina também é uniforme quanto à circunstância de poder o Judiciário investigar a veracidade dos motivos determinantes do ato, ou seja, dos fatos invocados pela autoridade ao editar sua decisão, pois aqui não se trata de análise de mérito, porquanto não se julgam as razões de oportunidade ou de conveniência adotadas pela autoridade, mas tão somente a existência ou inexistência das circunstâncias de fato que deveriam ter servido como suporte de decisão. Desse modo, pode e deve o Judiciário adentrar o exame dos fatos invocados, cuja inexistência determinará a invalidade do ato, como decorrência da incorporação, em sede de constitucionalidade, da teoria dos motivos determinantes, no bojo do princípio do devido processo legal. Com efeito, contraria o espírito de qualquer Estado, que deseje ser qualificado como democrático e de Direito, reconhecer a validade de um ato normativo, quando falsas ou inexistentes as condições de fato invocadas para sua edição.

Fácil inferir, portanto, que a necessidade de motivação de todo e qualquer ato administrativo (e não difere o ato normativo de uma agência reguladora, fruto da decisão tomada no âmbito de uma consulta pública) decorre dos princípios constitucionais da publicidade e da moralidade, é inerente ao estado democrático de direito, como corolário do fundamento republicano para o exercício da cidadania e da participação popular (Souto, 2007, p.51)[5].

CONSELHOS DE REGULAÇÃO

A doutrina majoritária entende ser necessária a participação de diversos segmentos da sociedade no desempenho das atividades regulatórias das agências. A fim de resguardar o princípio constitucional do devido processo

---

5. Nesse mesmo sentido, Marcos Juruena Villela Souto entende que "a audiência pública e a coleta pública de opiniões representam o cenário adequado para a identificação e valoração desses interesses em conflito, sendo o direito de participação instrumento de atendimento dos princípios republicano, democrático, do devido processo legal, da eficiência, da legitimidade e da publicidade" (Souto, 2007, p. 51).

administrativo, Marçal Justen Filho (2002, p.585-6) defende a constituição de órgãos nas agências reguladoras destinados a congregar os representantes da sociedade (sejam eles indicados por associações civis e organizações de classe, seja pelos setores regulados).

Alguns desses conselhos possuem caráter deliberativo, enquanto outros possuem caráter meramente consultivo. Embora não haja normas dispondo sobre que caráter deva ter a manifestação dos conselhos, entende-se que somente a função consultiva pode resguardar a competência das próprias agências reguladoras. Uma vez que o conselho de regulação possua caráter deliberativo, esvazia-se a competência decisória da agência, cuja característica mais importante, nesse tocante, é a tecnicidade, o que é bastante questionável nos conselhos de regulação.

Não estamos afirmando que os integrantes não detenham conhecimento técnico, entretanto, a representatividade que possuem dos setores de que são expoentes subtrai-lhes a isenção político-partidária. Na verdade, dota-os do indesejável caráter político, que não deve acompanhar as normas e decisões das agências reguladoras.

A própria gênese dos conselhos de regulação, com forte característica política de sua composição, é igualmente um fator de dificuldade para sua composição, sujeita, muitas vezes, ao calendário político-eleitoral e a dissoluções/recomposições ao sabor de cada nova gestão da administração pública. Ademais, constata-se um desestímulo na participação de representantes de cada setor, principalmente da classe política, pela ausência de remuneração. Em suma, todos esses fatores somados dificultam a implantação ou, quando existentes formalmente em lei, a efetiva atuação dos conselhos de regulação.

TRANSPARÊNCIA DECISÓRIA

Análise dos Artigos 26 e 27 da Lei 11.445/2007: publicidade e sigilo

No âmbito da Lei federal n. 11.445, de 5 de janeiro de 2007, que estabelece diretrizes nacionais para o saneamento básico, os arts. 26 e 27 dispõem de publicidade e transparência das informações, decisões e demais instrumentos sobre a prestação e a regulação dos serviços públicos delegados, *verbis*:

> Art. 26. Deverá ser assegurado publicidade aos relatórios, estudos, decisões e instrumentos equivalentes que se refiram à regulação ou à fiscalização dos serviços, bem como aos direitos e deveres dos usuários e prestadores, a eles podendo ter acesso qualquer do povo, independentemente da existência de interesse direto.
> § 1º Excluem-se do disposto no caput deste artigo os documentos considerados sigilosos em razão de interesse público relevante, mediante prévia e motivada decisão.
> § 2º A publicidade a que se refere o caput deste artigo deverá se efetivar, preferencialmente, por meio de sítio mantido na rede mundial de computadores – *internet*.
> Art. 27. É assegurado aos usuários de serviços públicos de saneamento básico, na forma das normas legais, regulamentares e contratuais:
> I - amplo acesso a informações sobre os serviços prestados;
> II - prévio conhecimento dos seus direitos e deveres e das penalidades a que podem estar sujeitos;
> III - acesso a manual de prestação do serviço e de atendimento ao usuário, elaborado pelo prestador e aprovado pela respectiva entidade de regulação;
> IV - acesso a relatório periódico sobre a qualidade da prestação dos serviços.

Em relação à lei nacional de diretrizes para o saneamento básico, especificamente quanto ao objeto de estudo deste artigo, os dispositivos legais colacionados expressam de modo claro a necessidade de garantir publicidade e transparência a todos os dados e decisões, relativos aos serviços públicos de saneamento básico, ao usuário destes serviços. Vale destacar, na parte final do art. 26, que o direito de acesso a essas informações deve ser dado a qualquer integrante do povo, "independentemente da existência de interesse direto". Ou seja, se alguém desejar qualquer informação acerca da prestação do serviço de saneamento básico em seu município ou estado, esta pessoa não precisa comprovar ter interesse diretamente àquele documento, estudo ou decisão.

O § 1º do art. 26, já em consonância com a nova Lei Federal n. 12.527/2011 (ainda que anterior a ela), a Lei de Acesso à Informação, traz uma hipótese de exceção ao princípio da publicidade desses atos, informações e decisões acerca dos serviços públicos de saneamento básico, resguardando os documentos públicos sigilosos em razão de interesse público relevante. Note-se, novamente, a necessidade de motivação dos atos administrativos para assim entender que dado documento seja considerado sigiloso.

Especificamente em relação à Lei Federal n. 12.527/2011, o legislador fez clara opção por dar preferência à publicidade das informações na rede mundial de computadores – internet. Saliente-se, por oportuno, que tal opção não inviabiliza nem torna única tal escolha, em função do que já fora afirmado acerca do real espírito informador do princípio da publicidade.

Aplicabilidade da Lei n. 12.527/2011

As agências reguladoras integram a administração pública indireta e, como tal, entende-se perfeitamente aplicável a Lei de Acesso à Informação. Nem poderia ser diferente, em se tratando de prestação de serviços públicos *lato sensu*.

Ainda, seguem as regras gerais dispostas na referida lei quanto à classificação dos atos reservados e sigilosos. Ressalte-se que dificilmente as informações geradas pelas agências reguladoras, no que interessa ao público em geral, serão classificadas dessa forma. Entretanto, informações outras respeitantes, a título de exemplo, ao regulado, como seu montante de faturamento, estão sob proteção, quando identificadas como pessoais – ainda que se trate de pessoa jurídica.

Publicidade das decisões da agência

As decisões tomadas pelas autoridades administrativas no âmbito das agências reguladoras devem ser públicas? Em caso positivo, todo o *iter* procedimental para a tomada de decisão ou apenas o seu resultado final, de forma completa ou na forma de extrato? A questão da publicidade das decisões das agências reguladoras parece ser ponto pacífico, mas, como se verá adiante, ainda comporta divergências conceituais e doutrinárias.

O princípio da publicidade é um corolário do próprio estado democrático de direito, tanto que é previsto como direito fundamental (art. 5º, XXXIII,

CF). Não se pode pensar em uma administração pública moderna e eficiente prescindindo da condição de tornar públicos e transparentes os atos e procedimentos administrativos, salvo raras exceções expressas no ordenamento jurídico. Nesse sentido, Lucas Rocha Furtado (2012, p.94) assevera:

> A publicidade é consequência direta do princípio democrático. Somente em regimes ditatoriais pode ser admitida – até porque não há outra opção – a prática de atos secretos, sigilosos. É direito da população, e dever do administrador, divulgar os atos praticados pela Administração a fim de que possam os cidadãos tomar providências necessárias ao controle da legalidade, da moralidade, da eficiência das atividades do Estado.

Não fogem à regra da publicidade as decisões tomadas no âmbito das agências reguladoras. Por uma questão de legalidade, moralidade e eficiência de suas atividades, os atos decisórios devem ser divulgados a toda a sociedade. Mas de que forma está resguardado o princípio da publicidade? A publicidade significa publicização dos atos praticados?

A publicidade deve ser entendida como o escopo geral do princípio; a publicização é apenas um aspecto ou uma forma de divulgar o ato administrativo. Publicidade é tornar público a toda a sociedade, e isso pode ser realizado por meio de publicação em diário oficial ou em jornais de grande circulação, notificações diretas aos interessados (por meio de ofício da autoridade competente da agência reguladora), por intermédio da rede mundial de computadores (internet), entre outros meios. Razoável, portanto, que a autoridade administrativa, de modo a resguardar o princípio da publicidade, realize a mais ampla divulgação de seus atos e decisões para alcançar o maior número de pessoas e setores interessados da sociedade.

Como, então, deve ser dada a publicidade não apenas do ato final (decisão), mas também do *iter* procedimental (reuniões) das agências reguladoras: filmagem das reuniões decisórias, divulgação no diário oficial, divulgação na internet? Não há uma fórmula precisa nem geral aplicável a todas as agências reguladoras, mas há experiências bastante interessantes.

No caso da Agência Nacional de Energia Elétrica (Aneel), as reuniões são públicas e acessíveis por meio da internet. A despeito dessa agência reguladora não ser de saneamento básico, entende-se que a filmagem e a publicização são excelentes instrumentos de publicidade e transparência das decisões regulatórias, exemplo esse que também deveria ser utilizado por todas as agências reguladoras de saneamento básico[6].

Não obstante, a regra acerca da publicidade das reuniões das agências reguladoras de saneamento básico restringe-se a, tão somente, publicar as atas das reuniões e das audiências públicas. A Adasa, por sua vez, disponibiliza na internet as atas tanto das audiências públicas como de suas reuniões[7].

É possível concluir, portanto, que a publicidade é condição formal essencial para a validade dos atos administrativos (mormente das decisões) das agências reguladoras, não obstante inexista uma forma única e precisa para a divulgação destes atos, podendo, assim, cada ente regulador adotar as formas que entender mais pertinentes e cabíveis para a mais ampla divulgação possível a toda a sociedade.

A despeito não só da previsão constitucional, mas também da consagração no ordenamento jurídico brasileiro, do princípio da publicidade na administração pública insculpido no art. 5º, XXXIII, e no art. 37, *caput*, há quem entenda ser necessário o preenchimento do conteúdo dos princípios constitucionais a partir das questões que envolvem o caso concreto. Nessa toada, Rodrigo Chaves de Freitas (2010, p.94-5) assevera que as sessões colegiadas de órgãos públicos nem sempre estão albergadas pelo referido princípio constitucional, por entender que estas não se configuram como "atos administrativos" (passíveis de sujeição ao referido princípio), mas "fatos administrativos" (atividade material insuscetível de aplicação do princípio da publicidade).

Tal raciocínio não deve prevalecer no âmbito das decisões das agências reguladoras, por uma razão muito simples. A atividade desenvolvida pelo colegiado de uma agência reguladora, que resultará em uma decisão administrativa, é um ato e não um fato administrativo. É um ato administrativo porque decorre de uma manifestação de vontade do ente público, diferentemente dos fatos que consistem em eventos concretos (do mundo fenomênico) aptos a produzir efeitos jurídico-administrativos (p. ex.: morte de um servidor público).

---

6. Vide o link: http://www.aneel.gov.br/area.cfm?idArea=708&idPerfil=3. Acessado em: 29 out. 2012.
7. Vide o link: http://www.adasa.df.gov.br/index.php?option=com_content&view=article&id=728&Itemid=315. Acessado em: 29 out. 2012.

Em outros termos, as sessões colegiadas das agências reguladoras não estão afastadas do princípio da publicidade, não podendo ser secretas e sigilosas, pois não há nenhum princípio constitucional ou dispositivo normativo que autorize o caráter não público aos mencionados atos administrativos resultantes dessas reuniões. Pensar de outra forma seria extremar o raciocínio ao ponto de admitir ser a reunião secreta e, somente no momento da decisão em si, torná-la pública, o que não se pode admitir em um estado democrático de direito.

ACCOUNTABILITY EM RELAÇÃO AOS TRIBUNAIS DE CONTAS

Outro tema bastante interessante e polêmico é o limite de ingerência dos tribunais de contas nos atos e decisões das agências reguladoras. Partindo da premissa de que são basicamente três os âmbitos de atuação dos tribunais de contas (auditoria financeira e orçamentária, julgamento das contas dos administradores e responsáveis por bens e valores públicos e emissão de parecer prévio sobre as contas prestadas anualmente pelo Executivo), Luís Roberto Barroso (2004, p.106-7) afirma que parte desses atos e decisões foge das atribuições das cortes de contas:

> Portanto, em consonância com os ditames constitucionais, é próprio da fiscalização externa examinar as contas das entidades da administração direta e indireta, sob o foco da legalidade, legitimidade e economicidade. É essencial, todavia, para que se abra a possibilidade de fiscalização, tratar-se efetivamente de *uso de dinheiro público*, quando, então, até as pessoas privadas estarão sujeitas a prestação de contas. Neste ponto, não há maior divergência, assim, na jurisprudência como na doutrina. Assim sendo, escapa às atribuições dos Tribunais de Contas o exame dos autos e decisões das agências reguladoras que não impliquem dispêndio de *recursos públicos*. Isto se dá, por exemplo, quando o Tribunal de Contas objetiva lograr informações a respeito de deveres dos concessionários, atividades que, a par de não envolverem dispêndio de dinheiro público, constituem razão da criação da própria agência reguladora.
> Este, portanto, o limite de ingerência do Tribunal de Contas. Nada, rigorosamente nada, no texto constitucional o autoriza a investigar o mérito das decisões administrativas de uma autarquia – menos ainda de uma autarquia com as caracterís-

ticas especiais de uma Agência Reguladora. Não pode o Tribunal de Contas procurar substituir-se ao administrador competente no espaço que a ele é reservado pela Constituição e pelas leis. O abuso seria patente. Aliás, nem mesmo o Poder Legislativo, órgão que é coadjuvado pelo Tribunal de Contas no desempenho do controle externo, poderia praticar atos dessa natureza.

É fora de dúvida, assim, que o Tribunal de Contas não pode avançar sua atividade fiscalizatória sobre a atividade-fim da agência reguladora, em clara violação ao princípio fundamental da separação dos Poderes. Logo, não pode o Tribunal de Contas, por exemplo, questionar decisões político-administrativas das agências reguladoras, tampouco requisitar planilhas e relatórios expedidos pela agência ou por concessionário, que especifiquem fiscalização e procedimentos adotados na execução contratual. Somente lhe cabe informar-se sobre aquilo que possa ser legitimamente objeto de sua apreciação.

Por outro lado, Benjamin Zymler manifesta, com naturalidade, a possibilidade de controle das agências reguladoras de serviços públicos delegados por parte dos tribunais de contas. Relatando um histórico detalhado desse tipo de controle[8], o ministro do TCU assevera que a metodologia contempla a adoção tanto de ações preventivas como corretivas no âmbito das concessões, permissões e autorizações de serviços públicos. Aduz, destarte, que os mecanismos de controle dos tribunais de contas não se cingem apenas aos aspectos jurídico-formais, mas alcançam a própria missão institucional das agências reguladoras:

> Sendo as agências entidades autárquicas, ainda que sob regime especial, o controle direto sobre os administradores das referidas agências decorre diretamente do texto constitucional. Cabe ao Tribunal, por conseguinte, apreciar os atos de admissão de pessoal e de concessão de aposentadoria e de pensão dos servidores das agências. Os administradores principais têm o dever político de prestar contas dos recursos geridos em determinado exercício ao Tribunal. Pode, ainda, a Corte de Contas realizar, por iniciativa própria ou decorrente de solicitação do Congresso Nacional, auditorias nas agências reguladoras, para verificar a regularidade nas áreas contábil, financeira, patrimonial e orçamentária.

---

8. TCU, Decisão n. 141/93; Instruções Normativas n. 10/95 e n. 27/98.

[...]

Não se restringe, contudo, a atuação do Tribunal a aspectos jurídico-formais. Vai além. Busca examinar os resultados alcançados pelas agências no exercício de sua missão institucional. [...]

Ademais, com a promulgação da Emenda Constitucional n. 19/1998, o princípio da eficiência foi erigido à norma constitucional. Por conseguinte, compete também ao Tribunal verificar se as entidades sujeitas ao seu poder controlador atuam de forma eficiente.

Frise-se, ademais, que a Constituição Federal expressamente atribuiu ao Tribunal o poder de realizar auditoria de natureza operacional, nos termos do art. 71, inciso IV. O objetivo deste tipo de auditoria vai muito além do mero exame de regularidade contábil, orçamentária e financeira. Intenta verificar se os resultados obtidos estão de acordo com os objetivos do órgão ou entidade, consoante estabelecidos em lei, e tem por fim examinar a ação governamental quanto aos aspectos da economicidade, eficiência e eficácia.

Especificamente em relação às agências, busca o Tribunal, ao realizar auditoria operacional, verificar se estão sendo atingidas as finalidades decorrentes de sua criação. Isso abrange a avaliação do cumprimento de sua missão reguladora e fiscalizadora.

Dessa forma, impõe-se ao Tribunal a fiscalização da execução dos contratos de concessão. Uma análise superficial identificaria redundância das esferas de controle, uma vez que uma das atribuições das agências é exatamente fiscalizar os contratos de concessão e de permissão e os atos de autorização de serviços públicos.

Entretanto, fica claro que o TCU exerce uma atividade fiscalizatória de segundo grau, que busca identificar se as agências estão bem e fielmente cumprindo seus objetivos institucionais, dentre os quais o de fiscalizar a prestação de serviços públicos. Deve a Corte de Contas, no desempenho de sua competência constitucional, atestar a correção da execução desses contratos. Ressalte-se, todavia, que esta ação não visa a controlar a empresa concessionária em si, mas apenas examinar se as agências estão fiscalizando de forma adequada os contratos por ela firmados.

Não deve o Tribunal substituir as agências. Deverá, apenas, zelar pela atuação pronta e efetiva dos entes reguladores, para assegurar a adequada prestação de serviços públicos à população.

Deve-se ter em mente, nessa nova concepção de Estado, e porque não dizer de controle, que o objetivo último a ser buscado é a eficiência da prestação de serviços públicos. A pronta atuação do Tribunal deve contribuir para o atingimento desse nível de excelência. (Zymler, 2009, p.227-9)

Concorda-se em parte com o entendimento de Benjamin Zymler quanto à extensão do controle e fiscalização exercidos pelos tribunais de contas em relação às agências reguladoras. É mister analisar detidamente todos os argumentos expostos pelo ministro do TCU.

No que tange às competências constitucionais da Corte de Contas da União, consoante descrita no art. 71 da Lei Maior, não há dúvidas acerca do âmbito de abrangência das funções institucionais desses tribunais. Especificamente em relação às agências reguladoras, cabe aos tribunais de contas a análise e apreciação das contas prestadas por seus dirigentes máximos, bem como a realização de auditorias, inspeções e fiscalizações sobre aspectos contábeis, financeiros, orçamentários, operacionais e patrimoniais.

O ponto polêmico reside no poder dos tribunais de contas para a avaliação do cumprimento da missão reguladora e fiscalizadora das agências reguladoras. É certo que tais cortes de contas não podem (e não devem) substituir as agências reguladoras, até porque radicalmente distintas são, na essência, suas competências finalísticas. Contudo, entender que o TCU (e, sendo assim, o raciocínio poderia ser levado aos demais tribunais de contas estaduais e municipais) possa exercer uma atividade fiscalizatória de segundo grau não parece aceitável.

Uma detida interpretação sistemática do texto constitucional não permitirá chegar à conclusão de que as cortes de contas, em hipótese alguma, funcionarão, ainda que indireta ou reflexamente, como "órgãos fiscalizatórios de segundo grau" em relação às agências reguladoras. Toda e qualquer atribuição e competência dos entes estatais devem cingir-se, necessariamente, aos ditames da Constituição da República de 1988, sob pena de violação brutal dos princípios republicano e democrático.

Ainda que se possa aplaudir as atuações exemplares recentes de alguns tribunais de contas no Brasil, tendo em vista o correto desempenho das funções constitucionais a eles inerentes, não se pode coadunar com a ideia de que estas cortes poderiam se imiscuir no conteúdo das decisões regulatórias emitidas pelas agências. Corroborando exatamente esse entendimento, Marçal Justen Filho (2002, p.588-9) afirma que a atuação dos tribunais de contas envolve a fiscalização das agências reguladoras enquanto entidades autárquicas integrantes da administração indireta, e não como órgão titular de competências regulatórias.

CONSIDERAÇÕES FINAIS

Ouvir a sociedade, ainda que o resultado da oitiva não vincule a atuação administrativa, é, em última análise, aproximar o princípio do interesse público a uma maior efetividade. Odete Medauar (2011, p.9-12) é de opinião que não se deve "isolar a política da dimensão deontológica, quer na teoria, quer na prática. Esta dimensão se expressa, sobretudo, pela atuação em prol do bem comum, que é um compromisso com a sociedade".

Vale ressaltar que a simples adoção da teoria que defende a legitimação pelo procedimento não contribui para reduzir o déficit democrático no que diz respeito à consulta e à audiência públicas. A observância do procedimento, isoladamente considerado, continua atendendo à própria burocracia da administração pública, uma vez que transfere a preocupação para a observância da forma, deixando em segundo plano a efetividade.

O que deve ser tomado por instrumento de legitimação é o êxito da atuação da agência reguladora de saneamento básico, ao lado da maior democratização dos processos, sem, contudo, olvidar a observância do procedimento.

A participação popular é reduzida, não tendo ainda alcançado representatividade em todas as camadas socioeconômicas, ainda que setores socialmente relevantes participem, de modo crescente, dos processos conduzidos pelas agências reguladoras de saneamento básico. Essas têm como desafio mais relevante propiciar mais abertura democrática sem abandonar a tecnicidade.

Audiências e consultas públicas não devem ser feitas à escolha das agências quando não houver norma que disponha sobre os casos em que são compulsórias, mas sempre que a matéria tratada seja relevante ou afete interesse dos delegatários do serviço ou dos usuários dos serviços de saneamento básico.

Defende-se, também, que embora de realização obrigatória, seus resultados não sejam vinculantes para a agência reguladora, de modo a preservar a tecnicidade das decisões e a isenção política. Entretanto, todas as recusas em adotar o fruto de determinada contribuição devem ser justificadas, em virtude da natureza de ato administrativo.

REFERÊNCIAS

ARAGÃO, A. S. *Agências reguladoras e a evolução do direito administrativo econômico.* 2.ed. Rio de Janeiro: Forense, 2005.

ÁVILA, H. *Teoria dos princípios: da definição à aplicação dos princípios jurídicos.* 13.ed. São Paulo: Malheiros, 2012, p.198.

BARROSO, L. R. Apontamentos sobre as agências reguladoras. In: FIGUEIREDO, M. (org.). *Direito e regulação no Brasil e nos EUA.* São Paulo: Malheiros, 2004, p.87-109.

BINENBOJM, G. *Uma teoria do direito administrativo: direitos fundamentais, democracia e constitucionalização.* 2.ed. Rio de Janeiro: Renovar, 2008.

BRUNA, S. V. *Agências reguladoras: poder normativo, consulta pública, revisão judicial.* São Paulo: RT, 2003.

CARVALHO FILHO, J. S. *Processo administrativo federal (comentários à Lei nº 9.784, de 29/1/1999.* 2.ed. rev., ampl. e atual. Rio de Janeiro: Lumen Juris, 2005.

FIGUEIREDO, M. *As agências reguladoras: o estado democrático de direito no Brasil e sua atividade normativa.* Coleção Temas de Direito Administrativo. vol. 12. São Paulo: Malheiros, 2005.

FREITAS, R. C. O acesso às reuniões de órgãos públicos de deliberação colegiada. In: *Direito Público.* Porto Alegre: Síntese; Brasília: Instituto Brasiliense de Direito Público, vol.7, n.33, mai./jun. 2010, p.87-102.

FURTADO, L. R. *Curso de direito administrativo.* 3.ed. rev., ampl. e atual. Belo Horizonte: Fórum, 2012.

GUERRA, S. *Agências reguladoras: da organização administrativa piramidal à governança em rede.* Belo Horizonte: Fórum, 2012.

JUSTEN FILHO, M. *O direito das agências reguladoras independentes.* São Paulo: Dialética, 2002.

LAZZARINI, M. A voz dos consumidores nas agências reguladoras. In: PROENÇA, J. D. et al. (org.). *Desafios da Regulação no Brasil.* Brasília: ENAP, 2006, p.59-80.

MIRAGEM, B. *A nova administração pública e o direito administrativo.* São Paulo: Revista dos Tribunais, 2011.

MEDAUAR, O. *Ética e política.* In: Revista de Direitos Difusos, ano XI, vol. 53. São Paulo: Letras Jurídicas, 2011, p.9-12.

MOREIRA, J. B. G. *Direito administrativo - da rigidez autoritária à flexibilidade democrática.* 2.ed. Belo Horizonte: Fórum, 2010.

OLIVEIRA, G. H. J. Participação administrativa. In: *Direito administrativo: estudos em homenagem a Diogo de Figueiredo Moreira Neto*. Rio de Janeiro: Lumen Juris, 2006, p.401-27.

SOUTO, M. J. V. As agências reguladoras e os princípios constitucionais. In: *Direito administrativo em debate*. 2ª série. Rio de Janeiro: Lumen Juris, 2007, p.39-57.

_____. Audiência pública e regulação. In: *Direito administrativo em debate*. Rio de Janeiro: Lumen Juris, 2004, p.225-52.

ZYMLER, B. *Direito administrativo e controle*. 2.ed. Belo Horizonte: Fórum, 2009.

EXERCÍCIOS

1. O que caracteriza a administração sistêmica e como as agências reguladoras se inserem nesse modelo?
2. A realização de audiências e de consultas públicas é obrigatória na regulação dos serviços? Em caso positivo, em quais circunstâncias?
3. De que modo as audiências e consultas públicas podem legitimar, efetivamente, a atuação das agências reguladoras de saneamento básico?
4. Como fica assegurado o acesso à informação aos usuários dos serviços públicos de saneamento básico?
5. Qual o limite da atuação dos tribunais de contas no âmbito das agências reguladoras de serviços de saneamento básico?

3 | Poder normativo, segurança e estabilidade da normatização

Alisson José Maia Melo

INTRODUÇÃO

As agências reguladoras de serviços públicos de saneamento básico possuem como um de seus objetivos, na dicção da Lei n. 11.445, de 5 de janeiro de 2007, que define as diretrizes nacionais do saneamento básico (doravante LNSB), a atribuição de "estabelecer padrões e normas para a adequada prestação dos serviços e para a satisfação dos usuários" (art. 22, I). Embora as leis de criação das agências reguladoras de saneamento básico instituídas no Brasil atribuam a elas a competência para elaboração de normativos, observa-se que, diante da ausência de segurança e força institucional a respeito dessa competência, muitas agências reguladoras no país possuem pouquíssimas normas elaboradas a respeito do saneamento básico (Abar, 2012, p.60).

A normatização do serviço público é uma das principais funções a ser exercida pelas agências reguladoras. A origem anglo-saxônica do termo "regulação" (*regulation*) remonta à elaboração de regras de condutas gerais e abstratas e, no caso das agências, tais condutas voltam-se para as pessoas que se encontram sob sua fiscalização. Por isso, a função normativa também é chamada de função reguladora. Ela confere segurança jurídica para o prestador quanto aos deveres a serem cumpridos e as consequências a serem assumidas pelo descumprimento desses deveres, bem como todas as regras procedimentais das demais atividades regulatórias. Não obstante, não é todo e qualquer documento elaborado pela agência reguladora que possui essa conotação normativa.

Pretende-se, neste capítulo, enfrentar a discussão referente ao poder normativo das agências reguladoras para se trabalhar, com maior atenção, em alguns tipos de normativos mais sensíveis, em especial, sobre definição e aplicação de penalidades e sobre definição de tarifas. Também será objeto de exame a discussão relativa à segurança e à estabilidade da normatização.

Para tanto, será necessário repisar o embasamento teórico referente à fonte do poder normativo das agências reguladoras de serviços públicos de saneamento básico (Melo, 2009), para, em seguida, analisar em pormenor aqueles pontos de conflito já mencionados.

COMPETÊNCIA DA AGÊNCIA REGULADORA PARA ELABORAÇÃO DE NORMAS

Pondo-se em dúvida o poder normativo das agências reguladoras, várias teorias surgiram para justificar tal atribuição. Em praticamente todas elas há a construção de críticas contundentes no sentido de afastar tal possibilidade. De forma sucinta, são apresentados a seguir os entendimentos dos principais teóricos nacionais sobre a questão.

A teoria mais tradicional a respeito da questão sustenta que qualquer atribuição de poder normativo pleno às agências reguladoras deve possuir previsão no próprio texto constitucional (Di Pietro, 2001, p.397-8). Nesse diapasão, somente poderiam exercer atribuições normativas a Agência Nacional de Telecomunicações (art. 21, XI) e a Agência Nacional do Petróleo (art. 177, § 2º, III), enquanto para as demais agências "a função normativa que exercem não pode, sob pena de inconstitucionalidade, ser maior do que a exercida por qualquer outro órgão administrativo ou entidade da Administração Indireta" (Di Pietro, 2001, p.397).

Outra teoria consiste na denominada deslegalização, "que traduz um processo de reconhecimento, por parte do legislador, da irrelevância temática de certas matérias para edição de lei, seja em razão de sua alta complexidade, seja pelo alto grau de fluidez" (Melo, 2009, p.51). O pano de fundo para a construção dessa teoria guarda respeito a uma constatação contextual de que a sociedade e o Estado passaram por uma evolução, especialmente acentuada em virtude do fenômeno da globalização, que impossibilita ao Poder Legislativo, nos moldes em que foi concebido no modelo liberal, dar respostas à sociedade, cada vez mais estratificada, em tempo e a contento (Cappelletti, 1999, p.19 e 43; Carvalho Filho, 2006, p.45; Sundfeld apud Gomes, 2006).

Todavia, a crença na possibilidade jurídica de o Poder Legislativo abrir mão de seu poder-dever constitucional de editar leis, por conta de uma mudança contextual da sociedade, enfrenta duras críticas, em razão de contrariar direitos fundamentais do cidadão, em especial, do direito à legalidade, segundo o qual "ninguém será obrigado a fazer ou deixar de fazer alguma coisa senão em virtude de lei" (Constituição, art. 5°, II). Sob o pálio da omissão do Poder Legislativo, poderia estar escondida uma violação ao núcleo da separação dos poderes, erigido à condição de cláusula pétrea (Constituição, art. 60, § 4°, III). Pode-se sustentar que qualquer exceção à separação dos poderes deve ter previsão constitucional explícita (Di Pietro, 2004, p.45), embora a existência de normas implícitas no texto constitucional seja possível, mas pouco recomendável. Também se critica tal teoria porque decorre de importação inadequada de teoria estrangeira (Justen Filho, 2002, p.495-8).

Uma terceira teoria defende que, na verdade, o poder normativo das agências reguladoras decorreria do âmbito de discricionariedade deixado pela lei, por meio do método denominado de delegação normativa secundária (Justen Filho, 2002, p.513), pois a lei não delega expressamente à autoridade pública o dever de regulamentar ou normatizar, mas busca definir em termos gerais e abstratos as condições mínimas de atuação das pessoas. Entretanto, pode-se fazer a mesma crítica da deslegalização, com adaptações, pelo fato de não deixar de ser ainda uma forma de delegação de competência legislativa por omissão, furtando-se o Poder Legislativo ao cumprimento do seu dever constitucional de disciplinar direitos e deveres por lei (Melo, 2009, p.54-5). Ademais, a margem de discricionariedade é consequência da maior ou menor abertura deixada pelas decisões políticas adotadas no texto legal, e não uma causa propriamente dita para fundamentar qualquer poder normativo.

Sustenta-se, buscando superar em parte as diversas teorias existentes sobre o tema, que o poder normativo das agências reguladoras de serviços públicos de saneamento básico, sem prejuízo da necessidade de previsão da competência na lei de sua criação, tem sua fonte no próprio vínculo de prestação do serviço público, o qual, configurando verdadeira situação especial de subordinação (Mello, 2005, p.775-7), autoriza a administração pública, dentro do âmbito da teoria dos contratos administrativos, a proceder a alterações e especificações das regras e exigências do serviço, desde que respeitado o equilíbrio econômico-financeiro do contrato. Com fundamento nas cláusulas exorbitantes implícitas dos contratos administrativos, previstas no art. 58 da Lei n. 8.666/93, a Lei de Licitações e Contratos Administrativos, os contratos de serviços públicos configuram-se tipos especiais de contratos administrativos, com peculiaridades que denotam a complexidade da atividade e a assunção de riscos e investimentos pelo prestador, e em relação a eles a administração pública pode proceder a alterações unilaterais, com dispositivos de força contratual. Logo, como uma forma de buscar garantir a segurança do prestador de serviços ante modificações unilaterais pelo titular, as agências reguladoras se prestam ao papel de disciplinar as regras do serviço contratado no lugar do titular, de modo a buscar maior tecnicidade e isenção de ânimo.

É necessário ressaltar que a teoria ora sustentada preocupa-se primeiramente com as agências reguladoras de serviços públicos delegados, nos quais se celebram instrumentos contratuais entre titular e prestador dos serviços. Nessa teoria se encaixam, de forma imediata, as delegações feitas mediante contrato de concessão e contrato de programa. Outras formas de institucionalização da prestação dos serviços demandam uma análise mais acurada quanto à aplicabilidade, por analogia, da teoria esboçada.

LIMITES PARA O PODER NORMATIVO DAS AGÊNCIAS

Uma vez analisada a existência do poder normativo das agências reguladoras, é oportuno se verificar os limites eventualmente existentes para o exercício desta atribuição.

Com efeito, o primeiro limite existente refere-se à questão econômico-financeira do contrato. Não somente por conta do art. 58, § 2º, da Lei n. 8.666/93, mas também em conformidade com o art. 9º, § 4º, da Lei n. 8.987/95, que disciplina as concessões e permissões de serviços públicos, a ocorrência de alteração unilateral do contrato poderá ensejar a manutenção do equilíbrio econômico-financeiro do contrato, por meio das revisões tarifárias. A LNSB estabelece a disciplina das revisões tarifárias no art. 38, dividindo-as em periódicas e extraordinárias.

O dispositivo mais protegido do contrato de prestação dos serviços refere-se à fórmula econômica, que somente pode ser alterada em sua essência mediante concordância do contratado (cf. art. 58, § 1º, da Lei n. 8.666/93). Entretanto, dada a complexidade dos serviços públicos de abastecimento de água e de esgotamento sanitário e a necessidade de se garantir o serviço adequado (universal, regular, contínuo e de qualidade), a LNSB determina a instituição de regime de eficiência, que pode condicionar o valor da tarifa ao nível de qualidade do serviço prestado (art. 11, § 2º, IV, e art. 22, IV). Nesse ponto, a LNSB induz a discussão para a competição de normativos entre titular e regulador.

Outros problemas podem surgir quando, da elaboração dos contratos de prestação dos serviços, deixa o titular de incluir cláusulas que possam afetar direitos e garantias fundamentais. É o que se dá na hipótese de definição de infrações e penalidades, por possuírem *status* especial de proteção, por analogia do art. 5º, XXXIX, da Constituição, segundo o qual "não há crime sem lei anterior que o defina, nem pena sem prévia cominação legal". Embora o princípio da reserva legal seja aplicável para infrações criminais, deve-se fazer a adequada aplicação ao se tratar de infrações administrativas. A LNSB estabelece que "Os contratos não poderão conter cláusulas que prejudiquem as atividades de regulação e de fiscalização [...]" (art. 11, § 3º, primeira parte), mas nada diz a respeito da omissão de cláusulas que prejudiquem, ensejando incertezas quanto à possibilidade de preenchimento pela agência reguladora na omissão contratual.

Nesse sentido, a LNSB autoriza a agência reguladora a editar normas "relativas às dimensões técnica, econômica e social de prestação dos serviços" (art. 23), e o inc. XII, que se referia a penalidades, foi objeto de veto, com fundamento no já mencionado princípio da reserva legal. A questão de penalidades, dada sua especialidade, será objeto de análise em seção específica a seguir. O que se deve deixar registrado é que, em princípio, na omissão contratual a respeito do funcionamento das atividades regulatórias, tem a agência reguladora atribuição para tratar dos temas técnicos, econômicos e sociais da prestação dos serviços.

Também é possível que ocorra pluralidade de normas tratando do mesmo assunto, principalmente quando o titular do serviço de saneamento básico edita lei específica cujo conteúdo envolve assunto já disciplinado anteriormente por normativo da respectiva agência reguladora. Ocorre, assim, uma competição de normativos.

Conflitos entre normatização da agência e legislação do titular

No tocante à competição de normas entre regulador e titular, há de se tomar como ponto de partida o disposto na LNSB, que, na tentativa de dispor das regras de funcionamento do serviço em âmbito nacional, também se preocupou em tentar separar as atribuições dos diversos atores. Para a questão legislativa, é oportuno lembrar que aos municípios compete legislar sobre assuntos de interesse local (Constituição, art. 30, I) e aos estados compete tudo que não lhes foi vedado pela Constituição (art. 25, § 1º). Todavia, na tentativa de reduzir um pouco a margem de liberdade legislativa no âmbito dos serviços, a LNSB arrola, como condição de validade dos contratos de prestação de serviços públicos, "a existência de normas de regulação que prevejam os meios para o cumprimento das diretrizes desta Lei, incluindo a designação da entidade de regulação e de fiscalização" (art. 11, III).

Mais especificamente, o § 2º do mesmo dispositivo legal traça o conteúdo dessas "normas de regulação":

> Art. 11. [...]
> § 2º Nos casos de serviços prestados mediante contratos de concessão ou de programa, as normas previstas no inciso III do *caput* deste artigo deverão prever:
> I - a autorização para a contratação dos serviços, indicando os respectivos prazos e a área a ser atendida;
> II - a inclusão, no contrato, das metas progressivas e graduais de expansão dos serviços, de qualidade, de eficiência e de uso racional da água, da energia e de outros recursos naturais, em conformidade com os serviços a serem prestados;
> III - as prioridades de ação, compatíveis com as metas estabelecidas;
> IV - as condições de sustentabilidade e equilíbrio econômico-financeiro da prestação dos serviços, em regime de eficiência, incluindo:

a) o sistema de cobrança e a composição de taxas e tarifas;
b) a sistemática de reajustes e de revisões de taxas e tarifas;
c) a política de subsídios;
V - mecanismos de controle social nas atividades de planejamento, regulação e fiscalização dos serviços;
VI - as hipóteses de intervenção e retomada dos serviços.

Por conta dos incs. I e II, que aludem ao contrato, pode-se interpretar inicialmente que a alusão atécnica às "normas de regulação" na verdade significaria a elaboração de lei do titular de estruturação do serviço (Melo, 2009, p.77), definindo os atores (prestador, regulador etc.) e ferramentas básicas (existência e composição da cobrança e de subsídios etc.). Não quer a LNSB que haja reprodução da lei geral de concessões, mas que traga, quando necessário e conveniente, regras específicas dos serviços de saneamento básico. Por exemplo, a respeito das "hipóteses de intervenção e retomada dos serviços", a Lei n. 8.987/95 já traz regras gerais sobre o assunto, nos arts. 32 a 34 (intervenção) e 37 (encampação), não fazendo sentido reproduzi-las na íntegra, salvo a necessidade de previsão de regras especiais.

Os incs. II e III, por sua vez, guardam relação estreita com a atividade de planejamento, mas, aparentemente, não se confundem com elas. O inc. II parece configurar-se como regra formal, apenas para determinar que a lei do titular disponha acerca da necessidade de previsão contratual das metas progressivas e graduais previstas no plano de saneamento básico. Quanto ao inc. III, diz a LNSB que a lei do titular deverá indicar quais ações, traçadas no respectivo plano, devem ser consideradas prioritárias pelo prestador, inclusive para fins de medição da eficiência.

Por outro lado, à agência reguladora cabe editar uma norma que abranja "as metas progressivas de expansão e de qualidade dos serviços e os respectivos prazos" (art. 23, III). A LNSB parece entrar em franca contradição, especialmente porque, segundo o art. 19, II, o plano de saneamento básico já deve conter "metas de curto, médio e longo prazos para a universalização, admitidas soluções graduais e progressivas". No entanto, deve-se ressaltar que à entidade reguladora, ao tratar desse assunto, cabe tratar das dimensões técnica, econômica e social, respeitando as metas determinadas pelo plano de saneamento básico, a lei do titular deve prever que ao contrato serão incluídas tais metas, e a normatização do regulador deve esmiuçar as questões técnicas e econômicas atinentes ao cumprimento das metas pelo prestador dos serviços sob uma perspectiva operacional (Melo, 2009, p.79).

Já o inc. IV também é objeto de controvérsias, pois segundo o art. 23 da LNSB, entre os aspectos mínimos de normatização pela agência reguladora, incluem-se os aspectos de "regime, estruturas e níveis tarifários, bem como os procedimentos e prazos de sua fixação, reajuste e revisão" (inc. IV), de "medição, faturamento e cobrança de serviços" (inc. V) e de "subsídios tarifários e não tarifários" (inc. IX). Trata-se de uma verdadeira aproximação temática, e eventual divergência normativa entre elas que deve ensejar a prevalência da lei do titular, devendo a normatização da agência reguladora se adequar às premissas básicas do serviço. Assim, caso a lei do titular defina a forma de cobrança, o tipo de instituto jurídico utilizado (taxa ou tarifa) e sua composição, os prazos e critérios básicos dos reajustes e das revisões e as regras gerais para concessão de subsídios, deve a normatização da agência reguladora contribuir para que as normas legais sejam adequadamente cumpridas pelo prestador, atentando-se às dimensões técnica, econômica e social.

Fora desses assuntos, entende-se que o titular deve evitar a todo o custo disciplinar por lei o serviço de saneamento básico, devendo deixar à entidade reguladora a atribuição ampla de fazê-lo. Entretanto, ocorrendo legislação sobre o assunto, não pode o prestador furtar-se a descumpri-la; nesse caso, deverá a entidade reguladora adaptar seus normativos, avaliando sempre a pertinência com a melhoria do serviço com respeito ao equilíbrio contratual, sem prejuízo de buscar juntamente com o próprio titular avaliar a necessidade e a finalidade da medida, de forma a se afastar a ocorrência de alterações legislativas pautadas por interesses políticos.

Norma de aplicação de penalidades: possibilidade e omissão

No que concerne à atividade sancionatória a ser exercida pela administração pública, valendo-se aqui do ramo intitulado Direito Administrativo Penal, há o princípio da reserva legal, como já mencionado, uma vez que a imposição de penalidades (administrativas) interfere de uma forma ou de outra na liberdade ou na propriedade do prestador de serviços. Tal princípio reduz em certa medida o âmbito de liberdade da regulamentação. Trazendo o dispositivo para a órbita do Direito Administrativo, "não há infração sem lei anterior que a defina, nem penalidade sem prévia cominação legal". Nada obstante, guardadas as devidas distinções do Direito Administrativo em relação ao Direito Penal, pode-se aceitar e tolerar uma margem relativamente um pouco mais frouxa de liberdade no disciplinamento legal desses elementos, considerada a especificidade das atribuições de órgãos e entes da administração, "sendo cada vez mais comum a técnica da legislação em branco" (Furtado, 2010, p.148).

De toda forma, deve-se extrair do princípio da reserva legal a necessidade de previsão em lei das infrações e das penalidades, ainda que se faça de maneira genérica. Há, especificamente para o âmbito dos serviços públicos, porém, outra fonte constitucional de definição de infrações e penalidades. Trata-se do art. 175 da Constituição:

> Art. 175. Incumbe ao Poder Público, na forma da lei, diretamente ou sob regime de concessão ou permissão, sempre através de licitação, a prestação de serviços públicos.

Em que pese o silêncio do dispositivo a respeito da questão, deduz-se do texto que a Constituição autoriza, especificamente para a prestação de serviços públicos, outra fonte normativa, a saber, os pactos celebrados entre o poder público e os particulares. Nesse sentido, a Lei n. 8.987/95 estabelece, entre as cláusulas essenciais do contrato, as relativas "às penalidades contratuais e administrativas a que se sujeita a concessionária e sua forma de aplicação" (art. 23, VIII). No projeto de lei que redundou na LNSB constava entre os aspectos normativos da agência reguladora as penalidades, que foi objeto de veto, sob o fundamento de que somente por lei seria possível tal previsão.

Nesse sentido, realmente deve-se reconhecer que deixar para a agência reguladora a atribuição livre de infrações e penalidades pode não ser o modo juridicamente mais adequado de normatização, pois pode ensejar dúvidas e insegurança a esse respeito de penalidades aplicadas, ocasionando eventualmente discussão judicial. É conveniente, portanto, que o contrato de concessão ou de programa preveja as obrigações básicas do prestador e indique as penalidades em tese a que estará sujeito pelo descumprimento das obrigações básicas.

Com base nessas previsões contratuais, a agência reguladora poderia, sem nenhuma preocupação, editar normativo para disciplinar as infrações em espécie e associá-las a um tipo punitivo, respeitados os limites previstos no contrato. Há, todavia, que se enfrentar a questão do veto presidencial. Com efeito, o veto, no contexto do Estado republicano, é manifestação do princípio da divisão das funções do Estado, como forma de controle da atividade do Legislativo pelo Executivo (*checks and balances*). Conquanto instrumento relevante de atuação do chefe do Poder Executivo no processo legislativo, tem sua aplicabilidade limitada ao referido processo, e, nesse sentido, apenas tem o condão de afastar a vigência de dispositivos. Em outras palavras, o veto não importa em vedação explícita, pois apenas retira da versão final da lei determinado texto. Ocorre que a cabeça do artigo 23 da LNSB, ao tratar dos aspectos da normatização da agência reguladora, fala em "pelo menos".

Por conseguinte, poder-se-ia perquirir se o veto passaria a ter alguma repercussão no âmbito da interpretação, a suscitar o entendimento no sentido de que estaria vedada a edição de norma acerca de penalidades, contrariando a interpretação literal do dispositivo. Ocorre que o veto, nos seus estreitos limites, por se tratar de ato do Poder Executivo, não pode exercer um poder de estatuir (*faculté de statuer*), mas somente um poder de impedir (*faculté d'empêcher*), sob pena de violação da separação das funções republicanas (Bonavides, 2006, p.150).

Outrossim, em arremate à questão da interpretação da norma, veja-se a manifestação do ministro do Superior Tribunal de Justiça, João Otávio de Noronha, posto que noutro contexto:

> Também gostaria de adiantar que o veto do Presidente da República não me sensibiliza, pois S. Exa. não tem o poder, no veto, de criar interpretação da norma. Nem pela interpretação autêntica poderíamos chegar à conclusão de que a lei nova mudou. Ao contrário, parece-me que houve um equívoco, porque a matéria não era regulamentada e, com a nova lei, passou a ser. Contudo, o veto retirou a regulamentação. Agora, isso não significa que esse veto muda a interpretação do

direito então posto – evidentemente que não. (Voto na Rcl 3752/GO, Rel. Ministra Nancy Andrighi, segunda seção, julgado em 26/05/2010, DJe 25/08/2010)

Assim, é de se reconhecer que, embora tenha ocorrido o veto ao dispositivo de penalidades, independentemente das razões apontadas, sua implicação prática foi afastar a normatização de penalidades tão somente enquanto norma essencial a ser elaborada pela entidade reguladora, mas que ela possa ser entendida como dependente de regulamentação legal ou contratual. Deve-se levar em consideração, ademais, que a própria LNSB manteve, entre os objetivos da regulação, indicados no art. 22, o de "prevenir e reprimir o abuso do poder econômico, ressalvada a competência dos órgãos integrantes do sistema nacional de defesa da concorrência" (inc. III). Assim, tanto a interpretação lógico-literal quanto a sistemática da LNSB concluem pela possibilidade de regulamentação pela entidade reguladora das penalidades aplicáveis ao prestador de serviço.

Última situação pode ser aventada para o caso em que tanto a legislação quanto o instrumento contratual pactuado entre titular e prestador omitam a respeito das penalidades a que está sujeito o prestador ou imponham condição específica para a imposição de penalidades. A despeito da possível ilegalidade dessa omissão, tanto nos contratos de concessão, segundo a exigência constante no art. 23, VIII da Lei n. 8.987/95, quanto nos contratos de programa, em conformidade com o comando do art. 13, § 2º, II, da Lei n. 11.107/2005, bem como da possibilidade de a imposição de condição específica implicar afronta ao art. 11, § 3º, da LNSB por prejudicarem o regular exercício das atividades de regulação, fato é que ou as penalidades não estão previstas, ou a sua aplicação pode afrontar condição contratual. Nesse tipo de situação, a Agência Reguladora de Serviços Públicos Delegados do Estado do Ceará (Arce) optou, para evitar ao máximo as incertezas quanto à aplicação da norma, por criar normatização de fiscalização e aplicação de penalidades com base nas regras legais da Lei n. 8.078/90, mais conhecida como Código de Defesa do Consumidor (CDC). Nos termos do art. 56 do CDC:

> Art. 56. As infrações das normas de defesa do consumidor ficam sujeitas, conforme o caso, às seguintes sanções administrativas, sem prejuízo das de natureza civil, penal e das definidas em normas específicas:

I - multa;
II - apreensão de produto;
III - inutilização de produto;
IV - cassação do registro do produto junto ao órgão competente;
V - proibição de fabricação do produto;
VI - suspensão de fornecimento de produtos ou serviço;
VII - suspensão temporária de atividade;
VIII - revogação de concessão ou permissão de uso;
IX - cassação de licença do estabelecimento ou de atividade;
X - interdição, total ou parcial, de estabelecimento, de obra ou de atividade;
XI - intervenção administrativa;
XII - imposição de contrapropaganda.

Na adaptação para as peculiaridades dos serviços de saneamento básico, foram afastadas a maioria das penalidades previstas, seja porque referentes especificamente a produtos, seja por implicar prejuízo ao cidadão. Particularmente em relação às multas, dispõe ainda o art. 57 do CDC:

> Art. 57. A pena de multa, graduada de acordo com a gravidade da infração, a vantagem auferida e a condição econômica do fornecedor, será aplicada mediante procedimento administrativo, revertendo para o Fundo de que trata a Lei nº 7.347, de 24 de julho de 1985, os valores cabíveis à União, ou para os Fundos estaduais ou municipais de proteção ao consumidor nos demais casos.
> Parágrafo único. A multa será em montante não inferior a duzentas e não superior a três milhões de vezes o valor da Unidade Fiscal de Referência (Ufir), ou índice equivalente que venha a substituí-lo.

Assim, a despeito de eventual obstáculo à normatização de penalidades, embora pudesse a agência reguladora superá-lo por autorização contextual da LNSB, pode ela optar por valer-se das penalidades previstas no CDC, com a adequada adaptação tipológica, respeitando, sempre que possível, as regras contratuais.

PROCEDIMENTOS PARA ELABORAÇÃO DE NORMAS E REALIZAÇÃO DE AUDIÊNCIA E CONSULTA PÚBLICAS

A respeito dos procedimentos para elaboração dos normativos da agência reguladora, a LNSB é omissa. Nada obstante, deve ser destacado que, ao tratar dos planos de saneamento básico, a LNSB estabeleceu que "será assegurada ampla divulgação das propostas dos planos de saneamento básico e dos estudos que as fundamentem, inclusive com a realização de audiências ou consultas públicas" (art. 19, § 5º). Logo, a mesma interpretação deve inspirar os procedimentos de elaboração e aprovação de normas regulatórias da agência.

Em levantamento realizado com agências reguladoras de saneamento básico no Brasil, constatou-se que, de 22 consultadas, oito agências reguladoras já possuíam normativo disciplinando a respeito de audiências e consultas públicas, e que, nada obstante, quinze já realizaram um ou outro tipo de procedimento (Abar, 2012, p.60-1). Embora haja divergências quanto à distinção de conceituação entre audiências e consultas, com base nos critérios, entre outros de reunião presencial, intercâmbio documental, possibilidade de manifestação, certo é que as agências reguladoras, não apenas a fim de serem transparentes, mas também como forma de captar o sentimento da população a respeito de determinadas matérias de seu interesse, devem inserir em seus procedimentos de aprovação de normativos a realização de uma ou outra forma, a depender do quadro de pessoal e da organização logística da agência.

Uma das dificuldades a serem enfrentadas diz respeito à distância técnica entre a normatização e os estudos que a fundamentam, de um lado, e o nível de escolaridade do cidadão médio, de outro. Deve a agência reguladora esforçar-se por facilitar a compreensão, pelo cidadão, a respeito do assunto que será objeto de audiência ou consulta, inclusive mediante a elaboração, com a devida antecedência, de um documento mais simples, ou de cartilha didática, que esclareçam, em linguagem mais acessível, os principais pontos da normatização.

ESTABILIDADE E UNIFORMIDADE DE NORMAS REGULATÓRIAS

Por fim, um último aspecto relevante sobre o tema da normatização diz respeito à estabilidade e à uniformidade das normas regulatórias. Ambas são espécies de preocupações relativamente ao âmbito de vigência das normas da entidade regulatória, uma sob um aspecto temporal, a outra sob uma perspectiva espacial.

A respeito da uniformidade da normatização, sua discussão é presente naquelas situações em que a mesma agência reguladora realiza a função regulatória em mais de um titular do serviço dentro do território do mesmo Estado. Aliás, a uniformidade da regulação, que se traduz na identidade de normas regulatórias aplicáveis ao serviço (uniformizando o padrão de atuação do prestador e do regulador), é critério para caracterização da denominada prestação regionalizada (art. 14, II). Nesse contexto se enquadram as agências reguladoras estaduais e as consorciadas, desconhecendo-se a existência de agências municipais que regulem mais de uma delegação.

Mas a uniformidade de regulação não se resume apenas a tal hipótese, pois permite interpretar que agências reguladoras distintas, relativamente a delegações diferentes, possam compartilhar, embora não as mesmas normatizações, os mesmos conteúdos, dentro dos respectivos âmbitos normativos de sua atuação. Aliás, tratando-se de um mesmo prestador de serviços para mais de uma delegação, é recomendável que as respectivas agências reguladoras promovam uma troca de experiências no sentido de buscar a uniformidade de conteúdo, interpretação e aplicação dos normativos, pois diminui custos de conformidade para o prestador de serviços.

Conquanto a LNSB inclua entre seus princípios fundamentais a "adoção de métodos, técnicas e processos que considerem as peculiaridades locais e regionais" (art. 2º, V), pode-se, guardadas as devidas proporções geográficas, buscar uniformizar o máximo possível os normativos. Isso porque, entre os aspectos do poder normativo das agências reguladoras, incluem-se os "indicadores de qualidade da prestação do serviço" (art. 23, I), que, a despeito de ter sua principal serventia na facilitação da percepção da qualidade dos serviços, podem contribuir, caso adequadamente uniformizado em âmbito nacional, para a realização de *benchmarking* com outras prestadoras de serviço do setor. Aliás, no âmbito do Sistema Nacional de Informações em Saneamento Básico (Sinisa), um dos seus objetivos é "sistematizar dados relativos às condições da prestação dos serviços públicos de saneamento básico" (art. 53, I).

Relativamente à estabilidade, busca-se garantir a vigência dos normativos da agência reguladora pelo maior tempo possível, de modo a que seu conteúdo seja de pleno conhecimento e internalizado não apenas pelo prestador dos serviços, mas também pelos demais atores do setor. Mudanças estruturais aumentam o nível de instabilidade setorial, incluindo a econômica, o que pode afastar o capital privado para investimentos no saneamento básico, que ainda é muito carente nesse sentido.

Alguns temas da normatização regulatória podem ser mais contraindicados a mudança do que outros. Em especial, aqueles assuntos que ensejam a necessidade de comparações de longo prazo a respeito da evolução da qualidade e da eficiência do prestador de serviços; entre os aspectos normativos da LNSB (art. 23), se enquadram nessa condição especial as normas relativas a "indicadores de qualidade" (inc. I), "monitoramento dos custos" (inc. VI), "avaliação da eficiência e eficácia dos serviços prestados" (inc. VII) e "plano de contas e mecanismos de informação, auditoria e certificação" (inc. VIII). Não custa nada relembrar que tais alterações podem impactar sobremaneira nos processos de revisões tarifárias, que devem possuir mecanismos de indução à eficiência, ou pelo menos incutir dúvida acerca dos resultados desses processos, com sensível repercussão financeira.

No mesmo sentimento, devem ser igualmente evitadas as modificações nas normas sobre fiscalização e aplicação de penalidades, uma vez que a mudança de tipos infracionais e de peso das sanções aplicáveis, além de poder beneficiar o prestador de serviços irregular, enfraquece o poder normativo da agência reguladora, e alterações na metodologia das fiscalizações, quando já em andamento, caso não sejam tomados os devidos cuidados, podem ensejar a anulação do que já foi até então apurado e, portanto, acarretar desperdício de recursos.

REFERÊNCIAS

ABAR. *Saneamento básico: regulação* 2012. Fortaleza: Expressão, 2012.

BONAVIDES, P. *Ciência política*. 12.ed. São Paulo: Malheiros, 2006.

CAPPELLETTI, M. *Juízes legisladores?* Tradução de Carlos Alberto Álvaro de Oliveira. Porto Alegre: Safe, 1999.

CARVALHO FILHO, J. S. *Manual de direito administrativo.* 15.ed. Rio de Janeiro: Lumen Juris, 2006.

DI PIETRO, M. S. Z. *Direito administrativo.* 13.ed. São Paulo: Atlas, 2001.

_____. Limites da função reguladora das agências diante do princípio da legalidade. In: _____. (Org.). *Direito regulatório: temas polêmicos.* 2.ed. Belo Horizonte: Fórum, 2004.

FURTADO, L. R. *Curso de direito administrativo.* 2.ed. Belo Horizonte: Fórum, 2010.

GOMES, J. B. B. Agências reguladoras: a "metamorfose" do Estado e da democracia: uma reflexão de direito constitucional e comparado. In: BINEMBOJM, G. (Org.). *Agências reguladoras e democracia.* Rio de Janeiro: Lumen Juris, 2006, p.21-57.

JUSTEN FILHO, M. *O direito das agências reguladoras independentes.* São Paulo: Dialética, 2002.

MELLO, C. A. B. *Curso de direito administrativo.* 20.ed. São Paulo: Malheiros, 2005.

MELO, Á. J. M. Limites da normatização da regulação entre titular dos serviços e agência reguladora nos serviços de saneamento básico. In: ABAR. *Regulação: normatização da prestação de serviços de água e esgoto.* v.2. Fortaleza: Expressão, 2009, p.47-85.

EXERCÍCIOS

1. Quais são as teorias mais significativas que fundamentam a competência das agências reguladoras de serviços públicos para elaboração de normas? Qual delas lhe parece mais correta?
2. Existe algum tipo de limitação à competência normativa das agências reguladoras de serviços públicos em matéria de tarifas?
3. Tendo sido vetada a previsão de elaboração de norma sobre penalidades na Lei n. 11.445/2007, significa que as agências reguladoras de saneamento básico estão proibidas de editar normativo nesse tema? Se não, qual o fundamento para tal competência?
4. Na sua opinião, a realização de audiências e consultas públicas legitimam e conferem validade às normas da agência reguladora?
5. Considerando que um dos princípios do saneamento básico é a "adoção de métodos, técnicas e processos que considerem as peculiaridades locais e regionais", como compatibilizá-lo com as vantagens advindas da uniformidade das normas regulatórias?

4 | A interação entre o poder concedente e a agência reguladora

Marcos Fey Probst

INTRODUÇÃO

A Lei federal n. 11.445/2007, que definiu as diretrizes nacionais para o setor do saneamento básico, equacionou de forma clara os diferentes papéis exercidos pelos diversos atores do saneamento. O planejamento, a regulação e a prestação dos serviços foram devidamente separados no novo marco regulatório do setor, de forma a possibilitar a nítida distinção entre as competências e funções executadas pelos titulares dos serviços, pelos prestadores e pela entidade de regulação.

Essa ruptura com o modelo então trazido pelo Planasa, criado ainda na década de 1970, que concentrava funções e competências no âmbito dos prestadores de serviços (especialmente nas concessionárias estaduais), acaba por ruir diante da Lei federal n. 11.445/2007, que, de forma precisa e elogiável, recuperou o prisma constitucional da titularidade dos serviços. Assim, o planejamento, a regulação e a prestação dos serviços possuem normas específicas, de modo que, em regra, são executadas por diferentes pessoas jurídicas.

Dentro desse cenário, ganha especial enfoque a interação entre o Poder Concedente[1] e as agências reguladoras, especialmente diante do fato destas

---
1. Para fins do presente estudo, compreende-se como Poder Concedente o ente federativo município, sem prejuízo da decisão do Supremo Tribunal Federal (Adin's n. 1.842/RJ e n. 2.077/BA),

exercerem suas funções por delegação daquele, ou seja, pela regulação dos serviços de saneamento dar-se por uma entidade que recebeu poderes específicos para a atuação frente ao setor, devendo, certamente, atuar dentro desse prisma jurídico-funcional.

Esse é o objetivo do presente capítulo: abordar a interação entre o Poder Concedente e a respectiva agência reguladora, estabelecendo-se considerações a respeito da adequada e necessária relação entre os diversos atores do saneamento.

AS DIFERENTES MODELAGENS JURÍDICAS DAS AGÊNCIAS REGULADORAS

A atividade de regulação pode ser compreendida como sendo a função administrativa desempenhada pelo Poder Público para normatizar, controlar e fiscalizar as atividades econômicas ou a prestação de serviços públicos por particulares. A regulação, fruto da crise do Estado-providência, parte da ideia de que o Estado, em vez de prestar materialmente os serviços tidos como essenciais à população, passa a controlar sua prestação, por meio da expedição de regras para os prestadores de serviços públicos. O Estado de Bem-Estar Social não deixa de existir, mas, sim, amolda-se a uma nova concepção. Nas palavras de Justen Filho (2002, p. 21), "não significa negar a responsabilidade estatal pela promoção do bem-estar, mas alterar os instrumentos para realização dessas tarefas".

Esse também parece ser o pensamento de Freitas (2009, p. 18), para quem:

> Mas o que mais importa é compreender que, no século XXI, o Direito Administrativo, a despeito de preocupantes sinais contraditórios, tende a ser menos o Direito do Estado precipuamente executor direto dos serviços públicos ou universais e a se converter, em larga medida, no Direito do Estado Regulador, sem prejuízo da indeclinável tarefa prestacional concentrada em assegurar o núcleo essencial dos serviços públicos.

---

que reconheceu a titularidade conjunta (compartilhada) entre Estado e municípios pertencentes à região metropolitana instituída por lei estadual.

As atividades de regulação deveriam ser exercidas por agências independentes[2], sob a forma de autarquias especiais, que gozam de autonomia administrativa, orçamentária e decisória. Para Bandeira de Mello (2008, p. 169-70), "as agências reguladoras são autarquias sob regime especial, ultimamente criadas com a finalidade de disciplinar e controlar certas atividades."

Nesse cenário regulatório relativamente consolidado no Brasil, em que inúmeros setores da economia já sofrem regulação estatal (energia elétrica, petróleo, saúde, aviação, entre outras), os serviços públicos de saneamento básico também passam a contar com o controle do ente federativo titular, obrigatório nos casos de delegação da prestação dos serviços.

A Lei federal n. 11.445/2007 assim dispõe, quando elenca as atribuições do titular dos serviços:

> Art. 9º O titular dos serviços formulará a respectiva política pública de saneamento básico, devendo, para tanto:
> II - prestar diretamente ou autorizar a delegação dos serviços e *definir o ente responsável pela sua regulação e fiscalização*, bem como os procedimentos de sua atuação. (Grifo nosso)

Portanto, cabe ao ente titular dos serviços a definição de entidade pública responsável pela regulação e fiscalização dos serviços públicos.

A Lei de Diretrizes Nacionais do Saneamento Básico (LNSB) permitem diferentes modelagens jurídicas para a regulação do saneamento básico. Poderá o titular dos serviços constituir entidade reguladora própria ou delegar para entidades constituídas por outros municípios ou pelo respectivo Estado, desde que previamente autorizado por lei. Retiram-se os seguintes comandos normativos da Lei federal n. 11.445/2007:

> Art. 8º Os titulares dos serviços públicos de saneamento básico poderão delegar a organização, a *regulação*, a *fiscalização* e a prestação desses serviços, nos termos do *art. 241 da Constituição Federal* e da Lei nº 11.107, de 6 de abril de 2005. (Grifo nosso)

---

2. Infelizmente, as agências reguladoras nem sempre são independentes na prática, pois são atreladas a interesses partidários ou de empresas reguladas. Esse fato explica o porquê dos ainda tímidos avanços da efetiva regulação de vários setores no Brasil, a exemplo dos serviços de transporte rodoviário, de aviação civil e de comunicações.

O Decreto federal n. 7.217/2010 é ainda mais claro ao dispor sobre o tema:

> Art. 31. As atividades administrativas de regulação, inclusive organização, e de fiscalização dos serviços de saneamento básico poderão ser executadas pelo titular:
> I - diretamente, mediante órgão ou entidade de sua administração direta ou indireta, inclusive consórcio público do qual participe; ou
> II - mediante delegação, por meio de convênio de cooperação, a órgão ou entidade de outro ente da Federação ou a consórcio público do qual não participe, instituído para gestão associada de serviços públicos.
> § 1º O exercício das atividades administrativas de regulação de serviços públicos de saneamento básico poderá se dar por consórcio público constituído para essa finalidade ou ser delegado pelos titulares, explicitando, no ato de delegação, o prazo de delegação, a forma de atuação e a abrangência das atividades a ser desempenhadas pelas partes envolvidas.

Interessante foi a opção do legislador em afastar a possibilidade de criação de agência reguladora federal, isto é, criada pelo Governo Federal dentro de uma atuação de política pública setorial. Isso porque o § 1º do artigo 23[3] estabelece que a regulação somente pode ser delegada pelos titulares "a qualquer entidade reguladora constituída dentro dos limites do respectivo Estado", afastando, salvo melhor interpretação, a possibilidade de delegação da competência regulatória para agência reguladora pertencente à Administração Pública federal.

Assim, a regulação dos serviços pode dar-se por meio de autarquia criada pelo próprio titular dos serviços (ente municipal ou distrital) ou ser delegada para agência pertencente ao Estado. Ainda, poderá o ente titular delegar as funções de regulação e fiscalização para agência constituída sob a forma de consórcio público de direito público[4], nos termos do artigo 241 da Consti-

---

3. Art. 23, § 1º - A regulação de serviços públicos de saneamento básico poderá ser delegada pelos titulares a qualquer entidade reguladora constituída dentro dos limites do respectivo Estado, explicitando, no ato de delegação da regulação, a forma de atuação e a abrangência das atividades a serem desempenhadas pelas partes envolvidas.
4. Os consórcios públicos podem ser compreendidos como pessoa jurídica formada exclusivamente por entes da Federação para estabelecer relações de cooperação federativa, inclusive a

tuição da República. Em qualquer dos casos deverá a entidade reguladora ser criada em respeito aos princípios inerentes à natureza jurídica das agências reguladoras, em especial da independência decisória, administrativa, orçamentária e financeira e da existência de mandato para seus dirigentes[5].

No Brasil, já se observam variados modelos de regulação, todos em pleno funcionamento. São exemplos de entidades reguladoras com diferentes modelagens jurídicas: a Agência Municipal de Regulação dos Serviços Públicos Delegados de Cachoeira de Itapemirim – Agersa (autarquia municipal), a Agência Reguladora de Saneamento e Energia de São Paulo – Arsesp (autarquia estadual) e a Agência Reguladora Intermunicipal de Saneamento – Aris (consórcio público de direito público em Santa Catarina). Em estudo promovido pela Associação Brasileira de Agências de Regulação – Abar (2012, p. 12), 70% das agências reguladoras do setor são estaduais, 22% municipais, 1% distrital e 4% consorciada.

Como regra, a regulação e a fiscalização das companhias estaduais é realizada por agências da própria estrutura estadual, como ocorre em São Paulo, Minas Gerais e no Rio Grande do Sul. Em outros estados da Federação, a exemplo de Santa Catarina, a companhia estadual (no caso, a Casan), é regulada por diferentes entidades de regulação (Agesan, do Governo do Estado; Aris, consórcio de 150 municípios; e Agir, consórcio de 14 municípios), em decorrência de arranjos políticos distintos.

Percebe-se, assim, a existência de distintas modelagens na regulação dos serviços de saneamento básico no Brasil. Não existe um melhor modelo, pois tanto as agências municipais, quanto às estaduais estão aptas ao sucesso e ao fracasso. O segredo não está no modelo jurídico, mas, sim, nas pessoas e na estrutura existente em cada agência, fundamental para uma atuação eficiente, transparente e profícua ao interesse dos diferentes atores (usuário, Poder Concedente e prestador dos serviços).

---

realização de objetivos de interesse comum (art. 2º, I, do Decreto federal n. 6.017/2007). Possuem seu pilar no artigo 241 da Constituição da República, que trata dos convênios de cooperação e da gestão associada dos serviços públicos entre os entes federativos.
5. Art. 21. O exercício da função de regulação atenderá aos seguintes princípios:
I - independência decisória, incluindo autonomia administrativa, orçamentária e financeira da entidade reguladora;
II - transparência, tecnicidade, celeridade e objetividade das decisões (Lei federal n. 11.445/2007).

DO EXERCÍCIO DA TITULARIDADE PELO PODER CONCEDENTE

A titularidade dos serviços de saneamento básico, em que pese ainda pendente de completa solução até que se defina como será, na prática, o exercício da competência nas regiões metropolitanas, conforme recente decisão do Supremo Tribunal Federal[6], resta detalhada nas LNSB, conforme consta dos capítulos II (Do exercício da titularidade) e IV (Do planejamento) da Lei federal n. 11.445/2007.

Pelas normas postas, o titular dos serviços deverá formular uma política pública de saneamento básico, devendo, para tanto:

- Elaborar os planos de saneamento básico.
- Prestar diretamente ou autorizar a delegação dos serviços.
- Definir o ente responsável pela regulação e fiscalização.
- Adotar parâmetros para a garantia do atendimento essencial à saúde pública, inclusive quanto ao volume mínimo *per capita* de água para abastecimento público.
- Fixar os direitos e os deveres dos usuários.
- Estabelecer mecanismos de controle social.
- Estabelecer sistema de informações sobre os serviços.
- Intervir e retomar a operação dos serviços delegados, por indicação da entidade reguladora.

Percebe-se que as atribuições do titular dos serviços são inerentes à organização, ao planejamento e à disciplina legal dos serviços de saneamento básico. É certo falar que ao titular compete dispor a respeito de como o serviço será prestado em seu território, podendo, para tanto, estabelecer regras específicas. É o caso, por exemplo, da aplicação do art. 45 da Lei federal n. 11.445/2007[7], que permite que o titular normatize em que situações não

---

6. Adin's n. 1.842/RJ e n. 2.077/BA.
7. Art. 45. *Ressalvadas as disposições em contrário das normas do titular, da entidade de regulação e de meio ambiente, toda edificação permanente urbana será conectada às redes públicas de abastecimento de água e de esgotamento sanitário disponíveis e sujeita ao pagamento das tarifas e de outros preços públicos decorrentes da conexão e do uso desses serviços.*
§ 1º Na ausência de redes públicas de saneamento básico, serão admitidas soluções individuais de abastecimento de água e de afastamento e destinação final dos esgotos sanitários, observa-

será obrigatória a conexão da edificação à rede pública de abastecimento de água e esgotamento sanitário.

Todavia, de todas as responsabilidades do Poder Concedente (titular dos serviços), ganha destaque a competência para a elaboração do Plano Municipal de Saneamento Básico, que abrangerá, no mínimo, um diagnóstico da situação, os objetivos e as metas de curto, médio e longo prazos para a universalização, os programas, os projetos e as ações necessárias para atingir os objetivos; os mecanismos e os procedimentos para a avaliação sistemática da eficiência e eficácia das ações programadas, as metas fixadas e as ações para emergências e contingências (art. 19 da Lei federal n. 11.445/2007).

Em suma, os planos de saneamento são o prisma para a prestação dos diferentes serviços de saneamento, pois servirão de guia condutor para que se alcancem os objetivos e as metas por ele fixadas. Assim, o prestador de serviços e a respectiva entidade reguladora deverão calcar-se no Plano Municipal de Saneamento Básico no dia a dia de sua atuação, estando suas ações vinculadas às disposições ali contidas.

Esse é, juntamente com o surgimento da regulação do setor, a principal alteração do setor de saneamento básico, impondo-se aos municípios o dever de planejamento do setor, que não mais ficará sob a responsabilidade dos prestadores de serviços, situação essa comum especialmente nos municípios cujos sistemas permanecem operados por companhias estaduais ou autarquias municipais.

O PAPEL DAS AGÊNCIAS REGULADORAS

As agências reguladoras diariamente são alvo de críticas no Brasil, seja pelo seu uso político-partidário (em muitos casos verdadeiro loteamento pelos partidos políticos), seja pela ineficiência na regulação e fiscalização de alguns serviços públicos. Cita-se, como exemplo, a questão envolvendo o trágico acidente aéreo ocorrido no aeroporto de Congonhas em São Paulo, em que foram fortes e contundentes as críticas à Agência Nacional de Aviação Civil (Anac).

---

das as normas editadas pela entidade reguladora e pelos órgãos responsáveis pelas políticas ambiental, sanitária e de recursos hídricos.
§ 2º A instalação hidráulica predial ligada à rede pública de abastecimento de água não poderá ser também alimentada por outras fontes. (Grifo nosso)

Todavia, a sociedade brasileira ainda se encontra em um processo de compreensão das verdadeiras funções das agências reguladoras no país. Não são raras as vezes em que o cidadão, por exemplo, dirige sua reclamação diretamente à agência reguladora setorial, sem, antes, sequer buscar a solução junto ao prestador de serviços[8]. Enfim, a regulação requer um processo de amadurecimento do Poder Público e da própria sociedade, pois é preciso compreender o papel das agências reguladoras na estrutura administrativa contemporânea.

Na área do saneamento não é diferente. As agências reguladoras do setor são novas e ainda se encontram em forte processo de estruturação e normatização. São raras as agências, hoje, que dispõem de corpo técnico qualificado e suficiente para a completa regulação econômica das companhias estaduais, por exemplo.

Assim, é fundamental que se estabeleça, de forma clara, quais são as atribuições e responsabilidades da entidade reguladora no setor do saneamento. O art. 22 da Lei federal n. 11.445/2007 estabelece quatro objetivos para a regulação:

I - estabelecer padrões e normas para a adequada prestação dos serviços e para a satisfação dos usuários;
II - garantir o cumprimento das condições e metas estabelecidas;
III - prevenir e reprimir o abuso do poder econômico, ressalvada a competência dos órgãos integrantes do sistema nacional de defesa da concorrência;
IV - definir tarifas que assegurem tanto o equilíbrio econômico e financeiro dos contratos como a modicidade tarifária, mediante mecanismos que induzam a eficiência e eficácia dos serviços e que permitam a apropriação social dos ganhos de produtividade.

O legislador foi preciso ao traçar os objetivos da regulação no setor do saneamento. O papel de normatização revela-se inerente à regulação dos serviços, em que a agência estabelecerá uma série de regras[9] para a prestação

---

8. Este fato é constatado diariamente pela Ouvidoria da Aris (SC), onde o usuário busca diretamente junto à agência reguladora o equacionamento da falta de água potável, sem antes acionar a concessionária dos serviços públicos, em uma inversão da lógica regulatória.
9. Tema ainda polêmico no Direito Administrativo, o poder de normatização das agências reguladoras foi disciplinado no art. 30 do Decreto federal n. 7.217/2010, que especificou as matérias

dos serviços públicos, a exemplo dos prazos para o atendimento das queixas ou reclamações relativas aos serviços; do regime, estrutura e níveis tarifários; dos procedimentos e prazos para o reajuste e a revisão tarifária; da medição, faturamento e cobrança de serviços; do monitoramento dos custos; da avaliação da eficiência e eficácia dos serviços prestados e dos subsídios tarifários e não tarifários. São normas de natureza técnica, econômica e social da prestação dos serviços e que se encontram listadas no art. 23 da Lei federal n. 11.445/2007.

Deveras, as agências reguladoras do setor do saneamento estão em processo inicial de normatização dos serviços de abastecimento de água e esgotamento sanitário, sendo baixo o grau de normatização do setor. Algumas agências (a exemplo da Arce e da Arsesp) já caminham para normativas relacionadas à certificação dos ativos, ao plano de contas e à implantação de contabilidade regulatória para as companhias estaduais de saneamento, a fim de melhor contabilização e gerenciamento da composição tarifária praticada.

Quanto aos serviços de manejo dos resíduos sólidos urbanos e drenagem pluvial, são praticamente inexistentes as experiências concretas de regulação dos serviços, justamente pela concentração de esforços das agências na normatização dos serviços de abastecimento de água e esgotamento sanitário.

Ainda, é papel das agências reguladoras garantir o cumprimento das metas e condições estabelecidas nos Planos Municipais de Saneamento Básico e nos contratos administrativos celebrados. Aliás, essa incumbência encontra-se expressa no art. 20, parágrafo único, da Lei federal n. 11.445/2007, que dispõe ser incumbência da "entidade reguladora e fiscalizadora dos serviços a verificação do cumprimento dos planos de saneamento por parte dos prestadores de serviços, na forma das disposições legais, regulamentares e contratuais." Portanto, cabe às agências reguladoras impor o efetivo atendimento das metas, dos prazos e dos investimentos previstos tanto no Plano Municipal de Saneamento Básico quanto nos contratos, sendo fundamental para a regulação do setor a existência de tais instrumentos.

Outro objetivo a ser alcançado pela atividade regulatória é a prevenção e repreensão do abuso do poder econômico, ou seja, definir o padrão tari-

---

que devem ser disciplinadas por lei e aquelas que podem ser regradas por atos administrativos da própria agência (ver também Capítulo 3).

fário que reflita a real equação dos investimentos, do custo dos serviços e da margem de lucro do prestador de serviços. Em suma, é responsabilidade da regulação zelar pelo justo preço público (tarifa) cobrado pela prestação dos serviços, em respeito ao princípio da modicidade tarifária.

Aliás, a modicidade tarifária não pode ser confundida com tarifas baixas. Esse é um erro inadmissível no estudo tarifário. A modicidade tarifária deve ser compreendida como o menor valor a ser pago pelos usuários para:

- A manutenção e a prestação dos serviços públicos ofertados.
- A ampliação e a modernização das estruturas e equipamentos necessários.
- A remuneração do prestador dos serviços públicos. Assim, o princípio da modicidade tarifária deve ser analisado sob a ótica da integralidade, atualidade, continuidade e universalidade dos serviços públicos, prismas do saneamento básico (art. 1º, da Lei federal n. 11.445/2007).

Sobre o tema, são importantes as considerações de Souto (2005, p. 220-21):

A modicidade das tarifas é a própria consequência do princípio da generalidade, por força do qual as tarifas devem ser o mínimo possível onerosas para os usuários. Daí a lei prever meios alternativos, complementares ou acessórios à sua cobrança (criando, por exemplo, numa rodovia que cobra pedágio, painéis publicitários, postos de gasolina, etc, que o concessionário pode cobrar para reduzi-la). Não viola tal princípio a adoção de políticas tarifárias que busquem estabelecer um valor mínimo para viabilizar o serviço, ou a progressividade, para racionalizar o uso de recursos naturais.

São corretas as considerações do emérito jurista, ao destacar o verdadeiro papel da modicidade tarifária na regulação dos serviços públicos. Cabe às agências impor uma política tarifária calcada sob esse prisma jurídico. Interessante notar que a aplicação do referido princípio restringe-se, em grande parte, aos serviços de abastecimento de água e esgotamento sanitário. Isso porque os serviços públicos de manejo de resíduos sólidos são remunerados, na imensa maioria dos municípios brasileiros, por meio de taxa (tributo), o que impede a aplicação do princípio da modicidade tarifária, como o próprio nome já diz. Tal fato, todavia, não afasta a necessária análise da adequação do valor da taxa estabelecida pelo Poder Público diante do real custo dos serviços prestados ou postos à disposição (art. 145, II, da CRFB)[10]. Situação ainda mais longínqua é a regulação dos serviços de manejo das águas pluviais urbanas, seja porque a Administração Direta é a responsável pelos serviços na quase totalidade dos municípios brasileiros, seja pela inexistência de fonte de receita (taxa ou tarifa) pela prestação dos serviços públicos.

Por fim, o art. 27, parágrafo único, da Lei federal n. 11.445/2007 aduz que nas atividades de regulação dos serviços de saneamento básico está inclusa a responsabilidade pela interpretação e fixação de critérios para execução dos contratos administrativos. Imputa-se à agência reguladora, desta forma, o papel de árbitro contratual, pois cabe a ela a importante missão de interpretar e analisar a execução dos contratos, equacionando eventuais controvérsias entre o contratante (Poder Público) e o contratado (prestador dos serviços).

O PODER CONCEDENTE E AS AGÊNCIAS REGULADORAS

Feitas as devidas considerações sobre a atuação das agências reguladoras no setor do saneamento, torna-se fundamental o estudo a respeito da interação entre o Poder Concedente, delegatário da função pública e a agência reguladora, responsável pela execução das atividades delegadas.

Tanto a Lei federal n. 11.445/2007 quanto o Decreto federal n. 7.217/2010 são omissos com relação à interação entre o titular dos serviços (Poder Concedente) e a respectiva entidade de regulação. Não há, infelizmente, normativa a respeito do assunto.

Sem prejuízo, parece-nos latente e óbvia a necessidade de haver um certo grau de interação entre essas duas estruturas de poder, justamente porque a delegação de competência funcional não afasta a ideia de acompanhamento e supervisão das atribuições executas pela entidade delegada. Em outras palavras, é natural que o ente delegatário tome conhecimento das atividades

---

10. Esse assunto certamente será enfrentado pelas agências reguladoras. É fato notório que as taxas cobradas pela coleta, transporte, transbordo e disposição final dos resíduos sólidos urbanos não cobrem, em regra, o custo dos serviços, que acaba sendo bancado pelos impostos arrecadados. Por se tratar de taxa (tributo), definida por lei e submetida a um regime jurídico especial (regime tributário), o poder das agências reguladoras ficará limitado diante do princípio da legalidade e anualidade.

desempenhadas por terceiros em seu nome (como ocorre nos contratos de concessão, na concessão de direito real de uso de bem público, entre outras situações que envolvem a delegação de poderes), justamente para a garantia do atendimento do interesse público.

Todavia, é preciso discorrer de que forma dar-se-á essa interação, justamente para que não haja, de um lado, ingerência na atuação da agência reguladora pelo Poder Concedente (quebra do princípio da independência decisória), e, de outro, que este simplesmente não se furte de tomar ciência das ações desenvolvidas por aquela.

Formas de delegação da regulação

A relação entre o Poder Concedente e a agência reguladora poderá variar conforme a modelagem jurídica adotada.

No caso das agências reguladoras municipais, fazem parte da própria Administração Indireta do Poder Concedente (natureza autárquica), inexistindo a celebração de convênio ou outro instrumento que discipline a relação entre as partes, salvo no caso de um município delegar as funções de regulação do saneamento básico para agência de outro ente municipal (fato este pouco provável). Naquele caso, o Poder Concedente não delega para terceiros a responsabilidade pela regulação, mas, tão somente, vale-se do processo de descentralização.

O mesmo dá-se quando a regulação é exercida por agência constituída sob a forma de consórcio público de direito público, que também possui natureza autárquica. Ocorre que, no caso, não se trata de uma autarquia municipal, mas de uma autarquia intermunicipal, integrando a Administração Indireta de cada um desses municípios.

Nesses dois casos, o ato de delegação é legislativo, isto é, dá-se pela própria lei que cria a autarquia municipal (art. 37, XIX, da CRFB) ou o consórcio público (art. 241 da CRFB c/c a Lei federal n. 11.107/2005), dela constando quais as atribuições delegadas e de que forma dar-se-á o repasse de informações entre o Poder Concedente e a agência reguladora.

Diferentemente se observa com as agências estaduais, que recebem a delegação das atribuições de regulação e fiscalização por meio de convênio de cooperação (art. 241 da CRFB), após prévia autorização em lei municipal. Nesse caso, o ente titular (município) transfere parcela das funções públicas para autarquia pertencente ao governo do estado, para que esta execute as atribuições inerentes à regulação e fiscalização dos serviços de saneamento básico.

Nesse caso, deve o convênio dispor dos mecanismos de repasse de informação entre o Poder Concedente e a agência reguladora, dispondo da necessidade da expedição de relatórios, da realização de audiências públicas e do monitoramento dos trabalhos desenvolvidos em nome do município.

Esses diferentes arranjos jurídicos acabam por alterar o modo de interação entre o Poder Concedente e a agência responsável pela regulação dos serviços, sem que isso inviabilize qualquer dos modelos de regulação hoje adotados no Brasil. Isso porque as agências reguladoras municipais e consorciadas tendem a estar mais próximas da municipalidade, seja pelo menor campo de atuação (um ou alguns municípios definidos), seja pela própria composição administrativa (pertencem à Administração Indireta do ente titular).

Por sua vez, a relação entre o Poder Concedente e a agência reguladora do Estado da Federação tende a ser mais distante, ou seja, menos intensa, justamente pela falta de afinidade, em regra, entre a Administração Pública municipal e os dirigentes da agência estadual. Há um distanciamento natural entre os gestores do titular dos serviços e da agência reguladora.

É claro que essas conclusões, como toda regra, merecem exceções. Poderão existir agências municipais que atuarão em descompasso com o interesse do município, assim como agências estaduais que atendam de forma exemplar os interesses dos municípios conveniados. Mas, uma coisa é certa: o Poder Concedente possui mais proximidade e afinidade com a regulação quando realizada por estrutura pertencente à sua Administração Indireta, o que é natural e compreensível.

O cumprimento dos planos municipais de saneamento básico

Os planos municipais de saneamento básico são o elo e a interação entre o Poder Concedente e a respectiva agência reguladora. Isso porque o artigo 20 da Lei federal n. 11.445/2007 é claro em impor às agências reguladoras o papel de verificar o efetivo cumprimento dos planos de saneamento, conforme se verifica pela norma posta:

Art. 20. (vetado).

Parágrafo único. Incumbe à entidade reguladora e fiscalizadora dos serviços a verificação do cumprimento dos planos de saneamento por parte dos prestadores de serviços, na forma das disposições legais, regulamentares e contratuais.

Fica claro o liame estabelecido entre o Poder Concedente e a agência reguladora. É inerente ao ente titular o planejamento dos serviços, dispondo a respeito do diagnóstico, do prognóstico e das ações necessárias para a avaliação das ações previstas no Plano Municipal de Saneamento Básico. Por sua vez, cabe à agência reguladora o acompanhamento do cumprimento das metas, dos indicadores e das ações estabelecidas no Plano Municipal de Saneamento Básico. Em outras palavras, às agências reguladoras é atribuída a fiscalização para a efetivação do planejamento realizado pelo ente federativo.

Certamente esta é uma das principais responsabilidades previstas na LNSB para as entidades responsáveis pela regulação dos serviços. O Plano Municipal de Saneamento Básico é um dos pilares do marco regulatório do setor, justamente por definir os investimentos e as metas a serem alcançadas em curto, médio e longo prazo em cada município. Enfim, esse planejamento vincula as ações a serem efetivas pelo Poder Público, pelo prestador de serviços e pela agência reguladora. Neste sentido dispõe o Decreto federal n. 7.217/2010:

> Art. 25. A prestação de serviços públicos de saneamento básico *observará* plano editado pelo titular, que atenderá ao disposto no art. 19 e que abrangerá, no mínimo:
> § 5º O disposto no plano de saneamento básico é *vinculante* para o Poder Público que o elaborou e para os delegatários dos serviços públicos de saneamento básico. (Grifo nosso)

Discorrendo sobre o tema, Souza (2010, p. 39) faz importantes considerações:

> Quanto aos efeitos jurídicos do plano de saneamento básico, pelo menos dois são contundentes. O primeiro deles é o que temos lembrado repetidamente até aqui: na ausência desse plano, os contratos porventura firmados serão inválidos (art. 11, inciso I); o outro é o de que o conteúdo do plano é juridicamente exigível pe-

rante a entidade reguladora e fiscalizadora dos serviços, a quem cabe verificar o seu cumprimento por parte dos prestadores (art. 30, parágrafo único). De fato, a regulação dos serviços deve voltar-se, entre outras coisas, a garantir o cumprimento das metas estabelecidas no planejamento (art. 22, inciso II).

Não restam dúvidas quanto à responsabilidade das agências no controle do cumprimento do Plano Municipal de Saneamento Básico. O legislador utilizou-se, apropriadamente, da expressão vinculante, amarrando as ações de todos os atores do saneamento ao conteúdo estabelecido pelo planejamento municipal. Esse fato permite uma primeira conclusão: deve a agência reguladora encaminhar informações e relatórios ao Poder Concedente quanto ao cumprimento das metas, das ações e dos investimentos estabelecidos no respectivo Plano Municipal de Saneamento Básico. Tal obrigação, que pode estar prevista na lei de criação de cada agência reguladora ou nos instrumentos de convênio de delegação, decorre da interpretação sistêmica da Lei federal n. 11.445/2007.

Dessa forma, é missão das agências reguladora o estudo e o acompanhamento do Plano Municipal, sob pena de omissão funcional e responsabilização de seus gestores públicos. É verdade que essa tarefa é árdua e complexa, especialmente porque os Planos Municipais de Saneamento Básico trazem inúmeras metas, indicadores e obrigações ao Poder Público e aos prestadores de serviços, tornando tormentosa a aglutinação e o controle de tamanha carga de informações. É válido lembrar que várias agências são responsáveis pela regulação de centenas de municípios, como é o caso de algumas agências estaduais e consorciadas. De qualquer forma, não resta outro caminho senão o cumprimento do disposto no parágrafo único do art. 20 da Lei federal n. 11.445/2007.

A definição das tarifas públicas

Também no plano da regulação econômica deve imperar uma interação entre o Poder Concedente e a agência reguladora. Isso porque, em que pese a competência das agências para a definição das tarifas a serem cobradas dos usuários (art. 22, IV, da Lei federal n. 11.445/2007), o Poder Concedente detém interesse direto nas decisões tomadas no âmbito da regulação, pois afetam sensivelmente as políticas sociais econômicas da municipalidade.

Ademais, por meio da regulação econômica dá-se o controle para a manutenção do equilíbrio econômico-financeiro dos contratos de concessão ou de programa, da amortização dos bens reversíveis, dos custos diretos e indiretos de operação, dos investimentos realizados e da certificação dos ativos, por exemplo, todas incumbências diretas da agência reguladora e previstas na LNSB, com interesse direto do Poder Concedente.

Portanto, conclui-se que as autorizações de reajuste e revisão tarifária devem ser imediatamente comunicadas ao Poder Concedente, inclusive com o encaminhamento das razões e dos estudos que fundamentam a decisão, sem prejuízo da informação quanto à certificação dos investimentos realizados e dos ativos existentes e já amortizados.

Proteção do consumidor

O cidadão, na qualidade de usuário dos serviços públicos de saneamento, tem para si avocadas as normas de proteção do consumidor (Lei federal n. 8.078/1990)[11], sem prejuízo dos direitos assegurados pela legislação municipal, pelos contratos e pelas normas de regulação expedidas pela própria agência (art. 23 da Lei federal n. 11.445/2007).

Dessa forma, a agência reguladora poderá atuar na proteção do interesse do consumidor, em concorrência com o Procon municipal, cada qual, salvo melhor juízo, sob um ângulo de visão diferenciado. Isso porque o Procon atuará da defesa propriamente dita da Lei federal n. 8.078/1990, ou seja, na proteção dos direitos do consumidor.

Por sua vez, a atuação da agência reguladora dá-se sob um enfoque muito mais aberto, justamente porque a defesa do usuário/consumidor é somente uma das vertentes da regulação. É claro que as entidades de regulação deverão atuar para garantir a satisfação dos usuários e reprimir o abuso do poder econômico, nos termos do art. 22 da Lei federal n. 11.445/2007. Todavia, o enfoque principal da regulação é garantir harmonia, segurança e

---

11. Cita-se jurisprudência: PROCESSUAL CIVIL E ADMINISTRATIVO. FORNECIMENTO DE ÁGUA. [...] É pacífico o entendimento do Superior Tribunal de Justiça no sentido de que os serviços públicos prestados por concessionárias, como no caso dos autos, são regidos pelo Código de Defesa do Consumidor. (STJ, AgRg no Aresp n. 183812/SP, Relator Min. Mauro Campbell Marques, Data do julgamento: 06/11/2012)

sustentabilidade dos serviços públicos prestados, em uma visão muito mais abrangente do que aquela tomada pelo Procon.

De qualquer forma, há que haver uma forte interação entre a agência reguladora e o Procon municipal (bem como dos demais entes federativos), com a troca de informações e, inclusive, com a atuação conjunta nos casos de abuso por parte do prestador de serviços, como ocorre quando há cobrança indevida de valores.

Assim, conclui-se que deve existir forte interação entre a agência reguladora e o órgão de proteção do consumidor no município, sendo aconselhável que haja uma atuação conjunta em assuntos de interesse comum.

Fiscalização dos serviços prestados

As agências reguladoras também realizam fiscalizações *in loco* das estruturas físicas e de operação dos serviços de saneamento, inclusive da qualidade dos serviços prestados, que originam relatórios de fiscalizações onde constam as não conformidades detectadas, as melhorias necessárias e, inclusive, eventuais infrações normativas ou contratuais. Essa atividade fiscalizatória é de extrema importância e, certamente, interessa ao Poder Público concedente, pela interface existente com outros órgãos públicos, como é o caso da vigilância sanitária e da proteção do meio ambiente. Dá-se como exemplo a ausência de licença ambiental em unidade operacional ou a existência de coliformes fecais na água fornecida ao usuário (infração à Portaria n. 2.914/2010, do Ministério da Saúde). Em ambos os casos, a eventual autuação da agência reguladora não afasta a incumbência dos órgãos municipais com competência na proteção do ambiente e na vigilância da potabilidade da água.

Aliás, novamente chama-se a atenção para a necessária e importante aproximação das entidades reguladoras para com outros órgãos públicos, especialmente da esfera municipal.

O caso da vigilância da potabilidade da água mostra-se latente, pela gravidade e relevância no contexto da saúde pública. A interação da agência reguladora com as vigilâncias sanitárias (em seus diferentes níveis) merece atenção especial, inclusive para se evitar a sobreposição de análises laboratoriais e para a rápida troca de informações quando do descumprimento dos parâmetros de qualidade da água potável para consumo humano.

Portanto, chega-se a uma quarta conclusão a respeito da interação entre o Poder Concedente e a agência reguladora: devem ser encaminhados para conhecimento da administração pública municipal os relatórios de fiscalização e as notificações expedidas em face dos prestadores de serviços públicos, dando-se ciência ao Poder Concedente dos problemas e das infrações na prestação dos serviços. Assim, permite-se uma melhor articulação entre os diferentes atores do saneamento básico.

A OBRIGATORIEDADE DA INTERAÇÃO ENTRE O PODER CONCEDENTE E A AGÊNCIA REGULADORA

Percebe-se que a interação entre o Poder Concedente e a agência reguladora não é somente necessária, mas obrigatória, em respeito à competência constitucional do titular dos serviços. A delegação das funções regulatórias não afasta o dever das agências reguladoras – assim como do prestador dos serviços públicos – de informar a respeito da regularidade dos serviços e do cumprimento das normas e dos contratos vigentes no setor.

Ainda, pode-se pensar em outras ações que buscam o envolvimento dos gestores locais no processo de regulação. Audiências públicas, reuniões e materiais informativos contribuem no processo de compreensão do verdadeiro papel das agências reguladoras, bem como das ações executadas no setor.

As agências reguladoras não podem ficar ilhadas no contexto do saneamento, isto é, trabalharem com base nas demandas por elas mesmas identificadas, sem que haja um escopo de atuação focada no cumprimento dos planos municipais, dos contratos celebrados ou em metas previamente estabelecidas nos atos de delegação[12]. É preciso que elas atuem sob a perspectiva do interesse do Poder Concedente, partindo-se das metas e diretrizes traçadas pelo Plano Municipal de Saneamento Básico, que refletem, sem dúvida, o interesse daquela sociedade.

Além disso, as agências devem se debruçar no estudo e no controle das metas, dos indicadores e dos investimentos previstos nos planos municipais, sob pena de incorrem em omissão de dever (art. 20, parágrafo único, da Lei federal n. 11.445/2007). Válidas as advertências de Freitas (2009, p. 24), para quem:

---

12. Esta é uma percepção pessoal, vivenciada ao longo de muitas reuniões setoriais, seminários e da própria interação com muitos dirigentes de outras agências do setor do saneamento.

Sem a mencionada subordinação, as autarquias reguladoras assumem metas ou políticas traçadas pelo Parlamento e/ou pelo Executivo, sendo que o descumprimento de tais compromissos pode render ensejo à perda de mandato dos dirigentes.

A atuação das agências reguladoras necessita estar fundada nos reais objetivos traçados pela lei ou pelo planejamento do Poder Executivo competente. No setor do saneamento, parece-nos claro que devem as agências, desde já, focarem suas atribuições para o monitoramento e cumprimento dos contratos e planos de saneamento existentes, sem prejuízo, evidentemente, de outras atribuições previstas na legislação (definição das tarifas, normatização do setor, atendimento das reclamações dos usuários, monitoramento dos custos da prestação dos serviços, entre outras).

Deveras, o Plano Municipal de Saneamento Básico e o contrato de concessão ou de programa constituem-se nas principais ferramentas de atuação da agência reguladora em cada município delegatário. A inexistência desses instrumentos em cada município acaba por travar, por assim dizer, o processo de adequação do setor do saneamento ao marco regulatório imposto pela Lei federal n. 11.445/2007[13]. Muitas concessionárias estaduais ainda operam com base em antigos convênios, sem nenhum vínculo contratual com o Poder Concedente, muito menos com a definição de metas e investimentos em cada município delegatário.

Assim, tem-se que o setor do saneamento, em que pese notáveis e visíveis avanços, ainda se encontra em fase de amadurecimento no Brasil, especialmente no setor da regulação dos serviços que depende, para sua efetiva implementação e operacionalização, da elaboração de instrumentos que possam fundamentar sua atuação, sem os quais as agências acabam por atuar de maneira própria, isto é, estabelecendo prioridades e ações que muitas vezes podem não refletir o interesse e a necessidade do Poder Concedente.

De qualquer forma, é certo que as agências reguladoras devem procurar a interação não somente com o Poder Concedente, mas também com inúmeros outros órgãos e estruturas organizacionais nos diferentes entes federativos. É o caso da Agência Nacional de Águas (ANA) e dos Comitês de Bacias,

---

13. Quando os serviços são prestados por autarquia ou departamento municipal, não há que se falar em contrato, por óbvio.

que definem a política de recursos hídricos nas bacias hidrográficas, essencial para as questões envolvendo a outorga do uso da água para abastecimento público. Também se pode citar a interação com os Tribunais de Contas, responsáveis pela análise da legalidade dos contratos administrativos, especialmente diante da competência das agências reguladoras na interpretação e a fixação de critérios para a fiel execução dos contratos (art. 25, § 2º, da Lei federal n. 11.445/2007).

Enfim, são muitas as interfaces entre as diversas estruturas de Poder no setor do saneamento. Não é por outro motivo que os serviços de regulação são complexos, necessitando profissionais de diferentes áreas do conhecimento (engenheiros, economistas, contadores, advogados, entre outros). As situações enfrentadas diariamente pelas agências reguladoras requerem uma estrutura física e de pessoal condizente com as responsabilidades e complexidades dos serviços regulados.

CONSIDERAÇÕES FINAIS

O marco regulatório do setor do saneamento andou bem ao trazer as figuras dos Planos Municipais de Saneamento Básico e ao disciplinar a atuação das agências reguladoras. Quebrou-se, assim, a antiga concentração de poderes nos prestadores de serviços (especialmente nas concessionárias estaduais).

Alguns municípios já possuem seus planos de saneamento elaborados e aprovados. Outros já detêm inclusive contratos de concessão ou de programa com os prestadores de serviços, com fundamento na Lei federal n. 11.445/2007. Cabe às agências reguladoras monitorar o cumprimento desses instrumentos, assim como executar as demais atribuições previstas na LNSB.

Entretanto, a atuação da agência reguladora não pode voltar-se para si mesma, ou seja, limitar-se a cumprir com suas atribuições, sem dialogar com outros órgãos públicos. Nesse cenário, merece especial atenção a relação com o Poder Concedente. Todas as informações devem ser compartilhadas de forma ativa com os diversos órgãos públicos interessados, no intuito de promover a maior interação possível, especialmente com o titular dos serviços.

Não restam dúvidas quanto à necessária e obrigatória interação da agência reguladora com o Poder Concedente, que exerce suas atribuições por delegação deste. Assim, é imprescindível que as agências promovam um processo de aproximação com os gestores públicos de cada ente federativo titular dos serviços, permitindo que estes tomem ciência das ações, dos problemas e dos avanços no setor, sempre se respeitando, contudo, os princípios da autonomia administrativa e da independência decisória, inerentes à natureza das agências reguladoras (art. 21, da Lei federal n. 11.445/2007). Não se pode esquecer que a titularidade dos serviços não é da entidade regulatória, muito menos do prestador de serviços. Ambos têm o dever de informar o Poder Concedente a respeito dos serviços públicos prestados por delegação, especialmente com relação:

- Às informações relacionadas ao cumprimento das metas, das ações e dos investimentos estabelecidos no Plano Municipal de Saneamento Básico.

- Às autorizações de reajuste e revisão tarifária, inclusive com o encaminhamento das razões e dos estudos que fundamentam a decisão, sem prejuízo da informação quanto à certificação dos investimentos realizados e dos ativos existentes e já amortizados.

- Aos relatórios de fiscalização e às notificações expedidas em face dos prestadores de serviços públicos, seja no âmbito da proteção do consumidor, da proteção ao ambiente ou da vigilância da água.

Todas essas ações anteriormente destacadas são fundamentais, diga-se até obrigatórias, pois decorrem da aplicação das disposições da Lei federal n. 11.445/2007. É certo que a interação entre o Poder Concedente e a agência reguladora permite outros desdobramentos, a exemplo da realização de audiências públicas e reuniões com o Poder Executivo e a Câmara de Vereadores. Esta mesma interação deverá existir quando a atividade regulatória for exercida no âmbito das regiões metropolitanas, situação em que tanto o ente Estado quanto o ente Município detêm interesse nas informações e ações geradas pela agência reguladora.

De qualquer forma, mostra-se fundamental que a regulação do setor do saneamento básico seja executada com a efetiva interação entre o Poder Concedente e a respectiva agência reguladora, para que haja a consecução de esforços para a prestação dos serviços públicos em respeito às diretrizes nacionais do saneamento básico.

REFERÊNCIAS

[ABAR] ASSOCIAÇÃO BRASILEIRA DE AGÊNCIAS DE REGULAÇÃO. *Saneamento Básico: Regulação 2012*. Fortaleza: Expressão, 2012.

FREITAS, J. Novo modelo de direito da regulação e desafios pós-crise global. In: GALVÃO JUNIOR, A. C.; XIMENES, M. M. A. F. (Eds.). *Regulação: Normatização da Prestação de Serviços de Água e Esgoto*. v.2. Fortaleza: Expressão, 2009.

MELLO, C.A.B. *Curso de Direito Administrativo*. 25.ed. São Paulo: Malheiros, 2008.

SOUTO, M.J.V. *Direito Administrativo Regulatório*. 2.ed. Rio de Janeiro: Lumen Juris, 2005.

SOUZA, R.P. Planejamento dos serviços de saneamento básico na Lei Federal n. 11.445, de 5 de janeiro de 2007. In: MOTA, C. (Coord.). *Saneamento Básico no Brasil: aspectos jurídicos da Lei Federal n. 11.445/07*. São Paulo: Quartier Latin, 2010.

EXERCÍCIOS

1. Como dirimir os aparentes conflitos de competência entre as agências reguladoras e outros órgãos públicos, como ocorre, por exemplo, na cobrança indevida de tarifa pública, onde tanto as agências quanto o Procon detêm interesse e competência legal?
2. Como as agências reguladoras deverão atuar frente à constatação de metas inexequíveis previstas nos Planos Municipais de Saneamento Básico?
3. Na sua opinião, quais deveriam ser as formas de interação entre o Poder Concedente e a respectiva agência reguladora?
4. Como se dará a interação entre a agência reguladora e os diversos entes Federativos quando os serviços forem no âmbito de uma região metropolitana?
5. Nas regiões metropolitanas, poderá haver mais de uma agência reguladora dos serviços de saneamento básico? E se a região metropolitana não abarcar todos os serviços de saneamento (abastecimento de água, esgotamento sanitário, manejo de resíduos sólidos urbanos e drenagem pluvial), como fica a regulação?

5 | Aspectos jurídico-institucionais da regulação dos serviços de manejo de resíduos sólidos urbanos

Alisson José Maia Melo

INTRODUÇÃO

É lugar comum no desenvolvimento da regulação no Brasil, apesar de mais de dez anos de história institucional, a constatação de deficiência generalizada, em âmbito nacional, de agências reguladoras de serviços públicos de limpeza urbana e manejo de resíduos sólidos, resumindo-se a no máximo duas agências (Abar, 2012, p.22-3). Mesmo considerando a edição de leis federais que disciplinam em âmbito nacional o saneamento básico e os resíduos sólidos, a primeira já com mais de cinco anos de vigência, constata-se patente incipiência do modelo regulatório para essa componente do saneamento básico, carecendo da elaboração de instrumentos legais de regulação para a adequada prestação do serviço público (Abar, 2012, p.17). Nesse contexto, surge a importância do presente estudo, com o objetivo de apresentar alguns aspectos relevantes a serem considerados na elaboração de políticas públicas desse serviço, especificamente da atividade de manejo de resíduos sólidos, notadamente na designação da entidade responsável pela regulação.

Assim, pretende-se trazer algumas contribuições teóricas para incentivar o desenvolvimento da atividade regulatória nessa importante componente do saneamento básico, de maneira a efetivamente buscar uma atuação adequada às características específicas das atividades envolvidas na prestação da atividade de manejo de resíduos sólidos. A limpeza urbana será deliberadamente afastada do exame, sendo mencionada quando necessário para a devida compreensão sistêmica. Nesse intento, em primeiro lugar, passa-se a estudar a institucionalidade jurídica da própria prestação do serviço, para, uma vez analisada suas características e variações, verificar como pode ser implantada a regulação do serviço e quais detalhes deverão ser observados pela agência reguladora.

ASPECTOS JURÍDICOS DA ATIVIDADE DE MANEJO DE RESÍDUOS SÓLIDOS URBANOS

Para se discutir acerca da regulação das atividades concernentes à atividade de manejo de resíduos sólidos urbanos, é imprescindível fazer-se uma incursão, ainda que breve, no arcabouço normativo existente. Em especial, uma análise dessa atividade à luz das Leis Federais n. 11.445, de 5 de janeiro de 2007, que traça as diretrizes nacionais do saneamento básico, e 12.305, de 2 de agosto de 2010, que institui a Política Nacional de Resíduos Sólidos (PNRS), bem como suas respectivas regulamentações. O enfoque desta seção se dará notadamente a respeito da definição dessa atividade, do planejamento e gestão e dos regimes de prestação, com a finalidade de facilitar análise da institucionalização da regulação.

Definição do serviço

Com efeito, o manejo de resíduos sólidos urbanos é atividade juridicamente classificada como espécie de atividade de saneamento básico. Todavia, trata-se de uma atividade que vem, nos termos legais, associada (praticamente vinculada) à atividade de limpeza urbana; o serviço público de limpeza urbana e manejo de resíduos sólidos é legalmente definido como o serviço "constituído de atividades, infraestrutura e instalações operacionais de coleta, transporte, transbordo, tratamento e destino final do lixo doméstico e do lixo originário da varrição e limpeza de logradouros e vias públicas" (art. 3º, I, c, da Lei n. 11.445/2007).

Aliás, a respeito desse serviço, a denominada Lei Nacional do Saneamento Básico (LNSB) dedicou especiais considerações relativas à sua definição, procedendo a uma divisão estrutural em três atividades (art. 7° da LNSB), a saber:

a) "coleta, transbordo e transporte dos resíduos" (inc. I);
b) "de triagem para fins de reúso ou reciclagem, de tratamento, inclusive por compostagem, e de disposição final dos resíduos" (inc. II); e
c) "varrição, capina e poda de árvores em vias e logradouros públicos e outros eventuais serviços pertinentes à limpeza pública urbana" (inc. III).

Embora aparentemente sugestiva, vê-se que a divisão estrutural promovida pela legislação em pauta pode acarretar uma interpretação no sentido de que, apesar da necessidade de visão integral do serviço (art. 2°, II, da LNSB), cada atividade discriminada componha uma unidade de gestão para fins de planejamento, regulação e execução.

Outro detalhe da definição do serviço fica por conta da restrição da atividade de manejo de resíduos sólidos produzido em âmbito doméstico, assim definidos como "aqueles gerados nas atividades diárias em casa, apartamentos, condomínios e demais edificações residenciais" (Araújo, 2008, p.42). Nesse sentido, a mesma LNSB permite temperamentos para outras modalidades de resíduos: "O lixo originário de atividades comerciais, industriais e de serviços cuja responsabilidade pelo manejo não seja atribuída ao gerador pode, por decisão do poder público, ser considerado resíduo sólido urbano" (art. 6°). Apesar da redação tecnicamente inadequada, pois utiliza o conceito de "resíduo sólido urbano" sem defini-lo, deve-se fazer a leitura em conjunto com o art. 13 da PNRS, que, ao classificar os resíduos sólidos quanto à origem (inc. I), disciplina que os "resíduos sólidos urbanos" correspondem aos resíduos domiciliares e aos resíduos de limpeza urbana (al. *c* c/c als. *a* e *b*).

Planejamento e gestão

Compete ao titular do serviço o poder-dever de organização da atividade de manejo de resíduos sólidos, especialmente nos termos do art. 9° da LNSB e do art. 26 da PNRS. No que toca ao planejamento do serviço, definido pelo Decreto n. 7.217, de 21 de junho de 2010, que regulamenta a LNSB, como o conjunto das "atividades atinentes à identificação, qualificação, quantificação, organização e orientação de todas as ações, públicas e privadas, por meio das quais o serviço público deve ser prestado ou colocado à disposição de forma adequada" (art. 2º, I), destaca-se de antemão que, em virtude da promulgação da Lei n. 12.305/2010, houve uma cumulação de regramentos distintos, ensejando, assim, uma análise mais detida. Isso porque a PNRS estabeleceu a necessidade de elaboração de pelo menos três planos de resíduos sólidos, respectivos a cada nível federativo: o Plano Nacional de Resíduos Sólidos, cf. art. 15; o plano estadual de resíduos sólidos, cf. art. 17; e o plano municipal de gestão integrada de resíduos sólidos, cf. art. 19. E é nesse último que se agregam os "serviços relacionados à limpeza urbana e ao manejo de resíduos sólidos" (art. 18, *caput*).

A gestão integrada de resíduos sólidos é definida como o "conjunto de ações voltadas para a busca de soluções para os resíduos sólidos, de forma a considerar as dimensões política, econômica, ambiental, cultural e social, com controle social e sob a premissa do desenvolvimento sustentável" (art. 3º, XI, da PNRS). Em outras palavras, o plano municipal referente à gestão integrada possui uma amplitude temática mais diversificada, sem prejuízo à especificidade do tema resíduos sólidos. Especificamente, determina a PNRS como conteúdo mínimo desse plano, nos termos do art. 19, não somente os "procedimentos operacionais e especificações mínimas a serem adotados nos serviços públicos de limpeza urbana e de manejo de resíduos sólidos, incluída a disposição final ambientalmente adequada" (inc. V), mas a definição de "indicadores de desempenho operacional e ambiental" desses serviços (inc. VI) e o "sistema de cálculo dos custos da prestação dos serviços públicos de limpeza urbana e de manejo de resíduos sólidos, bem como a forma de cobrança desses serviços" (inc. XIII), aplicáveis inclusive no caso de planos municipais simplificados (cf. art. 19, § 2º), no caso de municípios com população total inferior a vinte mil habitantes, na disciplina do art. 51 do Decreto n. 7.404, de 23 de dezembro de 2010.

Confrontando-se com a disciplina da então já vigente LNSB, esta lei tem como principal enfoque para o planejamento dos serviços públicos o princípio da universalização do acesso (art. 2º, I), mediante a necessidade de definição de objetivos e metas de universalização e da previsão dos mecanismos necessários ao atingimento e acompanhamento desses objetivos e metas (art. 19, II, III e V), e da previsão de "ações para emergências e contingências" (inc. IV). Observa-se, assim, a ausência de incompatibilidades temáticas entre os conteúdos mínimos dos respectivos planos, que poderiam conviver sem maiores dificuldades, salvo eventualmente quando da análise coordenada de seus objetivos e metas, necessária para o adequado exercício da gestão e da regulação do serviço público.

Todavia, o Decreto n. 7.217/2010 prevê no art. 13 que "Os planos de saneamento básico deverão conter prescrições para manejo dos resíduos sólidos urbanos, em especial dos originários de construção e demolição e dos serviços de saúde, além dos resíduos referidos no art. 12", reportando-se aos resíduos sólidos urbanos. O regulamento sugere, portanto, a necessidade de unificação dos planejamentos previstos nas duas leis[1]. Aliás, vê-se que é a medida mais indicada, considerando, para a LNSB, a prevalência dos princípios fundamentais (art. 2º) da integralidade (inc. II) e da articulação dos serviços com as políticas de proteção ambiental e de promoção da saúde (inc. VI), e, para a PNRS, do princípio da visão sistêmica (art. 6º, III) e do objetivo de realizar a gestão integrada dos resíduos sólidos (art. 7º, VII).

Nesse sentido, já antecipando isso, dispõe a PNRS que "O plano municipal de gestão integrada de resíduos sólidos pode estar inserido no plano de saneamento básico previsto no art. 19 da Lei n. 11.445, de 2007, respeitado o conteúdo mínimo previsto nos incisos do *caput* e observado o disposto no § 2º, todos deste artigo" (art. 19, § 1º). Em vez disso, defende-se que, dada a especificidade e amplitude do plano de gestão integrada, englobando diversos agentes privados, deveria a PNRS ter disciplinado em sentido contrário, ou seja, que o plano de saneamento básico relativo aos resíduos sólidos poderia estar inserido no plano de gestão integrada. Aliás, a inversão também é juridicamente permitida, sem qualquer afronta ao disposto na LNSB, uma vez que a própria cabeça do art. 19 dessa lei estabelece que o plano "poderá ser específico para cada serviço". O Decreto n. 7.404/2010, por sua vez, aparentemente sugere essa solução no art. 54, II, e reitera o teor da PNRS no § 2º, cuja leitura, embora autorize a inserção do plano de ges-

---

1. Em que pese o Decreto n. 7.217/2010 ter sido promulgado anteriormente à PNRS, observe-se que a diferença cronológica foi de pouco mais de dois meses, já estando esta em trâmite legislativo. Não é de se estranhar, assim, uma eventual antecipação do decreto para o disposto no projeto de lei.

tão integrada no plano de saneamento básico, não veda a possibilidade contrária. Ademais, considerando as especificidades dos serviços de abastecimento de água e de esgotamento sanitário, recomenda-se que o poder público opte por consolidar o plano do serviço público de limpeza urbana e manejo de resíduos sólidos no próprio plano municipal de gestão integrada.

Já no que tange à gestão dos serviços, um dos pontos de destaque é a possibilidade de gestão associada do serviço público. A gestão associada é definida da LNSB como a "associação voluntária de entes federados, por convênio de cooperação ou consórcio público, conforme disposto no art. 241 da Constituição Federal" (art. 3º, II), com a finalidade de compartilhar responsabilidades que abranjam "a organização, a regulação, a fiscalização e a prestação" de serviços (art. 8º). O consórcio público e, de modo incipiente, o convênio de cooperação são normatizados pela Lei Federal n. 11.107, de 6 de abril de 2005, regulamentada pelo Decreto n. 6.017, de 17 de janeiro de 2007. Segundo a PNRS, nos arts. 18, § 1º, I, e 45, os serviços públicos de resíduos sólidos organizados sob o modelo de consórcios públicos terão prioridade na obtenção de incentivos federais.

Assim, no âmbito do serviço público de limpeza urbana e manejo de resíduos sólidos, vislumbra-se a possibilidade não apenas de compatibilização intermunicipal de parte das atividades – com destaque para as atividades "de triagem para fins de reúso ou reciclagem, de tratamento, inclusive por compostagem, e de disposição final dos resíduos" (art. 7º, II, da LNSB), sem prejuízo também das atividades de transbordo e transporte –, como também de associação dos municípios com o respectivo estado-membro para apoio institucional nas atividades com disponibilização de entidades mais capacitadas – como pode ocorrer, por exemplo, em relação à agência reguladora. Nas hipóteses do primeiro gênero, de gestão associada intermunicipal, o Decreto n. 7.217/2010 autoriza aos titulares a elaboração em conjunto de plano específico de saneamento básico (art. 25, § 10), e o Decreto n. 7.404/2010 faculta aos municípios substituírem o plano municipal de gestão integrada por um plano intermunicipal (art. 52).

O outro aspecto relevante da gestão diz respeito às novidades constantes na PNRS, quanto às atividades de licenciamento ambiental dos aterros e de outras etapas do serviço (art. 19, §§ 4º e 5º), e quanto à inclusão dos titulares do serviço público na responsabilidade compartilhada (arts. 30 e 36), impondo às municipalidades a promoção do reaproveitamento (reutilização e reciclagem) de resíduos (art. 36, I e III), bem como à implantação da coleta seletiva (art. 36, II) e de sistema de compostagem para resíduos orgânicos (art. 36, V).

Regimes de prestação dos serviços

Por fim, a respeito dos regimes de prestação, tem-se, de antemão, que ao titular cabe "prestar diretamente ou autorizar a delegação dos serviços" (art. 9º, II, da LNSB). É oportuno destacar que a noção de prestação do serviço distingue-se da de execução: enquanto aquela se liga à pessoa que assume a responsabilidade, perante o próprio cidadão, pelo "oferecimento de utilidade ou comodidade material destinada à satisfação da coletividade em geral, mas fruível singularmente pelos administrados" (Mello, 2006, p.634) ou pela "satisfação concreta de necessidades individuais ou transindividuais, materiais ou imateriais, vinculadas diretamente a um direito fundamental, destinada a pessoas indeterminadas" (Justen Filho, 2004, p.144); esta se refere ao sujeito que realiza os atos materiais concernentes ao objeto do serviço. Embora a prestação possa ser feita diretamente pela administração pública, pode ser economicamente conveniente que se proceda mediante execução indireta. Logo, vislumbram-se, conforme se permite inferir no plano teórico, as seguintes modalidades:

- A – prestação direta e execução direta: quando a administração assume a responsabilidade e realiza pelos seus próprios meios a atividade, seja por departamento (órgão da administração direta), seja por autarquia ou empresa pública – nesses casos, a celebração de instrumento contratual é despicienda, podendo-se o regimento da atividade dar-se mediante dispositivos legais e regulamentares.

- B – prestação direta e execução consorciada: apesar de o consórcio público qualificar-se juridicamente como uma "associação pública ou pessoa jurídica de direito privado" (art. 1º, § 1º, da Lei n. 11.107/2005), de caráter autárquico plurifederativo e, em última instância, não deixa de ser uma espécie de autarquia municipal, faz-se essa diferenciação do modelo anterior, por conta da gestão diferenciada do modelo de consórcios públicos, inclusive pela necessidade, no caso do consórcio público prestador do serviço, de celebração de contrato de programa com o próprio ente federativo (art. 13, *caput*, da Lei n. 11.107/2005), e pela finalidade de possibilitar a sustentabilidade econômico-financeira da atividade em virtude dos ganhos de escala, quando a execução em âmbito municipal não se mostrar viável[2].

- C – prestação direta e execução indireta: quando a administração, assumindo a responsabilidade do serviço perante o cidadão, licita a atividade ou parcela e celebra contrato com pessoa jurídica de direito privado, ou seja, "apenas concerta com alguém o encargo de efetuar materialmente dada atividade, sem, todavia, investi-lo em titulação para relacionar-se diretamente com os administrados, pois não lhe transfere a responsabilidade imediata do serviço" (Mello, 2006, p.5), dividindo-se em duas subespécies:

    – *c.i - mediante contrato administrativo comum*, regido pela Lei Federal n. 8.666, de 21 de junho de 1993, cujo objeto compreende a prestação de serviços e realizado sob regime de empreitada.

    – *c.ii - quando celebra uma parceria público-privada (PPP) na modalidade de concessão administrativa*, nos termos da Lei Federal n. 11.079, de 30 de dezembro de 2004 – essa modalidade de PPP configura-se como um "*contrato de prestação de serviços peculiar, de risco* ou de *quantitativos variáveis*, quando não exigir a prévia execução de obra ou o fornecimento e instalação de bens e a remuneração do empresário privado *decorrer da eficiência de seu desempenho*", ou ainda "um *contrato administrativo misto*, híbrido, envolvendo um *contrato de prestação de serviços* e uma *concessão de uso* ou *de obra pública*". (Modesto, 2005, p.483, grifos no original)

Ademais, nos casos de delegação, quando a responsabilidade da prestação é transferida para terceiros com a autorização para cobrança de tarifas

---

2. No caso da atividade de manejo de resíduos sólidos, considerando-se a tendência nacional de insustentabilidade econômica, associado à ausência de pagamento de taxas ou tarifas pelos usuários, não é de se estranhar que a PNRS e o Decreto n. 7.404/2010 reiteram diversos incentivos (p. ex. prioridade de acesso a recursos da União) para a atividade organizada mediante consórcio, como forma de estimular o modelo cooperativo.

para custear o serviço, também há algumas espécies conforme a natureza do sujeito, o aporte dos investimentos necessários para a prestação e a sustentabilidade econômica do empreendimento, podendo-se apontar ainda as seguintes modalidades:

- D – delegação por permissão: disciplinada pela Lei Federal n. 8.987, de 13 de fevereiro de 1995, de caráter mais precário, é celebrada mediante contrato de adesão após procedimento licitatório, preferencialmente por prazos mais exíguos, e se aplica mais adequadamente aos serviços cujos investimentos de infraestrutura sejam baixos e com alta liquidez.
- E – delegação por concessão (comum): também regulamentada pela Lei n. 8.987/95, e igualmente condicionada à realização de licitação, é celebrada mediante instrumento de contrato com cláusulas pactuadas, aplicável às situações nas quais há necessidade de investimentos de grande monta e amortização de longo prazo (Fernandes, 2001, p.120-1).
- F – delegação por concessão patrocinada: essa modalidade de PPP, igualmente nos termos da Lei n. 11.079/2004, é uma especificação da concessão comum, para aqueles serviços que, após a realização de "estudo comprovando a viabilidade [...] econômico-financeira da prestação universal" a que se refere o art. 11, II, da LNSB – como condição de validade dos contratos de saneamento básico –, se apresentarem deficitários, diante da constatação da incapacidade de pagamento dos usuários, devendo-se prever "adicionalmente à tarifa cobrada dos usuários contraprestação pecuniária do parceiro público ao parceiro privado" (art. 2º, § 1º, da Lei n. 11.079/2004); e
- G – delegação por gestão associada: à luz da Lei n. 11.107/2005, presta-se para o caso de transferência da prestação do serviço para órgão ou entidade (autarquia ou empresa) de outro ente federativo, sem a necessidade de realização do certame licitatório, mediante a celebração de convênio de cooperação e do respectivo contrato de programa – trata-se de modalidade comum nos serviços de abastecimento de água e de esgotamento sanitário, com atribuição de Companhias Estaduais de Saneamento Básico por herança histórica do modelo Planasa. (Grotti, 2011, p.22-3)

A classificação sinteticamente apresentada deve servir como guia para se analisar o comportamento da atividade de manejo de resíduos sólidos, o que repercute no modelo regulatório mais adequado. Com relação a isso, mencionou-se, quando da definição do serviço, a previsão legal de sua separação em três atividades bem definidas nos termos do art. 7º da LNSB. Da análise do dispositivo legal, conclui-se com tranquilidade que, a despeito do caráter integral bem como da visão sistêmica já mencionada a respeito do planejamento, é juridicamente possível a definição, no âmbito da organização do titular do serviço, de modelos jurídicos distintos de prestação de cada um desses conjuntos de atividades, com a indicação de prestadores diferentes, desde que se demonstre ser economicamente conveniente – ou seja, quando a verticalização do serviço público não acarretar ganhos de escopo e, ao contrário, gerar mais ineficiência.

Um questionamento persistente é se, dentro de cada conjunto de atividades conforme segregado por lei, seria possível também a subdivisão. Mas é um questionamento que por ora foge aos limites deste estudo. Deve-se extrair da discussão a possibilidade de separação, pelo menos, das atividades concernentes especificamente à limpeza pública (art. 7º, III, da LNSB), que serão afastadas de um exame mais detido, e, quanto às atividades relativas ao manejo de resíduos sólidos, sua divisão em duas etapas analisadas a seguir.

As atividades "de coleta, transbordo e transporte" (art. 7º, I, da LNSB), de simples concentração dos resíduos sólidos, se configuram como atividades que demandam um baixo nível de investimento em infraestrutura (veículos e pátio de garagem), embora os custos operacionais (combustível e salários) possam encarecer globalmente. Especificamente, a atividade de coleta possui amplitude de execução que abrange quase exclusivamente o território urbano do município, razão pela qual não é de se estranhar que o regime jurídico dela seja ou de prestação direta e de execução direta (modalidade a) ou execução indireta por contrato administrativo (modalidade c.i) ou mediante delegação por permissão (modalidade d). Os custos para operação da coleta possuem média nacional de aproximadamente R$ 4,00 mensais por habitante (Abrelpe, 2012, p.47), o que não reflete uma base adequada de cobrança, em regra associada à propriedade imóvel domiciliar. Oportuno ressaltar que mais de dois terços das prestadoras dos serviços de manejo dos resíduos sólidos integram a administração direta (IBGE, 2010, p.58). No caso das atividades de transbordo e transporte, há plausibilidade para se proceder a uma concentração regional, podendo-se valer de soluções consorciadas (modalidade b) ou de gestão associada com o estado (modalidade g), ou ainda de delegação a um único prestador privado, mediante contrato único ou contratos compatíveis, por concessão comum (modalidade e) ou pelas formas de PPP (modalidades c.ii e f).

As atividades "de triagem para fins de reúso ou reciclagem, de tratamento, inclusive por compostagem, e de disposição final dos resíduos" (art. 7º, II, da LNSB), que importam em atividades de maior qualificação com possibilidade de transformação dos resíduos sólidos e englobáveis numa finalidade mais ampla de "destinação final ambientalmente adequada" (cf. art. 3º, VII, da PNRS), podem se configurar como atividades que demandam uma infraestrutura mais pesada, pela aquisição de equipamentos específicos e caros, e custos mais elevados de operação e manutenção[3]. No caso da disposição final, que deverá ser ambientalmente adequada, sua realização é feita por meio da construção, gerenciamento e manutenção de aterros (art. 3º, VIII, da PNRS), que, a despeito da tendência a longo prazo de redução dos rejeitos[4], inegavelmente acarretam elevados investimentos não só de instalações, mas também de operação desses aterros. Por conta dos elevados custos necessários, somados às baixas receitas próprias dos municípios, esse grupo de atividades tem como modelos jurídicos mais adequados aqueles que permitem ganhos de escala, como ocorre no caso de consórcios intermunicipais (modalidade b) ou convênios de cooperação com o respectivo estado (modalidade g), ou a transferência dos riscos e dos investimentos necessários para implantação da infraestrutura para o setor privado, seja por concessão comum (modalidade e), seja por meio de PPP (modalidades c.ii e f), conforme se verifique a sustentabilidade econômica das atividades. Deve-se ainda tomar especial nota quanto ao custeio das despesas para operação e manutenção dos aterros, imprescindível para a continuidade da atividade. Infelizmente, por conta dos elevados custos especifica-

---

3. A respeito da triagem para reúso e reciclagem, deve-se segregar desse contexto a atividade realizada pelas cooperativas de catadores de materiais recicláveis, pois, em regime econômico de subsistência, trabalham a custo muito baixo e com necessário aporte financeiro do poder público.
4. Mais da metade dos resíduos sólidos urbanos coletados ainda é destinada para os aterros sanitários (Abrelpe, 2012, p.42).

mente para esses fatores, os municípios, especialmente os das regiões Norte, Nordeste e Centro-Oeste, apesar do apoio financeiro da União na construção dos aterros sanitários, possuem dificuldades financeiras em mantê-los de maneira adequada, eventualmente sendo abandonados ou retornando à condição de vazadouros a céu aberto (os denominados lixões) (TCU, 2011, p.67-8), que representam, segundo pesquisa em 2008, mais da metade (50,8%) (IBGE, 2010, p.59-60).

Com a possibilidade de segregação das atividades de um mesmo serviço, é possível, a depender da forma como o serviço é juridicamente organizado pelo ente público titular, que elas se caracterizem como atividades interdependentes, caso em que, na forma do art. 12 da LNSB, deverá ser celebrado contrato entre os prestadores estabelecendo padrões técnicos e tarifários – por exemplo, pactuar o preço de recebimento dos resíduos sólidos coletados de um prestador para o outro, que poderá ser mais elevado caso já seja implantado o sistema de coleta seletiva. Trata-se do que o Decreto n. 7.217/2010 denomina de "contrato de articulação de serviços públicos de saneamento básico", regulamentado no art. 44, § 1°. Nessas hipóteses, a própria lei determina que haverá um único regulador para a gestão desse contrato e, por conseguinte, para o serviço como um todo.

Outras duas situações merecem menção especial. A primeira refere-se à inserção institucional das associações ou cooperativas de catadores de materiais reutilizáveis e recicláveis formadas por pessoas físicas de baixa renda ao serviço público de manejo de resíduos sólidos. Inicialmente, a LNSB mencionou apenas de forma indireta a possibilidade de contratação dessas instituições (art. 57), mediante a inclusão de inciso no art. 24 da Lei n. 8.666/93, que disciplina as hipóteses de dispensa de licitação. O regulamento, por sua vez, qualificou tais instituições, desde que reconhecidas pelo poder público (sem especificar de que maneira tal reconhecimento se daria), como prestadoras do serviço público de manejo de resíduos sólidos (art. 2°, § 3°, do Decreto n. 7.217/2010). Já de forma mais explícita, a PNRS esclarece que, no âmbito da responsabilidade compartilhada do titular do serviço público, tais associações deverão ser contratadas diretamente pelo titular, sendo dispensável o procedimento licitatório (art. 36, §§ 1° e 2°). Aliás, a PNRS incentiva a contratação nessa modalidade, estipulando prioridade de acesso a recursos federais aos municípios que implantarem coleta seletiva com participação dessas entidades associativas (art. 18, § 1º, II). O regulamento dedica título específico para tratar da participação dessas associações (arts. 40 a 44 do Decreto n. 7.404/2010).

Alguns detalhes merecem consideração. Primeiramente, tais associações teriam sua participação no serviço público condicionada apenas no que diz respeito às atividades de coleta dos resíduos sólidos recicláveis ou reutilizáveis, representando cerca de um terço dos resíduos sólidos urbanos (Abrelpe, 2012, p.32), de triagem e processamento – no caso dos resíduos reutilizáveis, de tratamento – e de comercialização. Em segundo lugar, a contratação dessas associações somente seria possível nos municípios em que se encontre implantada a coleta seletiva. Um terceiro detalhe diz respeito à necessidade de uso de equipamentos compatíveis com normas técnicas, ambientais e sanitárias. Assim, as formas de contratação juridicamente possíveis com essas associações se resumem aos modelos de prestação direta e execução indireta, nos termos da própria Lei n. 8.666/93 (modalidade c.i), com a previsão de abatimento do preço do contrato pela receita arrecadada com a comercialização[5], ou de delegação por permissão (modalidade d), com dispensa de licitação. Embora haja o risco de insustentabilidade econômico-financeira dessa sistemática, a PNRS estabelece tanto a possibilidade de o poder público instituir medidas indutoras e de financiamento para essas associações (art. 42, III), bem como incentivos fiscais, financeiros e creditícios (art. 44, II), quanto o estímulo à participação delas nos sistemas de logística reversa (art. 33, § 3º, III) e dos acordos setoriais (art. 23, IV, do Decreto n. 7.404/2010).

A segunda situação retrata a denominada "prestação regionalizada" da atividade de manejo de resíduos sólidos. A LNSB estabelece a prestação regionalizada, como instituto jurídico, pela simples configuração de quatro características, e não propriamente por meio de instrumentos específicos, nos termos do art. 14:

---

5. A título exemplificativo, o contrato de prestação do serviço de coleta de material resíduos sólidos urbanos recicláveis ou reutilizáveis no Município de Natal (Natal, 2011), municipalidade considerada de grande porte, celebrado com uma única cooperativa, estipula como valor mensal máximo do contrato a cifra de aproximadamente R$ 50 mil, variando segundo a realização de visitas domiciliares para distribuição das sacolas (por unidade), e a quantidade de resíduos reciclados coletados e comercializados (por tonelada). Em contrapartida, estabelece que os recursos financeiros serão aplicados em prol dos associados, condição inerente à natureza da cooperativa.

- Um único prestador de serviço para vários municípios (inc. I), de natureza pública ou privada, sem a definição de um regime jurídico específico (art. 16 da LNSB) – desde que seja o prestador comum a várias municipalidades, em regime associado (consórcio público) ou não, esclarecendo o Decreto n. 7.217/2010 que a caracterização deve se dar ou mediante contratos autônomos mas compatíveis ou por consórcio público abrangendo os municípios integrantes da regionalização (art. 41) –, mas devendo manter sistema contábil segregado por município (art. 18, *caput*, da LNSB).

- Uniformidade da regulação (inc. II, primeira parte), sugerindo a lei a previsão de entidade única, com vínculo estabelecido por gestão associada, ou seja, mediante convênio de cooperação ou consórcio regulador (art. 15, *caput*, I e II, da LNSB).

- Uniformidade de remuneração (inc. II, parte final), estabelecendo-se regras compatíveis de composição das receitas, da sistemática de reajustes e revisões e da política de subsídios (art. 11, § 2º, IV, da LNSB) – com a possibilidade de estabelecimento de subsídios cruzados entre as localidades (art. 31, III, da LNSB) –, de regime, estrutura e níveis tarifários e de procedimentos e prazos para reajuste e revisão (art. 23, IV, da LNSB).

- Compatibilidade de planejamento (inc. III), com a possibilidade de elaboração de plano regional (art. 17 da LNSB).

Aliás, no caso de prestação regionalizada, as regras relativas às condições de validade dos contratos – existência de plano, de estudo de viabilidade técnica e econômico-financeira e de normas de regulação, a designação de entidade de regulação e a realização prévia de audiência e de consulta pública sobre o edital e minuta de contrato (art. 11, *caput* e incisos, da LNSB) –, e as normas de regulação do serviço (art. 11, § 2º, da LNSB) poderão ser consideradas atendidas no âmbito regional, abrangendo os municípios participantes da regionalização do serviço, ou seja, sem a necessidade obrigatória de instrumentos exclusivamente municipais. A prestação regionalizada é a modalidade mais adequada quando as condições técnicas e econômico-financeiras do serviço, constatadas por meio de estudo de viabilidade, demandem de maneira vinculante a compatibilização de infraestruturas, como é o caso das atividades de transbordo, transporte, tratamento e disposição final.

Apresentados os principais aspectos jurídicos relativos ao serviço público de manejo de resíduos sólidos, podem-se estudar com maior precisão as questões regulatórias pertinentes.

A REGULAÇÃO DA ATIVIDADE DE MANEJO DE RESÍDUOS SÓLIDOS URBANOS

A discussão em torno da regulação do serviço demanda alguns questionamentos importantes, especialmente em virtude da diversidade de modalidades de prestação e de prestadores de serviços. Não é a oportunidade de se fazer uma revisão geral da atividade regulatória, dos princípios e competências da agência reguladora, mas, quando pertinentes, serão feitas algumas ponderações específicas.

Necessidade de delegação do serviço para exercício da regulação

Uma discussão preliminar envolve a necessidade de indicação de entidade reguladora para todas as modalidades de regime de prestação do serviço. A esse respeito, a LNSB não estabelece explicitamente a obrigatoriedade de designação de entidade de regulação pelo titular do serviço, de modo geral, para todas as hipóteses de regime jurídico de prestação. O que se tem é uma determinação vinculante de designação da entidade reguladora aos casos de prestação de serviço cujo vínculo é estabelecido mediante contrato, como condição de validade desse vínculo, nos termos do art. 11, III, segunda parte. No mesmo sentido, a LNSB também estabelece de forma irrestrita a atribuição da entidade reguladora para "a verificação do cumprimento dos planos de saneamento por parte dos prestadores de serviços, na forma das disposições legais, regulamentares e contratuais" (art. 20, parágrafo único).

Em uma interpretação mais restrita, a entidade de regulação deve ser indicada em todas as hipóteses de delegação (modalidades d a g) e na hipótese de prestação direta e gestão consorciada (modalidade b), em virtude da exigência de celebração de contrato de programa; em uma interpretação mais ampla, considerando que por "contratos que tenham por objeto a prestação de serviços públicos de saneamento básico" (art. 11, *caput*) também se incluam aqueles contratos restritos à execução das atividades desses serviços, seriam incluídas também as situações de prestação direta e gestão indireta (modalidade c), pois o vínculo estabelecido nesses casos também se dá mediante contrato, regido ou pela Lei n. 8.666/93 (contrato administrativo) ou pela Lei n. 11.079/2004 (concessão administrativa).

Restaria, ainda, investigar a obrigatoriedade de regulação para as hipóteses de prestação direta pelo titular, ou por órgão da administração direta (por secretaria ou departamento) ou por entidade da administração indireta (p. ex., autarquia ou empresa pública), casos em que não há celebração de instrumento contratual e as regras do serviço são disciplinadas em lei ou decreto. Aliás, para a atividade de manejo de resíduos sólidos urbanos, é corriqueira a assunção da prestação direta das atividades pelos municípios, notadamente as atividades de coleta (art. 7°, I, da LNSB).

A princípio, haverá entidade reguladora nos casos de atividades interdependentes, conforme exigência do art. 12 da LNSB, mesmo quando um dos prestadores seja integrante da administração municipal. Trata-se de situação que não foge à regra geral, uma vez que entre os prestadores interdependentes deverá ser celebrado contrato específico, e, então, a entidade reguladora mais uma vez se justifica pela existência de contrato.

Embora a regulação no Brasil, pelo menos na terminologia atual sob influência norte-americana, tenha sido introduzida na ordem econômica nacional a partir de reformas políticas realizadas na década de 1990, associando-se o papel do Estado fiscal ou regulador diretamente à delegação das atividades públicas ao setor privado (art. 174, *caput*, da Constituição) – em outras palavras, uma vez que o Estado deixou de ser o prestador do bem-estar social, que pelo menos passasse a fiscalizar a realização dessa atividade – é de se observar que a atividade de regulação técnica e econômica vai se traduzindo, ao longo do desenvolvimento político e econômico do Estado brasileiro – em que pese fortes vozes em contrário ao movimento denominado "neoliberal" –, como uma ferramenta neutra, que possa servir a diferentes políticas econômicas, mas cujo foco deva ser, pelo menos no âmbito dos serviços públicos, atender ao princípio da eficiência administrativa (art. 37, *caput*, da Constituição) em situações de inevitáveis falhas de mercado institucionais, técnicas ou econômicas.

Nesse diapasão, deve-se entender como ultrapassada e, por conseguinte, merecedora de superação a visão teórica, em que pesem as dificuldades de ordem prática por conta das questões políticas envolvidas, que sustenta que os serviços públicos, quando prestados diretamente pela própria administração pública, com execução direta ou indireta, não careceriam de regulação por entidade autônoma, já que a atividade estaria sob tutela ou vinculação do próprio titular dos serviços. Ao contrário, a existência de uma entidade especializada no serviço público, que promova um controle econômico e técnico o mais isento possível de influências do titular dos serviços, em prol de um funcionamento eficiente da atividade para o cidadão (Edwards e Waverman, 2006, p.23-67), é elemento que tem sua serventia independentemente do regime de prestação do serviço – confira-se, a respeito, a experiência do serviço de abastecimento de água na Austrália, de excelentes índices de universalidade urbana, onde, independentemente do regime de gestão da prestação do serviço, há o exercício da função regulatória por agências reguladoras independentes (Marques, 2011, p.61-73). Logo, embora na LNSB haja apenas uma determinação sugestiva de existência de entidade reguladora para os serviços de saneamento básico no caso de prestação direta pelo município, por força dos princípios da universalização do acesso, da realização adequada dos serviços, inclusive com segurança, qualidade, regularidade, e atualidade tecnológica, e da eficiência e sustentabilidade econômica (art. 2º, I, III, VII, VIII e XI da LNSB), devem os titulares buscar a efetivação da função de regulação de acordo com os princípios da independência decisória e tecnicidade (art. 21, *caput* e incs., da LNSB). Ainda, o Decreto n. 7.217/2010, no art. 55, I, condiciona a alocação de recursos públicos federais e financiamentos da União "à observância do disposto nos arts. 9º, e seus incisos, [...] da Lei n. 11.445, de 2007", entre os quais consta o dever de "definir o ente responsável pela sua regulação e fiscalização, bem como os procedimentos de sua atuação" (art. 9º, II, parte final, da Lei n. 11.445/2007). Conquanto dentro de um espaço discricionário do titular do serviço, a existência dos princípios citados implica que a conveniência da municipalidade para não criar ou indicar uma agência reguladora (Fernandes, 2001, p.116), nos casos em que prestar diretamente o serviço, demandará uma fundamentação convincente para tanto (Moraes, 2004).

Modelos institucionais de definição do ente responsável pela regulação

Conforme dispõe a LNSB, compete ao titular dos serviços, no âmbito da formulação da política pública de saneamento básico, "definir o ente responsável pela sua [dos serviços] regulação e fiscalização, bem como os procedimentos de sua atuação" (art. 9º, II, parte final). A indicação, pelo município, da agência reguladora da atividade de manejo de resíduos sólidos, que deverá deter independência decisória e tecnicidade (art. 21, I e II, da LNSB) – afastando-se deliberadamente a possibilidade de realização da atividade regulatória por órgão integrante da administração direta, pois "o que caracteriza as agências reguladoras é a independência ou autonomia reforçada que possuem em relação aos poderes centrais do Estado e, em especial, frente à administração pública central" (Aragão, 2005, p.331) –, pode ocorrer adequadamente segundo alguns modelos institucionais, a saber:

- Criação de agência reguladora municipal, mediante lei, detentora de natureza autárquica, com a atribuição da competência para regular o serviço.

- Criação de consórcio público regulador, como associação pública de natureza interfederativa, nos termos da Lei n. 11.107/2005, podendo gerar ganhos de escala em relação aos custos da atividade.

- Delegação para agência reguladora de outro município, desde que pertencentes ao mesmo estado-membro (art. 23, § 1º, da LNSB), mediante convênio de cooperação entre entes da Federação, na forma da Lei n. 11.107/2005, gerando igualmente ganhos de escala, mas com menores entraves burocráticos.

- Delegação para agência reguladora estadual, mediante convênio de cooperação, também segundo a Lei n. 11.107/2005, podendo gerar maiores ganhos de escala e de escopo por serem geralmente multissetoriais (Abar, 2012), essa modalidade de gestão associada para regulação possibilita maior independência perante influências políticas do titular, mas, em contrapartida, maior distanciamento do regulador em relação à prestação nos municípios.

Quaisquer das soluções apresentadas são juridicamente possíveis e convenientes, desde que se levem em conta suas vantagens e desvantagens (Melo, 2012, p.709-15). Aliás, devendo a agência reguladora, em virtude da alta tecnicidade demandada para o adequado funcionamento, ter quadros de pessoal enxutos (Fernandes, 2001, p.117), de modo a provocar baixo impacto econômico no serviço público regulado, as considerações relativas à forma de realização da atividade regulatória, a seguir analisadas, pouco dependem do modelo de atribuição de função.

Formas de regulação de acordo com as atividades e o regime de prestação

Uma vez entendida a necessidade legal de indicação da entidade reguladora, cumpre verificar se há diferenças de realização da função regulatória segundo o tipo de atividade realizada. Entre as atividades possíveis de realização da entidade reguladora – conforme sugerido (Fernandes, 2001, p.116-7):

a) fiscalização e controle dos serviços;
b) fiscalização da atuação do poder concedente, no que se refere a:
   b.1) liberação dos locais, áreas e equipamentos necessários à execução do serviço;
   b.2) desapropriação, quando for o caso, da área para aterro sanitário; [...]
   b.3) regulamentação de estacionamento dos veículos de coleta em área vedada ao público em geral, na conformidade das leis locais;
   b.4) restabelecimento do equilíbrio econômico-financeiro do contrato, com ou sem subsídio;
c) fiscalização da atuação do concessionário, no que se refere a:
   c.1) cumprimento do cronograma da realização de obras;
   c.2) disponibilização das informações necessárias à ação do controle da execução do serviços;
   c.3) disponibilização das informações necessárias à aferição do equilíbrio econômico-financeiro do contrato;
   c.4) cumprimento dos cronogramas de coleta;
d) desenvolvimento de políticas educacionais, por meio de campanhas publicitárias, abrangendo inclusive palestras para o público e estudantes;
e) definição de níveis tarifários como política de estímulo à efetivação do princípio da participação;
f) expedição de normas para o aprimoramento dos serviços.

É possível que nem todas elas se apliquem perfeita e identicamente conforme a modalidade de atividades de prestação realizadas. É oportuno destacar, ainda, que a fiscalização realizada exclusivamente pela entidade reguladora diz respeito somente à prestação dos serviços públicos[6], não excluindo outras atribuições de polícia do município (p. ex. código de obras e posturas, plano diretor, vigilância sanitária e ambiental), que são afastadas para os efeitos do presente estudo.

Assim, a respeito da regulação econômica, sem adentrar nas discussões em torno da possibilidade e limites de estabelecimento de taxas[7] ou de tarifas[8] para a prestação do serviço público de manejo de resíduos sólidos (cf. Araújo, 2008, p.358-77; Fernandes, 2001, p.55-114; Machado, 2004, *online*), considerando ainda que a LNSB deixou em aberto a possibilidade de um ou de outro conforme o regime de prestação (arts. 29, II, e 35), observa-se que, no caso de serviço custeado mediante taxas, pela prestação efetiva ou potencial, a agência reguladora não deterá a competência para definir em última instância o valor da cobrança (art. 22, IV), pois a estipulação dos tributos, inclusive do aspecto econômico, somente pode ser feita mediante lei (art. 150, I, da Constituição). Todavia, mesmo sem o poder de automaticamente definir o valor do tributo, é possível que a agência reguladora detenha a competência de fazer os estudos de equilíbrio econômico-financeiro do serviço em regime de eficiência e determinar o valor a ser estabelecido em projeto de lei a ser submetido para aprovação do Legislativo.

Por outro lado, para as atividades em que haja contratação da execução indireta, por simples contratos administrativos regidos pela Lei n. 8.666/93 e cujo pagamento do preço é feito pela própria administração municipal, ou por delegação por permissão, em que haja contratos de adesão com cláusulas tarifárias pouco complexas – notadamente para as atividades de

---

6. Observe-se que a competência específica dos titulares em termos de expedição de normas de regulação dos serviços públicos de saneamento básico, segundo a dicção do art. 11, § 2º, da LNSB, resume-se à definição das "regras do jogo", sem atuar como "árbitro", mas, no máximo, como executor de determinadas sanções (p. ex. intervenção e retomada dos serviços).
7. O município do Rio de Janeiro procede à cobrança de taxa pela atividade de coleta, cuja base de cálculo é o volume de lixo produzido, e alíquotas diferenciadas de acordo com a localização do imóvel e a natureza da atividade (Selur; ABLP, 2012, p.77).
8. Os municípios de Joinville e Balneário Camboriú, em Santa Catarina, cobram tarifas dos usuários pela atividade de manejo de resíduos sólidos, calculadas com base na frequência da coleta, no tipo de pavimentação, e na natureza da atividade (Selur; ABLP, 2012, p.76).

coleta, transbordo e transporte (art. 7º, I, da LNSB) –, a existência da regulação econômica realizada por agência reguladora, a despeito da exigência legal, não é devida especialmente por imperativo de tecnicidade, uma vez que deverão ser aplicadas as fórmulas em regra pouco complexas previstas nesses instrumentos, mas para segurança do contratado quanto à realização dos reajustes e manutenção do equilíbrio contratual. Nos demais casos – regras tarifárias disciplinadas em contratos de concessão e de programa e em contratos de PPP, a regulação econômica por agência reguladora se impõe.

Já no que diz respeito à regulação técnica, a fiscalização e o acompanhamento das atividades que abranjam o território municipal – mais uma vez, especialmente a atividade de coleta – se apresentam mais dificultosos, ante a falta de quantitativo numérico de pessoal que permita uma metodologia confiável. Nada obstante, não há empecilhos jurídicos para que a agência reguladora complemente seu quadro de pessoal com cargo de nível técnico ou tecnológico, em maior número, com atribuição de vencimentos inferiores, para fazer frente às necessidades de fiscalização de campo. Por outro lado, sob pena de encarecimento inviável do serviço, a regulação técnica poderá ser preferencialmente restrita à atividade normativa – mediante estabelecimento de padrões e normas para a prestação adequada (art. 22, I, da LNSB) – com acompanhamento indireto por meio de emissão de relatórios pelos próprios prestadores do serviço (por força inclusive do dever de fornecer dados e informações, previsto no art. 25, *caput* e § 1º, da LNSB), sob pena de imposição de penalidades, ou ainda remoto com a utilização de equipamentos eletrônicos que possibilitem a elaboração de indicadores de qualidade e eficiência da atividade. Também poderá ensejar impactos na avaliação da prestação dos serviços, de caráter estatístico, o levantamento dos resultados das fiscalizações realizadas por conta de reclamações de usuários (art. 23, § 3º, da LNSB).

Uma solução conveniente para se aprimorar a fiscalização dessas atividades é a realização de parceria interinstitucional (p. ex., mediante convênio de cooperação técnica) entre agência reguladora e a secretaria municipal responsável pelo acompanhamento do serviço público de manejo de resíduos sólidos para que esta, dispondo de maiores recursos humanos, possa auxiliar a agência na coleta de dados.

Quanto às atividades mais concentradas, como ocorre na triagem, no tratamento e na disposição final (art. 7º, II, da LNSB), a regulação técnica deve funcionar regularmente, de maneira plena, com a realização de fiscalizações periódicas.

Oportuno mencionar ainda que, nos casos de prestação regionalizada dos serviços, regularmente aplicáveis para as atividades de triagem, tratamento e disposição final, é obrigatória a definição de agência reguladora, que pode ser municipal e receber a delegação pelos demais municípios, ou estadual e receber a delegação de todos os municípios envolvidos, ou ainda ser constituída uma agência reguladora intermunicipal como consórcio público (art. 15 da LNSB). A mesma regra vale para o caso de prestação dos serviços mediante gestão associada. Nesses casos, é importante que a agência reguladora busque, inclusive junto aos titulares (que possuem atribuições normativas próprias, na forma do art. 11, § 2º, da LNSB), aplicar a uniformidade da regulação dos serviços (art. 14, II), seja para impor a redução de custos de conformidade (e, consequentemente, a eficiência) do prestador regional e da própria atividade regulatória, seja pela possibilidade de realização de *benchmarking*.

Dois regimes especiais, pelas suas peculiaridades, bem como pela posição de preferência no recebimento de recursos públicos federais (art. 79, II, do Decreto n. 7.404/2010), merecem atenção destacada.

Regulação do serviço prestado ou executado por associações e cooperativas de catadores de materiais recicláveis

Trata-se de um problema relevante identificar a possibilidade e a necessidade de regulação da atividade prestada ou executada por associações de catadores de materiais recicláveis. Tem-se um tipo de prestação de atividade que abrange desde a coleta até o tratamento dos resíduos sólidos com possibilidade de comercialização direta, possuindo, assim, um caráter diferencial, que permite a tais associações obter recursos de outras fontes que não diretamente da administração, como pode ocorrer por meio dos contratos oriundos do sistema de logística reversa e dos acordos setoriais. De um lado, é característica desse tipo de pessoa jurídica a ausência de fins lucrativos – aliás, tais entidades funcionam em grande medida sob regime de subsistência econômica com recurso a políticas públicas de incentivo econômico e de capacitação. Por outro lado, a migração dessa modalidade de atividade, saindo da informalidade para a formalidade jurídico-institucional mediante celebração de contrato com a administração pública, acarreta preocupações de outra natureza, como a avaliação do adequado equilíbrio entre o custo da atividade, sob um regime de eficiência não lucrativa, e o preço de venda do resíduo sólido reciclado, e a previsão de aporte de recursos a ser desembolsado pela administração como garantia da sustentabilidade do empreendimento.

Nessa situação, tal como em outras situações economicamente insustentáveis, é contraindicado o custeio da atividade regulatória diretamente pela prestação do serviço, devendo-se o titular custear a regulação mediante recursos dos cofres públicos, oriundos de receitas de impostos ou de transferências constitucionais. Não bastasse isso, o titular deverá ainda estabelecer uma política de subsídios para garantir um mínimo de subsistência da prestação do serviço. A esse respeito, o Decreto n. 7.404/2010 arrola como algumas iniciativas de fomento:

I - incentivos fiscais, financeiros e creditícios;
II - cessão de terrenos públicos;
III - destinação dos resíduos recicláveis descartados pelos órgãos e entidades da administração pública [...];
IV - subvenções econômicas;
V - institucionalização de [...] [procedimentos de licitação ambientalmente adequadas];
VI - pagamento por serviços ambientais, [...];
VII - apoio à elaboração de projetos no âmbito do Mecanismo de Desenvolvimento Limpo (art. 80).

A agência reguladora também deverá levar em consideração, na definição de eventual fórmula contratual, a compensação de preço a ser eventualmente pago pela administração pública ou pelos usuários do serviço – considerando que o material reciclável dificilmente é oriundo dos resíduos da limpeza urbana – com receitas oriundas da comercialização dos resíduos sólidos reciclados. Quanto aos reajustes e revisões tarifárias, uma vez determinada a fórmula de equilíbrio, poucas dificuldades são esperadas.

Quanto aos aspectos técnicos, considerando que o contrato celebrado – seja o contrato administrativo típico, regido pela Lei n. 8.666/93 (modalidade c.i), seja o contrato de adesão de permissão de serviços, na forma da Lei n. 8.987/95 (modalidade d) – será feito diretamente com as associações ou cooperativas, a responsabilidade perante a agência reguladora é atribuída a essas pessoas jurídicas, que deverão prestar as informações necessárias para o acompanhamento do cumprimento das normas técnicas, sob pena de perda da condição de prestadora do serviço. Fora das informações prestadas pelas próprias associações e cooperativas, poderá haver maiores dificuldades para a agência reguladora fiscalizar o cumprimento das normas técnicas, ambientais e sanitárias, valendo-se, alternativamente, e quando se mostrar técnica e economicamente viável, de uma equipe relativamente numerosa de servidores com nível de tecnicidade mais baixa, para a realização das fiscalizações em campo.

Regulação dos consórcios públicos prestadores do serviço

Como já discorrido anteriormente, o regime de prestação do serviço por consórcio público possui peculiaridades em sua gestão que demandam análise em separado. A realização de consórcios públicos para prestação dos serviços ocorre quando restar comprovado que a gestão associada nesse formato gera ganhos de escala, seja com redução de custos, seja, particularmente, para a atividade de manejo de resíduos sólidos, com aumento do poder de barganha e de regularidade de volume de material reciclado perante o setor privado. Nesse caso, pelo ganho de escala, havendo sustentabilidade econômica, o custeio da atividade regulatória a partir da fonte serviço público poderá se mostrar economicamente viável; todavia, por conta das dificuldades financeiras que poderão enfrentar alguns municípios, conforme o respectivo desenvolvimento regional, quando o custeio da regulação por receitas orçamentárias oriundas de tributos municipais e transferências constitucionais também não for possível, é recomendável que o respectivo estado-membro ofereça suporte, por meio de agência reguladora estadual, dentro da política estadual de resíduos sólidos, com aporte de recursos equivalentes.

Para tanto, é necessário que seja celebrado convênio de cooperação entre municípios e estado, para a delegação da atividade regulatória, quando não é o caso de o próprio estado integrar o consórcio público e restar disciplinado na legislação estadual e nas regras do estatuto do consórcio que a agência reguladora estadual será a entidade responsável pela função regulatória. De uma forma ou de outra, deverá ainda ser especificada a fonte de custeio da atividade. Aliás, a atuação dos estados no âmbito dos resíduos sólidos, inclusive na elaboração dos planos estadual e microrregionais, é marcadamente voltada para apoio institucional e fomento das soluções consorciadas, conforme se observa a partir do disposto nos arts. 11, I e parágrafo único, e 17, VIII e IX e §§ 1º a 3º, da PNRS, e a atuação de entidade reguladora estadual na realização da atividade regulatória em todos os consórcios públicos intermunicipais pode, em contrapartida, auxiliar para uma compreensão estadual do serviço e para a eficiente alocação de recursos estaduais nas regiões mais deficitárias.

No aspecto econômico, o financiamento do consórcio público é feito, quando diretamente pela administração pública, mediante tantos contratos de rateio quantos forem os municípios consorciados (art. 8º da Lei n. 11.107/2005), celebrados anualmente para fazer jus às despesas regulares (despesas de pessoal e de material de escritório). Outra fonte de receitas advém dos contratos de programa, também tantos quanto forem os municípios consorciados, com o estabelecimento das regras de prestação do serviço e de custeio da atividade realizada (art. 13, § 1º, da Lei n. 11.107/2005 e art. 33 do Decreto n. 6.017/2007).

Especificamente para a atividade de manejo de resíduos sólidos, as atividades próprias para a prestação por consórcios públicos intermunicipais envolvem aquelas que demandam maiores investimentos, que um município não tem condições de suportar sozinho. Agreguem-se a isso os diversos incentivos financeiros colocados à disposição pela União. Em especial, as atividades de compostagem, de transporte, de triagem, de tratamento – perante a necessidade de instalação de uma usina de incineração ou de compostagem – e de disposição final em aterros sanitários devidamente instalados de acordo com as normas ambientais e sanitárias. Por questões de eficiência e sustentabilidade econômica, é conveniente que se agreguem as atividades de triagem e de tratamento para um mesmo prestador (Araújo, 2008, p.96), quando também não seja atribuída a ele a competência para administração do aterro sanitário regional. Nesse sentido, considerando que nas atividades de triagem e tratamento por compostagem possam ser gerados produtos comercializáveis, também deverão ser levados em conta, para a sustentabilidade econômico-financeira dos contratos de programa, eventuais receitas oriundas dessa fonte, quando existentes. Não deverá ser indicado o estabelecimento de consórcio público para a realização da atividade de coleta, pois, em virtude da ausência de concentração e do baixo investimento em infraestrutura, não se devem observar fortes ganhos de escala.

Havendo a segregação, segundo a definição estrutural do sistema feita pelos titulares no âmbito da organização do serviço, entre, de um lado, a triagem e o tratamento e, de outro, a administração dos aterros, caberá à agência reguladora ainda a regulação do contrato a ser estabelecido entre essas atividades interdependentes, contendo a previsão das proporções do rateio das tarifas obtidas proporcionalmente ao peso ou volume dos resíduos que é reaproveitado ou dos rejeitos que são levados para a disposição final nos aterros. Outra dificuldade para a regulação econômica das tarifas ou de outras formas de custeio dos contratos de programa encontra-se na aferição dos impactos financeiros respectivos a cada um dos municípios consorciados, em virtude da realização do sistema contábil do consórcio de maneira segregada (art. 18, *caput*, da LNSB), devendo ser estabelecidos pela agência reguladora "regras e critérios de estruturação de sistema contábil e do respectivo plano de contas, de modo a garantir [...] a apropriação e a distribuição de custos dos serviços" de forma adequada (art. 18, parágrafo único, da LNSB). Aliás, havendo a horizontalização do serviço, há quem sugira a criação de fundo específico para fazer o adequado rateio entre os respectivos prestadores (Fernandes, 2001, p.83-4), conforme o grau de compromisso do vínculo estabelecido e das consequências financeiras pelo inadimplemento das parcelas previstas (multa e juros de mora), embora discutíveis a composição e a definição do responsável pela administração desse fundo.

Por outro lado, a regulação técnica dessas atividades consorciadas acaba sendo facilitada por garantir uma uniformidade de regulamentação para um número maior de municípios e uma quantidade menor de instalações. Caberá à agência reguladora também buscar a uniformidade dos padrões de prestação do serviço previstos nos contratos de programa. Algumas dificuldades poderão ser enfrentadas, caso venham a ser definidas regras distintas em âmbito regulamentar municipal, cabendo à agência reguladora buscar compatibilizar tais regras com os contratos de programa.

CONSIDERAÇÕES FINAIS

A rigor, em virtude da necessidade de quadro de pessoal enxuto, e tomando nota da necessidade de gestão consorciada da maior parte das atividades relativas ao manejo de resíduos sólidos, ressalta-se a primazia para modalidades de atribuição da regulação que permitam a gestão associada, por possibilitarem ganhos de escala. Assim, agência reguladora municipal conveniada com outros municípios, agência reguladora consorciada e agência reguladora estadual são alternativas institucionalmente mais estáveis.

Diante da complexidade do sistema de prestação do serviço de limpeza urbana e manejo de resíduos sólidos urbanos e pela diversidade de regimes de prestação possíveis, constata-se que a função regulatória a ser exercida por agência reguladora variará conforme a natureza da atividade empreendida, bem como do regime jurídico da respectiva prestação. Logo, para as atividades de coleta, transbordo e transporte, por suas características intrínsecas, vislumbra-se maior facilidade na realização da regulação econômica e dificuldades na regulação técnica; nas atividades de triagem, tratamento e disposição final ocorre o inverso, sendo mais facilitada a regulação técnica e mais complexa a regulação econômica.

REFERÊNCIAS

[ABAR] ASSOCIAÇÃO BRASILEIRA DE AGÊNCIAS DE REGULAÇÃO. *Saneamento básico: regulação 2012.* Fortaleza: Expressão, 2012.

[ABRELPE] ASSOCIAÇÃO BRASILEIRA DE EMPRESAS DE LIMPEZA PÚBLICA E RESÍDUOS ESPECIAIS. *Panorama dos resíduos sólidos no Brasil 2011.* São Paulo: Abrelpe, 2012.

ARAGÃO, A. S. *Agências reguladoras: e a evolução do direito administrativo econômico.* Rio de Janeiro: Forense, 2005.

ARAÚJO, M. P. M. *Serviço de limpeza urbana à luz da lei de saneamento básico: regulação jurídica e concessão da disposição final de lixo.* Belo Horizonte: Fórum, 2008.

EDWARDS, G.; WAVERMAN, L. The effects of public ownership and regulatory Independence on regulatory outcomes: a study of interconnect rates in EU telecommunications. *Journal of regulatory economics* v. 29, n. 1, p.23-67, 2006.

FERNANDES, J. U. J. *Lixo: limpeza pública urbana: gestão de resíduos sólidos sob o enfoque do direito administrativo.* Belo Horizonte: Del Rey, 2001.

GROTTI, D. A. M. A evolução jurídica do serviço público de saneamento básico. In: OLIVEIRA, J. R. P.; DAL POZZO, A. N. (Coord.). *Estudos sobre o marco regulatório de saneamento básico no Brasil.* Belo Horizonte: Fórum, 2011, p.15-48.

[IBGE] INSTITUTO BRASILEIRO DE GEOGRAFIA E ESTATÍSTICA. *Pesquisa nacional de saneamento básico: 2008.* Rio de Janeiro: IBGE, 2010. Disponível em: http://www.ibge.gov.br/home/estatistica/populacao/condicaodevida/pnsb2008/PNSB_2008.pdf. Acesso em: 8 jan. 2013.

JUSTEN FILHO, M. Serviço público no direito brasileiro. *Revista de direito público da economia – RDPE,* Belo Horizonte, n.7, p.143-69, jul./set. 2004.

MACHADO, H. B. *A tarifa de lixo e o TJ do Ceará.* Fortaleza: Hugo de Brito Machado, 2004. Disponível em: http://www.hugomachado.adv.br. Acesso em: 8 jan. 2012.

MARQUES, R. C. *A regulação dos serviços de abastecimento de água e de saneamento de águas residuais: uma perspectiva internacional.* Lisboa: Ersar, Cesur, 2011. (Série Estudos)

MELLO, C. A. B. *Curso de direito administrativo.* 20.ed. São Paulo: Malheiros, 2006.

_____. Serviço público e poder de polícia: concessão e delegação. *Revista eletrônica de direito do estado – Rede,* Salvador, n.7, p.1-11, jul./set. 2006. Disponível em: http://www.direitodoestado.com.br. Acesso em: 8 dez. 2012.

MELO, A. J. M. Gestão associada para regulação do saneamento básico. In: PHILIPPI JR, A.; GALVÃO JR, A. C. (Eds.). *Gestão do saneamento básico: abastecimento de água e esgotamento sanitário.* Barueri: Manole, 2012, p.689-717. (Coleção ambiental)

MODESTO, P. Reforma do estado, formas de prestação de serviços ao público e parcerias público-privadas: demarcando as fronteiras dos conceitos de "serviço público", "serviços de relevância pública" e "serviços de exploração econômica" para as parcerias público-privadas. In: SUNDFELD, C. A. (Coord.). *Parcerias público-privadas.* São Paulo: Malheiros, 2005, p.433-86.

MORAES, G. O. *Controle jurisdicional da administração pública.* 2.ed. São Paulo: Dialética, 2004.

NATAL. Companhia de Serviços Urbanos de Natal (Urbana). *Contrato n. 025/11.* Natal: Urbana, 2011.

[SELUR/ABLP] SINDICATO DAS EMPRESAS DE LIMPEZA URBANA NO ESTADO DE SÃO PAULO. ASSOCIAÇÃO BRASILEIRA DE RESÍDUOS SÓLIDOS E LIMPEZA PÚBLICA. *Guia de orientação para adequação dos municípios à política nacional de resíduos sólidos (PNRS).* São Paulo: PwC, 2012.

[TCU] TRIBUNAL DE CONTAS DA UNIÃO. Secretaria-Geral de Controle Externo (Secex-RJ); Secretaria de Fiscalização e Avaliação de Programas de Governo (Seprog). *Relatório do segundo monitoramento do programa resíduos sólidos urbanos.* Brasília: TCU, 2011.

EXERCÍCIOS

1 - No seu entendimento, a delegação do serviço é condição necessária para justificar o exercício da atividade de regulação e a criação de uma agência reguladora? Por quê?
2 - Entre os modelos institucionais de definição do ente responsável pelo exercício da atividade de regulação, no âmbito do serviço público de limpeza urbana e manejo de resíduos sólidos, qual deles é o mais adequado para a gestão do seu município? Por quê?
3 - Agências reguladoras podem definir o valor das taxas (tributos) pelo serviço público de limpeza urbana e manejo de resíduos sólidos? E no caso de tarifas e outros preços?
4 - Que metodologia regulatória melhor se adapta à regulação técnica e econômica do serviço prestado por associações e cooperativas de catadores de materiais recicláveis? Por quê?
5 - Que metodologia regulatória melhor se adapta à regulação técnica e econômica do serviço prestado na atividade de disposição final dos resíduos sólidos nos aterros sanitários? Por quê?

6 | Modelos de regulação tarifária e a Lei n. 11.445/2007: as alternativas possíveis

Bruno Aguiar Carrara de Melo
Frederico Araújo Turolla

INTRODUÇÃO

O setor de saneamento básico contém importantes falhas de mercado que, em geral, impedem que o funcionamento de mercados livres atinja objetivos, como a eficiência e a cobertura adequadas, entre outros. Para que seja eficiente a atuação do Estado na forma de regulação, é preciso que o desenho dessa regulação seja adequado para que tal eficiência de fato se concretize. A regulação tarifária é um elemento essencial da atuação do Estado em relação a essas falhas de mercado, princípio que, inclusive, está estabelecido no marco regulatório nacional do setor de saneamento.

Este capítulo está estruturado em seis seções, além desta Introdução. A segunda seção apresenta o suporte teórico e as abordagens que embasam a regulação dos serviços de saneamento. A terceira seção discute os princípios regulatórios estabelecidos pela Lei n. 11.445 de 5 de janeiro de 2007 (LNSB), especificamente no que se refere à regulação tarifária. A quarta seção apresenta uma tipologia dos modelos de revisão tarifária, enquanto a quinta seção traz uma discussão prática sobre vários aspectos da implementação da regulação tarifária no ambiente setorial do saneamento no Brasil. Finalmente, são apresentadas observações conclusivas.

REGULAÇÃO TARIFÁRIA EM SERVIÇOS DE ABASTECIMENTO DE ÁGUA E DE ESGOTAMENTO SANITÁRIO

Economia da infraestrutura e a regulação

Algumas das questões cruciais para a sociedade são: como, quando e até onde o Estado deve intervir? Os modelos econômicos clássicos garantem a eficiência do mercado por meio da livre competição entre os agentes?

A eficiência econômica pode ser entendida por meio de seus três elementos principais: produtiva, alocativa e dinâmica. De acordo com a noção de eficiência produtiva, relacionada diretamente à teoria da produção na microeconomia clássica, o agente maximizador busca eficiência na capacidade de produzir uma quantidade ótima diante das restrições de recursos e da minimização dos custos de produção. Já o arranjo dos fatores produtivos sugere uma eficiência alocativa, que se sustenta na capacidade de otimizar a configuração dos recursos disponíveis. Tipicamente, a ineficiência alocativa resulta da capacidade dos produtores em estabelecer preços superiores ao custo marginal de produção do bem, por exemplo, em função de poder de monopólio, tendo como consequência o fato de os recursos escassos disponíveis não serem alocados adequadamente: os produtores logram participar da distribuição da renda econômica, obtendo uma parcela maior do que sua contribuição efetiva, à custa dos consumidores. Tanto a eficiência produtiva, quanto a eficiência alocativa, possuem características estáticas. No entanto, ao considerar-se o fator de inovação, como sugere a abordagem schumpeteriana, a característica dinâmica torna-se relacionada ao conceito de eficiência. Conforme Viscusi et al. (2005, p.67), a eficiência dinâmica diz respeito ao progresso técnico e corresponde "à eficiência com a qual uma indústria desenvolve novos e melhores métodos de produção e produtos".

A livre competição entre agentes é considerada como o principal promotor da eficiência, seja de natureza produtiva, alocativa ou dinâmica. No entanto, para que haja essa eficiência, alguns pressupostos institucionais devem ser respeitados, como a clara definição de propriedade sobre bens e serviços, simetria na distribuição da informação entre agentes, adequada coordenação entre os agentes dentro das cadeias produtivas, inexistência de fontes de poder de mercado, entre outros. Quando esses pressupostos não são atendidos e o mercado apresenta algum grau de ineficiência, tem-se uma situação conhecida como falha de mercado. Essas situações ineficientes motivaram diversos trabalhos, incluindo os de Pigou (1932) e de Coase (1937, 1960), que passaram a buscar explicações e soluções para as falhas do mercado. A regulação, dessa forma, pode ser entendida como ferramenta para compensar as falhas de mercado, de maneira a garantir maior eficiência econômica.

O poder de monopólio e o monopólio natural são falhas importantes para os setores de infraestrutura em geral, não sendo diferente no caso do saneamento básico. Braeutigam (1989) indica que haverá economia de escala quando o custo marginal diminuir diante do aumento da produção. Partindo das mesmas premissas, Baumol e Willig (1981) definem uma condição de monopólio natural em que o único produtor apresentará maior eficiência econômica. Randall (1987) afirma que, nas condições em que o monopólio natural é eficiente, o Estado deve atuar como regulador, de maneira que impeça a empresa de utilizar o poder de mercado para gerar lucros acima do normal ou para reduzir a produção e a qualidade dos serviços.

As consequências do monopólio e seus efeitos negativos sobre o mercado, em geral, são a restrição da produção, os preços elevados e a transferência de renda do consumidor para o produtor (Baldwin et al., 2012). A elevada especificidade dos ativos está associada ao elevado volume de custos irrecuperáveis (*sunk costs*), responsáveis pela formação do custo fixo das empresas de saneamento. Custos irrecuperáveis (*sunk costs*) são aqueles associados a investimentos de longo prazo de maturação, seja em ativos físicos ou em habilidades humanas, que são específicos a uma atividade e não podem ser reaproveitados em outra atividade, a não ser com alto custo de transição. Em setores que exigem custos irrecuperáveis, as empresas já estabelecidas têm benefícios potenciais durante um período de tempo, o que cria importantes barreiras à entrada de novos competidores (Joskow, 2007). Os custos sociais do monopólio tendem a ser mais significativos quanto maiores forem as barreiras à entrada e quanto mais inelástica for a demanda.

A presença de monopólios naturais em um ambiente de ativos altamente específicos implica, tipicamente, uma escolha entre as eficiências alocativa e produtiva. Se, por um lado, a maior eficiência produtiva poderia ser conseguida por meio da operação de um produtor único, as distorções alocativas resultantes do poder de mercado desse monopolista precisam ser controladas por algum mecanismo. Assim, eliminando-se a possibilidade de competição direta pelo critério de eficiência produtiva, a obtenção de eficiência alocativa requer o emprego de competição pelo direito à concessão para servir um determinado mercado, a chamada competição de Demsetz, ou ainda um mecanismo de regulação. Na prática, é possível combinar as duas alternativas, com a realização de leilões pela concessão e o estabelecimento de mecanismos de regulação.

Custos sociais resultantes de falta de competição em alguns setores podem ser reduzidos pela adoção da regulação. Mas é preciso que os custos regulatórios sejam inferiores aos benefícios advindos da regulação, dentre os quais se destacam: decisões técnicas sem interferência política (autonomia); controle da qualidade dos serviços; estímulo à eficiência operacional e a investimentos prudentes por meio da simulação de um mercado competitivo; tarifas que garantam tanto o equilíbrio econômico-financeiro quanto a modicidade tarifária; transparência de decisões; redução de risco para investidor (segurança) por meio do estabelecimento de regras, o que facilita a obtenção de recursos e reduz o custo de capital; e controle dinâmico que, por causa do monitoramento constante, pode acompanhar a evolução do setor e intervir oportunamente para superar dificuldades.

A teoria dos custos de transação ofereceu uma poderosa abordagem complementar à teoria tradicional. Coase (1937) inicia a abordagem dos custos de transação defendendo outras variáveis no modelo da produção econômica. Na microeconomia tradicional, a função de produção é determinada por uma relação entre insumos e produto, na qual os únicos custos relevantes, de acordo com essa abordagem tradicional, são os relacionados diretamente à produção, negligenciando, assim, os custos envolvidos em negociações, contratos e construção de relacionamentos, entre outros. Os custos de transação ocorrem sempre que os agentes econômicos recorrem ao mercado, tanto pela necessidade de negociar, redigir e garantir o cumprimento de cada contrato, como também por outros elementos de custo de oportunidade relevantes associados ao contrato.

A abordagem dos custos de transação incorpora, ainda, a presença de ativos específicos, os quais geram incertezas e riscos de adaptação ao ambiente. Especificamente em saneamento básico, a especificidade do capital é inibidora do investimento, na medida em que o valor de revenda dos ativos se reduz fortemente após o investimento ter sido feito. Isso é ainda mais grave por se tratar de um setor com volume de investimento requerido bastante superior à média dos demais serviços públicos. No caso de propriedade privada dos ativos, o poder de barganha entre o proprietário privado e o governo pode mudar radicalmente após o investimento ser feito (Williamson, 2012). Assim, a possibilidade de mudança dos termos após o contrato ser assinado inibe a sua assinatura, implicando um importante papel para a regulação econômica no controle dessa ação oportunista pós-contratual, típica de *moral hazard*.

Regulação econômica do saneamento

Os sistemas tarifários têm uma importância significativa na regulação dos setores de infraestrutura, principalmente quando se trata de monopólios naturais. Há grandes dificuldades na redução das assimetrias de informação entre regulador e regulado, complexidade para garantir a rentabilidade dos investidores e a satisfação dos consumidores, assim como conciliar as eficiências produtivas e alocativas, dado o *trade-off* existente.

A regulação deve garantir a qualidade dos serviços prestados, e a estrutura tarifária deve ser definida de modo que atenda a duas questões centrais. A primeira é o desafio intertemporal das eficiências de curto e longo prazo e a segunda relaciona eficiência e equilíbrio financeiro. Ademais, os modelos de regulação tarifárias tendem a minimizar as ineficiências causadas por assimetrias e conflitos entre a empresa detentora do monopólio natural e a agência reguladora.

Outros aspectos institucionais são relevantes na regulação do saneamento. Em particular, há um dilema tarifário: por se tratar de serviço essencial, torna-se um objetivo político que resulta em interferência política nas decisões técnicas e, como consequência, carrega ineficiências (p. ex., baixo desempenho e altos custos operacionais) que implicam tarifas elevadas. Ao mesmo tempo, a pressão política exige baixas tarifas por serviços essenciais para adequação à capacidade de pagamento da população, o que pode produzir baixa qualidade de serviço. Tem-se, assim, um círculo vicioso (Anwandter, 2011).

Note-se que há importantes considerações de equidade envolvidas no desenho de sistemas tarifários em saneamento. Pode-se, por meio da regulação e, especialmente, das políticas públicas em geral, buscar a transferência de renda ou de recursos para determinados grupos de indivíduos. Isso é feito por intermédio de subsídios de várias naturezas ou de determinadas obrigações legais e regulatórias, que, na prática, funcionam como subsídios. Por exemplo, um objetivo frequentemente perseguido nos sistemas tarifários é a justiça distributiva, que pode ser enunciada como o estabelecimento de um vínculo entre as tarifas que afetam um determinado indivíduo e a sua capacidade de pagamento. Em um grande número de casos há um dilema entre a eficiência dos sistemas e a equidade entre os indivíduos. Entretanto, há casos em que os subsídios se revelam eficientes, seja por reduzirem externalidades negativas, por exemplo, no sistema de saúde, seja por afetarem outras falhas de mercado.

REGULAÇÃO TARIFÁRIA NA LEI N. 11.445/2007

A LNSB estabeleceu princípios modernos de regulação do saneamento, em linha com a literatura específica e aproveitando a experiência internacional. O Capítulo V dessa lei, que versa sobre a regulação, estipula um conjunto de princípios que são: "I – independência decisória, incluindo autonomia administrativa, orçamentária e financeira da entidade reguladora; e II – transparência, tecnicidade, celeridade e objetividade das decisões" (art. 21). Esses princípios remetem diretamente à questão do desenho da entidade regulatória. Assume, nesse contexto, papel central o desenho de instituições e de mecanismos de incentivo que conduzam o regulador à tomada de decisões voltadas para a eficiência. A LNSB procurou, ainda, garantir a transparência no exercício da função regulatória, com dispositivos elencados no art. 26, que trata da publicidade.

O art. 22 da LNSB explicitou os objetivos da regulação, conforme o Quadro 6.1 (Turolla, 2012). Note-se, por relevante, que o objetivo explicitado no inciso IV do art. 22 evidencia a importância da regulação tarifária no processo de regulação do setor de saneamento.

Quadro 6.1: Incisos do art. 22 da LNSB

INCISO	COMENTÁRIO
I – estabelecer padrões e normas para a adequada prestação dos serviços e para a satisfação dos usuários	O inciso primeiro está relacionado a um tipo de assimetria informacional, uma conhecida falha de mercado. Os usuários e o poder concedente não são capazes de avaliar parâmetros importantes da operação sem procedimentos relativamente dispendiosos de fiscalização e controle. Na presença dessa assimetria informacional, não há incentivos suficientes para que o prestador de serviços ofereça os níveis desejáveis de qualidade, principalmente porque eles não serão plenamente percebidos pelos usuários e demais atores
II – garantir o cumprimento das condições e metas estabelecidas	O segundo inciso está relacionado às grandes externalidades presentes na cobertura das populações por infraestruturas, como as de rede geral, quando são soluções adequadas. A promoção do acesso universal, ou pelo menos de uma ampla cobertura em regiões mais adensadas, e eventuais soluções menos generalizadas em áreas menos povoadas, constitui fonte de ganhos para o conjunto da população, na forma de redução de incidência de doenças, melhor qualidade ambiental, redução da desigualdade entre os indivíduos (p. ex., por causa do menor valor relativo das propriedades não servidas e da maior perda de horas de trabalho e mesmo de vidas no grupo não atendido) e suporte necessário a certas atividades econômicas promotoras de emprego, como o turismo, entre outros
III – prevenir e reprimir o abuso do poder econômico, ressalvada a competência dos órgãos integrantes do sistema nacional de defesa da concorrência	O terceiro inciso decorre das características de monopólio natural, ou algo próximo disso, que estão presentes na operação de serviços com alto custo fixo incorrido em formas de capital altamente específico. A operação monopolista gera eficiência produtiva e é geralmente preferida, mas essa opção sacrifica a eficiência alocativa. Nesse contexto, são necessárias formas de controle da capacidade de extração de rendas indesejáveis, correspondentes ao poder de mercado. Há quem argumente que os prestadores de serviços públicos estão livres da busca do lucro e, portanto, dispensam tal controle, mas essa tese pode ser refutada pela evidência empírica – tanto prestadores públicos quanto privados devem ser controlados pela regulação

(continua)

Quadro 6.1: Incisos do art. 22 da LNSB *(continuação)*

INCISO	COMENTÁRIO
IV – definir tarifas que assegurem tanto o equilíbrio econômico e financeiro dos contratos como a modicidade tarifária, mediante mecanismos que induzam a eficiência e eficácia dos serviços e que permitam a apropriação social dos ganhos de produtividade.	O quarto inciso reflete a usual acomodação do prestador de serviços quanto ao necessário ganho de eficiência, tipicamente envolvendo baixo estímulo à produtividade em toda a sua estrutura de governança, tanto no corpo diretivo quanto no quadro funcional. Essa característica pode ser fortemente potencializada pelo aparecimento do corporativismo entre os colaboradores, bastante comum nesse tipo de serviço e que impede avanços. Para reverter a baixa eficiência e propiciar melhor uso de recursos em benefício do usuário, o ganho de eficiência deve ser fomentado externamente, por meio de estímulos – notadamente os de natureza tarifária. Os ganhos assim obtidos devem ser compartilhados com os usuários, por intermédio dos mecanismos de apropriação social dos ganhos de produtividade.

No tocante às tarifas, a LNSB explicita, em seu art. 29, a preferência pela tarifa como meio de promoção da sustentabilidade econômico-financeira dos serviços. Apresenta também, no parágrafo primeiro do mesmo artigo, diretrizes para as tarifas e outras remunerações dos prestadores de serviços de saneamento.

A LNSB procurou tanto incentivar a recuperação dos custos quanto a eficiência dos prestadores, entre outros objetivos. A esse respeito, cabe lembrar que, enquanto o esquema Planasa logrou antecipar recursos para produzir uma notável aceleração dos investimentos setoriais, não foi capaz de criar os incentivos regulatórios para a operação eficiente que poderia garantir a sustentabilidade dos sistemas financiados. Esse padrão de incentivos está provavelmente associado à regulação pela taxa de retorno prevista na Lei n. 6.528/78, já revogada. Esta estabeleceu que "as tarifas obedecerão ao regime do serviço pelo custo, garantindo ao responsável pela execução dos serviços a remuneração de até 12% (doze por cento) ao ano sobre o investimento reconhecido". Como resultado, a lógica do Planasa mostrou-se fortemente voltada à construção e ampliação dos sistemas, com menor destaque nos aspectos de operação. A ênfase na área de construção de novos sistemas, em detrimento do setor de operações, levou a uma posterior degradação dos sistemas.

Reajustes e revisões

O ajuste de tarifas é o principal instrumento à disposição dos reguladores para a obtenção de eficiência no uso dos recursos e de outros objetivos da regulação. Há que se diferenciar, entretanto, o processo de definição da tarifa (seu nível) dos procedimentos de ajuste. O processo de definição do nível da tarifa de serviços de saneamento básico envolve uma análise de investimentos, sobretudo quando se trata de uma negociação entre poder concedente e prestador de serviços. Essa definição deve levar em consideração o volume de investimentos a serem realizados pelo prestador, os padrões de fornecimento que se acordam, os subsídios externos a serem praticados, além de todos os demais atributos com impacto em custos.

Esse conjunto de decisões tem, necessariamente, caráter mais político que técnico. Cabe à sociedade definir a tarifa que deseja pagar para a obtenção de determinado padrão de serviço. Trata-se, portanto, de evento exógeno em relação aos processos tipicamente atribuídos à função regulatória, ainda que, em algumas experiências, o regulador tenha papel relevante, por atribuição legal ou por interesse do poder concedente.

Em muitos casos, a prestação de serviços é realizada pelo próprio poder concedente. É a situação dos serviços autônomos e departamentos municipais e, de certa forma, das companhias municipais de direito privado com administração pública. Nesses casos, é relativamente usual o concedente abrir mão de uma consideração explícita sobre a análise de investimentos subjacente ao projeto, deixando os fluxos financeiros sujeitos à incerteza quanto à trajetória futura das tarifas, as quais podem variar conforme critérios políticos ou técnicos, além de expostos às flutuações típicas dos processos de definição orçamentária. Isso é encontrado em um grande número de operadores no Brasil, carecendo de incentivos às boas práticas de governança. É fato, ainda, que vários contratos firmados por companhias estaduais no passado abriram mão de semelhante consideração explícita contratual, o que deixa em aberto a consideração sobre qual o plano de investimentos e de operação subjacentes, particularmente nos casos em que estes não foram apresentados fora do texto do contrato.

A decisão sobre o nível tarifário pode ser tomada no instante inicial da delegação da operação ou durante sua vigência. O instante inicial costuma ser o momento em que se detalham os conjuntos de planos de investimentos e de operação só possíveis com base na tarifa acordada. Ao longo da vida do contrato ou instrumento de delegação há possibilidade de revisões desses planos de investimentos e de operação, respeitado o equilíbrio econômico-financeiro do contrato. Ao contrário das definições iniciais, nas revisões desse tipo, que não ocorrem no instante inicial, é mais comum a participação ativa do regulador. Entretanto, no modelo tradicional, o regulador participa com insumos e com *expertise* técnica, mas pode preferir não chamar para si a responsabilidade pela tomada das decisões que cabem à sociedade, notadamente a escolha de um ponto no *trade-off* entre tarifa e investimentos/qualidade.

A tarifa a ser praticada guarda relação direta com o padrão dos serviços, mas os parâmetros dessa relação podem ser modificados pela maior ou menor eficiência no uso dos recursos pelo prestador de serviços. Em função disso, o desenho dos mecanismos de reajuste e de revisão tarifária tem papel fundamental na promoção do uso eficiente desses recursos, com benefícios aos usuários. Esse princípio ficou consagrado no art. 22, IV da LNSB, que inclui entre os objetivos da regulação "definir tarifas que assegurem tanto o equilíbrio econômico e financeiro dos contratos como a modicidade tarifária, mediante mecanismos que induzam a eficiência e eficácia dos serviços e que permitam a apropriação social dos ganhos de produtividade".

Uma vez definida a tarifa dos serviços, há uma decisão importante sobre as mudanças da tarifa nominal, tanto para atualização monetária da estrutura de receitas ante a evolução de custos, quanto para a criação de instrumentos indutores de ganhos de produtividade à disposição do regulador. Tais mudanças constituem decisão de natureza regulatória e tipicamente acontecem em duas ocasiões, que podem ser chamadas de eventos tarifários:

- Reajuste tarifário, que corresponde à previsão contratual (explícita ou implícita) de atualização monetária da estrutura de receitas ante a evolução dos custos. Normalmente, o reajuste é realizado com periodicidade definida, por exemplo, anual, e pode ou não seguir um índice preestabelecido. Notadamente, esse índice pode ser um índice de preços ao consumidor, índice geral de preços ou mesmo uma cesta setorial. Entretanto, não é razoável empregar um índice que corresponda à variação dos custos do próprio prestador, pois esta prática estimularia a ineficiência, que seria integralmente repassada aos consumidores.

- Revisão tarifária, que constitui o principal instrumento de estímulo à eficiência de que dispõe o regulador. Ela pode, também, corrigir desvios do reajuste tarifário, quando este se baseia em índice que não espelha adequadamente a variação dos custos de insumos a que o concessionário esteve sujeito no período relevante. As revisões podem ser ordinárias ou extraordinárias.

Na linha tradicional de regulação, os processos de reajuste tarifário têm caráter relativamente automático, podendo mesmo ser realizados com a aplicação de um índice predefinido com periodicidade fixa. Ainda que o processo envolva alguma discricionariedade do regulador no tocante à composição da cesta de custos, que se julga relevante para a composição do reajuste, tanto a participação dos usuários como a dos regulados não devem ser estabelecidas diretamente no processo decisório, em virtude dos conflitos de interesse potencialmente envolvidos. Em especial, os usuários representados tendem a privilegiar tarifas mais baixas, o que não deve ser confundido com modicidade tarifária. No limite, a tarifa de interesse do usuário é a mais baixa possível, enquanto a tarifa de interesse do regulado é a mais alta possível. Cabe, portanto, acentuar o caráter de independência do regulador para a definição desse reajuste (art. 21, I, da LNSB). Notadamente, os bons princípios da regulação indicam que o regulador deve manter independência, mas o processo decisório deve ser sujeito a tensões e incentivos internos que tragam responsabilização (*accountability*).

MODELOS DE REGULAÇÃO TARIFÁRIA

Além da regulação por contrato, os modelos de regulação tarifária podem ser divididos basicamente em dois tipos: regulação pelo custo, que define as tarifas com base nos custos do prestador e, assim, garante a recuperação de custos e uma remuneração justa; e regulação pelo preço, que desvincula as tarifas dos custos do prestador e, por meio de mecanismos de incentivo que permitem apropriação de excedente de lucro, estimula a eficiência operacional.

Entre os diversos modelos regulatórios existentes e suas variantes não existe um superior aos demais. Mesmo modelos tradicionais, como a regulação por custo de serviço, podem ter bons resultados se forem incorporados mecanismos de incentivo à gestão eficiente e à prudência no investimento. Dessa forma, "toda regulação é uma regulação por incentivos. Uma importante habilidade para reguladores é entender quais incentivos são criados por cada modelo particular e desenhar um esquema que melhor sirva aos seus objetivos" (Naruc, 2000).

Regulação por contrato (*franchise regulation*)

Por meio de licitação para concessão de serviço em determinada área promove-se competição e incentivos a controle de custos, pois a empresa vencedora será aquela que apresentar o menor preço. É fundamental estabelecer, no contrato, padrões mínimos de qualidade, que impeçam a entrega da concessão a empresas incapacitadas, e mecanismos de acompanhamento e controle.

Em casos de contratos de longo prazo, muitas vezes as regras estabelecidas não permitem adaptabilidade quando as condições econômicas mudam drasticamente, colocando em risco a sustentabilidade da atividade, a qualidade do serviço ou gerando altas tarifas e excedentes. A falta de adaptabilidade dos contratos, o risco de corrupção, o crescimento das empresas prestadoras, levando ao abuso de poder econômico, e os problemas de governança de contratos de concessão levaram à criação de agências reguladoras independentes.

Regulação pelo custo ou regulação por taxa de retorno

O modelo de custo de serviço, também conhecido por regulação por taxa de retorno (*rate of return regulation*), foi desenvolvido nos Estados Unidos em substituição à regulação por contratos, por permitir maior adaptabilidade às condições variáveis de mercado.

As tarifas são ajustadas (*ex-post*) de acordo com os custos do prestador para manutenção de determinado nível de remuneração. Se a taxa de retorno efetiva do período anterior foi mais alta que a estipulada, as tarifas para o período seguinte são reduzidas. Caso contrário, são aumentadas. As tarifas assim determinadas são consideradas justas, pois possibilitam aos prestadores a recuperação dos custos incorridos e impedem o estabelecimento de altos lucros característicos do monopólio.

A receita requerida (RR) para cobrir adequadamente os custos do prestador é definida com base em informações contábeis para um período de referência, a partir dos custos operacionais (CO) incorridos, dos impostos (I), da depreciação ou amortização (D) e da aplicação da taxa de retorno permitida (TR) sobre a base de remuneração (BR)[1]:

$$RR = CO + I + D + BR \times TR$$

A taxa de retorno (TR), ou custo de capital, é geralmente definida pelo método WACC (*Weighted Average Cost of Capital*) ou custo médio ponderado do capital, que consiste em uma média ponderada entre os custos de capital próprio e de terceiros. A base de remuneração tem relação com os ativos produtivos investidos não depreciados e com o capital de movimento.

A regulação por taxa de retorno possui vantagens: a sustentabilidade do negócio alcançada pela adaptação tarifária às condições variáveis ao longo do tempo; o baixo risco do negócio, pois há garantia de retorno do capital investido, com consequente redução do custo de capital e atração de investimentos; a manutenção dos lucros em nível adequado, do ponto de vista tanto dos investidores quanto dos consumidores; o contínuo monitoramento do lucro; e a possibilidade de manutenção de alta qualidade dos serviços.

Entretanto, a ênfase na recuperação de custos pode resultar em altas tarifas. A garantia de retorno de investimentos representa estímulos a investimentos desnecessários ou imprudentes, especialmente quando a taxa de retorno é atrativa (efeito Averch-Johnson). Adicionalmente, não há incentivos à operação eficiente e à redução de custos operacionais. Há, ainda, o risco de manipulação contábil por parte do prestador e de exigência de altos custos administrativos para o regulador, pois requer o processamento e a análise de muitas informações, bem como frequentes ajustes de preços.

---

1. Caso haja outras receitas não tarifárias, estas devem ser descontadas na determinação da receita requerida.

Quando os custos incorridos pelo prestador são incorporados integralmente na composição da tarifa, sem considerações de eficiência operacional ou prudência de investimento, há tendência à ineficiência e inchaço de custos que implicam tarifas altas. Esse sistema foi amplamente adotado em contratos de concessão antes da efetiva ação de agências reguladoras e da adoção da regulação por incentivos.

Entretanto, é possível obter bons resultados pela adoção da regulação por taxa de retorno, desde que alguns fatores sejam considerados: a taxa deve ser suficiente para atrair o investimento necessário para manutenção do nível de qualidade e possibilitar a expansão; os investidores devem ter segurança de recuperação do capital; devem ser adotadas práticas gerenciais eficientes; a estrutura tarifária deve estimular a racionalização do consumo; e as regras devem ser estáveis e previsíveis (Jamison, 2007b). Ainda é necessário que o regulador desconsidere custos ineficientes e investimentos não prudentes quando da revisão tarifária.

Uma característica marcante da regulação por taxa de retorno é a inexistência de uma periodicidade predefinida para se revisar as tarifas. Os custos devem ser constantemente monitorados e a revisão é procedida quando se percebe desequilíbrio econômico-financeiro.

A maior crítica à regulação por taxa de retorno consiste na falta de incentivos à eficiência operacional. Mas, mesmo que o regulador não glose a parcela ineficiente dos custos na definição das tarifas, o simples fato de as tarifas permanecerem constantes por um período representa estímulo à eficiência, pois permite lucro adicional por um tempo (Joskow, 2007).

A remuneração do modelo de regulação por taxa de retorno advém da aplicação da taxa de retorno (TR) permitida sobre a base de remuneração (BR), que tem relação direta com os investimentos realizados. Para maximizar o lucro a empresa tende a investir em excesso, inclusive substituindo trabalho por capital além do ponto ótimo de eficiência alocativa, o que é conhecido como efeito Averch-Johnson. Por isso, é fundamental que o regulador monitore os investimentos e considere na base de remuneração apenas os investimentos prudentes, úteis e em uso. Outra consequência do modelo é que o prestador não terá incentivos para operar sistemas já completamente depreciados ou amortizados, pois a tarifa cobrirá apenas os custos operacionais e impostos.

Base de remuneração

Há três métodos de avaliação da base de remuneração. O primeiro deles é denominado valor justo ou valor econômico. Sua determinação pode se basear na avaliação de mercado da empresa (*valuation*) ou pode resultar do fluxo de caixa descontado esperado. O problema desse método é que gera uma circular: tanto a avaliação de mercado quanto o fluxo de caixa dependem do valor da tarifa que se quer calcular.

O segundo método é o valor original ou histórico. Os ativos são avaliados pelo valor real que a empresa despendeu, de acordo com os registros da contabilidade patrimonial. Esse método tem como vantagens sua objetividade e o fato de estar diretamente relacionado com os recursos efetivamente investidos pela empresa. Mas sua aplicação é inviável quando os registros contábeis são deficientes. Outras desvantagens dizem respeito à dificuldade de aplicação em períodos de alta inflação e à possibilidade de sinalização econômica equivocada ao mercado, por ser desvinculado do valor econômico.

Há ainda o método de avaliação pelo valor de reposição, em que os ativos são avaliados com base no quanto seria necessário para substituí-los utilizando preços atuais de mercado, quando disponíveis, ou mesmo atualização do valor histórico pela inflação. Outra possibilidade é conceber uma empresa virtual e avaliar quanto essa empresa teria de investir, assumindo os custos atuais e adotando as novas tecnologias disponíveis, para atender o mercado da empresa regulada. Esse método possibilita superar deficiências de registros contábeis e avaliar o ativo por seu valor econômico, o que permite sinalização eficiente a investidores e a clientes. No entanto, há importantes desvantagens: subjetividade da concepção da empresa virtual; necessidade de inventários exatos, o que é especialmente difícil no setor de saneamento, no qual grande parte dos ativos está enterrada e sem registros confiáveis; intensividade em dados (banco de preços e modelagem dos sistemas); possibilidade de o retorno aos investidores ser diferente do realmente investido historicamente; e desconsideração das limitações históricas de investimento às quais a empresa foi submetida, inclusive em termos tecnológicos (Jamison, 2007b).

Em todas as abordagens, deve-se desconsiderar a fração já depreciada ou amortizada dos ativos. Depreciação e amortização (para ativo imobilizado e intangível, respectivamente) são geralmente vistas como registro contábil para compensar deterioração, perda de valor ou obsolescência do ativo. Em regulação, depreciação e amortização podem ser associadas à utilização anual de ativos que possibilita a prestação do serviço e que deve ser recuperada pelas receitas anuais.

Outras importantes considerações dizem respeito aos princípios de prudência, uso e utilidade (Jamison, 2007b). Um investimento é prudente se foi baseado no critério de minimização de custo. Um ativo está em uso e é útil quando está em operação, contribui para o serviço e não há excesso de capacidade ociosa. O regulador pode adotar o critério de glosar parte do valor de ativos segundo um fator de utilização, especialmente em terrenos não aproveitados na prestação de serviço, a fim de desestimular investimentos imprudentes.

Como apenas ativos em operação devem ser considerados, é preciso incluir o custo do dinheiro para financiar a construção, incorporando-o à base assim que o ativo entra em operação. Outra possibilidade seria adicionar os ativos na base à medida que são construídos, mas, assim, haveria violação dos princípios de uso e de utilidade, fazendo que usuários atuais pagassem por ativos que seriam utilizados no futuro.

Recursos não onerosos ou providos pelos usuários, como a inclusão na tarifa de quantias para novos investimentos, devem ser descontados da base de remuneração, assim como da base de depreciação ou amortização, ou seriam pagos em duplicidade pelos usuários.

Regulação pelo preço ou regulação por incentivos

A regulação pelo custo pode resultar em ineficiência do prestador, pois não há incentivo para a redução dos custos operacionais.

A regulação pelo preço dissocia a tarifa dos custos e visa a incentivar a eficiência operacional. Como os preços não acompanham os custos de determinado prestador, o lucro pode ser maior se houver aumento de produtividade. Assim, a rentabilidade deixa de depender apenas dos investimentos em capital e pode advir também de redução de custos. A ideia básica por trás da regulação pelo preço é que o regulador está em desvantagem de informação em relação ao prestador quanto ao potencial de eficiência operacional (assimetria de informação). O regulador não sabe se o ganho de produtividade obtido é resultado de esforço gerencial ou se é natural, em virtude das características inerentes do setor ou da empresa.

A regulação por incentivos adota uma abordagem menos intervencionista por meio do uso de recompensas e penalidades, que induzem o prestador a atingir objetivos desejáveis com maior liberdade de atuação (Lewis e Garmon apud Berg, 2000). Os incentivos substituem a tradicional forma de regulação por comando e controle. Em vez da determinação unilateral dos objetivos por parte do regulador, o prestador pode ser consultado e fornecer relevantes informações acerca das complexas interdependências que afetam seu desempenho. O regulador não prescreve ações específicas e permite que o prestador decida, utilizando informações internas, como promover a melhoria de desempenho (Berg, 2000).

Regulação por preço-teto (price cap regulation)

A metodologia de preço-teto foi desenvolvida no Reino Unido, na década de 1980, de forma que compôs o modelo regulatório de empresas privatizadas. Nesse modelo, as tarifas são mantidas constantes por um período predeterminado, a não ser por reajustes anuais que consideram a inflação e um fator de ajuste (fator X). Assim, a redução de custos gera aumento do lucro enquanto durar o ciclo tarifário. Ao permitir que as empresas retenham o excedente de lucro por um tempo, espera-se que sejam estimuladas a reduzir seus custos e, assim, revelem ao regulador a eficiência potencial. Ao final do ciclo tarifário, o regulador pode redefinir os preços em uma revisão tarifária, convertendo o ganho de produtividade em prol da modicidade para beneficiar o usuário, e calcular um novo fator X. Quanto maior o ciclo, maior o incentivo ao aumento de eficiência, mas se eleva a possibilidade de o prestador auferir altos excedentes, o que não é bem-aceito pela sociedade.

A variação do preço médio[2] (P_1-P_0) do prestador é limitada por um índice que inclui a inflação (*inf*) e um fator que geralmente reflete o ganho de produtividade esperado (X). A regra de reajuste é mantida durante um ciclo predeterminado (geralmente de 3 a 6 anos), de forma que permita ao prestador absorver o ganho de produtividade excedente e tenha incentivos para aumentar a eficiência operacional, obedecendo à seguinte fórmula:

---

2. Uma variante é a regulação por receita-teto (*revenue cap regulation*) em que o controle é pela receita da prestadora em vez do preço médio, mas não há incentivos adequados em casos de mercado em crescimento (Albon, 2000).

$$P_1 = P_0 \times (1 + inf - X)$$

Dentre os benefícios da regulação por preço-teto, destacam-se: incentivos à melhoria da eficiência operacional; atenuação dos efeitos de assimetria de informação entre o prestador e o regulador; redução do incentivo a investimentos não prudentes; maior liberdade de ação do prestador; menores custos administrativos para o regulador durante o ciclo tarifário por causa da simplicidade dos reajustes; maior estabilidade de preços; e possibilidade de estabelecimento de trajetória de preços.

Ao dissociar as tarifas dos custos, aloca-se maior parcela de risco ao prestador, pois variações de custos de insumos e de demanda não são compensadas pela tarifa. Essa alocação de risco ao prestador é benéfica, pois é este o agente que pode gerir o risco e mitigá-lo por meio de seu plano estratégico (Acende Brasil, 2011). Entretanto, ao submeter a empresa a maior risco, há elevação do custo de capital, o que pode comprometer investimentos em aumento de capacidade.

Como maior incentivo é dirigido à eficiência operacional, pode haver deterioração da qualidade dos serviços ou baixo investimento em expansão. No início do ciclo, o prestador tende a investir prioritariamente em ganho de produtividade, que gera aumento de lucro; e no fim do ciclo, próximo à revisão tarifária, em aumento de capacidade, pois a remuneração do próximo ciclo pode depender do investimento realizado. A manutenção da regra durante o ciclo faz que os riscos de flutuações de custos sejam alocados à empresa.

Como a assimetria de informação faz que o regulador desconheça a eficiência potencial do prestador, e como o regulador não pode comprometer a sustentabilidade da atividade, é possível que se estabeleça um preço inicial alto, que garanta a cobertura dos custos e não coloque em risco o equilíbrio econômico-financeiro da empresa regulada. Nesse caso, a empresa pode auferir significativos excedentes no período entre revisões tarifárias com redução dos custos, constituindo um problema moral perante a sociedade.

Os preços-teto são revistos periodicamente em intervalos regulares, geralmente três a seis anos, quando ocorre reversão de ganhos de produtividade aos usuários por meio de redução de tarifas. Caso o regulador utilize informações de desempenho passado para definir o novo preço-teto, as questões associadas ao modelo de regulação por taxa de retorno ressurgem.

Se o prestador antecipar que a variação da produtividade obtida no ciclo tarifário pode ser usada no futuro para reduzir preços, não há tanto incentivo à eficiência. Mas há mecanismos que amenizam o problema, como utilizar informações fora do controle do prestador, por exemplo, medidas de desempenho de outras empresas (King, 1998).

Pode-se, ainda, dissociar completamente os preços do custo do prestador, inclusive na revisão tarifária, intensificando os incentivos à eficiência. Os custos operacionais reconhecidos podem ser determinados por meio de comparação com outros prestadores ou pela construção de uma empresa de referência, baseada nas melhores práticas do setor adaptadas às características da concessão. Mas a dissociação dos custos aloca mais risco ao prestador, com consequente aumento de custo de capital.

No modelo de preço-teto há, ainda, o risco de se estimular alta alavancagem, que pode constituir-se em armadilha para o regulador no longo prazo. Como o custo de capital de terceiros é inferior ao custo de capital próprio, o prestador pode ser induzido a ter um percentual de endividamento superior ao adotado no cálculo do WACC para definição tarifária, pois, assim, incorrerá em custo de capital inferior ao reconhecido e haverá maior lucro durante o ciclo tarifário. Apesar de ser possível definir tarifas mais baixas no curto prazo pela consideração de um peso maior ao capital de terceiros, no longo prazo o alto endividamento da empresa regulada pode elevar o custo de capital de terceiros e obrigar o regulador a manter altas tarifas para evitar a falência do prestador (DTI, 2004). O crescimento do endividamento em empresas reguladas pelo sistema de regulação pelo preço-teto foi observado no Reino Unido e em outros países europeus nos setores de energia elétrica, de telecomunicações, de gás e de água (Cambini, 2011). Por isso, é fundamental que o regulador acompanhe e estabeleça limites de endividamento das empresas reguladas.

Custos não administráveis

Quando o esforço de gestão do prestador não exerce influência significativa sobre alguns itens de custo, existem custos que podem ser integralmente repassados para os usuários por meio da tarifa. É possível adotar uma variante do *price cap* em que a parcela não administrável (NAd) varia conforme os custos incorridos, para garantir a neutralidade, e apenas a parcela administrável (Ad) é mantida constante durante o ciclo, a não ser pela inflação e pelo fator X. O preço do momento 1 (P_1) seria:

$$P_1 = \frac{NAd_1 + Ad_0 \times (1 + inf \pm X)}{Mercado}$$

em que:
P_1: Preço do momento 1.
NAd_1: Custo não administrável em 1.
Ad_0: Custo administrável em 0.
inf: Inflação.
X: Fator X.
Mercado: Mercado de referência.

Os custos geralmente tidos como não administráveis, em saneamento, são os de energia elétrica, materiais de tratamento e impostos. O argumento é que o prestador é tomador de preços e qualquer variação fora do controle deveria ser integralmente repassada para a tarifa. Entretanto, dos itens citados como custos não administráveis, apenas os impostos têm, de fato, essa característica. O prestador possui parcela significativa de gerenciamento sobre os demais itens, seja por aumento de eficiência e redução de insumos, seja por substituição de produtos com preços diferenciados, ou ainda por negociação contratual. Ao garantir o repasse integral de tais custos na tarifa, não há incentivo ao aumento de eficiência do prestador.

Para evitar acomodação do prestador e menor produtividade, o repasse deve se basear na variação de preços dos insumos não gerenciáveis e não do custo total. Utilizar variações de preços de mercado, em vez das incorridas pelo prestador, representa algum incentivo quanto à busca de melhores condições na negociação com fornecedores.

INFLAÇÃO

A inflação a ser usada na fórmula do *price cap* pode ser um índice de variação de preços sentida pelos usuários, como IPCA ou IGP-M, ou um índice que reflita a variação de custos para o prestador.

A adoção de um índice de inflação ao consumidor objetiva refletir na tarifa a inflação média da economia e acompanhar a capacidade de pagamento dos usuários, já que salários costumam acompanhar a inflação. Esse método contribui para a inflação inercial e exige ajustes quando as variações de preços de insumos do prestador não guardam relação com o índice de inflação utilizado. A Aneel, por exemplo, ao adotar o IGP-M em sua fórmula do *price cap*, teve de criar um elemento no fator X que ajustasse o índice de reajuste à variação do custo de pessoal, que é mais aderente ao IPCA.

Uma alternativa é criar um índice que reflita a variação de custos do prestador em virtude da variação de preços de insumos, e não de montantes. Pode-se construir uma cesta de índices segundo a participação dos itens de custo mais relevantes para o prestador, como pessoal, serviços de terceiros, energia elétrica, material de tratamento, manutenção, impostos, entre outros.

Uma maneira de combater a inflação inercial é adotar, em vez dos índices inflacionários correntes, o resultado da regressão dos índices inflacionários históricos. Assim o reajuste seria menor em ano de alta inflação, e maior em ano de inflação baixa, amortecendo as oscilações inflacionárias ao longo do tempo.

Fator X

O fator X tem papel central no modelo de regulação por preço-teto, por consistir na diferença entre o reajuste e a inflação. O fator X foi concebido para distribuir parte do ganho de produtividade[3] esperado durante o ciclo tarifário com os usuários, pois o ganho de escala possibilita redução do custo médio, mesmo sem esforço de gestão. Entretanto, é possível estender sua aplicação para incorporar mecanismos de incentivo por incremento da qualidade da prestação, intensificação de investimentos ou estipular uma trajetória tarifária que evite choques tarifários. Pode-se, portanto, definir o fator X como um somatório de fatores de produtividade, qualidade e trajetória, entre outros.

O fator produtividade pode tanto ser calculado pela variação da relação produto/insumo do próprio prestador, ao longo do tempo, como pelos índices de Törnqvist ou de Malmquist. Mas, como o desempenho do prestador interfere no cálculo do fator a ser abatido do índice inflacionário no reajus-

---

3. Os ganhos de produtividade decorrem de ganhos de escala, eficiência e evolução técnica (Aneel, 2010).

te, o prestador tende a não se esforçar muito em aumentar sua eficiência (efeito *ratchet*).

Uma alternativa para definição do fator produtividade é olhar para a frente, em vez de utilizar dados históricos, e adotar o modelo *building blocks*, usado na Austrália desde 1998, que consiste em igualar o fluxo de caixa descontado pela taxa de remuneração durante o ciclo tarifário à mudança da base de remuneração, tendo como variável dependente o próprio fator de produtividade.

A base de remuneração (BR) de cada ano é igual à base do ano anterior (BR_0) mais investimento (Inv) menos depreciação ou amortização (D) do ano:

$$BR_t = BR_0 + \sum_{i=1}^{t}(Inv_i - D_i)$$

Já o fluxo de caixa descontado (FCD) pela taxa interna de retorno durante o próximo ciclo tarifário pode ser escrito como os somatórios das diferenças anuais entre a receita, calculada pelo produto entre preço (P) e quantidade (Q), e os custos operacionais (CO), investimentos (Inv) e impostos e taxas (I) trazidas a valor presente pela Taxa de Remuneração (TR):

$$FCD = \sum_{i=1}^{n} \frac{P_i.Q_i - CO_i - Inv_i - I_i}{(1+TR)^i}$$

O fator produtividade, a ser aplicado como redutor dos preços (P) seria aquele que igualasse o fluxo de caixa descontado à variação da base de remuneração ao final do ciclo tarifário:

$$\sum_{i=1}^{n} \frac{P_i.Q_i - CO_i - Inv_i - I_i}{(1+TR)^i} = BR_0 - \frac{BR_n}{(1+TR)^n}$$

Manipulações algébricas dessas fórmulas resultam em expressão similar à da regulação por taxa de retorno em que o preço (P) é anualmente ajustado pelo fator produtividade, de forma a cobrir os custos operacionais, impostos e depreciação esperados e remunerar a base considerando-se os investimentos e as depreciações de cada ano. Mas, ao contrário da regulação por taxa de retorno, a abordagem conhecida como *building blocks* adota a perspectiva futura baseada em expectativas e considerações de eficiência para compor cada componente da fórmula:

$$P_i.Q_i = CO_i + I_i + D_i + BR_{t-1} \times TR$$

em que:
P : Preço.
D: Depreciação.
Q: Quantidade.
BR_i: Base de Remuneração.
CO: Custos Operacionais.
TR: Taxa de Remuneração.
I: Impostos e taxas.

Apesar de permitir a aplicação da remuneração considerando os investimentos anuais ao longo do ciclo, e, assim, representar estímulo a investimentos em ativos, tal formulação é intensiva em dados e exige previsões de todos os elementos, algo especialmente difícil quando se considera a assimetria de informação, e adiciona complexidade ao modelo de preço-teto, que tem na simplicidade um de seus pontos fortes. Como a evolução tarifária leva em conta previsões de investimento, ao final do ciclo deve haver um ajuste que verifique se o investimento previsto de fato ocorreu.

Há ainda a possibilidade de desvincular o fator produtividade do desempenho passado ou previsto do prestador e aplicar um índice de produtividade baseado no desempenho de outros prestadores, utilizando métodos de *benchmarking*, seja por métodos paramétricos como regressão linear ou fronteira estocástica, ou por não paramétricos como DEA (*data envelopment analysis* ou análise envoltória de dados). Ao desvincular o fator produtividade dos custos do prestador, intensifica-se o estímulo à eficiência, mas eleva-se o risco alocado ao prestador. Por evitar a necessidade de projeção de mercado, investimento, depreciação, custos operacionais e impostos, esse método permite simplificar a aplicação do modelo de preço-teto. Mas a comparação exige tratamento de dados dos diversos prestadores, a fim de reduzir interferência de fatores inerentes a cada prestador.

Caso o fator produtividade seja muito alto, convertendo grande parte do ganho de produtividade em prol da modicidade tarifária a cada reajuste, o prestador percebe baixo incentivo ao aumento de eficiência. Ou seja, o que pode parecer vantajoso para os usuários no curto prazo, converte-se em desvantagem no longo prazo, pois não permite significativa redução tarifária no momento da revisão.

O fator qualidade pode atuar como mecanismo de estímulo à qualidade do serviço ou, ainda, induzir o direcionamento de esforços do prestador para áreas que o regulador julgar relevantes. O fator qualidade tem o intuito de condicionar ações do prestador, tendo como contrapartida ganhos ou perdas de receita. Diferencia-se de multa ou sanção, que tem caráter coercitivo e deve ser aplicada quando ocorre infração de normas (Aneel, 2010).

Quando, ao redefinir o preço inicial na revisão tarifária, tem-se como resultado um reposicionamento tarifário muito divergente das tarifas então aplicadas, pode-se construir um fator trajetória que atenue o efeito tarifário aos usuários ao longo dos anos do ciclo.

Empresa de referência

A metodologia de empresa de referência visa a determinar os custos operacionais eficientes a partir da construção de uma empresa virtual, que prestaria o serviço nas mesmas condições da empresa real. Ou seja, é concebida uma empresa imaginária que competiria virtualmente com a empresa real, estimulando, assim, o aumento de produtividade.

Para isso, é preciso identificar e definir detalhadamente todos os processos e atividades necessários para a prestação de serviço. A partir daí, os recursos humanos e materiais seriam determinados com base nas boas práticas de mercado, considerando as especificidades da área de concessão (Acende Brasil, dez/2007).

Apesar da vantagem de considerar as peculiaridades da concessão, a aplicação dessa metodologia exige alto grau de complexidade, detalhamento e domínio do regulador acerca de todas as atividades da empresa. Outro efeito negativo é a redução de liberdade gerencial das empresas para aumentar a produtividade, pois a tendência natural é a adaptação ao modelo.

Para definir as boas práticas de cada atividade, o regulador precisa ter acesso a padrões de referência ou adotar práticas de *benchmarking* com informações gerenciais detalhadas de várias empresas.

Por ser altamente complexa e intensiva em dados, a metodologia de empresa de referência é de difícil aplicação, dificulta a reprodução e entendimento por parte dos prestadores e pode promover sinalização equivocada aos agentes do setor como prestador, sindicatos e usuários.

Regulação por comparação (yardstick regulation)

O modelo de regulação pelo preço-teto exige o estabelecimento de preço inicial (P_0) a cada início de novo ciclo tarifário, processo conhecido como revisão tarifária. Como a tarifa permanece fixa ao longo do ciclo, alterada apenas pela inflação e pelo fator X, o prestador percebe incentivo ao reduzir seus custos operacionais, pois pode se apropriar do excedente.

Para o cálculo do preço inicial de cada ciclo, é possível utilizar informações de custo do próprio prestador, convertendo os ganhos de produtividade obtidos ao longo do ciclo tarifário em prol da modicidade tarifária. Entretanto, tal alternativa implica adotar a regulação pelo preço apenas enquanto durar o ciclo, e regulação pelo custo na revisão. Como os custos do próprio prestador são utilizados na redefinição de preços, há menor incentivo à eficiência, especialmente no ano anterior à revisão.

Outra abordagem, conhecida como regulação por comparação (*yardstick competition*), busca definir o nível das tarifas na revisão a partir da comparação entre as empresas do setor, levando em conta as diferenças entre áreas de concessão. A utilização dessa prática associada à regulação pelo preço-teto durante o ciclo tarifário permite dissociar permanentemente as tarifas dos custos do prestador, proporcionando incentivos duradouros para a eficiência operacional. Assim, a revisão não implica repasse integral dos ganhos de produtividade obtidos ao longo do ciclo anterior. Já que a tarifa é construída pela comparação de eficiência entre prestadores, caso o prestador em questão seja mais eficiente que os demais, pode haver manutenção de altos lucros.

Como as tarifas são desvinculadas dos custos, o equilíbrio econômico financeiro do prestador pode ser comprometido, caso sua eficiência seja inferior ao admitido a partir da comparação do conjunto de empresas. A definição de tarifas de um prestador abaixo de seu custo pode comprometer sua capacidade de melhoria de eficiência e ameaçar a sustentabilidade da prestação (Acende Brasil, 2011).

A comparação de eficiência exige informações confiáveis e detalhadas de muitas empresas e a avaliação cuidadosa das especificidades das áreas de concessão que podem interferir nos custos de cada uma. Entre os fatores que influenciam custos fora do controle dos prestadores, conhecidos como variáveis ambientais ou de contexto, estão: escala do mercado, tamanho da rede, proporções entre as diferentes categorias de usuários, densidade de população e topografia. O impacto desses fatores nos custos deve ser levado em consideração ao realizar-se a comparação, algo muito difícil na prática (Albon, 2000).

Além do maior estímulo à eficiência, por meio da competição virtual com empresas reais que possuem diferentes estratégias de atuação, a definição de preços por comparação de desempenho entre prestadores facilita a compreensão por parte dos usuários. Porém, as desvantagens incluem: dificuldade de comparação, em virtude da heterogeneidade entre prestadores e áreas de atuação; exigência de informações confiáveis de muitos prestadores; possibilidade de conluio entre prestadores; e risco de desequilíbrio econômico do prestador.

Para que esse modelo seja adotado, é fundamental que as informações disponibilizadas possam ser auditadas e que haja responsabilização por dados inverídicos, pois há possibilidade de manipulação que favoreça o prestador.

O desafio inicial do modelo consiste em medir a eficiência de cada empresa que, em uma etapa posterior, será comparada às de outras empresas. Para isso, podem-se calcular fatores de produtividade ou estimar funções de custo ou de produção, parciais ou totais.

A função de produção é uma medida estritamente física da eficiência técnica, e relaciona quantidades produzidas a insumos utilizados. Já a função de custos é um conceito econômico que estima a eficiência produtiva ou total, envolvendo tanto a eficiência técnica quanto a alocativa (combinação adequada de insumos), e relaciona o custo ao nível de produção e preços dos insumos.

Nos casos em que as empresas devem satisfazer a demanda e estão sujeitas a tarifas definidas pelo regulador, isto é, não gerenciam nem o nível de produção nem os preços, a eficiência consiste em minimização de custos a um determinado nível de produto. Nesse caso, é preferível adotar como medida de eficiência uma função de custos orientada a insumos (Ferro e Romero, 2009).

As funções de eficiência devem levar em conta tanto insumos (e preços de insumos no caso de função de custos) quanto variáveis ambientais, que busquem captar os fatores exógenos que afetam o desempenho, como escala e densidade.

Após a determinação das funções de eficiência das empresas, procede-se à comparação, que pode adotar modelos paramétricos (econométricos) ou não paramétricos (programação linear). Um modelo paramétrico é a regressão múltipla pelo método de mínimos quadrados ordinários, associando produtos ou custos a insumos, o que permite avaliar o nível médio do conjunto dos prestadores e margens estatísticas (inferior e superior) calculadas a partir dos erros-padrão dos coeficientes. Resultados dentro desses limites podem ser considerados como estatisticamente dentro da normalidade; abaixo são indicativos de eficiência e; acima, sinalizam ineficiência. Caso a intenção seja elevar o padrão de eficiência do setor, e não exigir do prestador ineficiente um desempenho médio, pode-se deslocar a fronteira de eficiência.

O modelo DEA (*data envelopment analysis*) consiste em determinar a fronteira de eficiência a partir das empresas mais eficientes, pela utilização de técnicas de programação linear não paramétricas e verificar a distância dos prestadores com relação à fronteira. Em vez de utilizar a média como padrão de eficiência, como na regressão, exige-se um desempenho superior em busca da fronteira de eficiência. Mas, estabelecer como padrão o custo da empresa mais eficiente pode eliminar o incentivo econômico, transformando o incentivo em penalidade. Todas as empresas, exceto a de menor custo, teriam prejuízos e não seria disponibilizado recurso adicional para as empresas com eficiência acima da média investirem em incremento da produtividade e manter a evolução do setor (Acende Brasil, out/2007).

A análise de fronteira estocástica é um modelo paramétrico com resultados similares ao DEA, mas que permite a avaliação de efeitos aleatórios na eficiência. É possível explicitar o resíduo, dividindo-o em duas componentes: uma parte aleatória e outra que mede a ineficiência (Ferro e Romero, 2009).

Outra possibilidade é o painel, que adota mais de uma observação para cada empresa, seja com dados ao longo do tempo, permitindo observar fatores específicos que se mantêm constantes, ou de partes da empresa em um mesmo tempo.

O método não paramétrico tem como principais vantagens não impor *a priori* uma forma da função e ser de fácil entendimento, mas é sensível a valores extremos (*outliers*) e não permite a utilização de técnicas estatísticas para avaliação de testes de hipótese. Já os métodos paramétricos, apesar de serem mais complexos e de imporem uma forma à função, permitem estabelecer relações entre variáveis pela adoção de análise econométrica e avaliação de erros de estimação.

Como a medida relativa de eficiência depende do método empregado de comparação, é preciso proceder a uma análise de consistência pelo confronto de resultados de diversas técnicas e verificar se os resultados são coerentes, o que permite fortalecer a posição do regulador diante dos prestadores. Se os resultados forem confiáveis, o regulador pode enviar as avaliações de eficiência às empresas, para que sejam comentadas, envolvendo-as, assim, no processo de *benchmarking* e contribuindo para que as informações utilizadas sejam confiáveis, e os resultados, compreensíveis e justificáveis. Dessa forma, o *benchmarking* se converte em um processo iterativo que contribui para a redução da assimetria de informação (Ferro e Romero, 2009).

Os passos fundamentais da comparação (*benchmarking*), segundo Ferro e Romero (2009), são:

- Identificar um conjunto de empresas comparáveis.
- Construir o "coração" teórico do modelo: seleção do tipo de relação a estimar (função de produção, de custos ou de distância), decisão sobre o conceito de eficiência relevante e definição das variáveis (insumos e produtos).
- Eleger todas as variáveis ambientais que podem afetar o desempenho.
- Estimar o modelo inicial (função de eficiência) e seguir um procedimento de eliminação de variáveis ambientais para assegurar que as não significativas não façam parte do modelo final.
- Estimar o modelo final (comparação de eficiência entre empresas) com diversas técnicas disponíveis.
- Aplicar análise de consistência.
- Estabelecer um ranking relevante, fundamentado e único, que faça uso de toda informação anterior.

Faixa de taxa de retorno (banded rate of return)

É uma variante da regulação por taxa de retorno com adição de incentivo, por permitir que a empresa tenha rentabilidade superior, desde que não ultrapasse certo limite. A possibilidade de reter excedente do lucro induziria a empresa a envidar esforços para aumento da produtividade.

Partição de lucros (profit sharing)

Enquanto o modelo de regulação por taxa de retorno impede excesso de remuneração, mas causa ineficiência e pode levar a altas tarifas, o modelo de preço-teto estimula a eficiência, mas pode levar a altas rentabilidades, o que não é aceito pela sociedade, especialmente quando se trata de bem ou serviço essencial.

Uma solução intermediária é a partição de lucros, em que os preços são parcialmente predefinidos, mas podem mudar parcialmente em resposta a custos realizados. A receita requerida (RR) é determinada por uma componente fixa (α) definida *ex-ante* e uma segunda componente baseada no custo realizado pela empresa (C) e em um fator (β) responsável pela partição que define quanto da receita é influenciado pelos custos realizados.

$$RR = \alpha + (1 + \beta) \times C$$

em que:
RR: Receita Requerida.
α: fator variável.
β: fator fixo.
C: Custo realizado.

Na regulação por taxa de retorno sem considerações de eficiência, os parâmetros α e β seriam iguais a zero e a receita requerida seria igual ao custo realizado (RR = C).

Na regulação por preço-teto, o fator β seria igual a 1 e a receita requerida seria fixa, igual ao custo eficiente estipulado pelo regulador (RR = α = C*).

Na regulação por partição de lucro, o valor de α seria definido entre 0 e o custo eficiente (C*) e o valor de β, entre 0 e 1.

O regulador pode oferecer um menu de opções de parâmetros α e β condicionadas a condutas do prestador. Uma empresa capaz de aumentar sua eficiência poderia optar por β próximo de 1 e α próximo do custo eficiente (C^*), e haveria alguma conversão de eficiência em prol da modicidade tarifária. Caso a empresa não tenha oportunidades de redução de custos, a opção seria por um conjunto de α e β próximos a zero, mas que induziria a alguma redução de custos (Joskow, 2007).

Regulação da qualidade

Qualquer tipo de regulação por incentivos exige controle de qualidade, pois a redução de custos do prestador pode advir de deterioração da qualidade de serviço em vez de aumento de produtividade. Fiscalizações são fundamentais para avaliar se as normas de prestação são respeitadas e se a qualidade mínima é atendida. Caso contrário, penalidades e multas devem ser aplicadas.

Outro mecanismo é a adoção de incentivos econômicos, como o fator qualidade na regulação por preço-teto, para melhoria da qualidade do serviço e atitudes benéficas aos usuários, além do exigido na legislação.

A adoção de indicadores métricos que avaliem a qualidade da prestação permite ao regulador o monitoramento constante, a seleção de amostra de fiscalização, a implementação de mecanismos de incentivo tarifário e, ainda, a manutenção ou melhoria da qualidade, caso haja exposição à população (*sunshine regulation*).

ASPECTOS PRÁTICOS DA REGULAÇÃO TARIFÁRIA

Assimetria de informação

O regulador tem uma série de objetivos, como atingir a universalização dos serviços, estabelecer preços módicos, propiciar equilíbrio econômico-financeiro ao prestador, manter boa qualidade dos serviços, tornar a atividade sustentável e estável, promover inovação, entre outros. Entretanto, o regulador não atua diretamente no setor, mas depende da ação do prestador de serviços, que deve incorrer em custos e exercer esforços para atingir esses objetivos. Alguns objetivos são comuns, mas os prestadores geralmente têm outros interesses, como a maximização de lucros e a minimização de esforços. Esse dilema é conhecido como "problema principal-agente".

Ao contrário do prestador (agente), o regulador (principal) desconhece a real capacidade de redução de custos, o grau de esforço exigido para alcançar metas, o grau de otimização de investimentos e outros, ou seja, há assimetria de informação entre o prestador e o regulado. Ao analisar os custos *ex-post*, o regulador não pode determinar se o aumento de produtividade foi resultado de esforço de gestão do prestador, se é uma característica inerente ao setor ou às condições de operação, ou se houve, apenas, redução de preços de insumos.

Para resolver esse paradoxo, o regulador pode oferecer incentivos que, ao permitir algum excedente de lucro por um período, estimulem o prestador a intensificar o esforço de gestão e revelar o potencial de eficiência. O mecanismo de *price cap* tem esse objetivo, especialmente no que tange aos custos operacionais.

Outra forma de mitigar o problema de assimetria de informação é contar, no quadro da agência reguladora, com profissionais de notória capacidade, originários do mercado, que trarão conhecimento da estrutura e da cultura empresarial do setor.

Mais uma importante ferramenta para reduzir a assimetria é a promoção de interação dinâmica entre a empresa regulada e o regulador. A contínua interação faz que o regulador aprenda sobre as características, métodos e limitações da empresa regulada.

A Teoria dos Jogos, que estuda estratégias de atuação de agentes de acordo com seus objetivos, ressalta a importância da repetição (iteração) como forma de alcançar a cooperação e o equilíbrio quando há interesses antagônicos. A possibilidade de reação, pela falta de cooperação em jogos anteriores, conduz a um resultado melhor em virtude do receio de punição. Atitudes éticas, transparentes e bem-intencionadas do prestador ao longo do tempo podem contribuir para a construção de reputação positiva perante o regulador.

Indicadores de desempenho

O prestador pode ser fonte de informação para o regulador, mas, quando sujeito a críticas por seu desempenho, torna-se defensivo e dificulta o acesso à informação. Deficiências contábeis também podem impedir a avaliação adequada e independente do desempenho do prestador.

A adoção de modelos de regulação pelo preço que utilizam indicadores de desempenho ou comparação entre prestadores, ou a aplicação de mecanismos de eficiência no modelo de regulação pelo custo, exige o estabelecimento de indicadores que permitam verificar a evolução da produtividade do prestador no tempo ou comparativamente a outras empresas.

A avaliação de desempenho de prestadores tem várias dimensões: produtividade; tarifas (nível e estrutura); viabilidade financeira; e qualidade de serviço (Albon, 2000).

As medidas de produtividade avaliam a relação entre produtos e insumos, parcial ou total. Há maior complexidade quando há múltiplos produtos e insumos. Já a medida de produtividade parcial associa a produção a um determinado insumo, como ligações por empregado ou índice de perdas. Apesar da maior simplicidade, quando comparada ao fator de produtividade total, tem aplicação mais restrita a itens de custo relevantes e exige considerações de influência de outros insumos. Um prestador pode ter mais empregados por unidade consumidora que outro, mas ser mais eficiente na alocação entre capital e trabalho.

O fator de produtividade total busca agregar produtos e insumos em um único indicador por meio de ponderações. Os índices de Törnqvist e de Malmquist são exemplos. A heterogeneidade de insumos e produtos implica dificuldade prática para o cálculo dos pesos.

Os fatores de produtividade de um prestador, seja parcial ou total, podem formar uma série temporal que permita previsão da evolução ou podem ser comparados com fatores de outros prestadores para definir padrões de eficiência admitidos na composição das tarifas.

Os indicadores de tarifas visam a acompanhar a adequação tarifária, tanto do nível para cobertura de custos quanto da estrutura com relação aos custos marginais. Os indicadores de viabilidade financeira são relacionados aos de tarifas, mas abrangem aspectos de rentabilidade, liquidez, endividamento etc.

A construção e o monitoramento de indicadores de qualidade contribuem para a identificação de deficiências de qualidade, a seleção de amostras para fiscalização ou mesmo para a aplicação de compensações financeiras a usuários, quando a qualidade mínima não é atingida, como indicadores de continuidade.

Indicadores de desempenho medem a eficiência da prestação dos serviços pela combinação de variáveis e permitem simplificação na comparação entre diferentes prestadores ou ao longo do tempo, proporcionando a melhor tomada de decisão. O indicador de desempenho deve conter, ainda, uma avaliação do grau de confiança relacionado à qualidade das variáveis utilizadas.

A exposição ao público dos indicadores (regulação *sunshine*, ver Capítulo 11) pode contribuir para aumento da eficiência e manutenção da qualidade, em virtude da preocupação das empresas quanto à reputação perante os usuários.

O informe anual de 2012 do Grupo Regional de Trabalho de *Benchmarking* da Aderasa lista princípios para a construção de um bom sistema de indicadores. Cada indicador de desempenho deve ser:

- Claramente definido, com um significado conciso.
- Obtido de maneira razoável (que depende das variáveis utilizadas).
- Auditável.
- Tão universal quanto possível e prover uma medida que seja independente das condições particulares da prestação.
- Simples e de fácil compreensão.
- Quantificável de forma a prover uma medida objetiva do serviço, evitando qualquer apreciação subjetiva.

Por sua vez, o conjunto de indicadores de desempenho deve cumprir os seguintes requisitos:

- Cada indicador deve prover informação significativa e diversa de outros indicadores do sistema.
- A definição dos indicadores e das variáveis a eles relacionadas deve ser inequívoca.
- Devem ser estabelecidos apenas os indicadores essenciais para a avaliação efetiva do desempenho do prestador (Aderasa, 2012).

Ao contrário do setor elétrico, em que a Aneel pode estabelecer padrões contábeis, de dados físicos e de indicadores para todos os prestadores, a existência de diferentes reguladores do setor de saneamento dificulta a comparação entre empresas, especialmente de fatores de produtividade totais, pois impede a uniformidade e padronização das informações.

O Sistema Nacional de Informações sobre Saneamento (SNIS) é, atualmente, a melhor base de dados para o cálculo de indicadores do setor de saneamento no Brasil, pois abrange grande parte dos prestadores de serviços, permitindo, ademais, a análise de série histórica desde 1995. Entretanto, dado o caráter declaratório das informações e a ausência de verificação da qualidade, a confiabilidade deixa a desejar.

O avanço da regulação por comparação depende do desenvolvimento de mecanismos de auditoria e consolidação das informações fornecidas pelos prestadores, que podem ser usadas para a construção de indicadores, utilizados para avaliação inicial ou exposição dos prestadores, ou no cálculo de fatores de produtividade e de funções de produção ou de custos, que podem ser utilizados na definição tarifária.

Período de referência

Uma relevante questão de ordem prática diz respeito ao período de referência para o levantamento de informações de mercado e de custos a ser adotado para o cálculo da tarifa. É possível adotar como período de referência o passado ou o futuro. A utilização de período passado tem a vantagem de ser mais objetiva e transparente, além de não exigir previsões. Mas a tarifa calculada será aplicada sobre um mercado diverso daquele do período de referência, o que requer desconto pelo ganho de produtividade esperado entre o ano de referência e o ano de aplicação da tarifa (Aneel, 2010). O período de referência deve representar a operação normal do prestador e é preciso desconsiderar ou normalizar dados atípicos. O levantamento de informações de vários anos possibilita identificar variações atípicas e dificulta manipulação por parte do prestador. Por sua vez, a utilização de período futuro requer previsões de mercado e de custos que impõem subjetividade ao modelo. Investimentos futuros previstos e não plenamente executados pelo prestador exigem ajuste de tarifas na próxima revisão tarifária.

Estrutura tarifária

A teoria econômica afirma que a eficiente sinalização tarifária aos usuários exige preços iguais ao custo marginal de longo prazo (CMg_{LP}). Entretanto, em presença de economias de escala, o custo marginal não é suficiente para cobrir o custo total, colocando em risco a sustentabilidade da atividade. Por isso, a segunda melhor alternativa é igualar os preços ao custo médio (CMe).

Mas garantir o equilíbrio econômico não implica abrir mão de sinalização tarifária. Em vez de definir uma tarifa única igual ao custo médio, pode-se criar uma estrutura tarifária com uma componente variável de acordo com o uso, próxima ao CMg_{LP}, e outra fixa, cobrada pelo acesso, que, somadas, garantiriam a cobertura dos custos totais.

A política tarifária mais comum no Brasil adota consumos mínimos que funcionam como componente fixa. Entretanto, caso o consumo mínimo seja alto, tal política torna-se prejudicial a clientes de baixo consumo, imputando faturas bem maiores que os seus custos, e benéfica a grandes consumidores de água, pois parte significativa dos custos é bancada por clientes de baixo consumo.

Outra consequência perversa dos altos consumos mínimos é o desestímulo à economia de água, em função da impossibilidade de se reduzir o faturamento pelo uso consciente do recurso. A LNSB, no art. 29, IV, estabelece que as tarifas para os serviços de saneamento básico devem observar, entre outras, diretriz no sentido de promover a "inibição do consumo supérfluo e do desperdício de recursos". A redução do consumo mínimo ou a instituição de faturamento pelo volume medido para todos os clientes é um mecanismo eficiente para garantir tal requisito. Como a água é um bem escasso, a tarifa deve refletir a necessidade de um consumo mais consciente, penalizando os usuários com consumo desregrado e estimulando a economia do recurso.

Em vez de se reduzir o consumo mínimo, uma alternativa é eliminá-lo e, em substituição, calcular o faturamento usando duas componentes: tarifa por disponibilidade (fixa) e tarifas por volume (variável). A tarifa por disponibilidade, cobrada de todos os clientes independentemente do consumo medido, visa a cobrir parte dos custos fixos da prestadora, relacionados à disponibilização aos usuários de redes de distribuição de água e de coleta de esgoto e de capacidades de tratamento das estações de água e de esgoto. Já a tarifa por volume incide sobre o consumo real dos usuários e mantém relação com o CMg_{LP}. A tarifa por volume pode ser progressiva, elevando-se com o nível de consumo, seguindo a lógica da escassez (Arsae-MG, 2012).

Caso a tarifa variável difira significativamente do CMg_{LP}, e a demanda seja elástica, haverá ineficiência econômica. Por exemplo, caso a tarifa variável seja muito alta para usuários de grande consumo, estes podem ser estimulados a adotar soluções alternativas de abastecimento. Uma solução é estabelecer outra modalidade tarifária destinada a grandes usuários não residenciais, com maior tarifa fixa e menor tarifa variável, ou, em caso de faturamento progressivo com tarifas por faixa de consumo, reduzir a tarifa variável a partir de determinado nível de consumo.

Além da cobertura de custos e da sinalização econômica, a construção de tarifas deve considerar a capacidade de pagamento para definir subsídios por renda (tarifa social) e entre categorias.

A existência de mais de um produto exige a construção de tarifas com relação semelhante à de seus custos marginais de longo prazo. Entretanto, no caso das tarifas de água e de esgoto, há dificuldade adicional em virtude do esgoto não ser um produto de consumo. Não há desejo pelo serviço de esgotamento sanitário como há pela água tratada, a não ser indiretamente, com considerações de saúde pública e conscientização ecológica. Assim, mesmo que o custo marginal do serviço de esgotamento (incluindo coleta e tratamento de todos os níveis) seja superior ao do serviço de abastecimento de água, torna-se impraticável definir tarifa de esgoto superior à de água, o que implica subsídio entre serviços. Em alguns países, é adotada uma tarifa única abrangendo todo o ciclo da água.

A resistência à adesão ao serviço de esgotamento sanitário é uma realidade, por envolver despesas adicionais ao usuário, não diretamente relacionadas a seu maior bem-estar, e deve ser combatida, por impedir a universalização e pela exigência de conexão prevista na LNSB. Mas apenas o Poder Executivo municipal, que muitas vezes não toma as devidas providências por serem medidas impopulares, e os órgãos ambientais têm poder de polícia perante os usuários.

CONSIDERAÇÕES FINAIS

Não há um modelo de regulação tarifária mais eficiente que os demais em todos os aspectos, nem uma solução pronta e acabada que funcione sempre. O mais importante para uma boa regulação é a dedicação do regulador em conhecer as particularidades do setor e da empresa regulada. A partir de observações minuciosas e do conhecimento das alternativas possíveis, pode-se definir um modelo com mecanismos de incentivo apropriados às necessidades dos usuários e identificar os pontos de atuação do regulador, que podem ir além do modelo tarifário.

Existe um dilema entre incentivo a investimento em infraestrutura ou a aumento de produtividade. O modelo de regulação pelo custo, ao reduzir o risco alocado ao prestador e garantir remuneração ao capital investido, é mais adequado para setores que precisam de significativos investimentos. Já o modelo de regulação pelo preço, com seus mecanismos de incentivo, é mais apropriado para melhorar a eficiência em um setor já amadurecido.

A escolha do modelo de regulação depende de uma série de fatores: conhecimento do regulador, capacidade de monitoramento, custos administrativos da regulação, motivação do prestador, ambiente político, mercado de capital e estrutura de mercado (Berg, 2000).

Na prática, reguladores tendem a combinar elementos de modelos e a adotar um híbrido que permita adicionar incentivos de eficiência operacional, mas sem desvincular completamente os preços dos custos do prestador, garantindo, assim, o equilíbrio econômico financeiro e o baixo custo de capital pela redução do risco.

Nos reajustes entre as revisões, é adotado o modelo de preço-teto (*price cap*), em que a tarifa é mantida constante, a não ser pela inflação e pelo fator X, por um tempo predeterminado. A possibilidade de apropriação do excedente de lucro por parte do prestador de serviços é um forte incentivo à redução do custo operacional. O fator X busca dividir com os usuários o ganho de produtividade natural, e não advindo do esforço do prestador, em função do aumento de escala.

A revisão tarifária pode ser feita segundo o modelo de regulação por taxa de retorno, em que a tarifa é definida pela soma dos custos operacionais, impostos, depreciação ou amortização e remuneração do capital. Mas é essencial não se basear apenas em informações fornecidas pelo prestador e introduzir mecanismos que considerem apenas custos operacionais eficientes, como *benchmarking*. Além disso, é preciso glosar investimentos imprudentes e ativos fora de operação para combater o efeito Averch-Johnson.

Caso o objetivo seja intensificar os incentivos à redução de custos operacionais, uma opção é desvincular completamente os preços dos custos, inclusive na revisão tarifária, e adotar a revisão baseada em comparação com outras empresas (*yardstick competition*). Entretanto, ao adotar mecanismos de incentivo, o regulador deve estar consciente da exposição do prestador a maior nível de risco.

Apesar de a estabilidade regulatória ser um princípio a ser seguido para redução do risco regulatório, a regulação é um "processo necessariamente dinâmico e não implica imutabilidade dos métodos utilizados" (Aneel, 2010). A contínua evolução deve ser uma meta do regulador para se adequar às condições variáveis do mercado, aos avanços da teoria econômica e à ampliação do conhecimento do regulador acerca das empresas reguladas.

REFERÊNCIAS

ACENDE BRASIL. *Empresa de referência*. Cadernos de política tarifária. Dezembro de 2007.

_____. *Política tarifária e regulação por incentivos*. Cadernos de política tarifária. Outubro de 2007.

_____. *Tarifas de energia e os benefícios da regulação por incentivos*. 3.ed. White Paper. Janeiro de 2011.

[ADERASA] ASOCIACIÓN DE ENTES REGULADORES DE AGUA POTABLE Y SANEAMIENTO DE LAS AMÉRICAS. *Informe anual – 2012* Grupo regional de trabajo de benchmarking (GRTB). Setembro de 2012.

ALBON, R. *Incentive regulation, benchmarking and utility performance*. Utility regulators forum discussion paper. Australian competition and consumer commission. Australia, 2000.

ALEXANDER, I.; IRWIN, T. *Price caps, rate-of-return regulation and the cost of capital*. Public policy for the private sector. The world bank group. Setembro de 1996.

[ANEEL] AGÊNCIA NACIONAL DE ENERGIA ELÉTRICA. *Notas técnicas do 3° ciclo de revisão tarifária das concessionárias de distribuição de energia elétrica* – Audiência pública (Notas Técnicas 262 e 264 a 271). Brasília, 2010.

ANWANDTER, L. *Funding mechanisms for investments in the water and waste sectors.* ISSAERE. Torino, 2011.

[ARSAE-MG] AGÊNCIA REGULADORA DE SERVIÇOS DE ABASTECIMENTO DE ÁGUA E DE ESGOTAMENTO SANITÁRIO DO ESTADO DE MINAS GERAIS. *Nota técnica 03/2011* - Metodologia para o cálculo de reajuste tarifário. 2011

_____. *Nota Técnica 10/2011* – Detalhamento do cálculo da revisão tarifária do SAAE de Passos. 2011.

_____. *Nota Técnica 04/2012* – Detalhamento do cálculo da revisão tarifária do SAAE de Itabira. 2012.

[ARSESP] AGÊNCIA REGULADORA DE SANEAMENTO E ENERGIA DO ESTADO DE SÃO PAULO. *Nota Técnica nº RTS/01/2012* - Metodologia detalhada para o processo de revisão tarifária da Sabesp. 2012.

BALDWIN, R.; CAVE, M.; LODGE, M. *Understanding regulation: theory, strategy, and practice.* Oxford, UK: Oxford University Press, 2012.

BAUMOL, W. J.; WILLIG, R. D. Fixed costs, sunk costs, entry barriers, and sustainability of monopoly. *The quarterly journal of economics*, v.96, n.3, p.405-31, 1981.

BERG, S. *Introduction to the fundamentals of incentive regulation.* Public utility research center. University of Florida, 2000.

BORDOLOTTI, B. et al. Capital structure and regulation: do ownership and regulatory independence matter? *Journal of economics & management strategy*, v. 20, n. 2, p. 517-64, 2011.

BRAEUTIGAM, R. R. Optimal policies for natural monopolies. In: SCHMALENSEE, R.; WILLIG, R. D. *Handbook of industrial organization.* New York: North-Holland, 1989. v.2, p.1290-346.

CAMBINI, C. *Theory of regulation.* ISSAERE. Torino, 2011.

COASE, R. H. The nature of the firm. *Economica*, v.4, issue 16, Novembro de 1937.

_____. The problem of social cost. *The journal of law and economics*, v.3, 1960.

[DTI] DEPARTMENT OF TRADE AND INDUSTRY. *The drivers and public policy consequences of increased gearing* – A report by the Department of Trade and Industry and HM Treasury. DTI, United Kingdom, Outubro de 2004.

FERRO, G.; ROMERO, C. A. *Estudio de fronteras de eficiencia* – Empresas de agua y alcantarillado de América Latina, ADERASA, Setembro de 2009.

GALVÃO JUNIOR, A. C.; O papel do governo do estado e as perspectivas das companhias estaduais de saneamento básico. In: *Lei nacional de saneamento básico: perspectivas para as políticas e a gestão dos serviços públicos.* Prestação dos serviços públicos de saneamento básico, v.3, 2009.

JAMISON, M. A. *Price cap and revenue cap regulation*. Encyclopedia of energy engineering and technology, Vol.3, ed. Barney Capehart, p. 1245-51. New York: CRC Press, Taylor and Francis, 2007a.

_____. *Rate of return regulation*. Encyclopedia of energy engineering and technology, Vol.3, ed. Barney Capehart, p. 1252-57. New York: CRC Press, Taylor and Francis, 2007b.

JOSKOW, P. L. Regulation of natural monopoly. In: POLINSKY, A. M.; SHAVELL, S. *Handbook of law and economics*. Elsevier, 2007.

KING, S. P. *Principles of price cap regulation*. Infrastructure regulation and market reform: principles and practice. Camberra, Australia, 1998.

MELO, J. A. M., NETO, P. M. J., Bem-estar social, regulação e eficiência no setor de saneamento básico. Documentos técnicos científicos, v.4, 2010.

MONTEIRO, M. A. *Tarifas no setor de saneamento e custo incremental de desenvolvimento: uma análise preliminar*. In: Anais do VI Congresso Brasileiro de Regulação. Rio de Janeiro: ABAR, 2009.

[NARUC] NATIONAL ASSOCIATION OF REGULATORY UTILITY COMMISSIONERS. *Performance-based regulation for distribution utilities*. The regulatory assistance project, Washington D.C., Dezembro de 2000.

PEDROSA, V. A.; Práticas tarifárias do setor de saneamento brasileiro. *Revista brasileira de recursos hídricos*, v.6, 2001.

PIGOU, A. C. *The economics of welfare*. London: Macmillan, 1932.

RANDALL, A. *Resource economics: an economic approach to natural resource and environmental policy*. 2.ed. New York: John Wiley & Sons, 1987.

TUROLLA, F. A. Regulação dos serviços de saneamento básico no Brasil. In: PHILIPPI Jr., A.; GALVÃO Jr., A. C. (Ed.). *Gestão do saneamento básico: abastecimento de água e esgotamento sanitário*. São Paulo: Manole, 2012.

VISCUSI, W. K.; HARRINGTON, J. E.; VERNON, J. M. *Economics of regulation and antitrust*. 4.ed. Cambridge, MA: The MIT Press, 2005.

WILLIAMSON, O. E. As Instituições econômicas do capitalismo. São Paulo: Pezco Editora, 2012.

EXERCÍCIOS

1. Quais os modelos de regulação econômica mais adaptados às diversas realidades brasileiras?
2. Qual tratamento deve ser dado, no cálculo tarifário, à remuneração do capital de

empresas operam ativos completamente depreciados ou construídos com recursos não onerosos?
3. Considerando o atual estágio do setor de saneamento brasileiro, o regulador deve priorizar estímulo ao investimento ou à eficiência operacional? Quais as possibilidades de que ambos os objetivos sejam perseguidos simultaneamente, evitando-se a tradicional dicotomia entre os incentivos ao investimento gerados por uma remuneração conservadora da base de ativos e, de outro lado, a promoção de incentivos à eficiência operacional?
4. Como incentivar empresas com fins lucrativos a buscar a universalização dos serviços que implica, dada a menor escala, em investimentos significativos, maior custo operacional médio e baixa rentabilidade?
5. No setor elétrico brasileiro, houve a criação de encargos para buscar universalização, incentivar a pesquisa e desenvolvimento, promover fontes alternativas, custear subsídios, etc. Deveriam ser criados encargos no setor de saneamento? Com quais objetivos? Qual ente da federação seria responsável pela criação dos encargos em caso de prestadores estaduais: o município (titular) ou o estado?

7 | Produtividade, eficiência econômica e regulação por incentivos nos serviços de abastecimento de água e esgotamento sanitário

Arlan Mendes Mesquita
Felipe Mota Campos

INTRODUÇÃO

Produtividade e eficiência econômica são temas fundamentais na prestação dos serviços de distribuição de água tratada e de esgotamento sanitário. Ciente dessa importância, a Lei n. 11.445, de 5 de janeiro de 2007, Lei de Diretrizes Nacionais do Saneamento Básico (LNSB) considera a eficiência econômica como um dos princípios fundamentais do serviço público de saneamento (art. 2º, b). Além disso, no âmbito dos princípios da regulação, essa lei estabelece a definição de tarifas que assegurem tanto o equilíbrio econômico e financeiro dos contratos como a modicidade tarifária, mediante mecanismos que induzam a eficiência e a eficácia dos serviços e que permitam a apropriação social dos ganhos de produtividade (art. 21, IV)[1].

A despeito da vigência da lei em apreço desde o início de 2007, a prestação dos serviços de água e esgoto, na maior parte dos casos, ainda não incorporou a produtividade e a eficiência econômica nos procedimentos de

---

1. A LNSB ainda leva em conta o aspecto da eficiência nos seguintes dispositivos legais: condições de validade do contrato de concessão (art. 11, § 2º, II e art. 11, IV), planos de saneamento básico (art. 19, V), sustentabilidade econômico-financeira para recuperação dos custos incorridos na prestação do serviço (art. 29, § 1º, V e VIII), revisões tarifárias periódicas e extraordinárias (art. 28, § 2º), diretrizes da política federal de saneamento básico (art. 48, II e art. 50, I, b), Plano Nacional de Saneamento Básico – Plansab (art. 52, I, e) e Sistema Nacional de Informações em Saneamento Básico – Sinisa (art. 53, III).

reajuste e revisão de tarifas[2]. Na grande maioria das prestadoras dos serviços de água e esgoto, a precificação continua sendo baseada no mecanismo do custo do serviço (também conhecido como taxa de retorno), o qual tem como propósito a equalização das receitas e dos custos (custos totais mais uma remuneração de 12% ao ano) requeridos para prestação dos serviços. Cabe ressaltar que, entre outras desvantagens, esse mecanismo, estabelecido pelo Plano Nacional de Saneamento (Planasa) a partir de 1971, não incentiva a redução de custos (estímulo à eficiência alocativa) nem o desempenho gerencial (recompensa para o alcance de metas de gestão).

Em decorrência da insuficiência do tradicional custo do serviço[3], o objetivo central deste capítulo é tornar evidente a necessidade de incorporar a produtividade e a eficiência econômica ao processo de determinação das tarifas dos serviços de água tratada e de esgotamento sanitário. Obviamente, a prestação mais eficiente desses serviços é uma condição necessária, mas não suficiente, ao enfrentamento dos diversos problemas ainda pendentes de solução – desigualdade espacial e social na distribuição da produção, deficiência na qualidade dos serviços, oferta deficitária de água tratada nas áreas rurais, negativas externalidades ambientais e de saúde pública, nível insuficiente de investimentos, elevado desperdício na distribuição de água potável, entre outros.

Nesse sentido, a razão principal para incentivar a empresa a obter níveis superiores de produtividade e eficiência fundamenta-se na possibilidade de contribuir para a resolução dos problemas presentes no saneamento básico brasileiro, sem a necessidade de aumentos excessivos das tarifas dos serviços prestados. Por exemplo, a elevação da eficiência alocativa (redução dos custos) pode viabilizar novos investimentos para melhoria da qualidade do serviço, prescindindo da respectiva elevação tarifária, a qual é uma alternativa gerencial bastante conveniente em estruturas monopolistas de mercado.

---

2. Na vertente tarifária, apenas a Companhia de Saneamento Básico do Estado de São Paulo (Sabesp) e a Companhia de Saneamento Ambiental do Distrito Federal (Caesb) levam em conta a produtividade e a eficiência econômica, tendo em vista o cumprimento de normas pertinentes estabelecidas, respectivamente, pela Agência Reguladora de Saneamento e Energia do Estado de São Paulo (Arsesp) e pela Agência Reguladora de Águas, Energia e Saneamento Básico do Distrito Federal (Adasa).
3. Ao avaliar algumas formas de precificação para o Brasil, Mesquita e Ruiz (2013) demonstram que o custo do serviço apresenta os menores indicadores relativos de eficiência econômica e equidade.

No contexto dos ganhos de eficiência, a entidade reguladora exerce a função primordial de assegurar que eles venham a beneficiar tanto a empresa como os usuários do serviço. Para tanto, o regulador, que se defronta com a árdua tarefa de superar as dificuldades provenientes da assimetria de informação, deve distribuir os ganhos de eficiência de forma justa e estar atento para que essa distribuição não traga desincentivos à empresa na obtenção futura de maiores níveis de produtividade.

Dessa forma, é com base nessas ponderações que este capítulo está estruturado. A segunda seção apresenta os conceitos relacionados com a variação da produtividade da empresa – mudança tecnológica, eficiência econômica (alocativa e técnica), economias (escala, escopo e densidade) e composição dos produtos/serviços e dos insumos. A terceira seção mostra os principais métodos para mensuração da produtividade – produtividade total dos fatores (PTF), análise envoltória de dados (DEA – *data envelopment analysis*), análise de regressão e de fronteira estocástica (SFA – *stochastic frontier analysis*). Na quarta seção, pretende-se ressaltar que o nível de qualidade exigido para prestação dos serviços tem influência na produtividade da empresa. A quinta seção aborda as principais vertentes da regulação por incentivos – preço teto (*price cap*) e padrão de comparação (*yardstick competition*) – sem perder de vista a questão da qualidade dos serviços. Algumas experiências internacionais sobre a consideração da produtividade da empresa no procedimento de definição do preço dos serviços são apresentadas na sexta seção e as experiências brasileiras são examinadas na sétima seção. Na última seção são feitas algumas reflexões finais sobre o tema em apreço.

PRODUTIVIDADE, EFICIÊNCIA ECONÔMICA E SANEAMENTO BÁSICO

De início, em contraposição ao senso comum, deve-se ressaltar que produtividade e eficiência econômica denotam distintos conceitos. Em termos gerais, produtividade é definida como a relação física entre produtos (tratamento/distribuição de água potável e/ou coleta/tratamento de esgoto) e insumos ou fatores de produção (pessoal, capital fixo, energia elétrica, produtos químicos etc.). Quando há mais de um produto e mais de um insumo na função de produção da empresa, torna-se necessária a utilização de um método para agregação dos produtos (índice de produtos) e dos insumos (índice de insumos). Caso contrário, o indicador de produtividade da empresa mostra-se parcial, não refletindo, portanto, todas as informações sobre os produtos e insumos empregados no seu processo produtivo, ou seja, não representando a produtividade total dos respectivos fatores de produção[4].

Embora seja utilizado com mais frequência, em virtude da simplicidade de cálculo e da facilidade de entendimento e de interpretação, medidas parciais de produtividade não são apropriadas para analisar o desempenho geral da empresa ou a verdadeira produtividade do negócio. Por exemplo, a ampliação de uma estação de tratamento de água (ETA) propicia o aumento da relação volume de água produzido por pessoal próprio – uma medida de produtividade do trabalho. Entretanto, a elevação dessa produtividade não foi causada pelo fator trabalho de produção, mas pela ampliação do capital fixo. Dessa forma, para análise da *performance* da empresa, é mais adequado o exame da produtividade total, o qual considera os diversos insumos empregados no processo produtivo.

Balk (2001) relaciona as seguintes fontes de crescimento de produtividade: tecnologia, eficiência econômica, economia de escala e composição dos produtos e/ou dos insumos. No âmbito tecnológico, há o deslocamento da fronteira de produção da empresa ao longo do tempo (ampliação da produtividade potencial da empresa) em decorrência da incorporação de tecnologias mais avançadas ao processo produtivo. Por exemplo, a aquisição de equipamentos especiais para detecção de vazamentos não visíveis de água e a instalação de válvulas redutoras de pressão são tecnologias que evitam o desperdício de água tratada e ampliam a fronteira de produção da empresa.

De acordo com Farrell (1957), a eficiência econômica é constituída pelas eficiências técnica (quantidade física) e alocativa (quantidade monetária). A eficiência técnica refere-se à habilidade de uma empresa em obter o mais elevado nível de produção a partir de uma determinada quantidade de fato-

---

4. Os índices de produtividade relacionados nos indicadores do Sistema Nacional de Informações sobre Saneamento (SNIS) são parciais, pois dizem respeito à produtividade do trabalhador na empresa de saneamento. Por exemplo, IN019 – Índice de Produtividade: Economias Ativas por Pessoal Total (Equivalente), IN102 – Índice de Produtividade de Pessoal Total (Equivalente) e IN002 – Índice de Produtividade: Economias Ativas por Pessoal Próprio (Brasil, 2012).

res de produção⁵. Já a eficiência alocativa refere-se à destreza de uma empresa em empregar os fatores de produção em proporções ótimas, dados os seus respectivos preços e a respectiva tecnologia de produção, para produzir com o mínimo custo.

Na ótica dos insumos, em que a produção da empresa é fixa, alcança-se a eficiência técnica por meio da redução dos níveis físicos de insumos e atinge-se a eficiência alocativa por intermédio da redução dos custos monetários dos insumos – o que implica aumento do lucro da empresa. Na perspectiva da produção, a eficiência técnica refere-se à elevação do nível de produção com as mesmas quantidades físicas de insumos, e a eficiência alocativa diz respeito ao aumento da produção com os mesmos custos monetários dos insumos – o que implica aumento do faturamento e, por conseguinte, do lucro da empresa.

Desse modo, diante das considerações de Farrell, é possível compreender que o significado de produtividade está mais associado ao da eficiência técnica. No entanto, o conceito de produtividade é mais amplo, pois não está restrito à invariabilidade da produção (ótica dos insumos) ou à dos fatores de produção (ótica da produção). Em outras palavras, pode-se elevar a produtividade de uma empresa por meio de um aumento do nível de produção, relacionado a uma elevação proporcionalmente menor das quantidades físicas de insumos, o que reporta ao conceito de economias de escala.

De acordo com Lootty e Szapiro (2002), as economias de escala (retorno crescente de escala) são provenientes da tecnologia de produção utilizada pela empresa, especialmente de elementos referentes à indivisibilidade técnica (a implantação de uma rede de distribuição de água potável não está vinculada à solicitação individual de um usuário residencial), às economias geométricas (os custos de construção das plantas para tratamento de água crescem menos que proporcionalmente às suas respectivas capacidades de produção) e às economias da lei dos grandes números (quanto maior o tamanho da planta produtiva, menor, proporcionalmente, a equipe de manutenção e o número de peças de reposição).

---

5. A propósito da eficiência técnica, Mas-Colell et al. (1995) colocam o seguinte: a produção de uma empresa é eficiente quando não é possível o aumento desta produção sem a utilização adicional de fatores de produção ou não é possível a manutenção desta produção após a redução de um respectivo fator de produção.

Por outro lado, deseconomias de escala[6] podem surgir em empresas com elevado nível de produção, visto que a gestão não seria capaz de monitorar rigorosamente todas as etapas de produção, propiciando o surgimento de ineficiências que poderiam dominar os benefícios da operação em larga escala (Train, 1991). Outra fonte de deseconomia de escala, mais aplicável ao serviço de tratamento/distribuição de água potável, diz respeito à distância entre a ETA e o local de consumo. Conforme Zarnikau (1994), quanto maior essa distância, maiores as perdas físicas (vazamentos, por exemplo) de água potável e, dependendo da topografia da região, maiores os custos para o seu bombeamento. Ademais, Foellmi e Meister (2005) afirmam que a perda de qualidade da água está positivamente correlacionada com a distância de transporte/distribuição: quanto mais tempo a água permanece nas tubulações, maior a sua perda de qualidade.

Além da economia de escala, devem-se mencionar as economias de escopo e de densidade. No tocante à economia de escopo, ela é proveniente da prestação dos dois serviços (água e esgoto) por uma única empresa, o que caracteriza um monopólio natural multiproduto[7]. A existência de fatores comuns (p. ex., um programa para minimizar o custo com energia elétrica para os dois serviços) e complementaridades tecnológicas e comerciais – emprego de mão de obra especializada (engenheiros), de propaganda etc. – são as principais economias presentes nessa indústria[8]. Por outro lado, essa integração vertical entre os serviços pode trazer as seguintes desvantagens econômicas: um serviço subsidiar o outro sem a sua devida explicitação, o que propiciaria ineficiência econômica; e a prestação casada dos serviços, o que inviabiliza a escolha de empresas distintas para cada serviço (Lootty e Szapiro, 2002).

---

6. Existe deseconomia de escala ou retorno decrescente de escala quando um aumento da produção está associado a um aumento proporcionalmente maior das quantidades físicas de insumos e, portanto, dos custos (Varian, 1992).

7. Train (1991, p.8) apresenta a seguinte definição formal para economia de escopo: $f(x,y)$ é a função de custo total para produção dos bens "x" e "y"; caso a firma produza apenas o bem "x", a função de custo é $f(x,0)$; caso produza apenas o bem "y", a função é $f(0,y)$; então, existe economia de escopo se $f(x,y) < f(x,0) + f(0,y)$.

8. Na indústria brasileira, Melo (2004, p.75) afirma que "Em termos de ganhos de especialização, foram arroladas quatro fontes de economias de escopo para água e esgoto no setor: i) a estrutura de medição e arrecadação; ii) instalações administrativas; iii) quadro técnico de engenharia; iv) pessoal e equipamentos de manutenção. Muito dos insumos utilizados podem também ser compartilhados na prestação dos serviços de água e esgoto por haver reserva de capacidade, a exemplo dos equipamentos e veículos de fiscalização e manutenção."

A economia de densidade implica reduções de fatores de produção em decorrência da aglomeração espacial do consumidor. Por exemplo, para a companhia de saneamento básico, o custo de distribuição de água potável para um prédio (1 ligação) com 44 apartamentos é inferior ao custo do atendimento de 44 casas (44 ligações). Companhias de água e esgoto com escalas similares de produção podem ter funções de custo bastante diferenciadas por causa da diversidade de localização do consumidor. Portanto, a economia de densidade deve ser analisada de forma a não ser confundida com a de escala, dado que grandes companhias podem ter custos unitários inferiores em virtude da maior densidade do consumidor em vez de qualquer benefício proveniente da escala de produção (Shaw-Stone & Webster Consultants, 2004).

Por fim, tendo em vista as fontes de crescimento de produtividade de Balk (2001), a forma de composição dos produtos e/ou dos insumos ao longo do tempo é um fator importante para influenciar o nível de produtividade. Em uma empresa multiproduto, na busca de economias de escala, deve-se selecionar a quantidade ótima para produção de cada produto e, tendo em conta as economias de escopo, identificar a parcela ótima de cada insumo a ser considerado no processo produtivo.

PRINCIPAIS MÉTODOS DE PRODUTIVIDADE E EFICIÊNCIA ECONÔMICA

Do ponto de vista teórico, não há concordância sobre um método para mensuração da produtividade e eficiência que seja superior aos demais, pois todos possuem suas vantagens e desvantagens. A especificidade da atividade da empresa e a disponibilização dos dados são fatores fundamentais na seleção do método mais apropriado a ser empregado. Contudo, Abbott e Cohen (2009) sugerem as seguintes metodologias como as mais aplicadas na análise de produtividade da empresa: na abordagem não paramétrica, a PTF e a DEA e, na perspectiva paramétrica, análise de regressão e de fronteira estocástica. A seguir são analisadas cada uma delas.

Produtividade total dos fatores (PTF)

O objetivo básico do PTF é mensurar a produtividade da empresa, empregadora de vários insumos no seu processo produtivo, para compará-la com a de outras empresas e/ou para analisar o seu comportamento ao longo do tempo. Em termos gerais, no caso de múltiplos produtos e insumos, o PTF pode ser definido como a relação entre o número-índice agregado dos produtos e o número-índice agregado dos insumos utilizados.

A seguir, são relacionadas quatro abordagens para mensurar a mudança temporal da produtividade de uma empresa, as quais podem ser analisadas pela ótica da produção ou do insumo:

- O PTF de Hicks (1961) e Moorsteen (1961) mede a relação entre a variação da quantidade produzida e a variação da quantidade de insumos empregados.
- O PTF de lucratividade é o resultado da divisão entre a variação das receitas e a variação dos custos, em que os preços dos produtos e dos insumos são deflacionados para não interferir no resultado do índice.
- O PTF de Malmquist (Caves et al., 1982a e 1982b) compara a variação observada da produção da empresa com a variação máxima que poderia ser obtida por meio de uma tecnologia de referência – tecnologia empregada por um grande número de empresas.
- Balk (2001) reporta-se ao PTF que reúne as quatro fontes de crescimento de produtividade: tecnologia, eficiência econômica, economia de escala e composição dos produtos e/ou dos insumos.

A seleção entre os diferentes métodos de PTF vai depender dos dados disponíveis e do uso a ser feito com a respectiva medida de produtividade. Por exemplo, caso não haja interesse na identificação das causas que modificam a produtividade da empresa, a simplicidade do PTF de Hicks-Moorsteen é suficiente para atendimento da demanda. Por outro lado, a utilização do PTF baseado nos respectivos componentes (Balk, 2001) torna-se necessária na hipótese de ser relevante a distinção entre os motivos que geram a variação da produtividade. No âmbito da gestão financeira, se não houver problemas na obtenção dos dados de preço dos produtos e dos insumos, o PTF de lucratividade é recomendado. No caso da existência de dados (quantidades de produtos e insumos) para uma amostra significativa de empresas ao longo do tempo (dados de painel), o PTF de Malmquist pode ser aplicado.

No cálculo do PTF, uma vez que não é possível a simples soma de distintas quantidades físicas de produtos ou de insumos, aplica-se a metodologia de número-índice para agregação dos diversos produtos e insumos. Então, em cada abordagem de PTF, pode-se trabalhar com várias técnicas de número-índice que, em termos gerais, mostram variações de preços e quantidades em períodos distintos de tempo (época inicial e atual) para uma cesta de produtos e/ou de insumos. Dentre essas técnicas, devem-se destacar as seguintes:

- Laspeyres, que utiliza o preço e a quantidade da época inicial como fatores de ponderação.
- Paasche, que é ponderado pelo preço e pela quantidade da época atual.
- Fisher (1922), que é o resultado da média geométrica entre os índices de Laspeyres e Paasche.
- Törnqvist (1936), que emprega uma média geométrica ponderada dos preços relativos para o índice de preço e uma média geométrica ponderada das quantidades relativas para o índice de quantidade.

Análise envoltória de dados (DEA)

O propósito da DEA é avaliar a eficiência técnica de uma determinada empresa em relação às outras empresas similares da indústria, por meio do instrumental matemático de programação linear, proporcionando uma fronteira (*ranking*) de eficiência do conjunto das empresas examinadas. Na abordagem dos insumos (*input-orientated*), o objetivo é minimizar a quantidade empregada de insumos sujeita ao nível atual de produção. Na ótica da produção (*output-orientated*), o objetivo é maximizar a quantidade produzida sujeita à quantidade atual utilizada de insumos. Tanto o modelo baseado nos insumos como o baseado na produção devem fornecer a mesma fronteira de eficiência e, portanto, identificar o mesmo *ranking* de eficiência das empresas.

O termo DEA foi introduzido por Charnes et al. (1978) em artigo que avaliava a eficiência de escolas públicas americanas, por meio de um modelo *input-orientated* com retorno constante de escala[9], o qual é adequado para unidades produtivas operando em um nível ótimo de escala de produção. Todavia, em situações reais, nas quais há diversas restrições empresariais (competição imperfeita, regulações governamentais, condicionantes financeiras etc.), o mais apropriado é considerar um nível de produção com retorno variável de escala (economias e deseconomias de escala). Posteriormente, a fim de aproximar o modelo da realidade, o artigo de Banker et al. (1984) veio possibilitar a determinação de eficiências relativas em níveis de retorno crescente, constante e/ou decrescente de escala.

A Figura 7.1 apresenta um exemplo da técnica DEA com base na abordagem da produção, em que cinco unidades produtivas/empresas[10] (P_1, P_2, P_3, P_4 e P_5) produzem quantidades diferenciadas de água tratada e esgotamento sanitário, tendo em conta uma quantidade constante de um determinado insumo. As empresas produtoras P_1, P_2 e P_3 são consideradas eficientes, pois estão situadas na fronteira produtiva do conjunto. Elas formam um envoltório sobre as empresas ineficientes P_4 e P_5. Desse modo, o nível de produção P'_4 seria uma meta eficiente para P_4, entre as várias metas existentes na fronteira, por meio do aumento da produção de água tratada e esgotamento sanitário. Por outro lado, P'_5 não é uma meta eficiente para P_5, pois esta meta apresenta uma produção insuficiente de esgotamento sanitário, conforme demonstrado pela unidade produtiva P_3.

Cumpre salientar que a DEA faz a otimização restrita da quantidade produzida ou da quantidade empregada de insumos para cada uma das empresas do conjunto estudado e, como o método não é paramétrico, as empresas mais eficientes (*outliers*) são fundamentais para a delimitação do envoltório. Assim, a DEA não apresenta um número médio de eficiência nem trabalha com hipóteses pertinentes à forma funcional da equação de produção (configuração algébrica – linear, quadrática, exponencial etc. – da relação entre produtos e insumos), o que possibilita uma análise individual da empresa, que deve estar situada sobre ou sob a fronteira de eficiência.

---

9. Existe retorno constante de escala quando um aumento percentual da produção é resultante de um mesmo aumento percentual da quantidade de insumos (Varian, 1992).
10. Em programação linear, o termo técnico utilizado é unidades tomadoras de decisão (DMU - *Decision Making Unit*).

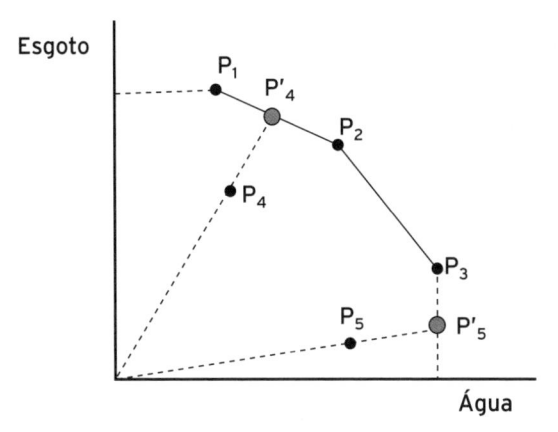

Figura 7.1: DEA – produção.

Análise de regressão

O objetivo da análise econométrica de regressão é descrever e avaliar o relacionamento entre uma ou diversas variáveis dependentes/regressandos e uma ou múltiplas variáveis independentes/regressores. Noutros termos, a regressão procura explicar variações nos regressandos em decorrência de variações dos regressores. No âmbito da produtividade, a regressão é um instrumental estatístico para estimar funções de produção (eficiência técnica) e/ou de custo (eficiência alocativa), as quais podem ser empregadas para identificar variações na eficiência econômica das empresas. Segundo Abbott e Cohen (2009), a regressão para estimar a função de custo tem sido o modelo mais aplicado para determinação do nível de eficiência do serviço de distribuição de água potável, em especial para verificar a existência de economias de escala.

Antes de estimar a função de produção, deve-se especificar a sua forma algébrica (forma funcional) ou o modo de relacionamento entre as variáveis dependentes e independentes. Conforme Coelli et al. (2005), as formas funcionais mais comuns são as seguintes: linear, Cobb-Douglas, quadrática, quadrática normalizada, logaritmo transcendental (translog), Leontief generalizada e elasticidade de substituição constante. Na seleção da forma funcional, Varian (1992) sugere considerar algumas características importantes: flexibilidade – a existência de parâmetros suficientes para fornecer aproximações pelo cálculo diferencial; linear nos parâmetros – permite a utilização de técnicas de regressão linear que são menos complexas; atendimento de propriedades econômicas (p. ex., não negatividade da variável independente, monotonicidade da variável dependente etc.); e parcimônia – escolher a forma funcional mais simples para atender ao objetivo da estimação.

Dentre os vários métodos de regressão (linear e não linear), o Mínimos Quadrados Ordinários (MQO), que é baseado em uma função linear, apresenta a técnica mais simples de otimização e, por conseguinte, mais usual (Gujarati, 2006). Ele consiste em ajustar uma linha aos dados analisados, por meio da minimização da soma dos quadrados dos desvios (resíduos) entre as variáveis dependentes e suas respectivas médias. Por exemplo, a Figura 7.2 mostra cinco produções ou unidades produtivas (P_1, P_2, P_3, P_4 e P_5) em função de um insumo respectivo. O MQO utiliza cada distância vertical entre o dado e a linha de regressão (P_1-P'_1, P_2-P'_2... P'_5-P_5), denominada de resíduo (r_1, r_2 ... r_5), eleva ao quadrado essa distância (r^2_1, r^2_2 ... r^2_5) e, em seguida, minimiza a soma total desses quadrados ($r^2_1 + r^2_2 + ... + r^2_5$).

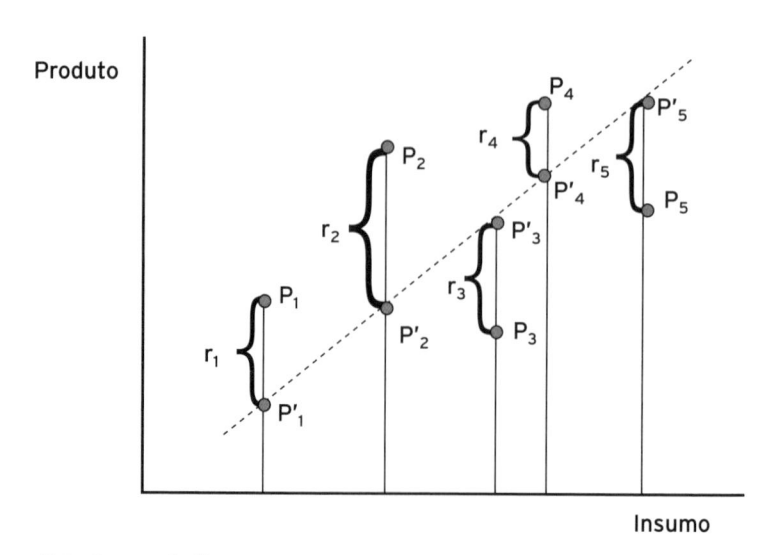

Figura 7.2: Regressão linear.

De acordo com a Figura 7.2, vê-se que o objetivo é identificar os valores do parâmetro e coeficiente da equação de uma reta mais próxima possível de todos os dados (P_1, P_2, P_3, P_4 e P_5) considerados conjuntamente – ajuste de uma linha média. No sentido de tornar essa reta mais próxima da realidade, um termo de erro (ruído estatístico) é incluído na estimação econométrica. Entre outros problemas, esse termo procura mitigar a omissão de variáveis independentes relevantes, a incorreção na maneira como a variável dependente é mensurada e fatores exógenos randômicos que não podem ser modelados (Gujarati, 2006).

Análise de fronteira estocástica (SFA)

A SFA emprega técnicas paramétricas (análise econométrica) para estimar a eficiência técnica e/ou alocativa da empresa por meio das seguintes etapas:

- Construção de uma fronteira de produção e/ou de custo a partir das melhores práticas das empresas examinadas.
- Comparação da produção e/ou do custo atual da empresa em relação às empresas componentes da fronteira.

A fronteira é estocástica (não determinística) porque considera o termo de erro – uma variável randômica que representa as fontes de ruído estatístico – na forma funcional.

O trabalho precursor de Aigner et al. (1977) propõe uma equação econométrica em que a produção é função de três variáveis: insumos empregados no processo produtivo; erro randômico para o ruído estatístico; e uma variável randômica não negativa associada com a ineficiência técnica. O termo de erro pode ser positivo ou negativo e, portanto, a fronteira de produção estocástica deve variar em relação à fronteira determinística (insumos) do modelo.

Coelli et al. (2005) apresentam a fronteira estocástica de uma função de produção Cobb-Douglas (Figura 7.3). Uma fronteira determinística, refletindo retornos decrescentes de escala, é delineada para discriminar os efeitos das variáveis randômicas. As estimativas das quantidades produzidas por duas empresas (P'_1 e P'_2) são calculadas de acordo com o modelo de Aigner et al. (1977). No caso de não haver ineficiência no processo produtivo, a fronteira ou meta de produção deve ser $P'e_1$ e $P'e_2$. A produção eficiente da empresa 1 ($P'e_1$) está situada acima da fronteira determinística porque o termo de erro é positivo, e a da empresa 2 ($P'e_2$) está abaixo por causa do seu ruído estatístico negativo.

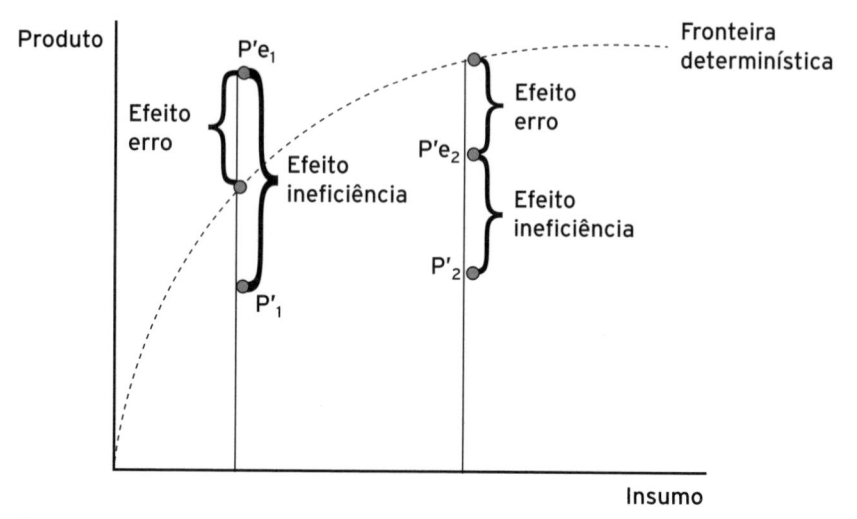

Figura 7.3: Fronteira de produção estocástica.

O método dos MQO não pode ser utilizado para estimar os parâmetros do modelo porque o coeficiente do intercepto é negativamente viesado. Desse modo, para mensurar a eficiência técnica, Coelli et al. (2005) sugerem usar a estimativa por máxima verossimilhança (ML – *maximum likelihood*), uma vez que seus estimadores possuem diversas propriedades assintóticas mais interessantes.

Síntese dos métodos de produtividade e eficiência[11]

Os métodos em apreço possuem suas vantagens e desvantagens (Tabela 7.1). A eficiência econômica (técnica e alocativa) e as economias de escala

---

11. Subseção baseada em Coelli et al. (2005).

podem ser mensuradas por meio da DEA e da SFA. Levar em conta o termo de erro e os testes de hipóteses estatísticos são vantagens relativas da fronteira estocástica, mas a necessidade de especificar a forma de distribuição do termo randômico da ineficiência e a forma funcional da função de produção e/ou de custo são as suas principais desvantagens.

Tabela 7.1: Síntese das propriedades dos métodos de produtividade e eficiência

ITENS	MQO	PTF	DEA	SFA
1. Paramétrico	Sim	Não	Não	Sim
2. Ruído estatístico	Sim	Não	Não	Sim
3. Pode ser usado para medir:				
3.1 Eficiência técnica	Não	Não	Sim	Sim
3.2 Eficiência alocativa	Sim	Não	Sim	Sim
3.3 Mudança tecnológica	Sim	Não	Sim	Sim
3.4 Economia de escala	Sim	Não	Sim	Sim
3.5 Mudança na PTF	Sim	Sim	Sim	Sim
4. Dados utilizados:				
4.1 *Cross-section*	Sim	Sim	Sim	Sim
4.2 Séries temporais	Sim	Sim	Não	Não
4.3 Painel	Sim	Sim	Sim	Sim
5. Métodos requerem dados sobre:				
5.1 Quantidades dos insumos	Sim	Sim	Sim	Sim
5.2 Quantidades do produtos	Sim	Sim	Sim	Sim
5.3 Preços dos insumos	Não	Sim	Não	Não
5.4 Preços dos produtos	Não	Sim	Não	Não

Fonte: Coelli et al. (2005)

Assumir que as empresas analisadas são tecnicamente eficientes é a desvantagem básica dos MQO e da PTF. No entanto, as técnicas de número-índice (PTF) de Fisher e Törnqvist, apesar do demérito de requererem dados de preços e quantidades, têm os seguintes benefícios relativos: necessidade de apenas duas informações (duas empresas no mesmo período de tempo ou uma empresa em dois períodos de tempo); facilidade de cálculo; e não haver necessidade de assumir um padrão de progresso técnico gradual.

Por fim, cabe relacionar alguns fatores que podem prejudicar a correta mensuração da produtividade e da eficiência econômica da empresa: tratar os insumos e/ou os produtos como *commodities* homogêneas quando, na verdade, elas podem ser heterogêneas; existência de erros de medida na base de dados; exclusão de um insumo ou produto relevante na análise; não levar em consideração diferenças no ambiente produtivo (físicas e regulatórias), a otimização (no caso de multiperíodo) e o risco da decisão empresarial.

PRODUTIVIDADE E QUALIDADE

No setor de saneamento básico, um tema de importância significativa diz respeito à qualidade do serviço de distribuição de água tratada (potabilidade, pressão, paralisação etc.) e do serviço de esgotamento sanitário (extravasamento, proteção ambiental etc.). O nível de qualidade exigido para prestação dos serviços tem influência na produtividade a ser alcançada pela empresa. Por exemplo, a aquisição de bombas dosadoras de cloro, a fim de melhorar a qualidade da água, trará como consequência a elevação da quantidade de insumos sem o respectivo aumento da quantidade produzida, proporcionando uma redução da produtividade da empresa.

Além disso, relacionar produtividades de empresas de saneamento sem considerar a variável qualidade induz a uma comparação parcial e viesada da indústria, já que um baixo nível de qualidade – proveniente, por exemplo, de uma quantidade inapropriada de insumos – contribui para um nível de produtividade mais elevado. Dessa forma, considera-se essencial que o cálculo da medida de produtividade leve em conta a existência de condições de qualidade mais satisfatórias na prestação dos serviços. Em outros termos, deve-se analisar se a diminuição (elevação) da produtividade da empresa está associada ou não com a melhoria (deterioração) da qualidade dos produtos ou serviços.

Coelli et al. (2005) sugerem as seguintes metodologias para considerar a variável qualidade no cálculo da produtividade:

- Modelos hedônicos de regressão que incorporam as diferenças de qualidade diretamente nas medidas de produção, mantendo idênticas as características dos produtos analisados. O modelo mais comum utiliza, como ponto de partida, o valor nominal da produção total e, em seguida, ajusta o seu valor agregado por meio de um adequado deflator de preço que considera as diferenças de qualidade do produto. Os efeitos dessas diferenças no preço são estimados por meio de uma regressão econométrica.

- Ponderação dos produtos pelas respectivas diferenças de qualidade. Por exemplo, na produção de água tratada, a diferença na qualidade poderia ser ponderada pelo custo relativo para o tratamento da água. A desvantagem desse enfoque é a aplicação de pesos arbitrários que tornariam a análise da produtividade bastante subjetiva.

- Enfoque de dois estágios: no primeiro estágio, medidas de produção, sem considerar a qualidade, são utilizadas para o cálculo da produtividade; no segundo estágio, com base em funções econométricas, as medidas de produtividade (variáveis dependentes) são relacionadas com as características de qualidade (variáveis independentes), tendo por fim verificar se a diversidade na qualidade do produto/serviço explica a divergência no desempenho da empresa.

Assim sendo, a variação da qualidade na prestação dos serviços de distribuição de água tratada e de esgotamento sanitário é um assunto relevante que merece uma análise cuidadosa no âmbito da produtividade da empresa. Nesse sentido, as tarifas desses serviços devem refletir o comportamento da produtividade e da eficiência ao longo do tempo, bem como as características de qualidade que influenciam a performance da companhia.

A OBTENÇÃO DE CUSTOS EFICIENTES E OS MODELOS DE REGULAÇÃO DOS SERVIÇOS

O debate acerca das características da indústria de água e esgoto vem percorrendo a literatura econômica desde os anos 1970. Questões como a existência de economias de escala, economias de escopo entre a oferta de água tratada e esgotamento sanitário, o tamanho ótimo das firmas e o debate sobre os ganhos potenciais da privatização para o setor guiaram o debate empírico nos estudos seminais sobre as companhias de saneamento (Abbott e Cohen, 2009). Na última década, além de investigar essas hipóteses, os economistas têm buscado evidências empíricas acerca dos efeitos das políticas de regulação sobre a eficiência do setor e seus impactos sobre a política tarifária para os consumidores. A literatura sobre o setor de saneamento básico brasileiro ainda é incipiente e não fornece evidências robustas sobre as características econômicas da operação do setor.

Conforme pontua Araújo (2001), a questão central é a seguinte: se sabemos que a firma conhece mais que o regulador sobre suas condições de operação e planejamento, qual mecanismo deve-se implementar para induzir a firma a um comportamento mais próximo do desejado socialmente, o qual requeira menos informação para o regulador do que a regulação por "custo do serviço"? A solução encontrada tem sido a adoção de sistemas de regulação por incentivos sobre as empresas detentoras das delegações. Esses sistemas seguem, de forma simplificada, três prismas: regulação do preço (preço-teto ou *price cap*), regulação por padrão de comparação (*yardstick competition*) e regulação da qualidade.

No modelo básico de regulação por preço-teto, o regulador fixa a tarifa a ser cobrada do usuário e a fórmula para reajustes periódicos (geralmente anuais) durante um período regular de tempo (mais precisamente, entre revisões efetuadas em intervalos fixos). Os componentes dessa fórmula são os seguintes: um índice inflacionário, um termo apropriando metas plurianuais de ganho de produtividade fixadas pelo regulador e, eventualmente, um termo representando choques específicos à indústria não levados em conta pelo índice de inflação nem pelo regulador.

Como se vê, o modelo de regulação por preço-teto traria fortes incentivos à firma para buscar reduções de custos e melhores práticas de gestão. Além disso, ajudaria a promover investimentos mais consistentes com os objetivos de eficiência econômica e compartilharia com os consumidores os ganhos de produtividade. Entretanto, entre os períodos de revisão poderiam surgir lucros excessivos para a empresa em decorrência de reduções de custos muito severas. Assim, sem o devido acompanhamento do regulador, poderia haver queda de qualidade na prestação dos serviços. Ademais, do ponto de vista teórico, como o retorno dos investimentos não é assegurado pelo modelo, poderia haver aumento do custo de alavancagem do prestador de serviços (risco pouco plausível no setor de água e esgoto).

No esquema de regulação por padrão de comparação (*yardstick competition*), o regulador tem acesso a informações externas sobre o desempenho de diversos prestadores que operam os mesmos serviços. Com base nessas informações, ele fixa os preços a serem cobrados de acordo com os melhores padrões de eficiência das empresas no mercado. Portanto, nesse modelo é possível verificar a desvinculação entre o desempenho real da empresa regulada e suas tarifas cobradas, o que a forçaria a buscar o nível de eficiência do mercado.

Então, ao utilizar as informações disponíveis de todo o setor de operação, o modelo de regulação por padrão de comparação traria a vantagem de reduzir a assimetria de informação entre o regulador e as firmas. Além do mais, ele construiria uma competição virtual entre as firmas pela busca dos melhores índices de eficiência com fortes incentivos à redução de custos, muito embora esse resultado não possa ser esperado na presença de conluio ou cartel no setor. Adicionalmente, o modelo possui dificuldades operacionais claras, dado que as empresas operam em diferentes contextos, exigindo a aplicação de métodos econométricos complexos para uma comparação confiável.

Nesses dois casos, a busca de custos mais baixos e os níveis de qualidade dos serviços podem ser conflitantes. Sob essa perspectiva, ambos os casos pedem a aplicação de modelos de regulação da qualidade. Neles encontram-se esquemas que buscam garantir a qualidade dos bens ou serviços (mediante indicadores observáveis pelo regulador) por meio de exigências ou de incentivos. Assim, eles devem ser implementados juntamente com a regulação por preço-teto para contra-arrestar o viés potencial desta última contra a qualidade. Em um exemplo trazido por Araújo (2001), as metas de ganhos de produtividade poderiam estar inversamente ligadas à qualidade: acima de certo patamar de qualidade, as metas de produtividade seriam menos duras. A ideia é compensar impactos negativos da regulação do preço sobre a qualidade, sem exigir o mesmo volume de informação da regulação por custo do serviço. De toda forma, parece patente que o esquema de regulação por incentivo deve se associar com sistemas de regulação de qualidade, se este é um cuidado primígeno.

Portanto, as alternativas dispostas diante das agências reguladoras para atingir os objetivos sociais da delegação são diversas. A análise com parcimônia das vantagens e contratempos de cada um dos modelos existentes na literatura econômica e na experiência de outros entes reguladores é imprescindível para que os regulamentos exigidos atinjam os objetivos esperados.

ALGUMAS EXPERIÊNCIAS INTERNACIONAIS DE REGULAÇÃO DA EFICIÊNCIA ECONÔMICA

Segundo o Banco Mundial (Groom et al., 2006), o retrato da delegação dos serviços de abastecimento de água e esgotamento sanitário assume um panorama bastante comum nas grandes zonas urbanas dos países em desenvolvimento. Caso se destacasse aleatoriamente qualquer uma dessas zonas urbanas, seriam grandes as chances de encontrar uma rede de distribuição de água potável servindo cerca de 70% de seus habitantes, enquanto apenas 20% dos cidadãos estariam sendo atendidos com redes centralizadas de coleta de esgoto. Em geral, essas redes estariam concentradas nas regiões mais antigas da cidade, usualmente em condições precárias de operação técnica, quando não obstruídas. Despejos estariam sendo jogados sem tratamento nas bacias hidrográficas locais, onde, comumente, a população mais pobre busca água e alimento para sua subsistência (Groom et al., 2006).

É sob essa radiografia dos países em desenvolvimento, nos quais a premência da oferta de serviços de saneamento básico tem efeito imediato sobre a saúde, que a regulação econômica é posta para promover a eficiência econômica e a universalização dos serviços. Porém, igualmente nas grandes economias globais com melhores indicadores sociais, a regulação econômica tem a tarefa de harmonizar interesses muitas vezes conflitantes.

Um dos principais exemplos do desenvolvimento da regulação econômica dos serviços de água e esgoto encontra-se na Inglaterra e no País de Gales. A Ofwat (*The Water Services Regulation Authority*), criada em 1989 com a privatização desses serviços nesses territórios, é um órgão não vinculado à estrutura ministerial, equidistante tanto dos poderes concedentes como dos operadores privados. Geralmente, a indústria de água e esgoto, em que não é possível a competição direta, pode ser caracterizada como geradora de medidas impopulares – com privatizações, em muitos casos, contenciosas – e muito sujeita a obtenção de objetivos políticos (Smith, 2003).

Inicialmente, a indústria foi organizada de acordo com as bacias hidrográficas da Inglaterra e do País de Gales, nos idos de 1970, quando foram estabelecidas dez administrações regionais de água e esgoto. Os problemas gerados pelo desenho institucional, que aglutinava nas companhias regionais a prestação de serviços, a gestão de mananciais e o controle de efluentes, aliado às elevadas necessidades de inversão para o atendimento de novos padrões de qualidade europeus, levaram à privatização do setor de água e esgoto. A ideia primordial era transferir o pesado ônus dos aportes de capital dos contribuintes para os consumidores dos serviços, via tarifas de uso. Consequentemente, os usuários experimentaram um crescimento real em suas contas de quase 40% na primeira década após a privatização. Somam-se aos recursos resultantes desse crescimento aqueles associados às inversões de capital oriundas dos investidores privados, a fim de compor os planos de investimentos necessários ao novo padrão de qualidade requerido (AMPs – *asset management plans*) (Smith, 2003).

Contudo, esse aumento real experimentado pelos consumidores não refletiu por completo os recursos aplicados no setor de água e esgoto na Inglaterra e no País de Gales. Ilustrativamente, nos primeiros quinze anos após a privatização, a fatura média do consumidor cresceu o equivalente a £38.00. A majoração dessa fatura tinha a seguinte composição: gastos para incremento na qualidade dos serviços de £99.00; investimentos na expansão de redes e da oferta de £22.00; e redução de £83.00 em função dos ganhos de eficiência auferidos pelas empresas (Goodwin, 2003).

A incorporação desses ganhos para a melhoria dos serviços prestados e expansão de capacidade produtiva foi fruto do trabalho impetrado pela Ofwat. Segundo Smith (2003), os primeiros programas de investimentos foram desenhados para dimensionar a necessidade de capital para os primeiros dez anos após a privatização, com uma revisão programada no quinto ano. A regulação desenhada pela Ofwat para esse primeiro ciclo estava fortemente centrada na ideia de comparar o desempenho (*benchmarking*) das 28 companhias reguladas (10 companhias regionais e 18 pequenas operadoras locais). Diversos indicadores foram estabelecidos com o intuito de estimular as concessionárias a compreenderem a formação dos custos dos serviços (*cost drivers*) e de como estes custos podem variar entre as diversas condições de prestação dos serviços.

A metodologia escolhida para atingir esse objetivo foi a da regulação por preço-teto, normalmente referida como RPI-X. Em 1990, a Ofwat encomendou estudo a uma equipe de consultores que considerasse os métodos disponíveis de análise comparativa e elegesse aquele que melhor atenderia os desígnios postos perante ela. O relatório aprestado – explorando o uso de abordagens diversas, como análise envoltória de dados (DEA), a estimativa de máxima verossimilhança e dados em painel – concluiu que a Ofwat deveria desenvolver sistemas de recolhimento e processamento de dados das reguladas e se concentrar em funções de fronteiras estocásticas (Hargreaves et al., 2006). Nesse primeiro quinquênio, em virtude dos capitais requeridos, a Ofwat autorizou um aumento médio real de 5% ao ano nas tarifas dos serviços (Stanley, 2001).

O primeiro ciclo de revisão periódica (PR94) aplicado pela Ofwat foi concluído em 1994. Esse ciclo definiu o teto para as tarifas das companhias, a viger nos anos subsequentes, com base em um índice que representava a inflação (RPI – *retail price index*) e um índice K, específico para cada companhia, que limitava o crescimento das tarifas abaixo do índice RPI (Ofwat, 1994). De modo mais rigoroso, o fator K deveria refletir os ganhos de produtividade estimados pela Ofwat e os desembolsos requeridos para implementar o plano de investimentos (Stanley, 2001). A construção dos tetos tarifários foi lastreada a partir da base de dados desenhada no início daquela década e da estimação dos direcionadores de custos para as despesas operacionais (opex) de cada um dos serviços (água e esgoto). Os resultados foram referendados por meio de modelos globais para os dois serviços juntamente da utilização de modelos DEA. Todo esse arcabouço permitiu que, no primeiro ciclo de revisão, o aumento autorizado nas tarifas fosse menor que 2% em média (Stanley, 2001).

Na revisão periódica seguinte (PR99), além da aplicação de modelos com o uso da técnica de COLS (*corrected ordinary least squares*) para cada uma das componentes dos serviços de água e esgoto, a Ofwat introduziu a utilização de modelos de eficiência para estimar os custos de capital (depreciação e amortização). Contudo, os resultados obtidos para esse ciclo de revisão não foram validados por modelos não paramétricos (DEA) e não restou claro se estes foram submetidos a análises de sensibilidade dos parâmetros (Hargreaves et al., 2006). Como resultado, a conta média dos serviços experimentou durante o ciclo PR99 uma queda média real de 2,1% ao ano (Stanley, 2001).

Na revisão ordinária do ano de 2004 (PR04), a Ofwat novamente utilizou apenas o método de mínimos quadrados ordinários (MQO) para estimar os padrões de eficiência, a despeito de modelos DEA ou SFA, bem como o uso de dados em painel, incluindo dados subempresa. Como avanço em relação às revisões anteriores, a Ofwat realizou testes de sensibilidade (usando submodelos alternativos para cada serviço), mas estes não foram transparentes para a indústria. Pela primeira vez, o regulador empregou ajustes explícitos que refletissem seus julgamentos sobre os erros estatísticos dos resíduos. Baseado em uma necessidade global de investimentos de £16.8

bilhões para o ciclo PR04, os consumidores foram submetidos a um crescimento real de 4,2% em média por ano nas faturas de água e esgoto (Ofwat, 2004). No ciclo tarifário seguinte (PR09), o aperfeiçoamento metodológico, bem como o aumento dos padrões de eficiência e produtividade, resultaria em crescimento médio real de apenas 0,5% nas tarifas dos serviços no intervalo temporal de 2010 a 2015 (PR09), apesar do plano global de inversões estimado em £22 bilhões (Ofwat, 2009a e 2009b).

De modo geral, a evolução da regulação dos serviços de água e esgoto na Inglaterra e País de Gales mostra-se exitosa, com programas vultosos de investimento em qualidade e manutenção da operação, serviços universalizados e tarifas com razoável crescimento real. Todavia, diversos pontos ainda dependem de aperfeiçoamento dos regulamentos da Ofwat. Hargreaves et al. (2006) chamam atenção para a falta de clareza dos seguintes fatores: distinção dos conceitos de eficiência e produtividade aplicados pelo regulador, estabilidade de modelos e regras aplicadas, uso de modelos econométricos, entre outros. Ademais, Bolt (2003) aponta um *trade-off* entre a credibilidade da fórmula e a medida em que ela pode lidar com alterações de pressupostos entre as revisões quinquenais.

Porém, nem todas as experiências de regulação dos serviços de água e esgoto são bem-sucedidas. O sucesso de modelos, como os aplicados pela Ofwat, demanda uma série de reformas nos marcos legais, políticos e institucionais. Contudo, conforme pontua Alexander (2003), modelos de regulação por incentivo também podem ser aplicados em economias em desenvolvimento ou em transição, em que todas essas mudanças estruturais teriam menor probabilidade de coexistir. A despeito disso, nesses países, a aplicação de modelos como *price cap* ou regulação pelo custo do serviço gerariam resultados mais favoráveis que aqueles que seriam experimentados em sua ausência. Obviamente, Alexander (2003) pondera que, na ausência de condições básicas, a aplicação de esquemas de incentivos pode ser desastrosa para a credibilidade do regulador.

Um exemplo lapidar de como isso pode acontecer é dado por Nickson e Vargas (2002). Ambos demonstram como as limitações da capacidade governamental de regular os interesses privados na provisão dos serviços de água e esgoto podem trazer efeitos bastante adversos. Os autores discorrem sobre a concessão desses serviços na cidade boliviana de Cochabamba, em setembro de 1999, à empresa Aguas del Turani (AdT), por um período de quarenta anos. Todavia, em menos de cinco meses, a população local revoltou-se contra os aumentos tarifários, levando ao rompimento do contrato de concessão. Basicamente, o conflito que levou à extinção da concessão privada teve três causas principais. Primeiro, a massiva necessidade de investimentos nos sistemas de armazenamento, produção e distribuição de água potável (MMP Project), aliada aos débitos acumulados pelo antigo prestador estatal e a uma expressiva taxa de remuneração do capital de 16% ao ano para o novo concessionário, geraram aumento de 35% em média nas tarifas de água. No entanto, a revisão das tarifas, combinada com a reclassificação dos usuários e com a nova estrutura de tarifas em blocos, elevaram as faturas de alguns usuários em 200% com a privatização.

O segundo fator seria a alegação infundada de ameaça de cobrança pelo uso da água para irrigação por pequenos agricultores. Rumor que encontrou alimento na escassez e na má distribuição dos recursos hídricos da região, levando os pequenos agricultores a buscarem soluções individuais, como poços profundos, para irrigação de suas lavouras. Por último, o banal direito de exclusividade ao concessionário (AdT) sobre a produção e distribuição de água potável nas áreas urbanas. Assim, como os pequenos lavradores, nas zonas adensadas diversas formas de autoprovimento ou comércio clandestino de água foram criadas no período pré-privatização. Opondo-se ao novo sistema criado estavam os consumidores mais pobres, que seriam forçados a se conectar à redes da AdT, aumentando suas despesas com abastecimento de água, bem como os provedores clandestinos de água, que viram a existência de seus negócios ameaçada. Logo, a falha da regulação na concessão de Cochabamba mescla complexas razões políticas, econômicas e sociais (Nickson e Vargas, 2002).

A aplicação do modelo de regulação por incentivos e a transferência dos riscos de investimentos nos setores de água e esgoto ao setor privado, entre os países latino-americanos, encontrou sua maior expressão no Chile. O processo de reestruturação do setor no Chile pode ser divido em três principais fases (Bitrán e Arellano, 2005). No primeiro estágio (1977-88), uma agência governamental foi responsável por melhorar a *performance* da indústria, modernizando as práticas administrativas, reduzindo custos de operação e caminhando para a autossustentabilidade dos serviços, junto da eliminação de subsídios cruzados entre usuários e entre regiões de atuação.

Na segunda etapa (1989-99), foi posta em ação uma reforma institucional que separou as funções de regulação e fiscalização das competências de investimento, produção e distribuição dos serviços de água e esgoto, o primeiro sob a responsabilidade do Estado e o segundo a cargo de empresas privadas. O sistema de prestação migrou de uma operação centralizada nacionalmente para pequenos operadores regionais independentes, submetendo os operadores públicos do sistema às regras de governança das empresas de capital aberto. Além disso, somado ao novo regime de regulação das concessões de água e esgoto, o foco dos investimentos estatais foi direcionado para áreas em que o capital privado não demonstrava interesse.

Na terceira etapa (pós–1999), estabelecido o novo marco para o setor no Chile, passou-se à privatização dos principais operadores regionais, processo que atraiu as principais empresas mundiais do setor, grandes empresas nacionais e fundos de investimento. Ao contrário do ocorrido na concessão para a AdT, a reorganização do setor e o aumento tarifário ocorreram quando a operação dos sistemas ainda estava sob a alçada do setor público. Fato permitido pela construção, por parte do governo, de um consenso sobre a importância da água como um bem fundamental e sobre a necessidade de investimentos nessa indústria (Bitrán e Arellano, 2005).

Atualmente, a regulação econômica das concessões ficou a cargo da SISS (*Superitendencia de Servicios Sanitarios*), que fixa a tarifa dos serviços para um prazo de cinco anos. Tarifas que devem atender, por princípio legal, à sustentabilidade orçamentária dos serviços prestados e à justa remuneração do capital aplicado (Stanley, 2001). Ademais, ao encerrar os ciclos periódicos de revisão das tarifas de saneamento básico, a SISS busca os seguintes objetivos: eficiência econômica, viabilidade financeira, equidade de tarifas (evitar subsídios cruzados entre consumidores) e inteligibilidade (sinalização clara tanto aos usuários como aos prestadores).

Especificamente, as tarifas são definidas de acordo com a metodologia de empresa modelo para evitar que ineficiências presentes nos prestadores sejam transferidas aos usuários. De modo sucinto, os tetos tarifários de cada revisão periódica devem refletir os custos marginais da prestação dos serviços, os custos eficientes de operação (inclusive depreciação e amortização), novos investimentos nos sistemas, a transferência aos consumidores dos ganhos de eficiência auferidos e a promoção da operação eficiente e do uso racional da água. Em suma, as tarifas são computadas de acordo com parâmetros técnicos, em que a rentabilidade é garantida apenas por um nível mínimo de eficiência na operação, que é representado por uma empresa modelo, com referência a programas de desenvolvimento conhecidos (Stanley, 2001).

Entretanto, conforme asseveram Bitrán e Arellano (2005), a aplicação do esquema de empresa modelo na regulação dos serviços de água e esgoto no Chile só se mostra eficaz por causa de um regulador com robustas habilidades técnicas. Isso somado à disponibilidade de recursos profissionais e financeiros necessários para construir a empresa modelo, sem depender totalmente das informações fornecidas pelas empresas reais. Essa metodologia de aferir eficiência exige que o regulador mantenha um preciso e extenso banco de dados de cada empresa com resultados operacionais, financeiros e de despesas de capital. Logo, o esquema de empresa modelo se baseia não apenas em uma boa prática de regulação, mas também em um marco legal estrito e em um mercado de capitais maduro, que combinados assegurariam o "bom comportamento" das concessionárias na prestação de informações, essenciais para a definição das taxas de remuneração de capital, que não podem ser previstas pelo regulador.

OS CAMINHOS DA REGULAÇÃO DA EFICIÊNCIA ECONÔMICA NA INDÚSTRIA BRASILEIRA DE SANEAMENTO

A abordagem das agências reguladoras brasileiras na definição dos preços dos serviços concedidos tem sido a de abandonar, pouco a pouco, o sistema de remuneração do custo do serviço. Essa metodologia, apesar de garantir a sustentabilidade econômico-financeira dos prestadores de serviços, implica assumir que o regulador conhece todos os custos da firma, mesmo na presença de assimetria de informação. Além disso, com uma taxa de remuneração prefixada, há pouco ou nenhum incentivo para redução de custos e busca de eficiência e seu compartilhamento com os consumidores. Não bastassem esses fatores, o retorno fixo pode levar a empresa a sobreinvestir e a subutilizar a capacidade instalada (investimentos imprudentes). Logo, a regulação pelo custo do serviço não se ajusta facilmente às exigências trazidas pela LNSB.

Cientes desses fatores, agências reguladoras com competência no setor de saneamento básico, como a Agência Reguladora de Águas, Energia e Saneamento Básico do Distrito Federal (Adasa) e a Agência Reguladora de Saneamento e Energia do Estado do São Paulo (Arsesp), têm partido para a adoção de esquemas de regulação por incentivo. No caso do Distrito Federal, a prestação dos serviços de saneamento básico, especificamente abastecimento de água e esgotamento sanitário, foi delegada à Companhia de Saneamento Ambiental do Distrito Federal (Caesb), com a competência da regulação econômica posta à Adasa, no ano de 2006. O contrato de concessão assinado prevê um modelo de regulação por incentivo, com regime tarifário por preço-teto, realização de revisões periódicas e reajustes anuais intercalares.

As metodologias selecionadas pela reguladora, em sua nota técnica (Adasa, 2009), ponderam sobre os temas necessários à determinação da tarifa máxima autorizada e sua importância, tanto para a boa condução da prestação dos serviços como para a conservação da modicidade tarifária. O método eleito para determinar o padrão de custos operacionais eficientes foi o da empresa modelo, em que cada um dos processos de produção e operação da indústria é replicado por uma empresa virtual, que operaria em condições ideais de eficiência. Dessa forma, estimula-se a regulada a atingir esses novos padrões de custos ou mesmo superá-los, auferindo maior retorno econômico.

Para apuração do fator X, a técnica definida pela Adasa no processo da revisão tarifária periódica foi a do enfoque do fluxo de caixa descontado (FCD), o qual estima as receitas e despesas da concessionária nos próximos anos, dada uma trajetória de comportamento do mercado. Com base nisso, o fator X é um percentual a ser amortizado ou adicionado das receitas preditas que iguale a taxa interna de retorno do fluxo de caixa regulatório no período entre revisões ao custo de capital regulatório (Adasa, 2010). Ademais, a metodologia preconizada pela Adasa prevê mecanismos que induzam a alocação ótima dos fatores de produção, ao definir pontos como a base de ativos regulatória e sua remuneração, a estrutura eficiente de capital, o custo do capital, as perdas de água, entre outros.

Seguindo um paradigma teórico similar, a metodologia proposta pela Arsesp, referente à definição das tarifas dos serviços de água e esgoto prestados pela Sabesp, é baseada na regulação por preço-teto (Arsesp, 2012). As tarifas são projetadas com base em custos eficientes da empresa estimados para o ciclo tarifário. Ademais, tem-se a fixação de um fator de eficiência que partilha parte dos ganhos de produtividade das delegações por meio de abatimento nas tarifas máximas estimadas, bem como um sistema de incentivos que aumenta a propensão do prestador a buscar melhoria nos padrões dos serviços prestados. A fim de conservar o patamar real da tarifa média fixada pelo regulador, a metodologia prevê mecanismos de reajuste anual com indexação a índices de preços para atualização monetária das tarifas, junto com um fator de eficiência (fator X) e ajustes para o nível de qualidade dos serviços.

Adotando a metodologia proposta, a determinação dos preços máximos dos ciclos de revisão para as áreas sob a regulação da Arsesp seria dada pelo método do FCD, que visa possibilitar a manutenção da sustentabilidade econômica da empresa. No processo de revisão, a Arsesp prevê a aplicação do índice de Malmquist para determinar os ganhos de produtividade (Arsesp, 2012). Este índice, estimado com base apenas em quantidades de insumos e produtos em diferentes períodos do tempo, permitiria a decomposição das variações de produtividade em mudança tecnológica, mudança na eficiência técnica e de escala. Contudo, como pondera a própria Arsesp, a estimação do índice de Malmquist exige a construção de um extenso painel de dados balanceado, bem como a adoção de um modelo econométrico adequado. Para tanto, a escolha do regulador partiria para o uso de base de dados do Sistema Nacional de Informações sobre Saneamento (SNIS) e de companhias internacionais. O método econométrico para determinação seria uma junção de DEA, corrigido por variáveis ambientais, e de *catch-up*.

Contudo, qualquer estrutura de incentivos desenhada depende majoritariamente de um ponto nevrálgico das delegações de infraestruturas de rede: a base de remuneração de ativos aplicados nos serviços. A reunião do capital fixo necessário à oferta regular dos serviços de água e esgoto envolve a alavancagem de um montante considerável de recursos financeiros. Assim, o processo de valoração desses investimentos realizados é crucial na determinação do patamar de preços cobrados dos usuários e no estímulo à contratação de inversões prudentes que permitam a manutenção e expansão da capacidade instalada.

Em regra, a supervalorização da base de remuneração terá efeitos deletérios sobre a modicidade tarifária e poderá incorrer em uma propensão a sobreinvestir, a qual alteraria a alocação ótima entre os fatores de produção e levaria ao emprego exagerado do fator capital, comumente denominado na literatura econômica como efeito Averch-Johnson. Por outro lado, a subavaliação dos ativos empregados traria, em um primeiro momento, a redução das tarifas impostas aos consumidores, mas, em um segundo momento, ocasionaria desestímulos à aplicação dos capitais necessários, com a possível degradação dos sistemas em uso e aumentos dos custos de manutenção e expansão.

Assim, a avaliação e o acompanhamento da base de ativos empregada pelos prestadores nos serviços de água e esgoto são um desafio que está posto diante da maior parte dos reguladores de saneamento básico no Brasil, em que o alcance dos objetivos enumerados pela LNSB de promoção da eficiência econômica – ponto motriz da regulação – não pode ser atingido plenamente sem efetivação dessa etapa fundamental.

CONSIDERAÇÕES FINAIS

Neste capítulo, buscaram-se relacionar os principais métodos disponíveis na literatura econômica, pertinentes à mensuração dos aspectos de produtividade e eficiência econômica relativos à regulação de monopólios. Além disso, apresentaram-se as linhas gerais dos modelos de regulação por incentivos aplicados por alguns reguladores internacionais e nacionais, bem como casos mais notórios que ilustram os percalços enfrentados pelas instituições responsáveis por minimizar o abuso do poder de monopólio.

Ao longo deste trabalho, viu-se que há diversas opções metodológicas para mensurar os ganhos de produtividade e eficiência. Cada uma guardando especificidades – vantagens e desvantagens – que exigem do regulador um processo decisório coerente, previsível e transparente para escolha do método que melhor se adéqua à sua realidade de atuação (Ehrhardt et al., 2007). Obviamente, as condições de prudência, oportunidade e eficácia das metodologias a serem aplicadas para aferir a eficiência devem ser tratadas *a priori* de forma objetiva, prática e clara pelo regulador. Os procedimentos regulatórios postos devem considerar as importâncias necessárias para sua execução, bem como os seus custos e benefícios. Além disso, a introdução de critérios subjetivos nos dispositivos regulatórios aumenta a incerteza e, por conseguinte, a complexidade dos procedimentos. Em outros termos, regramentos calcados em juízos de valor tendem, comumente, a ser contraditórios ou a não atingir os objetivos para os quais foram propostos.

O marco regulatório deve ser baseado nos princípios legais, na teoria econômica e nos objetivos sociais da concessão, para que possam se mostrar efetivos. Contudo, a efetividade depende da estabilidade esperada dos dispositivos instaurados pelo regulador. Mais especificamente, a presença de normas e mecanismos ambíguos, que admitem interpretações diversas, traz instabilidade ao ambiente da prestação dos serviços, aumenta as incertezas dos investidores, eleva o custo do capital e, consequentemente, proporciona tarifas mais elevadas para os usuários dos serviços.

Além do mais, a universalização da distribuição de água potável e da coleta e tratamento de esgoto, em um horizonte de tempo razoável, exige a aplicação de um montante de recursos considerável. Inversões que necessitarão da participação efetiva, tanto de recursos onerosos (empréstimos, financiamentos, recursos próprios etc.) como de recursos não onerosos (orçamentos públicos, participação dos usuários etc.). Todavia, a promoção desses investimentos requer um cenário institucional estável e bem desenhado, em que os regramentos e as condições econômicas de operação e expansão dos serviços sejam previamente pactuados.

Por fim, cabe ressaltar, a experiência da regulação de serviços em rede demonstra que regulamentos amplamente discutidos, quando vigentes por períodos de tempo razoáveis e sujeitos a revisões periódicas, têm a faculdade de prover a remuneração justa aos investidores, ao mesmo tempo em que trazem aos usuários tarifas módicas e serviços com qualidade adequada.

REFERÊNCIAS

ABBOTT, M.; COHEN, B. Productivity and efficiency in the water industry. *Utilities Policy*, v. 17, p. 233-44, 2009.

[ADASA] AGÊNCIA REGULADORA DE ÁGUAS, ENERGIA E SANEAMENTO BÁSICO DO DISTRITO FEDERAL. *Consolidação das metodologias a serem aplicadas na revisão periódica das tarifas dos serviços públicos de abastecimento de água e de esgotamento sanitário no Distrito Federal*. Brasília: Nota Técnica n. 004/ 2009 – SREF-SFSS/ADASA, março de 2009.

_____. *Resultados parciais da 1ª Revisão Periódica das tarifas dos serviços públicos de abastecimento de água e esgotamento sanitário prestados pela CAESB*. Brasília: Nota Técnica n. 005/2010 – SRE/ADASA, fev. 2010.

AIGNER, D.J.; LOVELL, C.A.K.; SCHMIDT, P. Formulation and estimation of stochastic frontier production function models. *Journal of Econometrics*, v. 6, p. 21-37, 1977.

ALEXANDER, I. The UK model and developing and transitional economies: common issues and missconceptions. In BARTLE, I.; MARCHANT, J. (Eds.), *The UK model of utility regulation*, The University of Bath, 2003.

ARAÚJO, J.L.R.H. Modelos de formação de preços na regulação de monopólios. *Econômica*, v. 3, n.1, p.35-66, 2001.

[ARSESP] AGÊNCIA REGULADORA DE SANEAMENTO E ENERGIA DO ESTADO DE SÃO PAULO. *Metodologia detalhada para o processo de revisão tarifária da SABESP – Primeiro Ciclo Tarifário*. São Paulo: Nota Técnica Final nº RTS/01/2012, abr. 2012.

BALK, B.M. Scale efficiency and productivity change. *Journal of Productivity Analysis*, v. 15, p. 159-83, 2001.

BANKER, R.D.; CHARNES, A.; COOPER, W.W. Some models for estimating technical and scale inefficiencies in data envelopment analysis. *Management Science*, v. 30, p. 1078-92, 1984.

BITRÁN, G.; ARELLANO, P. *Regulating water services: sending the right signals to utilities in Chile*. Public Policy for the Private Sector. Washington: World Bank, Note number 286, 2005.

BOLT, C. The Future of RPI-X. In: BARTLE, I.; MARCHANT, J. (Eds.), *The UK model of utility regulation*, The University of Bath, 2003.

BRASIL. Ministério das Cidades. Secretaria Nacional de Saneamento Ambiental. *Sistema Nacional de Informações sobre Saneamento: diagnóstico dos serviços de água e esgotos – 2010*. Brasília: MCIDADES. SNSA, 2012. Disponível em: <www.snis.gov.br>. Acessado em: 27 ago. 2012.

CAVES, D.W.; CHRISTENSEN, L.R.; DIEWERT, W.E. Multilateral comparisons of output, input and productivity using superlative index numbers. *Economic Journal*, v. 92, p. 73-86, 1982a.

_____. The economic theory of index numbers and the measurement of input, output and productivity. *Econometrica*, n. 50, p.1393-414, 1982b.

CHARNES, A.; COOPER, W.W.; RHODES, E. Measuring the efficiency of decision making units. *European Journal of Operational Research*, v. 2, p. 429-44, 1978.

COELLI, T.J.; PRASADA RAO, D.S.; O'DONNELL, C.J.; BATTESE, G.E. *An introduction to efficiency and productivity analysis*. New York: Springer Science, 2005.

EHRHARDT, D.; GROOM, E.; HALPERN, J.; O'CONNOR, S. *Economic regulation of urban water and sanitation services: some pratical lessons*. Water Sector Board Discussion Paper Series. Washington: World Bank, Paper n. 9, 2007.

FARRELL, M. J. The measurement of productive efficiency. *Journal of the Royal Statistical Society*, Series A (General), v. 120, part III, p. 253-90, 1957.

FISHER, I. *The making of index numbers*. Boston: Houghton Mifflin, 1922.

FOELLMI, R.; MEISTER, U. Product-market competition in the water industry: voluntary non-discriminatory pricing. *Journal of Industry, Competition and Trade*, v. 5, n. 2, p. 115-35, 2005.

GOODWIN, S. What have we learnt in UK utility regulation over the last 20 years? In: BARTLE, I.; MARCHANt, J. (Eds.), *The UK model of utility regulation*, The University of Bath, 2003.

GROOM, E.; HALPERN, J.; EHRHARDT, D. *Explanatory notes on key topics in the regulation of water and sanitation services*. Water Supply and Sanitation Sector Board Discussion Paper Series, Paper n. 06. The World Bank Group, 2006.

GUJARATI, D.N. *Econometria Básica*. Rio de Janeiro: Campus, 2006.

HARGREAVES, J.; PARR, M.; LAY, H.; WEEKS, M. *The evolution of Ofwat's approach to efficiency analysis*. London: Indepen Consulting Ltd, abr. 2006.

HICKS, J.R. Measurement of capital in relation to the measurement of other economic aggregates. In: LUTZ, F.A.; HAGUE, D.C. (Eds.). *The Theory of Capital*. London: Macmillan, 1961.

LOOTTY, M.; SZAPIRO, M. Economias de escala e escopo. In: KUPFER, D.; HASENCLEVER, L. (Orgs.), *Economia Industrial: fundamentos teóricos e práticas no Brasil*. Cap. 3. Rio de Janeiro: Campus, 2002.

MAS-COLELL, A.; WHINSTON, M.D.; GREEN, J.R. *Microeconomic theory*. New York: Oxford University Press, Inc., 1995.

MELO, J.A.M. *Três ensaios sobre o setor de saneamento básico: tecnologia de produção e eficiência, demanda e regulação econômica*. 2005. 145 f. Tese (Doutorado) - Economia, Curso de Pós-Graduação em Economia (CAEN), Universidade Federal do Ceará (UFC), Fortaleza (CE), 2004.

MESQUITA, A.M; RUIZ, R.M. A financial economic model for urban water pricing in Brazil. *Urban Water Journal*, v. 10, n. 2, p. 85-96, 2013.

MOORSTEEN, R.H. On measuring productive potential and relative efficiency. *Quarterly Journal of Economics*, v. 75, p. 451-67, 1961.

NICKSON, A.; VARGAS, C. The limitations of water regulation: the failure of the Cochabamba concession in Bolivia. *Bulletin of American Research*, v. 21, n. 1, p. 99-120, 2002.

[OFWAT] THE WATER SERVICES REGULATION AUTHORITY. *Future charges for water and sewerage services: the outcome of the periodic review.* Birmingham: The Water Services Regulation Authority, 1994.

_____. *Future water and sewerage charges 2005-10: final determinations.* Birmingham: The Water Services Regulation Authority, 2004.

_____. *Setting price limits for 2010-15: framework and approach.* Birmingham: The Water Services Regulation Authority, 2009a.

_____. *Future water and sewerage charges 2010-15: final determinations.* Birmingham: The Water Services Regulation Authority, 2009b.

SHAW-STONE & WEBSTER CONSULTANTS. *Investigation into evidence for economies of scale in the water and sewerage industry in England and Wales: Final Report.* London, 2004, 62p.

SMITH, J.; What we have learnt: a comparative perspective of water and rail. In: BARTLE, I.; MARCHANT, J. (Eds.), *The UK model of utility regulation.* The University of Bath, 2003.

STANLEY, W. Review of regulatory frameworks. In: *Regulatory System and Networking of Water Utilities and Regulatory Bodies.* Regional Forum. Manila: Asian Development Bank, 2001.

TÖRNQVIST, L. The bank of Finland's consumption price index. *Bank of Finland Monthly Bulletin,* v. 10, p. 1-8, 1936.

TRAIN, K.E. *Optimal regulation: the economic theory of natural monopoly.* Cambridge, Mass.: MIT Press, 1991.

VARIAN, H.R. *Microeconomic analysis.* New York: W. W. Norton & Company, Inc., 1992.

ZARNIKAU, J. Spot market pricing of water resources and efficient means of rationing water during scarcity. *Resource and Energy Economics,* v. 16, p. 189-210, 1994.

EXERCÍCIOS

1. Distinga os conceitos de eficiência econômica e produtividade. A partir da conceituação proposta por Farrell (1957), destaque as componentes (técnica e alocativa) da eficiência econômica. Dentre essas, demonstre qual seria mais correlata ao conceito de produtividade.

2. Disserte, brevemente, sobre os principais métodos existentes para estimar a produtividade e a eficiência econômica em indústrias de rede. Destaque as características, vantagens e desvantagens de cada um deles. Ao concluir, enumere alguns fatores que podem causar viés na mensuração desses parâmetros.

3. Apresente o modelo de regulação por "custo do serviço", enumere suas premissas básicas e suas principais deficiências. Considerando a assimetria de informação entre o prestador de serviços e o regulador, quais modelos alternativos poderiam ser aplicados para alcançar os objetivos sociais da concessão dos serviços?
4. Apresente as metodologias disponíveis que apreciam a variável qualidade dos serviços de abastecimento de água e esgotamento sanitário no cálculo da produtividade e estabeleça a importância dessa ser objetivamente considerada na mensuração do nível de produtividade do prestador desses serviços.
5. Descreva sucintamente os modelos de regulação dos serviços disponíveis aos reguladores e, a partir das experiências de regulação econômica descritas neste capítulo, especifique quais condicionantes do ambiente institucional podem influenciar a efetividade das medidas adotadas pelo regulador.

8 Ativos regulatórios nos serviços de abastecimento de água e esgotamento sanitário

Claudio Gabarrone
Cibelle Amorim Ferreira

INTRODUÇÃO

A definição dos procedimentos e da metodologia para a determinação da base regulatória dos ativos dos prestadores de serviços públicos de abastecimento de água e de esgotamento sanitário constitui um aspecto fundamental para a consolidação do marco regulatório destes serviços, ao contribuir decisivamente para a preservação do equilíbrio econômico-financeiro dos contratos de concessão e de programa.

Exemplo concreto do reconhecimento dessa relevância, a Lei Complementar n. 1.025/2007, que dispõe sobre os serviços públicos de saneamento básico e de gás canalizado no estado de São Paulo, em seu art. 10, atribui à Agência Reguladora de Saneamento e Energia do Estado de São Paulo (Arsesp) a responsabilidade de apurar a base de ativos empregados na prestação dos serviços de abastecimento de água e de esgotamento sanitário no estado de São Paulo.

Assim, no âmbito do processo da primeira revisão das tarifas da Companhia de Saneamento Básico do Estado de São Paulo (Sabesp), estudos estão sendo desenvolvidos pela Arsesp, com o propósito de efetuar o levantamento e a valoração dos ativos utilizados na prestação dos referidos serviços de saneamento básico.

A prática regulatória, inclusive no Brasil, evidencia a existência de diversas abordagens para o tema em questão, sendo o fator determinante, na escolha de um método, a sua consistência em relação aos objetivos do modelo de regulação em vigor. A escolha adequada do método a ser empregado pelo regulador consiste em uma tarefa de grande importância para o sucesso do setor, devendo ser considerados aspectos tais como preço, qualidade, expansão e, principalmente, atendimento à universalização do serviço. É imprescindível, também, que, na escolha do método e dos procedimentos a serem adotados, o regulador explicite por que determinados critérios foram considerados prioritários, observada a função de seu objetivo maior, que é atender à sociedade e aos agentes regulados a eles sujeitos.

A correta conjugação e aplicação dos conceitos resultarão na seleção do método e dos procedimentos mais apropriados para a definição e valoração da base regulatória de ativos. Este trabalho tem como objetivo explicitar os critérios e procedimentos adotados para o levantamento e valoração dos ativos empregados na prestação dos serviços de abastecimento de água e de esgotamento sanitário, considerando, especificamente, o caso da Sabesp, empresa regulada pela Arsesp.

Dessa forma, este capítulo estrutura-se, portanto, em quatro seções principais. A primeira contextualiza a contabilização e o registro dos ativos concedidos, tanto pela contabilidade societária quanto pela contabilidade regulatória. Na segunda seção, são apresentados os aspectos relevantes da contabilização de ativos, dos métodos de precificação e dos princípios buscados na regulação de ativos, seguida por uma seção dedicada à descrição e análise dos critérios e dos procedimentos adotados pela Arsesp no processo de levantamento e valoração dos ativos da Sabesp. A seção final reúne as principais conclusões acerca das questões objeto do presente capítulo.

Cabe aqui ressaltar que as implicações jurídicas que possam existir sobre os aspectos contratuais da prestação dos serviços por contrato de concessão ou por contrato de programa não são objeto deste texto.

CONTABILIDADE REGULATÓRIA X CONTABILIDADE SOCIETÁRIA

Contabilidade regulatória

A contabilidade regulatória utiliza-se dos mesmos princípios contábeis da contabilidade societária, porém, para os objetivos regulatórios, seleciona apenas as informações mais relevantes do ponto de vista do regulador, que tem a incumbência, por lei, por contratos e convênios, de acompanhar, controlar e fiscalizar a prestação dos serviços de saneamento básico, tanto no que se refere ao cumprimento dos contratos, como no equilíbrio econômico e financeiro do prestador dos serviços de saneamento.

Do ponto de vista do acompanhamento dos contratos, devem ser selecionadas informações que permitam avaliar e controlar o cumprimento das metas de investimentos nos sistemas de abastecimento de água e nos sistemas de esgotamento sanitário. O nível de detalhe das informações requeridas deve ser suficiente para a comprovação documental, tanto do aspecto legal e fiscal como do aspecto de prudência da realização financeira e física de obras de expansão e melhorias dos serviços. Assim, é fundamental sua utilização nos estudos tarifários, os quais dependem de informações sobre a evolução dos ativos empregados nesses sistemas, tanto do início ao término da correspondente obra, quanto do início de operação desta obra concluída ao final do respectivo contrato de programa ou de concessão.

O desenho e a implantação da contabilidade regulatória no setor de saneamento brasileiro não podem desconsiderar o contexto no qual ainda opera tal setor, caracterizado pelo fato de serem os serviços de água e de esgotos, de competência municipal[1], prestados, na maior parte do país, por companhias estaduais criadas na década de 1970, no âmbito do Plano Nacional de Saneamento (Planasa), com o objetivo de agilizar e de viabilizar a obtenção de grandes quantidades de recursos, oriundos do Fundo de Garantia por Tempo de Serviço (FGTS), para investimentos na expansão dos serviços de saneamento básico.

No caso específico da Arsesp, esse ente regulador iniciou, em 28 de maio de 2012, o processo de consulta pública para implementação de um Manual de Contabilidade Regulatória e Plano de Contas Regulatório a serem utilizados pela Sabesp. O Manual de Contabilidade Regulatória tem como objetivos, entre outros:

---

1. Exceto as decisões metropolitanas, onde se prevê a titularidade compartilhada com os estados.

- Padronizar os procedimentos contábeis adotados pelo prestador do serviço público de saneamento, permitindo o controle e o acompanhamento das respectivas atividades objeto do serviço público.
- Atender aos preceitos da legislação societária brasileira, da legislação específica do serviço público de saneamento e do ordenamento jurídico-societário, bem como dos princípios fundamentais de contabilidade, contribuindo para a avaliação do equilíbrio econômico-financeiro da delegação.
- Permitir a elaboração das demonstrações contábeis e correspondentes notas explicativas, do relatório da administração e das informações complementares para atendimento da legislação aplicável ao setor de saneamento e outras exigências de entidades reguladoras.
- Permitir maior integração entre os sistemas de fiscalização e acompanhamento da Arsesp e os sistemas contábeis do prestador de serviços; conferir maior transparência aos resultados alcançados pelo serviço de saneamento; contribuir para a avaliação do equilíbrio econômico-financeiro do prestador de serviços.
- Segregar as atividades de água e esgoto, por meio de rubricas contábeis específicas.
- Evidenciar os gastos e investimentos por municípios.

As informações contábeis regulatórias específicas são fundamentais para a correta classificação, valoração e depreciação dos ativos disponíveis à prestação do serviço público, considerando o ponto de vista do consumidor, para o qual a prestação do serviço público de saneamento tem prazo indeterminado.

O manual de contabilidade regulatória proposto pela Arsesp contempla o plano de contas, objetivos, instruções gerais e contábeis aplicáveis ao registro dos fatos e atos inerentes à operação das empresas reguladas, bem como instruções de divulgação de dados e de informações contábeis, financeiras, administrativas e de responsabilidade social, entre outras.

Há de ser destacado o fato de que o controle e a valoração dos ativos vinculados aos serviços objeto de delegação, no âmbito da contabilidade regulatória, exigem registro auxiliar à contabilidade societária, à medida que a primeira fundamenta-se em registros no ativo imobilizado com depreciação pela vida útil, enquanto a segunda caracteriza-se pela prevalência de registros no ativo intangível ou ativo financeiro e amortização pelo prazo contratual.

Essa informação complementar, proporcionada pela contabilidade regulatória, visa atender ao regulador no caso do registro e valoração dos ativos relativos ao serviço delegado, bem como nas funções de monitoramento e controle da delegação para acompanhar e controlar a depreciação dos bens pela vida útil, decorrentes da necessidade regulatória de localizar, identificar e valorar o bem, seja para fins de definição das tarifas, seja para viabilizar a expansão dos serviços.

Portanto, o manual de contabilidade específico, tem como objetivo primordial atender às funções do regulador no que se refere a acompanhamento e precificação dos serviços públicos delegados, dissipando ou mitigando qualquer possibilidade de maximização de lucro em detrimento do consumidor e da qualidade do serviço prestado, tornando-se, dessa forma, importante mecanismo para o adequado funcionamento do modelo de regulação adotado.

Contabilidade societária

A contabilidade societária é concebida de modo a fornecer informações confiáveis da situação econômico-financeira de uma empresa aos seus proprietários, aos acionistas, ao fisco e aos seus credores. Para isso, devem ser observadas as normas da legislação tributária, bem como aquelas emanadas da Comissão de Valores Mobiliários (CVM), do Comitê de Pronunciamentos Contábeis (CPC) e das entidades internacionais de contabilidade.

A contabilidade societária é regida pela Lei n. 6.404/76 que, em 2007, sofreu significativa alteração, decorrente da publicação da Lei n. 11.638/2007, que alterou e revogou alguns dispositivos da Lei n. 6.404/76, e da Medida Provisória n. 449/2008, convertida na Lei n. 11.941/2009.

As mudanças trazidas pelas Leis n. 11.638/2007 e n. 11.941/2009 têm entre seus objetivos assegurar que as normas contábeis sejam elaboradas em consonância com os padrões internacionais de contabilidade adotados nos principais mercados de valores mobiliários

Por padrões internacionais de contabilidade, entende-se a normatização emitida pelo *International Accounting Standards Board* (IASB), o qual iniciou suas atividades em 2001, em substituição ao anteriormente existente *International Accounting Standards Committee* (IASC).

Dentre as mudanças introduzidas pela Lei n. 11.638/2007, cabe destacar aquela relativa à contabilização dos ativos das empresas concessionárias de serviços públicos, com o registro dos ativos, anteriormente contabilizados no imobilizado, no grupo ativos intangíveis ou ativos financeiros. Como consequência dessa mudança, o reconhecimento contábil da perda de tais ativos, antes na forma de depreciação, passa agora a ser realizado sob a forma de amortização dos ativos.

Os contratos de concessão geram fatos contábeis diversos, com efeitos econômicos que, se não reconhecidos e mensurados pela contabilidade, podem resultar em uma representação patrimonial das partes envolvidas não verdadeira.

O normativo internacional relativo à contabilização dos contratos de concessões de serviços é a interpretação IFRIC 12 – *Service Concession Arrangements*, que tem como objetivo orientar os prestadores dos serviços de concessão na contabilização dos contratos celebrados, estabelecendo princípios gerais sobre o reconhecimento e mensuração de ativos e passivos, bem como de receitas e despesas decorrentes do contrato que envolve esse tipo de prestação. No Brasil, a fim de efetivar a harmonização contábil relativa a esse normativo, o CPC emitiu a Interpretação Técnica ICPC 01 e a Orientação – OCPC 05.

Ressalta-se que até 2007, a característica comum era a previsão do registro dos bens utilizados na prestação dos serviços concedidos como patrimônio do concessionário, constante do ativo permanente imobilizado. A principal alteração trazida pela ICPC 01 – Contratos de Concessão refere-se, portanto, a esse aspecto.

A questão que surge, no entanto, é que, seguindo o que estabelecem as normas internacionais, o ativo intangível deve ser amortizado dentro do prazo de delegação. O CPC se manifestou a respeito na OCPC 05, orientando os critérios para amortização e estabelecendo, ademais, que a vida útil do ativo, em vez do prazo do contrato de concessão ou de programa, pode ser a referência para amortização do ativo intangível. A adoção da vida útil do ativo como critério de amortização implica, por conseguinte, a existência de valor residual a ser negociado pelas partes ao final do correspondente contrato (de concessão ou de programa).

Interpretação técnica ICPC 01 – Contrato de concessão – Com relação às Normas Internacionais de Contabilidade – IFRIC 12

A interpretação IFRIC 12 – *Service Concession Arrangements* é o normativo direcionado para a contabilização dos contratos por parte do operador, celebrados entre as empresas e o governo (poder concedente). A IFRIC 12, publicada em 2006 e em efetiva vigência a partir de janeiro de 2008, tem como objetivo orientar os operadores dos serviços concessionados na contabilização dos correspondentes contratos em vigor, estabelecendo princípios gerais sobre o reconhecimento e mensuração dos ativos e passivos, assim como das receitas e das despesas deles decorrentes.

De modo geral, esses contratos podem assumir as seguintes formas:

- *Build-operate-transfer* (no qual o empreendedor constrói, opera e transfere o bem ao poder concedente após determinado período).
- *Rehabilitate-operate-transfer*.
- *"Public-to-private" service concession arrangement* (contrato de serviço de concessão de parceria público-privada).

Resta evidente, portanto, que tais contratos envolvem uma entidade privada (concessionário) que constrói ou recupera a infraestrutura usada para prestar determinados serviços públicos, operando-a e mantendo-a durante prazo específico. Tal realidade é reconhecida na interpretação ICPC 01 – Contratos de Concessão – com relação ao IFRIC 12, a qual, em seu parágrafo 2º, descreve a introdução, pelos governos, de contratos de prestação de serviços como mecanismo de atração da participação do setor privado no desenvolvimento, financiamento, operação e manutenção de infraestrutura.

Segundo essa interpretação, esses contratos definem a obrigação, por parte do operador, de prestar o serviço aos usuários em nome da entidade do setor público, caracterizando sua natureza de serviço público. Ainda de acordo com esse documento, os referidos contratos apresentam alguns comandos fundamentais (ICPC 01, parágrafo 3º):

- Fixam os preços iniciais a serem praticados pelo operador.
- Estabelecem as regras aplicáveis às revisões desses preços ao longo do período do serviço prestado.
- Estabelecem a obrigatoriedade de entrega, pelo operador ao concedente, da infraestrutura em uma determinada condição no final do período do contrato.

Especificamente, a interpretação ICPC 01 é aplicável a duas situações que envolvem a concessão de serviços públicos:

- Quando o operador (parceiro privado) constrói ou adquire ativos de terceiros com a finalidade de prestar serviços dispostos no contrato.
- Quando já existe a infraestrutura à qual o concedente permite o acesso ao operador para prestar os serviços do contrato.

Apresenta-se a seguir o que dizem os parágrafos da interpretação sobre o tema em questão:

- Tratamento dos direitos do parceiro privado sobre a infraestrutura.

Esse ponto é um dos destaques da norma. Em seu parágrafo 11, a ICPC 01 estabelece que nenhuma infraestrutura, construída ou não pelo operador, pode ser reconhecida como ativo imobilizado do concessionário, na medida em que ele não detém o direito de propriedade sobre ela, mas, sim, apenas o direito de operá-la, proporcionando o serviço público em nome do concedente e em consonância com os termos do contrato de prestação do serviço.

Referente a esse tópico é necessário fazer algumas considerações, notadamente acerca do controle da infraestrutura por parte do concedente. Segundo o parágrafo 5º da ICPC 01, a interpretação será aplicada aos contratos se:

- O concedente controla ou regula.
  - Quais os serviços que o operador deve fornecer com a infraestrutura.
  - A quem tem que fornecer tais serviços.
  - A qual preço.
- O concedente controla, por meio de propriedade ou direito de acesso aos benefícios ou outras formas, o interesse residual na propriedade ao fim do contrato.

A leitura desse parágrafo, em conjunto com o parágrafo 11, leva à interpretação de que, quando o concedente detém o controle da propriedade e, também, tem os direitos aos benefícios residuais sobre a infraestrutura ao final do contrato, caberá a ele o registro dos ativos vinculados à referida infraestrutura.

- Reconhecimento e mensuração do contrato e tratamento contábil subsequente.

No que se refere à escrituração do parceiro privado, considerando a natureza do fato econômico, o normativo internacional diz que o registro do direito deve ser reconhecido como um ativo financeiro ou como um ativo intangível.

Segundo o *International Accounting Standards* – IAS 32, um ativo financeiro é qualquer ativo em dinheiro, um instrumento patrimonial de outra entidade ou um direito contratual. Nesse caso, o ativo será classificado como instrumento financeiro, pois este pode ser definido como qualquer contrato que resulta em um ativo financeiro de uma entidade e um passivo financeiro ou instrumento patrimonial de outra entidade, sendo o valor devido contabilizado como: um empréstimo ou recebível; um ativo financeiro disponível para venda; ou um ativo financeiro pelo valor justo, quando assim for designado no momento do reconhecimento inicial.

Sobre ativos intangíveis, a norma internacional que trata do tema é o IAS 38. Ela apresenta o tratamento contábil dos ativos intangíveis e traz sua definição como um ativo não monetário, identificável, sem substância física, utilizado na produção ou fornecimento de mercadorias ou serviços, para ser alugado a terceiros ou para fins administrativos. Sobre reconhecimento e mensuração de ativos intangíveis, descreve o parágrafo 31 do IAS 38:

- Um adquirente reconhece um ativo intangível quando encontra os critérios de reconhecimento estabelecidos no parágrafo 19[2] do IAS 38, mesmo que o ativo intangível não tenha sido reconhecido nas demonstrações financeiras.
- Se o valor justo de um ativo intangível, adquirido como parte de uma combinação de negócios do tipo aquisição do controle acionário, não puder ser mensurado confiavelmente, esse ativo não é reconhecido como ativo intangível separado, mas incluído no *goodwill*.

O ativo intangível é avaliado pelo seu valor justo, a não ser quando não tenha natureza comercial ou quando seu valor justo não puder ser mensurado corretamente. Nesse caso, diferentemente da classificação como ativo financeiro, o direito de cobrança não resulta em fluxos de caixa futuros incondicionais e determináveis. Eles carregam na sua natureza, em função de riscos de demanda, alto grau de incerteza. Consequentemente, essa licença de cobrar tarifa não se caracteriza como um direito incondicional de receber

---

2. Segundo o parágrafo 19 do IAS 38, um ativo intangível deve ser reconhecido somente quando: a) são prováveis os benefícios econômicos futuros do ativo para entidade; b) o valor do ativo pode ser mensurado confiavelmente.

um ativo financeiro, pois os montantes a serem recebidos estão subordinados à prestação do serviço.

De acordo com a ICPC 01, o operador deve reconhecer um ativo financeiro na medida em que tem um direito contratual incondicional pela construção ou operação do serviço, a realizar em dinheiro ou em outro ativo financeiro. Aponta que, nessa situação, o concedente tem pouco ou nenhum poder discricionário para evitar o pagamento normalmente, na medida em que o contrato é exequível por lei. Dessa forma, o tratamento contábil para o ativo econômico é incondicional à obtenção dos fluxos futuros de caixa.

Se o operador presta mais que um serviço (por exemplo: construção e operação) em um único contrato, deverá segregar as receitas em prestação de serviços e construção. Assim sendo, à medida que o operador realiza suas obrigações contratuais (construção e/ou operação do serviço), ele está adquirindo um direito de poder cobrar dos usuários, ou seja, o direito derivado do cumprimento das obrigações contratuais garante o acesso ao fluxo de caixa futuro. Contudo, a execução da cobrança dos usuários do serviço representa um fluxo de caixa futuro incerto, na medida em que é variável e dependente de diversos fatores externos ao controle do concessionário, tal como o comportamento da demanda. A contabilização desse fato econômico dá-se pelo reconhecimento contábil do direito que em sua natureza é algo intangível. Outro ponto se refere à incerteza da geração de fluxos de caixa, a qual é menor, quando associados a ativo financeiro, e maior, quando associados a ativo intangível, em razão, nesta última circunstância, da maior exigência de geração de receita pela prestação dos serviços.

Note-se, ainda, que as concessões envolvem contratos de longo prazo e, desse modo, apresentam diversos tipos de riscos, tais como: financeiro, operacional, regulatório e político. Nesse sentido, a norma apresenta como ponto negativo a não referência a esses riscos, mesmo considerando que a mensuração destes é matéria polêmica, dada sua complexidade, tanto econômica quanto contábil.

Posteriormente à ICPC 01, foi publicada a Orientação OCPC 05 – Contratos de Concessão[3]. De acordo com essa orientação, nos casos em que os

---

3. Orientação OCPC n. 05 – Contratos de Concessão – Comitê de Pronunciamentos Contábeis – CPC.

investimentos efetuados pelo concessionário são remunerados, em parte, pelos usuários do serviço público e, em parte, pelo poder concedente, seja com base na previsão contratual à indenização ao final da concessão ou complementação de receita no seu decorrer, está-se diante de um modelo híbrido, no qual os bens e instalações são registrados como ativos intangíveis e ativos financeiros, e o reconhecimento destes últimos depende da confiabilidade de sua estimativa e de sua efetiva representatividade de direito incondicional de receber caixa ou outro ativo financeiro.

Resta evidente, portanto, que, no âmbito da ICPC 01, a migração da classificação do imobilizado para as regras internacionais pode considerar um modelo bifurcado – parte ativo financeiro e parte intangível. Ressalta-se que algumas concessionárias de distribuição de energia fizeram a migração do ativo imobilizado, parte para o intangível e parte para o ativo financeiro, interpretando a ICPC 01 de maneira bem interessante, criando, dessa forma, um modelo com ampla utilização no setor de energia elétrica.

Demonstrações financeiras da Sabesp

A Sabesp publicou a migração do registro dos bens do imobilizado para o intangível em atendimento à ICPC 01 nas demonstrações financeiras de 2010, com efeitos retroativos a 2009. O ativo imobilizado relativo aos contratos de concessão ou de programa foi incluído no escopo da ICPC 1 e IFRIC 12.

A valoração dos ativos empregados na prestação do serviço público contabilizados pela Sabesp evidencia que a empresa acompanha a legislação societária, com as alterações para os padrões internacionais de contabilidade.

Aspectos complementares da contabilidade regulatória em relação à contabilidade societária

É possível observar, ante o exposto, que, em alguns aspectos, a contabilidade regulatória é complementar à contabilidade societária, na medida em que a primeira deve atender ao regulador em suas funções de controle, acompanhamento do equilíbrio econômico-financeiro dos contratos de concessão e de programa, e definição dos preços das tarifas.

Sob o ponto de vista deste trabalho, o aspecto de complementaridade advém da necessidade de implementação de um controle auxiliar dos bens concedidos, pois, de acordo com a Deliberação Arsesp n. 156/2010, a base de remuneração regulatória será fixada a partir dos ativos imobilizados em serviço, depreciados de acordo com a vida útil do bem.

Importante, também, são as corretas identificação e valoração dos bens doados à Sabesp por particulares ou órgãos públicos. Essa exigência já consta da Deliberação Arsesp n. 156/2010, na qual a avaliadora deverá identificar, em seu laudo, os bens doados, a fim de evitar que tais bens sejam incluídos na base de remuneração regulatória.

Assim, ao sinalizar para o regulador sobre a situação econômica e financeira da empresa regulada, a contabilidade societária representa um instrumento de controle, sendo, nesse sentido, referência inicial para a contabilidade regulatória, a qual, entretanto, vai além da contabilidade societária, posto que busca atender às necessidades específicas de seu principal usuário, a saber, o poder concedente.

Nesse sentido, há a necessidade de maior detalhamento das informações, a fim de permitir o acompanhamento e o controle da base de ativos regulatórios, o controle e o monitoramento das variáveis de custo de exploração, de variáveis indicativas de eficiência, de produtividade e das metas de desempenho e de investimentos estabelecidas nos contratos de concessão ou contratos de programa, as quais, em última instância, serão refletidas nas tarifas cobradas dos consumidores.

ASPECTOS RELEVANTES NA CONTABILIZAÇÃO DOS ATIVOS

Hendriksen e Breda (1999, p.283) citam o pronunciamento do FASB que definiu "ativos", no SFAC 6, da seguinte maneira: "benefícios econômicos futuros prováveis, obtidos ou controlados por uma dada entidade em consequência de transações ou eventos passados". Iudícibus (1997, p.123) afirma que "ativos representam benefícios futuros esperados, direitos que foram adquiridos pela entidade como resultado de alguma transação corrente ou passada".

No setor de saneamento, estão registrados no Ativo Imobilizado, bens como estruturas e equipamentos em pontos para captação de água, tubulações para adução de água bruta, terrenos, estruturas e equipamentos para estações elevatórias de água, estruturas e equipamentos para estações de tratamento de água, tubulações para redes de distribuição de água, estruturas e equipamentos para reservatórios de água, tubulações para redes coletoras e interceptores, estruturas e equipamentos para elevatórias dos esgotos, estruturas e equipamentos constitutivos das estações de tratamento de esgotos, tubulações referentes aos emissários dos esgotos tratados e, ainda, terrenos para disposição final do lodo resultante do tratamento dos esgotos. Esse conjunto de estruturas, equipamentos e bens imóveis é utilizado pela empresa no curto, médio e longo prazo, para prestação dos serviços de abastecimento de água e de esgotamento sanitário à população.

Cabe ressaltar que permanecem registrados no Ativo Imobilizado apenas os bens que não são reversíveis para o poder concedente. Por outro lado, os bens reversíveis ao poder concedente, ao final de um contrato de concessão ou contrato de programa, estão classificados no Ativo Intangível.

A relação entre ativos e tarifas

É de fundamental importância o entendimento da relação que existe entre o valor dos ativos utilizados na prestação dos serviços de saneamento básico e as correspondentes tarifas praticadas. Tal importância decorre do fato de que tais tarifas são estabelecidas tendo em vista a cobertura de todos os custos da empresa prestadora dos referidos serviços.

De maneira simples, diz-se que o custo para produzir um bem qualquer corresponde ao valor de tudo aquilo que se utiliza para esta produção. Por exemplo, entre os custos dos serviços de abastecimento de água, incluem-se as despesas com pessoal, produtos químicos, energia e serviços de terceiros, bem como as despesas gerais e fiscais. Esses itens correspondem apenas a uma parcela do custo total, conhecida por Despesas de Exploração (DEX).

Também a depreciação e a amortização dos ativos devem ser computadas no custo dos serviços de saneamento prestados, pois representam o reconhecimento (contábil) da perda de valor ao longo do processo de produção, a qual deve ser compensada por meio das tarifas. Resta evidente, assim, a relação entre valor do ativo e valor das tarifas.

Alternativamente, se a tarifa cobrisse apenas as despesas de exploração, acrescidas das despesas com depreciação e amortização, não haveria remuneração nenhuma do capital investido. Nessa situação, o investidor nos serviços de saneamento básico utilizaria seus recursos para transformá-los nos ativos para produzir a água e não receberia nada pelo que investiu nessa produção de água. Na medida em que ele (investidor) tem a alternativa de aplicar seu dinheiro em outros ativos, obtendo um rendimento correspondente, é possível estabelecer que tal rendimento potencial representa um custo (de oportunidade), a ser reposto por meio das tarifas dos serviços prestados. É o conceito de custo de oportunidade que precisa ser considerado para completar o cálculo do custo da produção de um bem qualquer. Essa parcela é conhecida como remuneração do investimento, evidenciando, ademais, outra relação entre valor do ativo e valor das tarifas.

O conceito de valor aplicável à precificação dos ativos

Segundo Bragança e Camacho (2007), não existe método de avaliação de ativos regulatórios que seja inerentemente justo, no sentido de que os preços regulados igualam o valor de mercado da empresa de infraestrutura à sua base de ativos regulatórios (BAR). Entretanto, segundo os autores, existe um grande espectro de metodologias que podem, em tese e sob certas circunstâncias, cumprir esse papel.

Essa indefinição teórica acaba refletida na prática regulatória internacional, pois, conforme já havia sido pontuado por Newberry (1997), ainda há grande discussão no que concerne à metodologia mais adequada para a avaliação de ativos regulatórios.

Na análise das metodologias de avaliação de ativos regulatórios, o primeiro passo consiste na definição de critérios objetivos que qualifiquem cada metodologia. Bragança e Camacho (2007) sugerem uma série de critérios, os quais estão agrupados no Quadro 8.1.

A agência reguladora busca selecionar um que contenha os critérios prioritários e que abranja a maior quantidade possível daqueles que considera mais relevantes. Feitas essas considerações, cabe verificar quais os métodos que poderiam ser utilizados que contemplem os critérios escolhidos.

Quadro 8.1: Critérios gerais para análise do método de avaliação de ativos

CRITÉRIOS SUGERIDOS	INTERPRETAÇÃO	
Coerência	A avaliação deve produzir resultados coerentes com a teoria econômica.	Teoria Econômica
Eficiência	O método de avaliação deve atingir resultados eficientes (eficiência alocativa, produtiva e dinâmica).	
Divisão dos ganhos de eficiência	Valores dos ativos devem refletir tanto mudanças tecnológicas quanto mudanças nas práticas gerenciais.	
Limite a lucros excessivos	O método de avaliação, em conjunção com outros mecanismos de transparência, deve facilitar a identificação de lucros excessivos.	
Remuneração adequada do capital	A metodologia deve garantir que o custo de capital da firma seja recuperado.	
Alocação de riscos de investimentos	A metodologia de avaliação deve alocar apropriadamente os riscos (tais como inflação, demanda, tecnologia e erros de mensuração) aos agentes mais aptos a gerenciar cada um desses riscos.	
Transparência	Transparência consiste na habilidade de replicar a metodologia de avaliação e reproduzir os valores gerados na avaliação original. Em geral, métodos mais prescritivos são mais transparentes, pois conferem menos espaços para discricionariedade e interpretação.	Governança
Tratabilidade	Os métodos de avaliação devem ser facilmente aplicados por profissionais de avaliação, dados os recursos e informações disponíveis, minimizando a necessidade de recorrer ao regulador.	
Consistência	O método de avaliação deve garantir o uso de informações consistentes.	
Estabilidade	O método de avaliação deve reduzir percepções de risco regulatório e encorajar o investimento.	

Fonte: Bragança e Camacho (2007).

Métodos de valoração

Valorar um ativo representa atribuir a ele um quantitativo monetário, buscando um alto grau de exatidão e aproximando-o o máximo possível da realidade. Damodaran (2004) argumenta que existem três formas de avaliar um ativo: avaliação por fluxo de caixa descontado, ou seja, valor presente dos fluxos de caixa futuros esperados relativos a este ativo; avaliação relativa, a que consiste em valorar um ativo em termos comparativos com uma variável explicativa, tais como lucros, valor contábil ou vendas; e, por fim, a avaliação de um ativo por direitos contingentes, em que se utilizam modelos de precificação de opções para medir o valor de ativos.

O Comitê de Conceitos Contábeis e o *Standards da American Accounting Association* (1957, p.3, apud Iudícibus 1997, p.125) definem que: "Conceitualmente, a medida de um valor de ativos é a soma dos preços futuros de mercado dos fluxos de serviços a serem obtidos, descontados pela probabilidade de ocorrência e pelo fator juro, a seus valores atuais".

Para a melhor avaliação dos ativos, fator importante é o conhecimento que se tem da necessidade do usuário da informação, ou seja, para qual fim ela se destina. São encontradas, na literatura contábil pesquisada, algumas opções de avaliação, a valores de entrada e a valores de saída. Os mais conhecidos como avaliação a valores de entrada são: custo histórico, custo histórico corrigido, custo corrente, custo corrente corrigido e custo de reposição futuro. Os métodos fundamentados em valores de saída são: valor realizado, valor corrente de venda, valor realizável líquido e valores de liquidação.

Na avaliação de ativos a valores de entrada destaca-se o método do custo histórico, utilizado em grande escala em virtude da sua objetividade e praticidade. No entanto, esse método confere um caráter estático às empresas, o que diverge do ambiente globalizado e dinâmico vivido por elas atualmente, não refletindo, portanto, a realidade patrimonial.

O método do custo corrente, na medida em que não apresenta esse caráter estático, com sua evidenciação da variação específica dos recursos da empresa, torna-se mais útil em certos casos, visto que olha o resultado um pouco mais à frente no tempo. No entanto, esse método é menos objetivo que o do custo histórico.

Sobre o método do custo de reposição futuro, Martins et al. (2007, p.82) argumentam que "seria a avaliação pela expectativa do custo corrente na data da sua reposição – custo de reposição futuro (CRF). [...] Essa opção tem como premissa a continuidade das operações da empresa com os mesmos tipos de produtos ou serviços".

Na avaliação baseada em custo de reposição, ressalta-se ainda a abordagem do custo de reposição depreciado, o qual, segundo Bragança e Camacho (2007),

É definido como o custo corrente de aquisição de um ativo similar ao atual, que provê o mesmo nível de serviços. Custos de reposição são baseados no valor corrente de mercado (e, portanto, tecnologia corrente). Custo de reposição depreciado reconhece a obsolescência dos custos de reposição devido à depreciação (em relação a uma idade comparável à do ativo em questão).

Complementam os autores que o enfoque apropriado deve procurar equilibrar os incentivos de sobreinvestimento (se os retornos permitidos são excessivos), ou de subinvestimento (se os retornos não são adequados).

Quanto à avaliação de ativos a valores de saída, destaca Martins et al. (2007): "esses valores buscam uma adequada aproximação do valor econômico do objeto avaliado, atribuindo-lhe um preço obtido no segmento de mercado de venda da entidade". No entanto, nessa tarefa há que se assumir várias premissas, tais como continuidade da empresa, liquidação forçada etc.

Acrescentam Bragança e Camacho (2007), ressaltando que, em ambientes regulados, o valor de mercado dos ativos depende em parte das expectativas dos investidores sobre as restrições de preço e receitas impostas pela regulação, assim como das sinergias potenciais que podem decorrer da transação.

Em trabalho sobre avaliação de ativos em setores públicos da Austrália, Evans et al. (2000) elencam como principais métodos a serem adotados: custo histórico, valor de reposição (*replacement value*), *deprival value* e fluxo de caixa descontado (*discounted cash flow*).

Sobre o método valor de reposição, os autores o definem como o método que avalia ativos baseado nos custos atuais de compra e instalação. O valor dos ativos mudará de acordo com a inflação e a competição. Citam Bonbright et al. (1988) que o valor de reposição é aquele que "mede o que valeria hoje para proporcionar a mesma capacidade". Esse método identifica a distribuição de custos e o valor de ativos com mais precisão. Como resultado, o valor de reposição é julgado mais pertinente que o valor histórico na avaliação de ativos do setor. A principal desvantagem ocorre nos casos de ativos cujos custos de substituição podem ser vagos, requerendo, frequentemente, conjectura significativa com respeito à identificação do melhor substituto disponível. Isso é especialmente verdade para entidades públicas com ativos incomuns.

O *deprival value* pode ser definido como "o valor para a entidade dos benefícios econômicos futuros que uma entidade teria se o ativo fosse retirado".

Segundo Evans et al. (2000), esse método se torna complexo pela necessidade constante de reavaliações, o que limita sua aceitação. No entanto, declara que a Corporação de Água da Austrália Ocidental é um exemplo de empresa pública que aplica *deprival value* para determinar o valor do ativo.

Como visto, podem ser encontrados na literatura pertinente diversos conceitos e abordagens que explicitam as vantagens e desvantagens dos métodos citados.

Nesse aspecto, Hendriksen e Breda (1999, p.304) apontam que o debate dos métodos tem dado origem a grande variedade de medidas possíveis do valor de ativos.

Há de ser ressaltado, no entanto, que os autores convergem no sentido da inexistência de um método melhor que outro, mas, sim, de cenários de aplicação, em que a utilização de um método se torna mais adequada que outra, à medida que situações específicas exercem influência sobre o processo de escolha do método mais adequado para cada caso. Em consequência, embora haja vantagem clara na aceitação geral de um único conceito abrangente, uma análise mais atenta dos padrões de utilização indica que um único conceito de avaliação não seria capaz de atender a todos os objetivos desejados em cada caso. Assim, a escolha do melhor método implica conhecer o usuário da informação, bem como seus propósitos. Em termos práticos, isso significa que o regulador, ao escolher este ou aquele método, tenha consciência de seus objetivos e das características próprias de cada método, de forma a produzir informação mais consistente de acordo com sua necessidade.

Discussão sobre fair value *(valor justo)*

No contexto apresentado por este capítulo, a discussão a seguir agrega a visão de que a valoração da base de remuneração[4] estabelecida na atualização de ativos feita pelo regulador encontra fundamentos teóricos para que

---

4. Deliberação Arsesp n. 156/2010 que estabelece metodologia e critérios gerais para definição da base de remuneração regulatória de ativos da Sabesp, visando ao desenvolvimento do processo de revisão tarifária da concessionária, bem como a definição dos parâmetros iniciais para as auditorias a serem realizadas pela Arsesp, nos termos do art. 42 da Lei federal n. 11.445/2007. Segundo essa Deliberação os ativos são valorados pelo Valor Novo de Reposição (VNR), método baseado no custo de reposição.

os ativos disponíveis para a delegação fiquem muito próximos do que se entende por *fair value* (valor justo).

Sobre o *fair value* como valor de mensuração, apresenta-se a seguir a definição do IASB e do *Financial Accounting Standards Board* (FASB). O IASB apresenta nos pronunciamentos, IAS 2, IAS 17, IAS 18, IAS 21, IAS 32, IAS 39, IAS 41, IFRS 1, IFRS 3, IFRS 4 e IFRS 5, a seguinte definição do *fair value*: "Montante pelo qual um ativo poderia ser trocado, ou um passivo liquidado, entre partes interessadas, bem informadas e dispostas em uma transação entre partes não relacionadas". No *International Financial Reporting Standardas* – IFRS 2, *fair value* é assim definido: "Montante pelo qual um ativo poderia ser trocado, um passivo liquidado, ou um instrumento patrimonial poderia ser trocado, entre partes interessadas, bem informadas e dispostas em uma transação entre partes não relacionadas".

Segundo estudo elaborado pela Ernest & Young – Auditores Independentes[5], em 2008, sobre as diferenças e similaridades entre as Normas Internacionais de Contabilidade – IFRS e as Normas e Práticas Contábeis Brasileiras, quanto ao tema *Fair Value Measurement*, existem três abordagens básicas de cálculo do valor justo para fins de demonstrações financeiras:

- Abordagem de mercado.
- Abordagem da receita ou do lucro futuro.
- Abordagem do custo.

A abordagem de mercado é aquela que utiliza preços observáveis e outras informações relevantes geradas por transações de mercado que envolvem ativos ou passivos comparáveis. De acordo com essa abordagem, as principais fontes dos valores de mercado são as bolsas de valores, os mercados de atacado e os serviços de cotações.

Para a abordagem da receita ou do lucro futuro, o *fair value* poderia ser estimado baseado nos lucros futuros estimados e descontados a valor presente, com base em uma taxa de juros ajustada ao risco da empresa.

---

5. Todos os documentos produzidos no âmbito desse trabalho sobre as diferenças e similaridades entre as práticas contábeis brasileiras e os IFRS, todo o material técnico desenvolvido, foi revisado detalhadamente por um corpo de professores-doutores da Fipecafi, visando enriquecê--lo com a visão do catedrático.

Finalmente, de acordo com a abordagem do custo, o *fair value* é baseado no valor necessário para repor a capacidade de serviço do ativo em uso, considerando-se sua utilidade e obsolescência. Tal abordagem corresponde ao método do custo de reposição, sendo geralmente utilizada para estimar o valor de ativos, tais como máquinas e equipamentos. Cabe ressaltar, ademais, que esta abordagem é uma variante da abordagem de mercado, adotando a perspectiva do adquirente (*entry price*).

Conforme estudo da Ernest & Young (2008), o desenvolvimento mais importante do SFAS 157 relacionado à mensuração do *fair value* é a introdução de um modelo baseado na hierarquia das premissas adotadas. Tal hierarquia não se confunde com as técnicas de avaliação utilizadas, mas é útil para definir as premissas a serem utilizadas, as quais podem ser de fontes externas do mercado (observáveis) e de fontes internas da empresa (não observáveis). A seleção de técnicas de avaliação é influenciada pela existência e disponibilidade de dados observáveis relevantes para os ativos ou passivos que são objeto da avaliação.

Os três níveis de hierarquia dos dados utilizados para as mensurações de *fair value*, de acordo com o SFAS 157, são:

- Nível 1 – cotações de mercado: preços não ajustados de mercado de ativos ou passivos idênticos aos objetos da avaliação que a empresa tenha acesso às informações na data da mensuração.
- Nível 2 – dados outros que não sejam cotações de mercado, mas que sejam observáveis de forma direta ou indireta.
- Nível 3 – dados não observáveis: geralmente dados internos da própria empresa.

Ainda de acordo com o estudo da Ernest & Young (2008), na prática, a hierarquia obriga o uso de informações do mercado, o qual é representado por aquele mercado mais relevante no qual a empresa negociaria o item objeto da avaliação. Isso significa que, diante da existência de um mercado, a avaliação não poderá utilizar dados internos da empresa na mensuração. No entanto, dada a inexistência ou a falta de liquidez de um mercado principal, são utilizados outros mercados, preferencialmente, o mais vantajoso (aquele que maximiza o valor que seria recebido por um ativo e minimiza o valor que seria pago por um passivo). Somente diante da inexistência de um mercado ativo, os demais níveis hierárquicos seriam utilizados, com o objetivo de maximizar o uso de informações de fontes externas e independentes da empresa (Ernest e Young, 2008).

A discussão apresentada sobre as abordagens em conjunto com o nível de hierarquia apresentado pelo SFAS 157 permite inferir que, dada a inexistência de um mercado em que o ativo possa ser transacionado, é permitida a adoção do próximo nível, o nível 2, o qual envolve a utilização de outros dados, que não cotações de mercado, observáveis de forma direta ou indireta. Dessa forma, pode ser utilizada a abordagem de custo como aquela que oferece dados observáveis de forma direta. Especificamente, o custo de reposição é o método predominantemente utilizado nessas situações para estimar o valor de ativos, tais como máquinas e equipamentos.

Lally (2002), a respeito da abordagem de mercado, no caso da avaliação de ativos de contratos de concessão de prestação de serviço público, afirma que, em um ambiente regulado, o valor de mercado dos ativos depende, em parte, das expectativas dos investidores sobre as restrições de preço e receita impostas pela regulação, assim como das sinergias potenciais que podem decorrer da transação. Em alguns casos, os compradores podem estar exageradamente otimistas sobre os ganhos potenciais de uma transação, resultando em uma disposição a pagar preços muito altos.

Nesse contexto, argumentam Bragança e Camacho (2007) que estabelecer avaliações com base em valores de mercado é problemático, dado que o valor de mercado é parcialmente dependente das expectativas sobre restrições regulatórias. Assim, a abordagem baseada em transações de mercado tende a ser circular, isto é, o valor inclui os ganhos extraordinários da firma regulada. Portanto, considerando as hierarquias apresentadas pelo SFAS 157, poder-se-ia utilizar o nível 2, ou seja, o que envolve a utilização de dados diferentes das cotações de mercado, mas observáveis de forma direta ou indireta.

Os pontos aqui levantados sobre *fair value* objetivam evidenciar as possíveis formas de se avaliar um ativo e, ainda, demonstrar que as definições e formas de mensuração apresentadas pelos organismos internacionais, que abordam o tema de forma mais direta, deixam claro que o ambiente de mensuração (mercado) e as características do ativo em si são determinantes para a definição da abordagem a ser empregada para o estabelecimento desse valor (*fair value*).

Assim, ao refletir sobre a aplicação *do fair value* nos ativos adquiridos nos contratos de concessão ou de programa, considera-se como possibilidade o nível de hierarquia 2, dados outros que não sejam cotações de mercado, mas que sejam observáveis de forma direta ou indireta, e a abordagem do custo (custo de reposição).

Em termos práticos, tem-se que a Arsesp, como agência reguladora dos serviços de saneamento básico nos municípios do estado de São Paulo, considerando as características do setor saneamento, decidiu pelo método baseado no custo de reposição para atualização dos ativos da Sabesp para definição da base de ativos regulatórios a ser utilizado na revisão tarifária da empresa, na medida em que, conforme a Deliberação Arsesp n. 156/2010, o valor de um ativo empregado nos sistemas de água e esgoto é baseado no seu valor de troca, ou seja, o valor de reposição hoje.

Depreciação e amortização

Entre as diversas definições de depreciação encontradas na literatura contábil e em normas legais, citam-se, a seguir, algumas:

> A palavra depreciação é de uso muito frequente, tanto na linguagem popular como na linguagem tecnológica, econômica e contábil. Em sentido vulgar, está quase sempre ligada à ideia de valor, porém este valor, em geral, nunca é bem definido. Na acepção tecnológica, a palavra é aplicada no sentido da perda de eficiência funcional dos bens, tais como máquinas, instalações, veículos etc. Para a economia, a depreciação está intimamente relacionada com a ideia de diferença entre valores. Tais valores podem ser objetivos (valores de mercado) ou subjetivos (valores atribuídos pelos proprietários aos seus próprios bens). (Iudícibus, 1997)

> Na estrutura contábil tradicional, depreciação refere-se ao processo de alocação do valor de entrada, geralmente o custo original ou corrigido, de instalações e equipamentos, aos vários períodos durante os quais se espera obter os benefícios decorrentes de sua aquisição de seu emprego. (Hendriksen e Breda, 1999)

> Qualquer declínio no potencial de serviços e outros ativos não correntes deveria ser reconhecido nas contas no período em que tal declínio ocorre [...] O potencial de serviços dos ativos pode declinar por causa de [...] deterioração física gradual ou

abrupta, consumo dos potenciais de serviços através do uso, mesmo que nenhuma mudança física seja aparente, ou deterioração econômica por causa da obsolescência ou de mudança na demanda dos consumidores. (Iudícibus et al., 2007)

Com base nas definições apresentadas, que o tema da depreciação é abordado por vários autores, sendo todos unânimes em afirmar como esperada a alocação racional e sistemática do custo de um ativo (menos valor residual, se houver) ao longo da sua vida útil. De forma mais simplificada, pode-se defini-la como a redução de valor dos ativos ao longo de sua vida útil, de acordo com a perda progressiva do seu potencial de serviço, de modo a possibilitar o retorno do capital investido.

Há de ser destacado que a legislação pertinente (Lei n. 6.404/76, com as alterações da Lei n. 11.638/2007) prevê não apenas a depreciação, mas, também, a amortização e a exaustão. A Lei n. 6.404/76, no § 2º do art. 183 estabelece que:

> A diminuição do valor dos elementos dos ativos imobilizado e intangível será registrada periodicamente nas contas de:
> a) depreciação, quando corresponder à perda do valor dos direitos que têm por objeto bens físicos sujeitos a desgaste ou perda de utilidade por uso, ação da natureza ou obsolescência;
> b) amortização, quando corresponder à perda do valor do capital aplicado na aquisição de direitos da propriedade industrial ou comercial e quaisquer outros com existência ou exercício de duração limitada, ou cujo objeto sejam bens de utilização por prazo legal ou contratualmente limitado; e
> c) exaustão, quando corresponder à perda do valor, decorrente da sua exploração, de direitos cujo objeto sejam recursos minerais ou florestais, ou bens aplicados nessa exploração.

No mesmo sentido, CPC (2008) define a amortização como a alocação sistemática do valor amortizável de ativo intangível ao longo da sua vida útil.

Resta evidente, portanto, que depreciação e amortização têm conceituações diferentes. Enquanto a primeira refere-se à perda do valor do bem físico, a outra quer corresponder à perda do valor do capital. No sentido em que se aplica neste trabalho, depreciação significa a perda de valor de um ativo pelo tempo em que é utilizado. A amortização, por outro lado, é uma parcela do valor de um ativo devolvido a quem emprestou, ou financiou, a compra deste ativo.

Definidos os ativos sujeitos à depreciação ou à amortização, estima-se o seu valor e, com base em método específico, é estabelecida a parcela de custo que deve ser alocada como despesa aos exercícios beneficiados pelo uso do ativo, no decorrer de sua vida útil econômica. Encontra-se aí a chamada quota de depreciação e de amortização, definição técnica aplicada quando o procedimento diz respeito a elementos tangíveis e intangíveis, respectivamente, do ativo.

Na migração dos bens do ativo imobilizado para o intangível[6], ou seja, mudança de denominação, com a consequência de não mais sofrerem desgaste pela depreciação, mas o retorno pela amortização, a diferença em termos de custo fica apenas no tempo em que eles ocorrem. Se ocorrem no mesmo período de tempo, ou seja, vida útil do equipamento ou prazo contratual, o valor é o mesmo. Nessas condições, o significado também é o mesmo, ou seja, a depreciação, no sentido mais amplo, também representa o retorno do ativo para quem investiu nele.

Cabe salientar, no entanto, que, do ponto de vista tarifário, é recomendável a adoção da vida útil como referência para o cálculo, tanto da depreciação quanto da amortização do ativo intangível. É fácil entender que a amortização do intangível no prazo contratual implica uma elevação das tarifas atuais. Seria transferir o custo futuro dos equipamentos com vida útil superior ao prazo do contrato de concessão ou de programa, para a população atual, em benefício da população futura.

Nesse sentido, a Orientação OCPC 05[7] – Contrato de Concessão disciplinou a aplicação desse aspecto para que tal inconsistência não ocorra. Especificamente, em seus parágrafos 70 a 73, a OCPC 05 propõe que o método de amortização a ser utilizado, por melhor refletir o padrão de consumo em relação aos benefícios econômicos esperados, é aquele que coincide com o

---

6. No caso da aplicação a partir de 2010 do ICPC 01 – Contratos de Concessão.
7. Orientação OCPC n. 05 – Contratos de Concessão – Comitê de Pronunciamentos Contábeis – CPC. Ressalta-se o objetivo do trabalho de acordo com o parágrafo 6 dessa orientação: Esta Orientação está sendo direcionada para as concessões de rodovia, ferrovia e energia elétrica, mas os aspectos aqui abordados devem ser utilizados por similaridade ou analogia.

mecanismo da tarifa. A despesa de amortização (anteriormente depreciação) incluída na tarifa é determinada com base na vida útil econômica estimada de cada bem e apropriada de forma linear no prazo da concessão (período em que o serviço público é prestado utilizando a infraestrutura), a não ser que outra curva de amortização possa oferecer razoável confiabilidade.

O poder concedente, representado pela agência reguladora, é responsável por estabelecer a vida útil econômica estimada de cada bem integrante da infraestrutura de distribuição para efeito de determinação da tarifa, bem como para apuração do valor da indenização dos bens reversíveis no vencimento do prazo da delegação. Essa estimativa é revisada periodicamente e aceita pelo mercado como uma estimativa razoável e adequada para efeitos contábeis e regulatórios e que representa a melhor estimativa de vida útil econômica dos bens. Todavia, a responsabilidade final pela definição da vida útil econômica de cada bem é da entidade que reporta, e deve levar em consideração o valor residual da estrutura.

Outro ponto relevante a ser observado por essa orientação é o que ressalta que é importante lembrar que os contratos de concessão e de programa no Brasil têm prazo de vencimento e, portanto, sob o ponto de vista do acionista, são um negócio de vida finita e, sob o ponto de vista do consumidor, são uma prestação de serviço público com prazo indeterminado.

Nesse contexto, a fim de evitar que os consumidores atuais subsidiem os investimentos feitos para atender futuras gerações, ou seja, que os custos dos futuros consumidores sejam pagos por eles e não pelos consumidores atuais, a amortização a ser considerada para fins regulatórios é aquela baseada na vida útil dos ativos à disposição da prestação do serviço público concedido. Dessa forma, a amortização, estabelecida por esse método, limita a ocorrência do referido subsídio intergeracional.

Cabe esclarecer, no que se refere à reposição do bem, que a quota de depreciação incluída nas tarifas poderia não gerar, em condições normais de um contrato de concessão que teve sua valoração de ativos iniciada após a vigência do contrato, recursos para recuperar totalmente o ativo pelo valor novo de reposição, havendo, assim, um valor residual.

Nessa mesma linha, o autor argumenta que os lançamentos periódicos de depreciação não passam, na realidade, de um procedimento contábil pelo qual se considera parte do custo de um elemento do ativo comprado anteriormente como despesa de um período. É, portanto, um lançamento que, apesar de não afetar absolutamente as disponibilidades da empresa no presente, representa evento que afetou tais disponibilidades no passado. Trata-se do caixa usado na compra do bem que está sendo depreciado agora, referindo-se, dessa forma, à recuperação de um desembolso passado. A depreciação de um período é a parcela do custo de aquisição recomposta nesse período, assim como a depreciação global de um bem é a parte do custo recomposto durante a vida útil total do bem.

DEFINIÇÃO REGULATÓRIA DA BASE DE ATIVOS A SER REMUNERADA

Depois de apresentadas as especificidades no registro e na valoração dos ativos concedidos, os critérios a serem observados e os possíveis métodos a serem adotados para avaliação de ativos, resta apresentar a definição da base de remuneração regulatória (BRR) adotada pela Arsesp para a revisão tarifária da Sabesp.

A parcela do investimento realizado a ser remunerada é denominada investimento remunerável ou base de remuneração de ativos. A base de ativos ou base de remuneração regulatória é o valor de partida para o cálculo do investimento a ser remunerado.

A definição regulatória da base de ativos a ser remunerada para os serviços de abastecimento de água e de esgotamento sanitário está contida na Deliberação Arsesp n. 156, de 30 de julho de 2010, a qual estabelece a metodologia e os critérios gerais para definição da base de remuneração regulatória de ativos da Sabesp, visando ao desenvolvimento do processo de revisão tarifária da concessionária, bem como à definição dos parâmetros iniciais para as auditorias a serem realizadas pela Arsesp, nos termos do art. 42 da Lei federal n. 11.445/2007.

Segundo o art. 3º dessa deliberação, quando da realização de revisão tarifária será efetuado ajuste no conjunto de ativos imobilizados em serviço, mediante processo de avaliação dos ativos, com vistas à composição da base de remuneração da concessionária.

Base de ativos nos serviços de abastecimento de água e esgotamento sanitário

De acordo com o art. 2º da Deliberação Arsesp n. 156/2010, é a seguinte a composição da base de remuneração:

- Ativo imobilizado em serviço, inclusive o ativo intangível registrado a partir dos contratos de programa assinados, avaliado e depreciado conforme critérios estabelecidos na referida deliberação.
- Obrigações especiais, proporcionalmente ao valor do investimento da concessionária.
- Capital de giro estritamente necessário à movimentação da concessionária, cuja composição é estabelecida com base nos critérios fixados por ocasião do processo de revisão tarifária.

Deve ser ressaltado que, conforme o art. 2º da deliberação, para efeito de apuração da base de remuneração, serão considerados apenas os ativos vinculados à prestação dos serviços de saneamento básico e utilizados na captação de água bruta, adução, tratamento, reservação e distribuição de água, coleta, tratamento de esgotos e disposição final do lodo.

O método adotado pela Arsesp para avaliação de ativos que compõem a base de ativos é o custo de reposição, considerando o valor novo do ativo como base para a determinação do seu valor de mercado em uso. Dessa forma, o ativo é avaliado pelo custo corrente para substituí-lo por outro bem que efetue os mesmos serviços e tenha a mesma capacidade do ativo existente. Especificamente, a referida deliberação estabelece que tal método será adotado para avaliação dos seguintes grupos de ativos do prestador de serviços:

- Edificações, obras civis e benfeitorias.
- Máquinas e equipamentos.
- Redes de distribuição de água.
- Redes coletoras de esgoto.

A deliberação Arsesp apresenta dois anexos, os quais estabelecem as regras para a empresa avaliadora e definem os critérios e procedimentos que devem ser adotados para avaliação de ativos. São eles:

- Anexo I – Credenciamento da Empresa Avaliadora.
- Anexo II – Termos de Referência para Elaboração da BRR do setor de saneamento.

O Anexo I – Credenciamento da Empresa Avaliadora – tem o objetivo de estabelecer critérios, regras e requisitos para participar do trabalho de levantamento e valoração de ativos. Só serão credenciadas pela agência reguladora as empresas interessadas que atendam aos requisitos estabelecidos. Além disso, o laudo elaborado por essas empresas avaliadoras está sujeito à fiscalização da agência reguladora. Esse tema é fundamental no contexto de avaliação de ativos de setores regulados, pois confere credibilidade ao processo, reduzindo a assimetria de informação.

Nesse sentido, alguns aspectos devem ser observados. O primeiro diz respeito ao momento em que o ativo foi constituído e, portanto, já se encontra em condições de ser utilizado no processo produtivo da empresa. A partir desse momento, o trabalho de avaliação desse ativo consiste em valorá-lo sob os princípios de prudência e razoabilidade, descontando tudo aquilo que não estiver atendendo a estes princípios. É importante, nessa fase de avaliação, contar com a sensibilidade do regulador para não cometer o erro de desconsiderar os motivos que influíram na decisão por tal alternativa no momento em que os investimentos foram realizados.

Nessa etapa do processo de avaliação dos ativos, o regulador precisa se deslocar no tempo para ponderar esses aspectos. Deve-se ressaltar que muitas coisas feitas no passado, se fossem feitas hoje, seriam com outra tecnologia e outros custos, a um preço diferente. Porém, as decisões tomadas no passado foram feitas em determinadas circunstâncias. Se a decisão foi tomada de maneira acertada, em termos técnicos, econômicos e sociais, não há o que contestar ou glosar, pois o fato de o custo ser alto hoje, se comparado ao custo com a nova tecnologia, decorre de uma decisão que evitou um custo muito maior para a sociedade, em termos de sacrifícios, e que agora deve ser muito bem ponderado.

Cabe destacar que a fase mais importante está no momento em que se toma a decisão de investir. Essa decisão deve ser tomada com base em critérios técnicos, econômicos, sociais, ambientais, consubstanciados com os princípios de prudência e razoabilidade, evitando desperdícios de recursos por alocação indevida.

Os critérios aqui referidos são aplicáveis, inclusive, para os casos das parcerias público-privadas (PPPs), na medida em que os investimentos realizados nesse modelo constituem ativos que se somarão à BRR, implicando, dessa forma, que o regulador tenha que avaliar o emprego da utilização dessa alternativa de realização dos investimentos nos mesmos princípios de prudência e razoabilidade.

Critérios e procedimentos aplicáveis

O termo de referência (TR) para elaboração da BRR do setor de saneamento estabelece todos os critérios e procedimentos aplicáveis para a formação e apuração da BRR. De maneira sucinta, tais critérios e procedimentos estão baseados em quatro pilares:

- Critérios para execução dos serviços.
- Levantamento e descrição dos ativos.
- Método de valoração dos ativos.
- Índice de aproveitamento.

Inicialmente, em relação ao item "critérios para execução dos serviços", cabe destacar a classificação dos ativos existentes como elegíveis e não elegíveis. Os elegíveis são aqueles vinculados à delegação do serviço público de saneamento básico e efetivamente utilizados no serviço de abastecimento de água ou esgotamento sanitário, enquanto os ativos não elegíveis correspondem àqueles que, ainda que vinculados à delegação do serviço público de saneamento básico, não são utilizados na atividade delegada ou, então, são utilizados em atividades não vinculadas ao serviço delegado do prestador, tais como bens cedidos ou utilizados por outro prestador ou terceiros, bens desocupados e bens desativados. São definidos os critérios de aplicação da elegibilidade, fazendo-se necessária uma análise qualificada da utilização do ativo, diferenciando conveniência de necessidade, no que se refere à utilização do ativo na atividade concedida.

O segundo aspecto do mencionado TR consiste no levantamento e descrição dos ativos, compreendendo a apresentação dos bens que deverão ser levantados individualmente: terrenos e edificações operacionais, bens vinculados aos sistemas de abastecimento de água (instalações, equipamentos, barragens, captações, adutoras de água bruta, estações elevatórias de água, linhas de recalque, estações de tratamento de água, adutoras de água tratada e reservatórios), bens vinculados aos sistema de esgotamento sanitário (instalações, equipamentos, estações elevatórias, linhas de recalque, coletores-tronco, interceptores, estações de tratamento de esgotos, estações de precondicionamento e emissários), bem como outros bens, tais como laboratórios de controle de qualidade e centros de controle operacional. Cabe ressaltar que, em razão de suas características, as redes de distribuição de água e as redes de coleta de esgotos são levantadas por amostragem, enquanto as ligações prediais, válvulas e hidrômetros são tratados como bens de massa, com o correspondente levantamento realizado para a quantidade total, a partir do cadastro patrimonial.

Em relação ao método de valoração dos ativos, a mencionada deliberação estabelece que deve ser realizada a avaliação de ativos com base nos seguintes critérios, para composição do valor novo de reposição (VNR):

- Instalações, máquinas e equipamentos: o método do custo de reposição, o qual estabelece que cada ativo é valorado por todas as despesas necessárias para sua substituição por outro que efetue os mesmos serviços e tenha a mesma capacidade do ativo existente. Dessa forma, o VNR para instalações, máquinas e equipamentos é o valor de um bem novo, idêntico ou similar ao avaliado, determinado a partir de cotações efetuadas pela avaliadora e preços constantes do Banco de Preços da concessionária, devidamente atualizado.
- Edificações: o método de reprodução ou quantificação de custo, que consiste em identificar o custo do bem, ou de suas partes, por meio de orçamentos analíticos ou sintéticos, a partir das quantidades de serviços e respectivos custos diretos e indiretos.
- Terrenos: atualização do valor histórico pelo IPCA.
- Bens de uso geral: avaliação pelo método expedito, a partir da atualização de valores contábeis, desde que seja verificado, mediante a inspeção física por amostragem aleatória, que não existem distorções relevantes entre os ativos físicos efetivamente existentes e os ativos constantes no controle operacional, comercial e patrimonial da concessionária.

Uma vez determinado o VNR, obtém-se o valor de mercado em uso (VMU) pela dedução da parcela de depreciação, respeitando-se, sempre, os percentuais de depreciação acumulada registrados na contabilidade para o bem considerado, a partir de sua entrada em operação.

No tocante ao índice de aproveitamento, o normativo da Arsesp determina que sobre o VMU de cada ativo será aplicado um índice de aproveitamento, além do critério de elegibilidade. Esse índice é definido como um percentual que demonstre o aproveitamento do ativo em serviço. Por exemplo, no caso de um terreno de 1.000 m² adquirido para instalação de uma edificação, se apenas uma área de 600 m² é efetivamente necessária para a instalação da edificação, já consideradas as áreas de segurança, manutenção, circulação e manobra aplicáveis, somente esta parte do terreno será remunerada, resultando, portanto, em um índice de aproveitamento de 60% do total avaliado, o qual é aplicado sobre o montante do valor do bem em uso. Esse critério visa a não remunerar tarifariamente o excesso, tanto em aproveitamento quanto em quantidade de ativos que comporão a base de remuneração.

É importante ressaltar que, concluídos os trabalhos de avaliação dos ativos pelo prestador de serviços, compete à agência reguladora a certificação do valor da BRR. É, portanto, responsabilidade da agência reguladora a validação do laudo apresentado pelo prestador. Vale observar que, tendo sido aprovado, esse valor terá validade por um ciclo tarifário, podendo ser mantido nas próximas revisões, assegurando-se apenas sua correção por índice de preço ou, alternativamente, mediante nova avaliação. A validação do laudo pela agência reguladora poderá ser feita a partir de uma conferência dos trabalhos realizados, verificando se foram obedecidos os critérios estabelecidos pela Deliberação Arsesp n. 156/2010. Essa validação poderá ser feita pela própria agência ou por empresa especializada em avaliação de ativos.

No caso concreto da validação do laudo pela Arsesp, foi feita a opção pela realização do mesmo trabalho de valoração e composição da base de ativos, por empresa especializada em avaliação de ativos, porém, para uma amostra de apenas 30% dos municípios, aplicando a metodologia e critérios gerais estabelecidos na Deliberação Arsesp n. 156/2010 e na Nota Técnica RTS/01/2012.

Dessa forma, os serviços de avaliação e validação do laudo dos ativos foram previstos para serem realizados em quatro fases:

- Levantamento de cerca de 50% dos ativos localizados em 111 municípios, o que corresponde a cerca de 30% dos municípios operados.

- Comparação desse levantamento com a parcela correspondente do levantamento geral apresentado pela concessionária.
- Com base nos resultados obtidos nessa avaliação, analisar o levantamento geral e elaborar um laudo de avaliação dos ativos, para o total de bens, no total dos municípios. Nesse laudo deverão ser sugeridas eventuais correções.
- Assessoramento à Arsesp na definição final da BRR, de modo a ser utilizada na primeira revisão tarifária.

Embora a Arsesp não tenha delegação para a regulação dos serviços no total dos municípios operados pela concessionária, a BRR deverá abranger o total dos municípios operados pelo prestador de serviços (371), uma vez que alguns ativos, notadamente grandes estações de tratamento de água (ETAs) e de tratamento de esgoto (ETEs), podem atender a mais de um município, inclusive alguns eventualmente não regulados pela Arsesp.

Nos casos em que houver ativos que atendam a mais de um município, a definição dos critérios para a valoração parcial dos ativos correspondente a cada um deverá ser objeto de regulamentação durante o processo.

Os critérios que deverão ser seguidos no levantamento parcial, para fins de validação do laudo, são idênticos aos utilizados pelo prestador em seu levantamento completo de bens. Essa uniformização se justifica visando a facilitar as comparações que serão exigidas entre o levantamento parcial e o levantamento completo para os bens correspondentes.

CONSIDERAÇÕES FINAIS

O processo de definição de critérios e procedimentos para a definição da BAR nos serviços de abastecimento de água e esgotamento sanitário prestados pela Sabesp teve início com a publicação da Deliberação Arsesp n. 156/2010. Pelo exposto neste capítulo, conclui-se que a agência reguladora buscou englobar as técnicas e métodos que busquem o incentivo ao investimento, à universalização do serviço, à prestação de serviços públicos com qualidade e a preços justos para o consumidor e para o prestador.

Isso está refletido principalmente no método contábil adotado para a definição de valor do ativo, ou seja, o valor novo de reposição, o qual, de acordo com a literatura apresentada, é aquele que mais se aproxima do valor justo, tanto para o investidor quanto para o consumidor.

A busca de um preço que sinalize um valor aproximado de reposição (VNR) para o ativo é um refinamento ao simples custo de reposição, contribuindo para que os valores aprovados para as bases de ativos sejam coerentes com os valores dos ativos específicos do setor de saneamento.

Percebe-se que, com a inclusão de critérios, como índice de aproveitamento, bens elegíveis, segregação dos ativos doados, certificação e validação da BRR, a agência reguladora tenta assegurar ao processo de validação dos valores dos ativos específicos sua aderência aos critérios de avaliação: remuneração adequada, coerência, alocação de riscos, transparência, consistência e estabilidade.

A busca por esse método no espectro de metodologias possíveis tenta mitigar os riscos envolvidos pela natureza de validação de valores dos ativos, baseada em informações passadas ou desatualizadas, dando credibilidade e sustentação ao método estabelecido e, principalmente, atendendo aos objetivos buscados de fixação de remuneração e tarifas justas. Contudo, ressalta-se que a verificação dos objetivos alcançados só poderá ser confirmada depois de passado o período de formação e avaliação da base de remuneração regulatória do setor de saneamento.

Conclui-se, da análise do papel da contabilidade regulatória, que ela se aprofunda na situação econômica e patrimonial da atividade concedida, servindo como instrumento de controle e monitoramento desta atividade, tornando-se, assim, instrumento da regulação econômica, contribuindo sobremaneira para a manutenção do equilíbrio econômico-financeiro, ao otimizar a qualidade de sua mensuração.

Ressalta-se, ainda, no processo apresentado, o especial grau de desenvolvimento da avaliação de ativos e da contabilidade regulatória, a qual permitiu, em alguns setores, que o processo de avaliação de ativos regulatórios servisse de base para a evidenciação do ativo financeiro da contabilidade societária no momento da migração para as regras internacionais de contabilidade.

REFERÊNCIAS

[ARSESP] AGÊNCIA REGULADORA DE SANEAMENTO E ENERGIA DO ESTADO DE SÃO PAULO. Deliberações e Notas Técnicas. Disponível em: http://www.arsesp.sp.gov.br/. Acessado em: 08/05/2013

BRAGANÇA, G.G.F.; CAMACHO, F.T. Avaliação de ativos regulatórios e conceitos. In: V Congresso Brasileiro de Regulação – ABAR. Recife. 2007.

BRASIL. *Lei n. 6.404, de 15 de dezembro de 1976*. Dispõe sobre as Sociedades por Ações. Diário Oficial da União, Brasília, DF, 15 dez. 1976. Seção 1, p.24.

_____. *Lei n. 8.987, de 13 de fevereiro de 1995*. Dispõe sobre o regime de concessão e permissão da prestação de serviços públicos previsto no art. 175 da Constituição Federal, e dá outras providências. Diário Oficial da União, Brasília, DF, 14 fev. 1995, Seção 1, p.1917.

_____. *Lei n. 11.638, de 28 de dezembro de 2007*. Altera e revoga dispositivos da Lei n. 6.404, de 15 de dezembro de 1976, e da Lei n. 6.385, de 7 de dezembro de 1976, e estende às sociedades de grande porte disposições relativas à elaboração e divulgação de demonstrações financeiras. Diário Oficial da União, Brasília, DF, 28 dez. 2007. Seção 1, p.18.

_____. *Medida Provisória 449*. Altera a legislação tributária federal relativa ao parcelamento ordinário de débitos tributários, concede remissão nos casos em que especifica, institui regime tributário de transição, e dá outras providências. Diário Oficial da União, Brasília, DF, 3 dez. 2008, Seção 1, p.20.

BROADBENT, J.; GUTHRIE, J. Changes in the public sector: a review of recent alternative accounting research. *Accounting, Auditing & Accountability Journal*, v. 5, n. 2, p. 3-31, 1992.

BONBRIGHT, J.C.; DANIELSON, A.L.; KAMERSCHEN, D. R. *Principles of public utility rates*, 2nd ed, Arlington, Virginia, Public Utilities Reports, 1988 .

[CVM] COMISSÃO DE VALORES MOBILIÁRIOS. *Deliberação 539*. Aprova o Pronunciamento Conceitual Básico do CPC que dispõe sobre a Estrutura Conceitual para a Elaboração e Apresentação das Demonstrações Contábeis. 14 mar. 2008.

[CPC] COMITÊ DE PRONUNCIAMENTOS CONTÁBEIS. *A Busca da convergência da contabilidade aos Padrões Internacionais*. Maio 2007. Disponível em: <www.cpc.org.br>. Acessado em: 20 dez. 2008.

_____. *Pronunciamento Técnico 04 – Ativo Intangível*. 2008. Disponível em: www.cpc.org.br/pronunciamento. Acessado em: 08/05/2013

_____. *Estrutura Conceitual para a Elaboração e Apresentação das Demonstrações Contábeis*. 2008. Disponível em: www.cpc.org.br/pronunciamentos. Acessado em: 08/05/2013.

DAMODARAM, A. *Finanças corporativas*. 2.ed. Bookman: São Paulo, 2004.

ERNEST & YOUNG – Auditores Independentes. *Estudo sobre as diferenças e similaridades entre as Normas Internacionais de Contabilidade - IFRS e as Normas e Práticas Contábeis Brasileiras - Fair Value Measurements*, Brasil. 2008.

EVANS, J.; CHIN, C.E; CHIN, I. Asset valuation and rate of return considerations in public entities. *Contemporary Issues in Business and Government*, maio 2000.

FERREIRA, C.M.A. *O equilíbrio econômico-financeiro das distribuidoras de energia elétrica brasileiras nas demonstrações contábeis*. 2009. 181f. Tese (Mestrado) – Departamento de Contabilidade da Universidade de São Paulo – Programa de Pós-Graduação em Ciências Contábeis – Faculdade de Economia, Administração e Contabilidade de Ribeirão Preto, Universidade de São Paulo, Ribeirão Preto, 2009.

HENDRIKSEN, E.S.; BREDA, M.F.V. *Teoria da contabilidade*. 5.ed. São Paulo: Atlas, 1999.

[IASB] INTERNATIONAL ACCOUNTING STANDARDS BOARD. *Normas do International Accounting Standards Board – IASB*. Disponível em: www.iasb.org. Acessado em: 08/05/2013.

[IFRIC] INTERNATIONAL FINANCIAL REPORTING INTERPRETATIONS COMMITTEE. IFRIC 12 – Interpretation Service Concession Arrangements. International Accounting Standards Board – IASB, 2006.

IUDÍCIBUS, S. *Teoria da contabilidade*. 5.ed. São Paulo: Atlas, 1997.

IUDÍCIBUS, S.; MARTINS, E.; GELBCKE E.R. *Manual de contabilidade das sociedades por ações*. 7.ed. São Paulo: Atlas, 2007.

IUDÍCIBUS, S. (Coord.) *Contabilidade Introdutória*. 10.ed. São Paulo: Atlas, 2006.

LALLY, M. *Review of asset valuation methodologies*: electricity lines business' system fixed assets. Discussion Paper, Commerce Commission New Zeland. 2002.

MARTINS, E. (Org.) *Avaliação de empresas: da mensuração contábil à econômica*. São Paulo: Atlas, 2006.

MARTINS, E.; MARTINS, V.A.; MARTINS, E.A. Normatização contábil: ensaio sobre a sua evolução e o papel do CPC. *Revista de Informação Contábil – RIC*. Universidade Federal de Pernambuco, v.1, n.1, p.7-30, set. 2007.

MARTINS, V.M.; ANDRADE, M.E.C. *Análise dos normativos de contabilidade internacional sobre contabilização de contratos de parcerias público-privadas*. Encontro de Administração Pública e Governança, ANPAD, Salvador – BA, 2008.

NEWBERRY, D.M. Determining the regulatory asset base for utility price regulation. Utilities Policy. Volume 6, Issue 1 , March 1997, Pages 1-8.

SCHMIDT, P.; SANTOS, J.L. *Avaliação de ativos intangíveis*. São Paulo: Atlas, 2002.

EXERCÍCIOS

1. Qual objetivo da contabilidade regulatória para a regulação no setor de saneamento?
2. Qual a diferença entre o ativo para contabilidade regulatória e para a contabilidade societária? Explique.
3. Como você relacionaria ativo e tarifa? Escreva o que você entende sobre o valor de um ativo para fins tarifários.
4. Aponte, de acordo com sua opinião, qual o melhor método de avaliar ativo para o setor de saneamento, sob duas perspectivas: do ponto de vista da modicidade tarifária e a fim de estimular os investimentos.
5. Explique o que representam os ativos intangíveis para empresa prestadora de serviços públicos, destacando o que mudaria caso os serviços por ela prestados não fossem objeto de delegação pelo Poder Público.

9 | Taxa de remuneração dos capitais aplicados nos serviços de abastecimento de água e de esgotamento sanitário

Carlos Morosoli
Damián Halabi
Odair Gonçalves

INTRODUÇÃO

No Brasil, a Lei n. 11.445, de 5 de janeiro de 2007, denominada de Lei de Diretrizes Nacionais de Saneamento Básico (LNSB), estabelece, no art. 29, as diretrizes para assegurar a sustentabilidade econômico-financeira dos serviços públicos de saneamento, entre as quais se destaca o § 1º, VI: remuneração adequada do capital investido pelos prestadores dos serviços.

Definir a taxa de remuneração sobre os ativos que as empresas colocam à disposição da prestação dos serviços públicos não é tarefa simples, requer dedicação e conhecimento profundo e atualizado sobre as metodologias já que seu impacto no equilíbrio econômico-financeiro das empresas é direto e, sem dúvida, o mais importante, sem desconsiderar a relevância das demais variáveis que definem as tarifas do serviço.

Neste capítulo contextualiza-se e apresenta-se a metodologia mais utilizada para determinar a taxa de remuneração do capital denominada WACC, e discorre-se de forma aprofundada sobre todos os seus componentes e variáveis envolvidas, bem como sobre as metodologias e critérios aplicáveis para sua determinação.

Este capítulo foi desenvolvido a partir dos principais e mais recentes textos bibliográficos sobre o tema em questão, considerando, ademais, diferentes pesquisas, estudos e projetos que a Quantum do Brasil Ltda.[1] tem desenvolvido nos setores de saneamento, energia elétrica e gás natural para diferentes países latino-americanos, bem como a experiência da Agência Estadual de Regulação dos Serviços Públicos Delegados do Rio Grande do Sul (Agergs)[2] na regulação de serviços públicos.

TAXA DE REMUNERAÇÃO, CUSTO DE CAPITAL E TARIFAS

Para que as empresas reguladas operem de forma prudente, as tarifas por elas aplicadas devem permitir recuperar a totalidade dos custos eficientes da prestação do serviço. Esse é o princípio indispensável, a fim de assegurar o equilíbrio econômico-financeiro dos contratos de prestação de serviços e, portanto, do serviço público por elas oferecido.

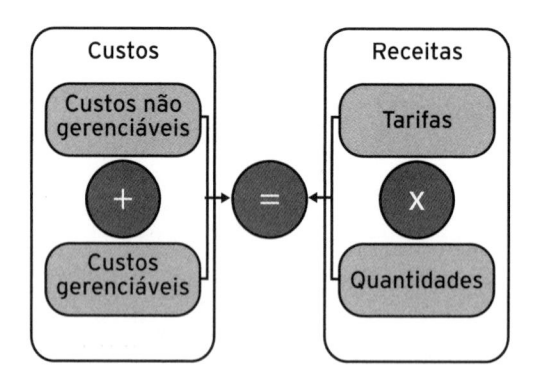

Figura 9.1. Equilíbrio econômico-financeiro.

Parte dos custos das empresas reguladas apresenta natureza de custos não gerenciáveis, correspondendo àqueles custos não controláveis pelas empresas, tais como os impostos. Entre os custos sobre os quais as empresas têm controle, encontram-se os custos de operação e manutenção e o custo de capital dos ativos vinculados à prestação do serviço.

---

1. Consultora especializada na regulação dos serviços públicos: http://www.quantumdobrasil.com.
2. http://www.agergs.rs.gov.br.

Definição do custo de capital

O custo de capital (CK) é definido, do ponto de vista econômico, como o custo dos recursos de capital necessário para a prestação dos serviços.

Em geral, observa-se que o custo de capital das empresas de serviços públicos por redes (transporte e distribuição de energia elétrica, transporte e distribuição de gás natural, saneamento etc.) corresponde à elevada parcela de seus custos gerenciáveis (aproximadamente 65%), assegurando-lhe importância destacada nos processos de revisões tarifárias.

O custo de capital tem dois componentes: o custo de manutenção do capital (CMK) e o custo de oportunidade do capital (COK).

Custo de manutenção do capital (CMK)

O CMK corresponde à soma anual requerida para substituir os bens de capital no final de sua vida útil, isto é, corresponde à depreciação[3] dos ativos, a qual pode ser calculada de forma linear, conforme a vida útil de cada bem.

Custo de oportunidade do capital (COK)

As empresas têm diferentes fontes de financiamento, geralmente classificadas em credores e investidores[4]. Ambos os grupos esperam ser remunerados por seus aportes de capital a taxas equivalentes ao custo de oportunidade de ter investido em alternativas de risco similar.

O COK corresponde à soma das retribuições pelo uso de capital, na medida das remunerações realizáveis pelas diferentes fontes de capital (juros para os credores e benefícios para os investidores), em um período, na melhor alternativa existente com nível de risco similar.

O cálculo do COK é realizado pela multiplicação da base de capital, também conhecida como base de remuneração, que representa os ativos

---
3. Depreciação é a conversão gradativa do ativo imobilizado em despesa e corresponde a um valor que se provisiona com a intenção de se substituir um bem, depois de transcorrida sua vida útil.
4. Investidores = capital próprio, fundos de longo prazo fornecidos pelos acionistas.

depreciados de propriedade da empresa vinculados à prestação dos serviços, pela taxa de remuneração do capital ou taxa do custo do capital.

A taxa de remuneração do capital é, sem dúvida, a variável de maior importância no momento da revisão tarifária, em razão de sua participação no valor da tarifa dos serviços de saneamento básico. A metodologia para sua estimação deve observar os princípios de equidade no lado da oferta, isto é, a taxa de remuneração deve ser similar a atividades de risco similar, bem como aos princípios de equidade no lado da demanda, atendida quando as tarifas resultantes são justas e razoáveis[5].

TAXA DE REMUNERAÇÃO E CUSTO MÉDIO PONDERADO DE CAPITAL

Para a determinação do custo de capital, a maioria das agências reguladoras de diferentes países utilizam a metodologia denominada custo médio ponderado do capital (WACC – *Weighted Average Cost of Capital*). Essa metodologia reconhece a existência das diferentes formas de financiar a empresa, as quais apresentam diferentes custos, ponderando o custo financeiro de cada fonte com base em sua respectiva participação no total de financiamento da empresa.

Em termos gerais, o financiamento da empresa tem origem nos investidores e nos credores, aos quais a empresa tenha solicitado recursos financeiros. Porém, existem empresas que dispõem de créditos subsidiados pelo governo ou por algum outro organismo, implicando, nesses casos, a consideração desse menor custo de endividamento no cálculo do custo de oportunidade do capital. Cabe observar que a concessão de créditos subsidiados pelos governos tem sido uma prática generalizada nos planos de universalização dos serviços públicos.

O custo médio ponderado do capital se expressa da seguinte forma:

---

5. Os conceitos de tarifa justa e razoável estão associados ao conceito de tarifa módica que deve ser um dos objetivos do regulador ao definir a tarifa de um serviço público.

$$WACC = \frac{r_e \cdot w_e}{(1-t)} + r_d \cdot w_d \qquad (1)$$

em que:

WACC = custo médio ponderado do capital, representa o custo de financiamento dos ativos da empresa (em termos nominais antes dos impostos).

r_e = custo do capital próprio ou *equity* em termos nominais depois dos impostos.

w_e = ponderação do capital próprio ou *equity* na estrutura de capital da empresa, definido como = E / (E + D), em que:

E = capital próprio ou *equity*.

D = dívida.

E + D = valor dos ativos[6].

w_d = ponderação da dívida na estrutura de capital, sendo w_d = D/(E + D).

r_d = custo da dívida, é uma taxa nominal.

t = taxa do imposto de renda, efetivamente pago pela empresa.

Antes de detalhar cada um dos componentes que influenciam na determinação da WACC, deve-se destacar que a fórmula apresentada resulta em uma taxa nominal antes dos impostos. Geralmente na bibliografia referente ao assunto é apresentada a taxa depois dos impostos, mas, como será visto mais adiante, a aplicação da taxa sobre a base de remuneração apresenta suas dificuldades, tornando recomendável aplicar a taxa antes dos impostos, o que permitirá remunerar adequadamente investidores, credores e governo. Essa metodologia é a usualmente utilizada pelos diferentes organismos reguladores.

Deve-se considerar que caso a empresa ou setor tenha parte de seus ativos financiados com créditos subsidiados, deve incorporar-se na equação 1 a taxa média de remuneração destes com sua participação no financiamento total.

---

6. O valor aplicado em ativos é financiado pelo somatório dos capitais próprios com os de terceiros (dívida).

Nível de alavancagem

A primeira etapa para calcular a taxa do WACC de uma empresa ou setor é definir sua estrutura de capital ou nível de alavancagem[7], isto é, a porcentagem do ativo financiado com capital próprio (w_e) e com dívida (w_d).

Cada empresa tem sua estrutura ótima de capital, cuja estimação é complexa e, muitas vezes, com resultados imprecisos. Dessa forma, a maioria das agências reguladoras incorporam metodologias de *benchmarking* para sua determinação, a partir de comparações da estrutura de capital entre empresas do mesmo setor de países diferentes, mesmo país ou simplesmente segundo os dados históricos da empresa para a qual se está calculando a taxa de custo de capital.

Há particularidades nas empresas públicas (estatais) que devem ser observadas, pois elas podem sofrer limites de endividamento fixados em lei ou por outra norma legal. No Brasil, por exemplo, as empresas estatais federais e as estatais dependentes[8] incluem-se nos limites de endividamento estabelecidos pela Lei de Responsabilidade Fiscal (Lei Complementar n. 101/2000). O Senado Federal Brasileiro, incorporando os conceitos da Lei, por meio da Resolução n. 43 estabelece limites de endividamento para os estados, Distrito Federal e municípios, incluindo suas autarquias e empresas estatais dependentes.

Estimada a estrutura ótima do capital, é estabelecida a proporção do ativo financiado com capital próprio e proporção financiada com dívida. Dessa forma, o próximo passo é definir a taxa de remuneração de ambas as fontes de financiamento.

Custo do capital próprio: metodologias

As metodologias existentes para determinar o custo de capital próprio têm como objetivo predizer a relação entre o risco de um ativo e o retorno esperado desse ativo. Tal relação é fundamental no momento de avaliar

---
7. Quanto maior o percentual de capital de terceiros para financiar o ativo, maior será o risco, e, consequentemente, maior será o retorno exigido pelos acionistas. Quanto mais uma empresa tiver financiamento com custo fixo em sua estrutura de capital, maior será sua alavancagem e risco financeiro.
8. Empresa estatal dependente é a empresa controlada pelo estado, pelo Distrito Federal ou pelo município, que tenha, no exercício anterior, recebido recursos financeiros de seu controlador, que não sejam para aumento de participação acionária, e tenha, no exercício corrente, autorização orçamentária para recebimento de recursos financeiros com idêntica finalidade.

possíveis investimentos e quando se precisa estabelecer o valor inicial de um ativo que ainda não tenha sido comercializado no mercado. Em mercados regulados, como o setor de saneamento, estimar o retorno associado ao risco do setor é essencial para a determinação do componente da taxa WACC, já que será utilizado para remunerar os aportes de capital dos investidores nos ativos das empresas vinculados ao serviço que elas prestam.

Das metodologias existentes, o modelo CAPM (*Capital Asset Pricing Model*) é o mais empregado para determinar a taxa de remuneração dos investidores das empresas de saneamento. Dada a relevância, o modelo CAPM deve ser analisado em detalhes a fim de conhecer os efeitos das discrepâncias na sua determinação observadas em países distintos, em diversos setores, e até no mesmo país, no mesmo setor, mas períodos diferentes.

O modelo CAPM

Contexto teórico

O modelo CAPM estima o retorno de um ativo a partir da soma do rendimento de um ativo livre de risco acrescido do prêmio de risco de investir no mercado de ações e do risco de investir em um mercado determinado com retornos diferentes em relação à média do mercado.

Antes de definir o modelo, são apresentados alguns conceitos necessários para sua melhor compreensão.

RETORNO E RISCO DE UM ATIVO

Investir em um bônus cupom zero do governo dos Estados Unidos tem um retorno que se conhece e, portanto, tem-se certeza de seu valor e confiança em seu emissor – esse tipo de ativo se denomina livre de risco. Não ocorre o mesmo quando se investe em uma ação de uma empresa. Nesse caso, o retorno do ativo apresentará um risco que dependerá da gestão da empresa, bem como de variáveis exógenas a ela, como a inflação, a taxa de juros etc.

Dessa forma, o retorno da ação pode adotar diferentes valores, cada um com uma probabilidade (P). Caso se coloque em um gráfico a probabilidade de cada possível retorno, é obtida uma distribuição de probabilidade, tal como a apresentada na Figura 9.2.

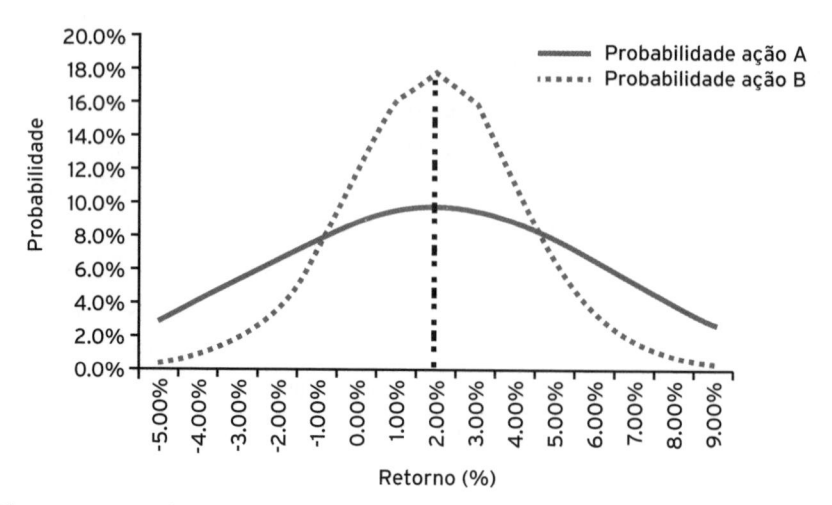

Figura 9.2. Distribuição de probabilidade de duas ações.

Na Figura 9.2, é possível observar que as duas ações apresentadas têm a maior probabilidade de ocorrência do retorno de 2%. No entanto, a ação B tem menor volatilidade ou desvio em relação à ação A.

Medir o risco de uma ação não é tarefa simples, e a forma comumente aceita, e com resultados satisfatórios, consiste em defini-lo pelo desvio-padrão da ação. Dessa forma, quanto menor for o desvio-padrão dos retornos de uma ação, menor será sua dispersão em volta do retorno esperado, e, portanto, menor será o risco, como no caso da ação B representada na Figura 9.2.

Os passos que devem ser seguidos para calcular o desvio-padrão são:
Cálculo do retorno esperado:

$$\hat{r} = \sum_{i=1}^{n} r_i \cdot P_i \qquad (2)$$

em que:
$\hat{r}$ = retorno esperado de uma ação.
r_i = possível retorno.
P_i = probabilidade do retorno i.
n = quantidade total de possibilidades.

Segundo o exemplo apresentado, os retornos esperados da ação A e B são iguais a 2%.

Cálculo do desvio-padrão:

$$\sigma = \sqrt{\Sigma_{i=1}^{n}(r_i - \hat{r})^2 \cdot P_i} \qquad (3)$$

De acordo com o exemplo apresentado, o desvio-padrão da ação A é de 4,35%, enquanto o desvio-padrão da ação B é igual a 3,40%. Observa-se, dessa forma, que a ação A tem maior risco que a ação B.

As equações apresentadas podem ser aplicadas quando é conhecida a distribuição de probabilidades do retorno de um ativo. No caso em que é conhecida a série histórica de retornos de um ativo, é possível estimar o desvio-padrão segundo a equação 4:

$$\text{Estimação } \sigma = S = \sqrt{\frac{\Sigma_{t=1}^{n}(\overline{r}_t - \overline{r}_{médio})^2}{n-1}} \qquad (4)$$

em que:
S = desvio-padrão estimado.
$\overline{r}_t$ = retorno anual do período t (mês, ano).
$\overline{r}_{médio}$ = retorno médio anual durante os últimos n períodos.
n = quantidade de períodos.

Assim, os dados históricos permitem uma boa previsão do desvio-padrão para o futuro, ou seja, o risco do ativo, já que se espera que a variabilidade do retorno se repita no futuro. Não acontece necessariamente o mesmo com o retorno médio do ativo.

Retorno e risco de um portfólio

Até agora, a análise foi baseada no retorno e no risco de um ativo individual. Nesta seção, são explicitadas as equações que devem ser aplicadas para o cálculo do retorno e do risco de uma carteira ou portfólio de ativos (ações).

O retorno de um portfólio de ações ($\hat{r}_p$) se define como a média ponderada dos retornos esperados de cada ação particular ($\hat{r}_i$) que faz parte da carteira, em que a ponderação é definida pela participação de cada ação no portfólio ou carteira (w_i), isto é:

$$\hat{r}_p = w_1.\hat{r}_1 + w_2.\hat{r}_2 + \cdots + w_n.\hat{r}_n = \sum_i^n w_i.\hat{r}_i \qquad (5)$$

Quanto ao risco de um portfólio, a equação é mais complexa, já que não será igual à média ponderada dos desvios das ações que compõem a carteira. Para simplificar, é apresentada, a seguir, a fórmula aplicável ao cálculo do desvio-padrão de uma carteira de duas ações[9]:

$$\sigma_p = \sqrt{w_A^2.\sigma_A^2 + w_B^2.\sigma_B^2 + 2.w_A.w_B.\rho_{AB}.\sigma_A.\sigma_B} \qquad (6)$$

Com exceção do coeficiente de correlação, as variáveis da equação já foram definidas anteriormente neste capítulo. O coeficiente de correlação (ρ_{AB}) é obtido a partir dos desvios-padrão das duas ações e da covariância entre elas ($Cov(AB)$), isto é:

$$\rho_{AB} = \frac{Cov(AB)}{\sigma_A.\sigma_B} \qquad (7)$$

A covariância indica se os retornos das duas ações apresentam crescimentos ou quedas em conjunto, bem como a magnitude dessa tendência.

O coeficiente de correlação padroniza a covariância em uma mesma escala cujos valores oscilam entre -1 e 1. Quando o coeficiente de correlação é -1, tem-se que as duas ações apresentam correlação negativa perfeita; quando é 1, significa que as duas ações apresentam correlação positiva perfeita. Quando o valor da correlação é zero, as ações são totalmente independentes, não apresentando nenhuma relação. Os três casos são demonstrados na Figura 9.3.

Resta responder o que acontece com o retorno e risco da carteira, conforme variam os valores do coeficiente de correlação. Para responder essa questão, são apresentados na Figura 9.4 os resultados obtidos pela aplicação das equações 5 e 6 em três cenários: duas ações perfeitamente correlacionadas em forma negativa ($\rho_{AB} = -1$); duas ações totalmente independentes ($\rho_{AB} = 0$); e duas ações perfeitamente correlacionadas em forma positiva ($\rho_{AB} = 1$). Na realidade prática dificilmente se encontra alguma das relações extremas

---

9. A equação pressupõe que a distribuição de probabilidades de cada ação é normal.

entre duas ações como apresentado. No entanto, tais casos servem para entender melhor os conceitos.

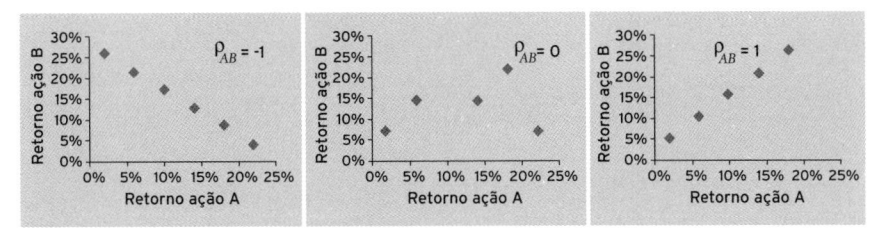

Figura 9.3. Coeficiente de correlação.

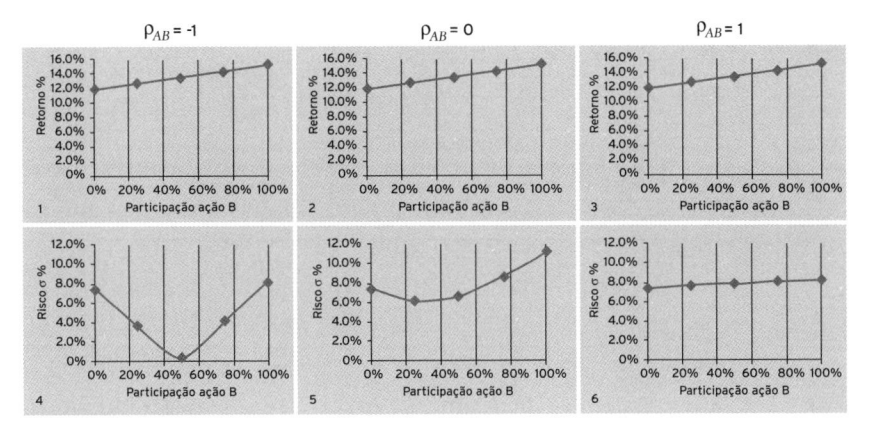

Figura 9.4. Retorno e risco de uma carteira de ações segundo o coeficiente de correlação.

Destacam-se os seguintes resultados:

- O retorno da carteira é independente do coeficiente de correlação, dependendo apenas dos retornos e participação de cada ação na carteira (Figuras 9.4.1, 9.4.2 e 9.4.3).
- Quando duas ações estão perfeitamente correlacionadas em forma negativa, uma de suas combinações produz zero risco com um retorno maior que a ação menos ariscada (Figuras 9.4.1 e 9.4.4).
- Quando duas ações são totalmente independentes, existe ao menos uma combinação entre ambas que reduz o risco da carteira e incrementa o retorno em relação à ação menos ariscada (Figuras 9.4.2 e 9.4.5).

Somente quando duas ações tenham uma correlação perfeitamente positiva não é possível diminuir o risco e ter um retorno esperado maior (Figuras 9.4.3 e 9.4.6).

Por último, na Figura 9.5, são apresentadas as relações retorno-risco dos três cenários anteriores.

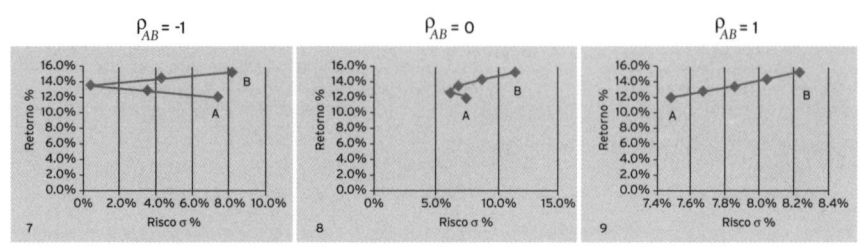

Figura 9.5. Relação retorno-risco de duas ações.

Quando as ações A e B apresentam uma correlação perfeitamente negativa ou são totalmente independentes, existem combinações entre ambas que reduzem o risco e incrementam o retorno.

No mundo real é impossível constituir um portfólio de ações livre de risco, mas o risco pode ser reduzido por meio da diversificação, já que, como explicado, ao combinar duas ou mais ações que não se movem juntas, o desvio-padrão da carteira pode ser menor que o desvio-padrão individual das ações da carteira.

RISCO DIVERSIFICÁVEL E RISCO NÃO DIVERSIFICÁVEL

Como visto, o risco de uma carteira pode ser reduzido ao serem combinadas ações negativamente correlacionadas. No entanto, encontrar esse tipo de ações não é tarefa simples, já que, geralmente, a maioria das ações tem comportamento positivo quando a economia é forte e se encontra em crescimento, e apresenta rendimento insuficiente quando a economia é fraca.

Portanto, é importante diferenciar os riscos que podem ser reduzidos pela diversificação dos riscos que afetam todas as ações do mercado. Os primeiros são denominados de "riscos diversificáveis" e correspondem aos riscos próprios de um projeto, empresa, setor ou país. Os segundos, chamados de "riscos não diversificáveis" ou de "risco do mercado", estão associados às mudanças nas taxas de juros, inflação ou recessões.

Os investidores estão interessados em definir ou conhecer como varia o risco de sua carteira diversificada ao ser incorporada uma nova ação. Surge, assim, o modelo para a análise da relação entre risco e retorno denominado CAPM, o qual ajuda a definir a contribuição do risco não diversificável de uma ação para o risco de uma carteira, tema que foi tratado em detalhes no decorrer deste item.

PORTFÓLIO ÓTIMO DE AÇÕES

Anteriormente, foram apresentadas as relações entre o retorno esperado e o risco de duas ações com um coeficiente de correlação de -1, 0 e 1.

Quando uma carteira tem mais de duas ações, obtém-se uma área que detalha as relações de retorno e risco das diferentes possíveis combinações entre as ações, como se apresenta na Figura 9.6.

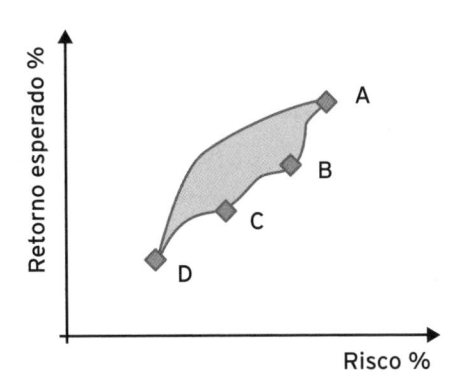

Figura 9.6. Fronteira de carteiras eficientes.

Os pontos A, B, C e D correspondem a ações individuais, enquanto a área escura representa as diferentes carteiras possíveis. Na linha A-D se encontram as carteiras eficientes, já que oferecem maior retorno que outras carteiras de igual risco, ou menor risco em relação a outras carteiras de igual retorno. Qualquer investidor racional escolherá alguma carteira da fronteira eficiente, observando sua aversão ao risco. Investidores mais avessos ao risco escolherão carteiras mais próximas ao ponto D, ao passo que investidores menos avessos escolherão carteiras mais próximas ao ponto A.

RETORNO E RISCO DE UM PORTFÓLIO E UM ATIVO LIVRE DE RISCO

Quando se incorpora à análise anterior um ativo livre de risco, este se localiza no eixo Y do gráfico, já que há certeza acerca de seu valor no futuro e (garantia) de seu pagamento, conforme demonstrado na Figura 9.7. Como exemplo, o retorno do bônus cupom zero do governo dos Estados Unidos.

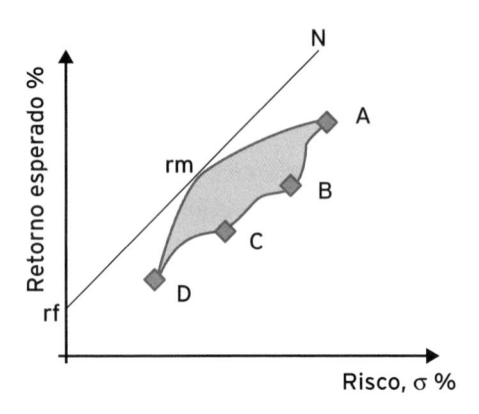

Figura 9.7. Carteira ótima com ativo livre de risco.

Ao incorporar esse tipo de título, a fronteira de carteiras eficientes muda para a linha rf-rm-N. Essa linha se denomina CML (*Capital Market Line*), definindo o retorno esperado de um portfólio eficiente com um ativo livre de risco ($\hat{r}_p$), como segue:

$$\hat{r}_p = r_f + \left(\frac{\hat{r}_m - r_f}{\sigma_m}\right) \cdot \sigma_p \qquad (8)$$

em que:
r_f = retorno da taxa livre de risco.
$\hat{r}_m$ = retorno da carteira de ações.
σ_m = desvio-padrão da carteira de ações.
σ_p = desvio-padrão da carteira de ações e ativo livre de risco.

Embora a equação do CML explicite a relação entre risco e retorno das carteiras ou portfólios eficientes, os investidores precisam de informação sobre a relação risco-retorno de ativos individuais que se incorporam à carteira. Para obter tal relação, são empregados alguns dos pressupostos do modelo CAPM, a saber: os custos de transação iguais a zero; todos os ativos são comerciáveis e infinitamente divisíveis; e todos os investidores têm a mesma informação.

Esses pressupostos eliminam os fatores pelos quais os investidores deixam de diversificar, estabelecendo, como patamar lógico da diversificação, a manutenção, no portfólio, de todos os ativos comerciáveis com risco em uma proporção igual ao valor do mercado, a fim de possibilitar aos investidores a obtenção de todos os benefícios da diversificação.

Assim, aplicando as equações 9 e 10 para vários ativos, é possível estabelecer que o retorno esperado de uma ação particular deve adotar a seguinte equação, a fim de manter a carteira do mercado:

$$r_e = r_f + \left(\frac{r_m - r_f}{\sigma_m}\right) \cdot \left(\frac{Cov(r_e, r_m)}{\sigma_m}\right) \quad (9)$$

em que:

r_e = retorno esperado de um ativo individual.
r_f = retorno da taxa livre de risco.
r_m = retorno de uma carteira de ações representativa do mercado.
σ_m = desvio-padrão da carteira de ações.
$Cov(r_e, r_m)$ = covariância entre o retorno da ação "e" e o mercado.

Definindo:

$$\beta_e = \left(\frac{Cov(r_e, r_m)}{\sigma_m^2}\right) \quad (10)$$

Dessa forma, obtém-se, finalmente, a equação do modelo CAPM:

$$r_e = r_f + \beta_e \cdot \left(r_m - r_f\right) \quad (11)$$

Como resultado, o retorno esperado de um ativo é igual ao retorno do ativo livre de risco mais uma componente que é função linear do PRM (prêmio de risco de mercado, calculado como diferença entre o retorno do mercado e o retorno do ativo livre de risco), a partir do fator beta do ativo.

Estimação do modelo CAPM

Nesta seção são explicitados detalhes das técnicas e metodologias aplicáveis a cada variável relevante para a definição do retorno esperado de um ativo.
A equação do CAPM é apresentada como segue:

$$r_e = r_f + \beta_e \cdot (r_m - r_f) + risco_{país} + risco_{cambial} \tag{12}$$

em que:

r_e = retorno esperado de um ativo individual.
r_f = retorno de taxa livre de risco.
β_e = o beta mede o risco relativo de um ativo ou carteira de ativos em relação ao mercado.
r_m = retorno de uma carteira de ações representativa do mercado.
$risco_{país}$ = indicador do risco país para o qual se calcula a taxa do custo de capital.
$risco_{cambial}$ = indicador do risco cambial ou risco de desvalorização da moeda do país para o qual se calcula a taxa do custo de capital.

Quando é calculado o custo de capital próprio aplicável em um país que não tem mercado de capitais suficientemente desenvolvido, a determinação das variáveis r_f, β_e e r_m se faz a partir dos dados provenientes de um país com um mercado de capitais que atenda essa condição. Nesses casos, é necessário ajustar a taxa do custo do capital próprio pela diferença de risco entre ambos os países. Essa variante do CAPM se denomina *Country Spread Model* (Ibbotson Associeates, 2001). Os dois componentes adicionados nessa variante são detalhadas a seguir.

TAXA LIVRE DE RISCO

A taxa livre de risco corresponde ao retorno de um ativo sem risco de pagamento (*default*) e cuja correlação com qualquer outro ativo é zero. Nessa situação, portanto, o investidor tem certeza sobre o retorno esperado do ativo. De acordo com essas condições, os únicos ativos que podem ser considerados como taxa livre de risco são os bônus cupom zero do governo (não todos os governos).

No sentido estrito, o retorno dos bônus do Tesouro dos Estados Unidos, por exemplo, não é livre de risco, já que os cupons do bônus podem ser reinvestidos a uma taxa hoje desconhecida. Porém, como tais bônus têm alta liquidez no mercado e, na maioria dos casos, os retornos devem ser estimados para vários anos, considera-se o retorno dos bônus do Tesouro dos Estados Unidos como livre de risco, já que o erro que poderia produzir-se no momento dos reinvestimentos é insignificante.

No que se refere à duração do título do Tesouro a ser considerado, é recomendável escolher aquele que tenha uma *duration*[10] que coincida com a duração média ponderada dos fluxos de caixa do ativo em análise. Dessa forma, na estimação da taxa do custo de capital dos ativos vinculados ao serviço de saneamento, é prática usual utilizar os bônus do governo dos Estados Unidos de dez anos. O referido título tem também as seguintes vantagens:

- Respeito aos títulos de menor *duration*, já que deve ser aplicado o retorno esperado para cada período futuro e não o retorno do momento para o qual se está calculando a taxa do custo de capital. O retorno do título de dez anos corresponde à estimativa da média geométrica ponderada dos títulos de menor prazo sobre o período de análise.
- Respeito a títulos de maior *duration*, já que o preço do título de dez anos tem menor incerteza em relação às mudanças da inflação, além de apresentar um menor prêmio por liquidez.

Retorno do mercado

Conforme discutido anteriormente, no modelo CAPM, a carteira eficiente de ações corresponde à carteira do mercado, portanto, no momento de definir o retorno esperado do mercado deve-se buscar algum índice que reflita o mercado como um todo. Quando as variáveis do modelo CAPM são obtidas a partir do mercado dos Estados Unidos, o índice escolhido para representar o mercado é o S&P500[11].

O retorno do índice do mercado deve ser uma variável baseada nas expectativas dos investidores (*forward looking*), mas, por razões práticas, faz-se

---

10. *Duration*: representa a duração média ponderada dos fluxos de caixa de um ativo ou conjunto de ativos.
11. S&P500 é o indicador que registra a empresa *Standard and Poors* sobre a evolução do preço das ações de 500 grandes empresas (*large capitalization*).

sua estimação com base em valores históricos (Fama e French, 2002). Para utilizar como base a rentabilidade do S&P500 é necessário definir dois aspectos:

- Período sobre o qual se calcula o retorno.
- Determinação do retorno com base na média aritmética ou na média geométrica.

No que se refere ao período, recomenda-se considerar um período suficientemente longo para capturar todos os eventos que poderiam ocorrer no futuro. Propõe-se, por isso, calcular a média da série histórica disponível desde o ano de 1928.

No tocante à média, existe uma grande controvérsia sobre a utilização de médias aritméticas ou geométricas. Importante é considerar que a média geométrica é a verdadeira medida do retorno histórico médio, mas a média aritmética é o melhor estimador do retorno esperado[12].

Definido o retorno do mercado a partir dos valores observados do índice S&P500, resta estimar o prêmio de risco do mercado (ERP, do inglês *Equity Risk Premium*) esperado a partir da diferença entre o retorno do índice mencionado e a taxa livre de risco.

BETA

Determinação do beta de uma ação, indústria ou setor

O beta de um ativo, indústria ou setor define-se como o risco adicionado por esse ativo, indústria ou setor em um portfólio ou carteira de ativos. No modelo CAPM, como todos os investidores têm a carteira do mercado, o beta reflete o risco que o ativo adiciona na carteira do mercado.

A medida do risco adicionado é a covariância do ativo em relação ao mercado. Mas, de acordo com o exposto nos parágrafos antecedentes, a covariância não é uma medida estandardizada, o que implica definir o fator beta (Elton e Gruber, 1995) da seguinte forma:

$$\beta_e = \left(\frac{Cov(\tilde{r}_e, \tilde{r}_m)}{\sigma_m^2}\right) \quad (13)$$

---

12. Ver *Equity Risk Premium*, Michael Annin e Dominic Falaschetti, *Valuation Strategies*, Jan 1998.

em que:

β_e = mede o risco relativo de um ativo ou carteira de ativos em relação ao mercado.

$\text{Cov}(r_e, r_m)$ = covariância entre o retorno da ação "e" e o mercado.

σ_m = variância do mercado.

Na medida em que o modelo CAPM é utilizado para predizer o comportamento do retorno de um ativo, o beta deve refletir a volatilidade futura do ativo em análise. Como o beta é calculado a partir dos dados históricos dos retornos anuais dos ativos e do mercado (geralmente se utiliza a série mensal dos últimos 5 ou 3 anos), pressupõe-se que a volatilidade no futuro terá um comportamento similar ao comportamento passado.

Ajustes do beta observado

O beta é calculado no item anterior a partir dos preços da ação corresponde ao beta do *equity*, isto é, a parcela do financiamento efetuada com capital próprio. Esse beta reflete tanto o risco relativo da indústria em questão, em relação ao risco do mercado, como também o risco que a empresa assume pela estrutura de financiamento que ela tem.

As transações de ações nos mercados de capitais fornecem, então, os dados para o cálculo dos betas históricos, nos quais se baseia a estimação de betas de *equity* esperados. Como é usualmente aceito, são considerados os dados do mercado dos Estados Unidos, os quais devem ser posteriormente ajustados ao país para o qual se calcula a taxa do custo de capital.

Como os betas do *equity* das empresas americanas capturam o risco que essas empresas assumem pelo nível de endividamento que têm, não é possível assumir que se possa extrapolar a estrutura de endividamento das empresas americanas às empresas de outros países. Portanto, é necessário separar o risco adicional originado pelo nível de endividamento das empresas dos Estados Unidos a partir do cálculo do beta do ativo dessas empresas (Hamada, 1969; e 1972):

$$\beta_A^{EUA} = \frac{\beta_e^{EUA}}{\left[1 + \frac{D}{E}\left(1 - T_G^{EUA}\right)\right]} \qquad (14)$$

em que:

β_A^{EUA} = corresponde ao beta do ativo das empresas dos Estados Unidos.
β_e^{EUA} = corresponde ao beta do *equity* das empresas dos Estados Unidos.
T_G^{EUA} = taxa efetiva média do imposto de renda nos Estados Unidos.
D = dívida total das empresas americanas.
E = patrimônio líquido das empresas americanas.

O beta do ativo das empresas americanas obtido mediante esse procedimento é limpo do efeito de endividamento de cada uma delas. Uma vez calculado o beta para cada empresa, obtém-se o valor médio da indústria ou setor a partir da ponderação pela capitalização no mercado.

Posteriormente, para o cálculo do beta do *equity* da ação, indústria ou setor de destino (Brasil, nesse caso) se procede com a seguinte equação:

$$\beta_e^{BRASIL} = \beta_A^{EUA} \cdot \left[1 + \frac{D}{E}\left(1 - T_G^{BRASIL}\right)\right] \qquad (15)$$

As variáveis D (dívida) e E (patrimônio líquido) nessa equação se definem segundo critérios predeterminados.

RISCO PAÍS

Como se assinalou anteriormente, nos países onde é necessário aplicar o *Country Spread CAPM*, deve ser incorporado um componente de retorno associado ao risco adicional do país para o qual se está calculando a taxa do custo de capital. Esse retorno é determinado pela diferença entre a taxa de retorno de um bônus de longo prazo do país em análise e a taxa de retorno de um bônus do país do qual se obtêm as variáveis do CAPM (geralmente, Estados Unidos).

Um dos procedimentos mais difundidos e que simplifica o cálculo para determinar o risco país consiste em procurar o indicador conhecido como *Emerging Markets Bond Index* (EMBI) correspondente ao país em análise. O EMBI é calculado pelo JP Morgan e reflete o prêmio (remuneração adicional acima do rendimento dos bônus dos Estados Unidos) pago pelos bônus emitidos em dólares norte-americanos por diversos países em desenvolvimento.

Risco cambial

O risco cambial, ou *exchange risk*, busca incorporar os efeitos sobre o negócio analisado de variação na taxa de câmbio. Esse risco adicional existe porque a taxa do custo de capital é calculada em uma moeda diferente daquela utilizada pela empresa para cobrar suas receitas. Ou seja, todas as variáveis calculadas anteriormente refletem retornos referentes a bônus ou ações referenciadas em dólares, porém, como as tarifas se aplicam em moeda local, deve-se incorporar um custo adicional pelo risco de desvalorização da moeda local frente ao dólar norte-americano ou moeda do país de referência. Esse custo adicional pode incorporar-se de duas formas:

- Na taxa do custo de capital.
- Nos custos operacionais, como um componente que reflete os custos dos compromissos de compra dos instrumentos financeiros (compra a futuro de divisas: *futures* ou *forwards*).

Entre as alternativas mencionadas, a primeira é a mais difundida e apresenta diferentes metodologias de cálculo, dentre as quais se destacam: aquelas que utilizam o filtro *kalman* (como a aplicada pela Aneel no processo da segunda revisão tarifária das empresas distribuidoras de energia – Nota Técnica n. 68/2007 – SRE/Aneel); e as metodologias que definem o risco cambial como diferença entre o retorno de um bônus do país em análise referenciado em moeda local (em termos reais, isto é, sem o ajuste da inflação) e outro bônus do mesmo país de similar duração referenciado em dólares norte-americanos.

Às vezes o risco cambial é confundido com o risco país, mas, de acordo com a descrição apresentada, principalmente a partir de sua forma de cálculo, pode-se observar que não representam o mesmo risco.

Custo do capital de terceiros

A última variável da equação 1, cujo cálculo se encontra pendente de definição, é o custo de capital de terceiros, isto é, o retorno requerido pelos credores que depende da probabilidade de não pagamento por parte da empresa (risco de *default*).

Existem diferentes metodologias para estimar o retorno esperado dos credores, entre as quais se destacam:

- Caso a empresa tenha bônus negociáveis publicamente, utiliza-se o retorno desses bônus como aproximação do retorno requerido pelos novos credores (devendo ser observados os efeitos da moeda e da inflação sobre tais retornos).
- Caso a empresa não tenha bônus negociáveis publicamente, pode ser utilizado o retorno de bônus de empresas similares como aproximação do retorno requerido pelos novos credores (devendo ser observados os efeitos da moeda e da inflação sobre tais retornos).
- CAPM da dívida, o qual tem uma formulação similar à metodologia do CAPM. Essa metodologia tem tido ampla aplicação e apresenta como vantagem que a taxa de remuneração não é afetada pela gestão ineficiente da empresa. O CAPM da dívida tem a seguinte formulação:

$$r_d = r_f + risco_{país} + risco_{cambial} \qquad (16)$$

em que:

r_d = custo da dívida, é uma taxa nominal.

r_f = taxa de rentabilidade dos ativos financeiros livres de risco.

$risco_{país}$ = indicador do risco país para o qual se calcula a taxa do custo de capital.

$risco_{cambial}$ = indicador do risco cambial ou risco de desvalorização da moeda do país para o qual se calcula a taxa do custo de capital.

WACC EM TERMOS REAIS ANTES DOS IMPOSTOS

O custo médio ponderado do capital (WACC) obtido segundo a metodologia apresentada é uma taxa nominal antes dos impostos. Como as agências reguladoras dos diferentes países e setores geralmente incorporam mecanismos de ajustes periódicos sobre as tarifas, a fim de mantê-las constantes em termos reais, deve ser aplicada a taxa do custo de capital em termos reais, de modo a evitar a duplicidade do efeito da inflação. Assim, a taxa obtida pela equação (1) deve ser ajustada da seguinte forma:

$$WACC_{real,\ antes\ impostos} = \frac{WACC_{nominal,\ antes\ impostos} - \pi}{1+\pi} \qquad (17)$$

em que:

$WACC_{real,\ antes\ impostos}$ = taxa do custo de capital em termos reais antes dos impostos.

$WACC_{nominal,\ antes\ impostos}$ = taxa do custo de capital em termos nominais antes dos impostos obtida segundo equação (1).

π = inflação esperada do país sobre o qual foram obtidas as variáveis da taxa WACC (Estados Unidos, neste caso).

O melhor indicador da variação do poder aquisitivo do dinheiro nos Estados Unidos, e mais utilizado pelos diferentes reguladores, é o índice de preços ao consumidor (*Consumer Price Index* ou CPI).

APLICAÇÃO DA TAXA DE REMUNERAÇÃO SOBRE A BASE DE CAPITAL

De acordo com o explicitado anteriormente, na maior parte da bibliografia pertinente, a equação da WACC é apresentada em termos nominais depois dos impostos, a diferença da taxa nominal antes dos impostos apresentada na equação 1. Dessa forma, procura-se evitar um erro no momento de expressar a taxa do custo de capital em termos reais antes dos impostos, sendo essa a taxa a ser aplicada à base de remuneração líquida (BRRL) para o cálculo do custo de oportunidade do capital (COK).

O erro pode introduzir-se quando, a partir da taxa WACC em termos nominais depois dos impostos, são incorporados os ajustes pela inflação e o imposto, a fim de obter a taxa WACC em termos reais antes dos impostos.

Para evitar o problema anterior, deve-se primeiro expressar a taxa em termos nominais antes dos impostos e, logo, pelo efeito da inflação, convertê-la em uma taxa real antes dos impostos. Dessa forma a taxa WACC a ser aplicada à base de remuneração gerará os recursos necessários para pagar investidores, credores e governo. Caso contrário, a empresa regulada aplicará uma taxa de retorno sobre seus ativos inferior ao custo de oportunidade do capital.

APLICAÇÃO DO MODELO WACC À REALIDADE DO SETOR DE SANEAMENTO NO BRASIL

A remuneração do capital e risco no setor de saneamento no Brasil será demonstrada por meio de duas experiências de agências reguladoras estaduais do setor: a Adasa e a Arsesp.

O caso da Adasa

A Agência Reguladora de Águas, Energia e Saneamento Básico do Distrito Federal (Adasa), por meio da Resolução Adasa n. 58, de 23 de março de 2009, estabeleceu os critérios para a definição da estrutura de capital e do custo de capital.

Definição da estrutura de capital

Para encontrar a estrutura de capital foram criados grupos de empresas similares, sujeitas ao mesmo tipo de regulação, do mesmo país e de outros países. De acordo com a Nota Técnica n. 5/2010/SER/Adasa, os grupos definidos são os seguintes: Grupo 1 (Chile, Colômbia e Peru); Grupo 2 (Reino Unido, Austrália e Nova Zelândia); e Grupo 3 (Brasil).

Uma vez encontradas as estruturas de capital de cada grupo, com base nas demonstrações financeiras das empresas, a Adasa construiu faixas de estrutura de capital por grupo de empresas, fixando aquela a ser adotada.

Como resultado da aplicação desse critério na primeira revisão tarifária periódica da Caesb foi adotada a estrutura eficiente de capital [D/(P+D); P/(P+D)] de 53,2% de dívidas e 46,8% de capital próprio.

Estimação do custo de capital próprio

No que se refere ao custo do capital próprio, a Adasa adotou o modelo CAPM do Reino Unido, adicionado de prêmios associados aos riscos intrínsecos do Brasil.

Para determinar a taxa livre de risco, foi utilizado o rendimento médio dos bônus soberanos de longo prazo (30 anos) emitidos em libras esterlinas pelo Tesouro do Reino Unido (*HM Treasury*), denominadas *conventions gilts*, no período de janeiro de 1997 a dezembro de 2007.

Para colocar os prêmios de risco da equação na mesma base, tendo em vista que o custo de capital próprio considera prêmios de risco obtidos a partir de papéis nominados em dólares e que a taxa livre de risco do Reino Unido está em libras esterlinas, a Adasa incorporou o efeito da variação da taxa de câmbio U$/libras esterlinas. Assim, a taxa livre de risco utilizada para o cálculo do custo do capital próprio foi de 5,22%.

O valor do beta desalavancado ou beta do negócio calculado foi 0,6678. Nesse cálculo, foram empregados os valores de betas estimados pela Bloomberg referentes a sete empresas de saneamento do Reino Unido. Para realavancar o beta do negócio, a Adasa utilizou a estrutura de capital regulatória da Caesb (D=53,2% e P=46,8%) e a alíquota dos impostos (IRPJ + CSSL) de 34%[13].

Assim, o beta utilizado para o cálculo do custo do capital próprio da Caesb foi 1,17.

Para a Adasa, o prêmio de risco de mercado corresponde à diferença entre o rendimento do mercado (retorno do principal índice da Bolsa de Valores de Londres, denominado de *financial times stock exchange* FTSE-100) e a taxa livre de risco (*long term government bonds*).

A Adasa observou, como subsídio para o cálculo do prêmio pelo risco de mercado, os valores utilizados pelos reguladores britânicos de água e energia (Ofwat e Ofgem) nas últimas revisões tarifárias, bem como os estudos realizados por esses reguladores para as revisões tarifárias que atualmente estão em processo. Assim, foi considerado, para o cálculo do custo do capital próprio da Caesb, o prêmio de risco de mercado da ordem de 5,0% a.a., conforme recomenda o *Office of Water Services* (Ofwat), agência reguladora de águas do Reino Unido.

Para a determinação do risco país, a Adasa apurou o risco soberano e descontou deste o risco de crédito.

O prêmio de risco soberano (r_s) é o *spread* que um título de renda fixa do governo brasileiro, quantificado em dólares, paga sobre a taxa livre de risco dos Estados Unidos, no caso, o rendimento dos bônus do Tesouro dos Estados Unidos (*Treasury bonds*).

---

13. No Brasil, o imposto de renda sobre o lucro das empresas cujos rendimentos superam R$ 240.000,00 por ano é de 25% e a contribuição social sobre o lucro é de 9%.

O prêmio de risco de crédito (r_c) Brasil foi definido pela Adasa como o *spread* sobre a taxa livre de risco pago pelos bônus emitidos por empresas norte-americanas, com mesma classificação de risco que o Brasil. Assim, o prêmio de risco Brasil (r_B), é dado por:

$$r_B = r_s + r_c \qquad (18)$$

Para estimar o *spread* sobre a taxa livre de risco dos Estados Unidos foi utilizado o indicador EMBI BR, elaborado por JP Morgan, obtido por meio da série histórica diária desse índice relativo ao Brasil (EMBI BR), de janeiro de 1997 a dezembro de 2007, excluindo o período de pico, que vai de maio de 2002 a maio de 2003.

Calculando a média do índice no período, a Adasa determinou uma taxa média de 6,0695% a.a. como prêmio de risco soberano.

Para o cálculo do prêmio de risco de crédito Brasil, a Adasa adotou a classificação Ba2, segundo a terminologia da Moody's. Dessa forma, no cálculo do prêmio de risco de crédito Brasil, foram selecionadas empresas com classificação de risco Ba2 que possuem uma série de títulos de longo prazo com liquidez, calculado no período de janeiro de 1997 a dezembro de 2007. O cálculo da média dos *spreads* dessas empresas ao longo da série resultou em uma taxa de 2,9760% a.a., sendo esta usada como prêmio de risco de crédito Brasil.

Ao aplicar a fórmula anteriormente apresentada foi apurado um prêmio de risco Brasil de 3,09%, ou seja, 6,0695 – 2,9760 = 3,0935.

A aplicação da fórmula do custo de capital próprio, com base nos resultados anteriormente apresentados, encontrou os resultados mostrados na Tabela 9.1.

O custo de capital nominal próprio a ser utilizado no cálculo do custo médio ponderado de capital – WACC da Caesb pela Adasa foi, portanto, de 14,16% a.a.

Tabela 9.1: Custo do capital próprio

COMPONENTE	FÓRMULA	VALOR
Taxa livre de risco (%)	r_f	5,22
Beta alavancado	β	1,17
Prêmio de risco de mercado (%)	$r_m - r_f$	5,00
Risco país (%)	r_B	3,09
Custo de capital próprio nominal (%)	$r_p = r_f + \beta[r_m - r_f] + r_B$	14,16

Fonte: Adasa (2010).

Estimação do custo de capital de terceiros

Para a apuração do custo do capital de terceiros, a Adasa adotou, como metodologia, o cálculo da média ponderada dos seguintes componentes:

- Financiamentos de instituições de fomento — média ponderada de seus custos reais. A Adasa incluiu no cálculo do custo de capital de terceiros referente às instituições de fomento os financiamentos vigentes junto a Caixa Econômica Federal, Banco Nacional de Desenvolvimento Econômico e Social (BNDES) e Banco de Brasília. O resultado encontrado foi um custo real de capital de terceiros relativos a instituições de fomento de 9,12% a.a., que, acrescido da inflação dos Estados Unidos de 2,60% a.a., alcançou um custo nominal de capital de terceiros de 11,97% a.a.

- Financiamentos de instituições privadas — CAPM dívida. No entendimento da Adasa, foi mais aderente às especificidades do serviço público de saneamento básico o CAPM obtido a partir das empresas do Reino Unido, adaptado para o caso brasileiro. Assim, tem-se:

$$r_D = r_f + r_c\, r_B \qquad (19)$$

em que:

r_D = custo regulatório da dívida.
r_f = taxa livre de risco.
r_c = prêmio de risco de crédito.
r_B = risco associado ao país.

Aplicando a fórmula do custo de capital de terceiros referente aos financiamentos privados, o resultado é um custo de capital de terceiros de 11,26% a.a.

Seguindo os critérios estabelecidos pela Resolução Adasa n. 58/2009, o custo do capital de terceiros utilizado na primeira revisão tarifária da Caesb foi de 11,89%.

Determinação do custo médio ponderado do capital (WACC)

A alíquota de impostos (IRPJ + CSLL) considerada na fórmula do custo médio ponderado de capital é de 34%.

Com a aplicação da fórmula definida na metodologia aprovada pela Resolução n. 58/2009 a Adasa obteve o custo de capital regulatório de 7,99% a.a. para a primeira revisão tarifária da Caesb, conforme demonstrado na Tabela 9.2.

Tabela 9.2: Custo médio ponderado de capital (WACC)

COMPONENTE	FÓRMULA	VALOR
WACC	$r_{WACC} = \frac{P}{P+D} r_p + \frac{D}{P+D} r_D (1-T)$	
Estrutura de capital		
Capital próprio	$P/(P+D)$	0,468
Capital de terceiros	$D/(P+D)$	0,532
Custo do Capital Próprio		
Custo de capital próprio nominal (%)	$r_p = r_f + \beta[r_m - r_f] + r_B$	14,16
Custo do Capital de Terceiros		
Custo nominal de capital de terceiros (%)	$r_D = \gamma^* f_{privadas} + \alpha^* f_{fomento}$	11,89
Custo Médio Ponderado do Capital (WACC)		
Taxa de imposto (%)	T	34
WACC nominal (%)	$WACC_{nominal} = \frac{P}{P+D} r_p + \frac{D}{P+D} r_D (1-T)$	10,8
Inflação esperada de longo prazo (em USD)* (%)	π_{EUA}	2,6
WAAC real (%)	$[(1 + WACC_{nominal})/(1 + \pi)] - 1$	7,99

Fonte: Nota Técnica n. 5/2010 – SRE/Adasa, de 18 fev. 2010.
* Variação anual CPI. Média 1997 - 2007. Fonte: United States Department of Labor.

O caso da Arsesp

A Agência Reguladora de Saneamento e Energia do Estado de São Paulo (Arsesp), por meio da Nota Técnica RTS/01/2011, oficializou a adoção da metodologia de cálculo do custo médio ponderado do capital (WACC).

Definição da estrutura de capital

O critério utilizado para a definição da estrutura de capital ótima da Sabesp foi o *benchmark* (avaliação por comparação) da estrutura de capital média das empresas de saneamento norte-americanas, cujo mercado de capitais pode ser considerado eficiente e cujas empresas têm um grau de maturidade gerencial próximo ao da Sabesp.

Os resultados obtidos indicam que a relação D/E tem valor igual a 0,9886, correspondendo ao valor de 0,47 para a relação D/(D+E), ou seja, a estrutura de capital adotada pela Arsesp foi de 47% capitais de terceiros e 53% de capital próprio para financiar a empresa.

Estimação do custo de capital próprio

Para a definição do custo do capital próprio, a Arsesp seguiu a metodologia sugerida pela Anatel em sua Resolução n. 535, de 21 de outubro de 2009. De acordo com essa metodologia, a remuneração do capital próprio (r_e), é estimada usando o modelo CAPM Global de Solnik (1974) acrescido do prêmio de risco país EMBI BR conforme equação a seguir:

$$r_e = E(r_i^k) = r_f^{GL} + \beta_i^k \cdot \beta_k^{GL} \cdot \left[E(r_m^{GL}) - r_f^{GL} \right] + r_p \quad (20)$$

em que:

r_f^{GL} = é a taxa livre de risco global, nesse caso, a média dos retornos dos títulos do Tesouro americano de longo prazo, calculada entre 17 de outubro de 2003 e 14 de fevereiro de 2011.

r_m^{GL} = é o retorno da carteira de mercado global, nesse caso, os retornos do índice S&P500, usado como aproximação ou *proxy* da carteira de mercado global, dada a importância do referido índice nas carteiras globais de investimento.

β_i^k = é o beta da Sabesp contra o Ibovespa, representando o risco sistemático local da Sabesp ou, ainda, o risco não diversificável localmente das ações da Sabesp, expresso pela inclinação da reta de regressão entre os retornos da Sabesp com os retornos do Ibovespa, cujo valor numérico foi obtido junto à Bloomberg.

β_k^{GL} = é o beta do Ibovespa contra o S&P500 Ibovespa, correspondendo ao risco sistemático global do Ibovespa ou, ainda, ao risco não diversificável globalmente do Ibovespa, expresso pela inclinação da reta de regressão entre os retornos do Ibovespa com os retornos do S&P500 cujo valor numérico foi fornecido pela Bloomberg.

$[E(r_m^{GL}) - r_f^{GL}]$ = é o prêmio de risco do mercado global, o qual é estimado como a média do prêmio de risco do mercado norte-americano ou dos retornos mensais do S&P500 subtraídos do r_f^{GL}. O valor numérico é obtido junto à Bloomberg.

r_p = é o risco país, o índice EMBI (*Emerging Markets Bond Index Plus*) ou índice de títulos dos mercados emergentes, calculado pelo banco J.P. Morgan. A Arsesp considera adequado utilizar os valores do EMBI no último dia do mês, no período de janeiro de 2009 a dezembro de 2010, tendo em vista que uma série mais longa não capta corretamente a atual situação do país, que alcançou o grau de investimento (*investment grade*) pela Agência de Rating S&P em abril de 2008. Nesse caso, o r_p é igual a 2,67% a.a. A série histórica utilizada foi obtida junto ao Corecon-SP.

Para a Arsesp, o termo "beta x beta" da equação (20) representa uma maneira mais eficiente de se estimar o risco sistemático da Sabesp em um contexto de diversificação internacional. Essa formulação postula que, em um mercado globalmente integrado, os retornos requeridos de um ativo dependem do nível de risco sistemático desse ativo *vis-à-vis* da carteira de mercado do seu país de origem (β_i^k), como, também, do nível de risco sistemático da carteira de mercado do país k (denominado pelo índice SP500) com relação à carteira de mercado global (β_k^{GL}).

O beta desalavancado (beta u) usado no cálculo do custo de capital próprio é, então, o produto do beta da Sabesp (SBS3 X Ibovespa) pelo beta Brasil (Ibovespa X S&P500).

Para calcular o β_u, a Arsesp inicialmente "desalavancou" o beta alavancado original da Sabesp de 0,839, empregando a alavancagem da Sabesp (D/E) que é de 0,7771, obtendo o *all equity* beta da empresa de 0,5545, o qual, multiplicado pelo "beta Brasil" (coeficiente angular da regressão entre os retornos do Ibovespa e os retornos do S&P500) de 1,454, resultou no valor de 0,81 para o β_u.

Em seguida, a Arsesp definiu o custo eficiente de capital próprio em 11,66% a.a., proveniente de um custo em termos nominais iguais a 14,39% a.a., deflacionado pela taxa de inflação média anual dos Estados Unidos no período de 1995-2010 (2,45%).

Estimação do custo de capital de terceiros

A Arsesp optou pela adoção de um modelo paramétrico usado pela Aneel na composição do custo do capital de terceiros no terceiro ciclo de revisões tarifárias das distribuidoras de energia elétrica, o que implica o acréscimo, à taxa livre de risco, dos prêmios de riscos adicionais exigidos para se emprestar recursos a uma concessionária de saneamento no Brasil.

O custo do capital de terceiros é calculado, então, pelo método CAPM da dívida, conforme a seguinte expressão:

$$r_D = r_f + r_c + r_p \quad (21)$$

em que:

r_D = custo do capital de terceiros.

r_f = taxa de retorno livre de risco global definido da mesma forma que no custo de capital próprio.

r_c = prêmio de risco de crédito.

r_p = prêmio de risco país definido da mesma forma que no custo de capital próprio.

Para atingir o objetivo regulatório de incentivar a gestão eficiente da captação de recursos pela Sabesp, a Arsesp adotou a taxa de 3,06% a.a., que é o *spread* da concessionária Corsan, como prêmio de risco de crédito.

Por fim, obteve um custo eficiente de capital de terceiros em termos nominais iguais a 9,94% a.a., o qual, descontada a taxa de inflação média anual dos Estados Unidos no período de 1995-2010 (2,45%), corresponde ao custo de capital de terceiros real de 7,31% a.a.

Determinação do custo médio ponderado do capital (WACC)

A Arsesp observa que, no Brasil, especialmente nos setores de energia e gás, tem sido utilizado o WACC *pos-tax* em termos reais (moeda constante), e para os impostos sobre o lucro antes da tributação, no caso o imposto de renda e o adicional (IR) e a contribuição social sobre o lucro líquido (CSLL), é utilizada a alíquota global máxima das empresas tributadas pelo lucro real (34%, ou seja, 15% de IR + 10% de adicional de IR + 9% de CSSL).

Para a Arsesp, o WACC procura refletir o custo médio das diferentes fontes de recursos (capital próprio e de terceiros) que financiam a empresa. A expressão usual do WACC é dada pela seguinte fórmula.

$$WACC = r_e \cdot \left(\frac{E}{E+D}\right) + r_D \cdot \left(\frac{D}{E+D}\right) \cdot (1-t) \qquad (22)$$

em que:

r_e = custo do capital próprio em % a.a. *(equity cost)*.
r_D = custo do capital de terceiros em % a.a. *(debt cost)*.
E = montante de capital próprio que financia a empresa.
D = montante de dívida que financia a empresa.
$E + D$ = montante de capital total (de sócios e credores) que financia a empresa.
t = alíquota de impostos e contribuições sobre o lucro tributável da empresa.

A Arsesp adotou a alíquota global dos impostos de 34% e, seguindo as práticas de outros órgãos reguladores de saneamento básico, tal como Ofwat, projetou o custo de capital de terceiros até o próximo período de revisão tarifária com equilíbrio na utilização de dados de séries históricas mais longas (p. ex., 5 anos) e os dados mais recentes (p. ex., últimos 6 meses).

Proposta de custo médio ponderado do capital Sabesp (WACC)

Aplicando o procedimento metodológico anterior e assumindo que a remuneração média eficiente do capital dos investidores, sejam eles acionistas ou terceiros, será estimada pela fórmula do WACC, a Arsesp estabeleceu a taxa nominal de 10,71% a.a., para ser utilizada como WACC da Sabesp. Para os investidores, o WACC real deflacionado pela inflação americana de longo prazo é de 8,06% a.a.

Tabela 9.3: Custo do capital – Sabesp

VARIÁVEL	WACC REGULATÓRIO DA SABESP
Re	14,39
Inflação EUA	2,45
Re Real	11,66
Rf	4,19
MRP	5,88
Beta u	0,81
Beta 1	1,28
RP	2,68
Wd	0,47
We	0,53
T	0,34
D	47
E	53
WACC	10,71
WACC real	8,06

Fonte: Nota Técnica RTS/01/2011 – Arsesp.
Em que:
Wd = Proporção do capital de terceiros na estrutura de capital;
We = Proporção do capital próprio na estrutura de capital;
WACC = custo médio ponderado de capital nominal em dólares;
WACC real = custo médio ponderado de capital real em dólares.

Carga tributária e remuneração do capital no setor de saneamento no Brasil

No Brasil, a alíquota dos impostos considerada na fórmula do custo médio ponderado de capital é de 34%, a qual abrange a incidência do imposto de renda da pessoa jurídica e da contribuição social sobre o lucro somadas.

O imposto de renda é regulado pela Lei n. 9.430/96 e regulamentado pelo Decreto n. 3.000/99. De acordo com as legislações citadas, o imposto de renda tem sua alíquota definida em 15% sobre o lucro, com adicional de 10% para a parcela do lucro que superar R$ 20.000,00 ao mês, ou seja,

R$ 240.000,00 anuais. Dessa forma, como normalmente nas empresas prestadoras de serviços de saneamento os valores de lucros superam os R$ 240.000,00 anuais, a alíquota de imposto de renda é de 25%.

A contribuição social sobre o lucro, de acordo com o art. 3º da Lei n. 7.689, de 15 de dezembro de 1988, alterado pela Lei n. 11.727, de 23 de junho de 2008, tem a alíquota para as pessoas jurídicas que não atuam no ramo de seguros privados, capitalização e instituições financeiras que integram a Lei Complementar n. 105, de 10 de janeiro de 2001, de 9% sobre o lucro.

Portanto, somando-se os 25% do imposto de renda e os 9% da contribuição social, alcança-se o montante de 34% já referido.

O imposto de renda e a contribuição social sobre o lucro são levados em conta no cálculo do WACC, tendo em vista sua influência no custo do capital, uma vez que ele reduz o custo do capital de terceiros comparativamente ao custo do capital próprio, pelo fato de que o lucro da empresa que remunerará o capital próprio sofrerá a incidência desses impostos e as despesas financeiras sobre as dívidas será deduzida da base de cálculo destes.

CONSIDERAÇÕES FINAIS

Ao prestador dos serviços de abastecimento de água e de esgotamento sanitário é assegurado o direito de obter uma receita que cubra não apenas os custos operacionais eficientes, mas, também, que propicie remuneração adequada sobre o capital prudentemente investido, dado o nível de risco assumido na condução do negócio.

Dessa forma, resta inquestionável a relevância da adequação dos critérios e procedimentos adotados para o cálculo da remuneração dos capitais investidos na prestação dos serviços de saneamento básico, especialmente, quando considerado que tais serviços constituem uma atividade que implica elevados níveis de investimentos em ativos com vida útil relativamente longa e sem usos alternativos.

A metodologia do WACC é aquela de emprego mais consolidado no âmbito das agências reguladoras de diferentes países para a determinação da taxa do custo de capital das empresas de prestação de serviços públicos, na medida em que reconhece que as diferentes formas de financiar a empresa apresentam diferentes custos, resultando, portanto, na ponderação do custo financeiro de cada fonte (investidores e credores) pela participação no total de financiamento da empresa.

No cálculo do WACC, observa-se que a metodologia do CAPM é aquela mais difundida para determinar a remuneração dos investidores, estimando o retorno esperado de um ativo em função da taxa livre de risco e da sensibilidade desse ativo em relação ao mercado (beta).

Em termos práticos, naqueles países com mercado de capitais pouco desenvolvido, na utilização do modelo CAPM devem ser incorporados um componente de retorno associado ao risco adicional do país (refletindo o prêmio acima dos bônus dos Estados Unidos pago pelos bônus, em dólares americanos, de diversos países em desenvolvimento) e outro componente associado ao risco cambial da moeda do país em análise (correspondente ao impacto que pode ter no negócio analisado uma variação na taxa de câmbio).

Por outro lado, o custo de capital de terceiros é o retorno requerido pelos credores que depende da probabilidade do não pagamento da empresa (risco de *default*). Usualmente, o seu cálculo é realizado com o emprego do modelo CAPM da dívida que corresponde à soma da taxa livre de risco, risco país e risco cambial.

Tais critérios e procedimentos são aspectos fundamentais do processo de cálculo da taxa de remuneração sobre os ativos empregados na prestação dos serviços públicos de saneamento básico, sendo, ademais, determinantes não apenas do equilíbrio econômico-financeiro de tais serviços, mas, também, do nível de atendimento aos usuários. A subavaliação do custo de capital reduz a atratividade do negócio, e com isso pode levar a uma redução no nível de investimentos, comprometendo a qualidade do serviço prestado. Por outro lado, a sobrevalorização do custo capital se constitui numa transferência injusta de recursos dos consumidores para o prestador do serviço regulado.

Por fim, há de ser ressaltado que a apuração custo de capital do serviço público de saneamento básico deve considerar, ademais, o fato de que tal serviço tem grande repercussão social, tornando imprescindível a sua correta realização por parte do ente regulador.

REFERÊNCIAS

[ADASA] AGÊNCIA REGULADORA DE ÁGUAS, ENERGIA E SANEAMENTO BÁSICO DO DISTRITO FEDERAL. *Resolução Adasa n. 58, de 23 de março de 2009.* Critérios para a definição da estrutura de capital e do custo de capital. Disponível em: www.adasa.df.gov.br. Acessado em: 26 out. 2012.

_____. *Nota Técnica n. 5/2010 SER/ADASA, de 18 de fevereiro de 2010.* 1ª Revisão periódica das tarifas dos serviços públicos de abastecimento de água e esgotamento sanitário prestados pela Caesb. Disponível em: www.adasa.df.gov.br. Acessado em: 26 out. 2012.

ALEXANDER, I.; MAYER, C.; WEEDS, H. *Regulatory Structure and Risk and Infraestructure Firms, an International Comparison.* Banco Mundial, dez. 1996.

[ARSESP] AGÊNCIA REGULADORA DE SANEAMENTO E ENERGIA DO ESTADO DE SÃO PAULO. *Relatório de Contribuições.* Disponível em http://www.arsesp.sp.gov.br/downloads/secoes/saneamento/consulta/012011/Respostas%20Consulta%20P%C3%BAblica%20para%20WACC-VF.pdf. Acessado em: 19 nov. 2012.

_____. *Nota Técnica RTS/01/2011.* Definição de metodologia e cálculo do custo médio ponderado de capital (WACC). Disponível em: http://www.arsesp.sp.gov.br/downloads/secoes/saneamento/consulta/012011/NT.pdf. Acessado em: 19 nov. 2012.

_____. *Nota Técnica RTS/01/2012.* Metodologia detalhada para o processo de revisão tarifária da Sabesp – primeiro ciclo tarifário. Disponível em: http://www.arsesp.sp.gov.br/downloads/secoes/saneamento/consulta/012012/Nota_Tecnica_RTS012012_VF.pdf. Acessado em: 19 nov. 2012.

BANZ, R. W. The Relationship between Return and Market Value of Common Stocks. *Journal of Financial Economics,* 1981.

BODIE, Z.; KANE, A.; MARCUS, A. *Investment.* 5.ed. New York: McGraw–Hill Primis, 2001.

BRASIL. Presidência da República. *Decreto 3.000, de 26 de março de 1999.* Regulamenta a tributação, fiscalização, arrecadação e administração do imposto sobre a renda e proventos de qualquer natureza. Brasília, DF. Disponível em: http://www.planalto.gov.br/ccivil_03/decreto/D3000.htm. Acessado em: 19 nov. 2012.

_____. Presidência da República. *Lei 9.430, de 27 de dezembro de 1996.* Altera a legislação do imposto de renda das pessoas jurídicas, bem como da contribuição social sobre o lucro líquido, e dá outras providências Brasília, DF. Disponível em: http://www.planalto.gov.br/ccivil_03/LEIS/L9430compilada.htm. Acessado em: 19 nov. 2012.

_____. Presidência da República. *Lei 7.689, de 15 de dezembro de 1988.* Institui contribuição social sobre o lucro das pessoas jurídicas e dá outras providências.

Brasília, DF. Disponível em: http://www.planalto.gov.br/ccivil_03/LEIS/L7689.htm. Acessado em: 19 nov. 2012.

BREALEY, R.; MYERS, S.; ALLEN, F. *Principios de Finanzas Corporativas*. 7.ed. Cidade do México: McGraw-Hill, 2005.

BRIGHAM, E. *Financial Management Theory and Practice*. 11.ed. Cengage Learning, Mason-EUA , 2005.

BULLARD, S. H.; GUNTER, J. E. Adjusting Discount Rates for Income Taxes and Inflation: A Three-Step Process. *Southern Journal of Applied Forestry*, v. 24.4, p. 193-5, 2000.

CHAN, K. C.; CHEN, N.; HSIEH, D. A. An Exploratory Investigation of the Firm Size Effect. *Journal of Financial Economics*, 1985.

COPELAND, T.; KOLLER, T.; MURRIN, J. *Valuation Measuring and Managing the Value of Companies*. McKinsey & Company, Inc., 1995.

DAMODARAN, A. *Applied Corporate Finance: A User's Manual*. John Wiley e Sons, mar. 2005.

_____. *Investment Valuation: Tools and Techniques for Determining the Value of Any Asset*. John Wiley e Sons, abr. 2012.

EDWIN, E.; MARTIN, G.; JIANPING, M. El Costo de Capital utilizando la Teoría de Valoración por Arbitraje. *Financial Markets*, ago. 1994.

ELTON, E.J.; GRUBER, M.J. *Modern portfolio theory and investment analisis*. 3.ed. New York: John Wiley & Sons Inc., 1995.

FAMA, E.; FRANCH, K. The equity premium. *The Journal of Finance*, v. 57, n. 2, abr. 2002.

HAMADA, R. Portfolio Analysis, Market Equilibrium and Corporation Finance. *Journal of Finance*, p. 19-30, mar. 1969.

_____. The effect of the Firm's Capital Structure on systematic risk of common stocks. *Journal of Finance*, maio 1972.

IBBOTSON ASSOCIATES. *Stocks, Bonds, Bills and Inflation (SBBI) Valuation Edition. 2001 Yearbook*. Ibbotson Associates, 2001, Chicago, EUA.

MASCAREÑAS, J. *La Estructura de Capital Óptima*. Universidad Complutense de Madrid, abr. 2001.

MICHAEL, A.; FALASCHETTI, D. Equity Risk Premium. *Valuation Strategies*, Jan/Fev, 1998.

MODIGLIANI, F.; MILLER, M. The Cost of Capital, Corporation Finance and The Theory of Investment. *The American Economic Review*, jun. 1958.

MYERS, S. Arquitectura Financiera. *European Financial Management*, v. 5, 1999.

SHARPE, W. Capital Asset Prices: A Theory of Market Equilibrium under Conditions of Risk. *The Journal of Finance*, v. 19, n. 3, set. 1964.

SOLNIK, B.H. An Equilibrium Model of the International Capital Market. *Journal of Economic Theory 8*, p. 500-524, 1974.

SOLOMON, E. Alternative rate of return concepts and their implications for utility regulation. *Bell Journal of Economics*, p. 65-81, jan. 1970.

EXERCÍCIOS

1. Como você definiria a taxa do custo do capital e o que ela representa para uma empresa regulada?
2. Como você definiria o conceito de equilíbrio econômico-financeiro da empresa?
3. A taxa WACC remunera os recursos do investidor, dos credores ou de ambos?
4. Na sua opinião, por que o custo do capital de terceiros deveria ser menor em relação ao custo de capital próprio?
5. Explique os motivos pelos quais é necessário desalavancar o beta observado nas empresas norte-americanas.

10 | Avaliação de desempenho dos prestadores do setor de saneamento básico

Alejandro Bontes
Julio César Aguilera
Carlos Cordero

INTRODUÇÃO

A Lei de Diretrizes Nacionais de Saneamento Básico (Lei n.11.445, de 5 de janeiro de 2007) coloca a eficiência e a avaliação da gestão na prestação dos serviços de saneamento básico dentro dos pontos centrais de suas diretrizes e critérios. Nesse contexto, o grau de eficiência da gestão de uma empresa prestadora desses serviços é uma das questões em que as autoridades responsáveis pela sua regulação ou gestão deveriam colocar maior atenção, seja em caso de prestadores privados ou públicos.

O objetivo deste capítulo é apresentar e discutir as principais metodologias e critérios de aplicação para a avaliação de desempenho das entidades fornecedoras desses serviços. Na primeira parte, esses aspectos são analisados sob uma perspectiva conceitual. Na segunda, é comentada em profundidade a aplicação desse tipo de ferramenta, no caso do setor na Colômbia.

CONCEITOS FUNDAMENTAIS

Na literatura econômica, a noção de eficiência tem sido objeto de inúmeros estudos, dos quais resultaram diferentes conceitos, bem como diversos métodos aplicáveis à sua mensuração[1]. Para a discussão sobre tais métodos, é essencial, no primeiro momento, o entendimento dos aspectos econômicos básicos associados à noção de eficiência.

Por uma parte, entende-se por eficiência técnica a obtenção da maior quantidade possível de produto a partir de um conjunto dado de insumos. Esse conceito envolve relações puramente físicas ou relacionadas com a engenharia, entre insumos e produtos que se expressam por meio de uma função de produção. Nesse contexto, há técnicas que usam mais insumos e outras que usam menos para obter o mesmo nível de produto, sendo as últimas mais eficientes desde o ponto de vista técnico, pois requerem insumos com menor intensidade.

A ideia de eficiência alocativa (ou designativa), alternativamente, surge quando se incorporam à análise aspectos vinculados a custos e preços, traduzidos pela existência de uma função de custos que expressa o nível de produção a ser alcançado, dada a relação técnica dos insumos (função de produção) e seus preços. Desse modo, se o preço relativo de um insumo sobe em virtude de, por exemplo, um incremento de sua escassez, haverá incentivos para uma diminuição no seu uso e um aumento na utilização dos demais insumos, para obter os mesmos níveis de produção (respeitados os coeficientes técnicos dados pela função de produção). Esse ajuste no uso dos recursos, que leva a substituir o "caro" pelo "barato", corresponde a uma realocação eficiente destes.

A união do conceito de eficiência produtiva (utilização de insumos físicos) e da eficiência designativa (uso de preços relativos) deriva na noção de eficiência total.

De acordo com os postulados da teoria econômica, em mercados competitivos, as forças da concorrência levam, naturalmente, à obtenção da eficiência por parte dos produtores. Entretanto, havendo falhas de mercado, é provável que esse mecanismo virtuoso não se manifeste, tal como acontece na presença de monopólios naturais, característicos da prestação dos serviços de água potável e esgotamento sanitário.

---

1. Para uma discussão com maior profundidade sobre esses aspectos, ver Ferro et al. (2011) e Romero e Margaretic (2005).

Nesse tipo de situação, espera-se que os prestadores tenham custos de produção maiores aos mínimos possíveis. A esses desvios em relação ao que seria eficiente, habitualmente denomina-se "ineficiência X".

MÉTODOS DE AVALIAÇÃO DE EFICIÊNCIA

Os métodos para a medição de eficiência podem dividir-se em dois grandes grupos: as abordagens *bottom-up* e as *top-down*. As primeiras buscam obter uma função de produção teórica baseada em conhecimentos de engenharia dos processos e atividades que envolvem a provisão dos serviços de saneamento. Por outro lado, as técnicas *top-down* pretendem determinar uma função empírica a partir da análise matemática ou estatística de dados observados, mediante análises comparativas de desempenho de vários prestadores, estabelecendo, por comparação, as melhores práticas no setor. Esse segundo conjunto de métodos, portanto, fundamenta-se na construção de uma amostra de empresas, com a posterior comparação de indicadores, que permite identificar a eficiência relativa de cada uma delas. Dessa forma, são estabelecidos os ajustes requeridos para levar os custos reais aos níveis de eficiência associados às melhores práticas.

Os modelos *top-down* desagregam-se entre métodos paramétricos e não paramétricos, sendo os paramétricos mais exigentes, pois sua aplicação exige que sejam adotados pressupostos acerca da função de produção ou de custo que devem ser estimados (linear, quadrática, cúbica, exponencial, logarítmica etc.). A despeito de sua maior complexidade, porém, tais modelos são mais ricos e consistentes, notadamente no que se refere à realização de testes de hipótese. Na aproximação não paramétrica, prescinde-se de qualquer especificação ou forma da função de produção ou de custos, ou seja, não se atribui uma determinada geometria à curva que representa o fenômeno que se pretende modelar.

MÉTODOS *BOTTOM-UP*

Índices de produtividade total e parcial

A forma mais simples de medir o desempenho relativo dos prestadores de serviços de saneamento é a comparação de razões físicas ou monetárias, representativas da intensidade de utilização de insumos ou dos custos médios, associados a certos processos e/ou a atividades necessárias para seu fornecimento[2]. Esse tipo de método é utilizado, geralmente, nas etapas mais incipientes de um esquema regulatório, pois constituem uma opção mais simples diante de outras metodologias mais sofisticadas.

Conforme esse tipo de métrica, para a elaboração de classificações ou categorias é preciso efetuar comparações entre diferentes produtividades ou custos médios, tornando difícil estabelecer uma ordem de preferência para os diferentes indicadores, na medida em que estes devem ser ponderados com base em algum critério, a fim de gerar medida global que permita priorizar os níveis de desempenho observados.

A partir dessas análises, podem ser obtidas indicações sobre a eficiência relativa de um conjunto de prestadores, ainda que seja necessária cautela nas conclusões, em razão de eventuais distorções contidas nos dados levantados decorrentes de diferenças nos critérios de contabilização das variáveis utilizadas para calcular os índices.

Outrossim, apesar da atratividade desse tipo de metodologia para os reguladores, por sua simplicidade e fácil compreensão, há de ser destacada a ausência de variáveis de controle, que permitam assegurar que as empresas examinadas sejam efetivamente comparáveis.

Dessa forma, esses métodos são parciais, não constituindo medida completa de eficiência.

Empresa de referência

Em termos estritos, a empresa de referência representa um exercício teórico que simula a operação de um prestador que incorpora determinados níveis de qualidade e eficiência em sua gestão. Sua origem data do início da década de 1980, quando foi introduzida sob o nome de "empresa modelo", na regulação elétrica do Chile[3].

---

2. Exemplos desse tipo de indicadores são os volumes de água não contabilizada por quilômetro de rede, número de vazamentos por quilômetro de rede, pessoal próprio a cada mil ligações, custos de operação por metro cúbico produzido etc. Para aprofundar uma explicação sobre esses aspectos, ver Ferro et al. (2011).
3. No caso chileno, a empresa de referência define não só os custos operacionais, mas também é utilizada para dimensionar toda a estrutura de investimentos e ativos.

Atualmente, esse método é utilizado pela Agência Nacional de Energia Elétrica (Aneel) na regulação do setor de distribuição de energia elétrica do Brasil[4], bem como nos setores de provisão de serviços de saneamento básico, elétricos e de telecomunicações do Chile (denominada empresa modelo) e no setor de distribuição elétrica do Peru, entre outros[5].

A lógica subjacente a esse enfoque consiste na determinação dos custos a serem incorridos por um operador eficiente, ao prover serviços regulados na quantidade e sob os padrões de qualidade determinados pela regulação. Assim, os custos considerados no cálculo são separados dos dados reais, simulando a presença de "empresa de referência" com atuação na mesma área do prestador, incluindo noções de concorrência no mercado.

Em termos gerais, a metodologia modela os processos e atividades de operação, manutenção e administração, a serem realizados pela empresa prestadora, no fornecimento do serviço regulado, de forma adequada às normas de qualidade estabelecidas. Os processos inerentes às atividades reguladas são identificados, bem como estabelecidos padrões de eficiência para cada um deles (adotando-se, no possível, o padrão associado à melhor prática no mercado). Assim, são quantificados os recursos humanos e materiais requeridos para a execução, de forma eficiente, para cada processo.

A partir do exposto, e seguindo, ademais, os padrões de eficiência, é estabelecida a estrutura organizativa, bem como definidos os recursos para a realização das atividades de operação, administração, supervisão e gerência.

Identificados e quantificados os insumos, o custo total é, então, determinado a partir da multiplicação das quantidades eficientes de insumos (recursos humanos, veículos, materiais e estrutura física) por seus preços de mercado (salários, custos de aquisição e aluguéis).

A vantagem desse enfoque, quando utilizado em revisões tarifárias, é que ele gera uma total independência entre a determinação dos preços (tarifas) e os custos reais do prestador, incentivando a melhora de eficiência produtiva, ao garantir que eventuais ineficiências do serviço não sejam custeadas pelos usuários.

---

4. A metodologia seguida pelos distintos processos se encontra baseada em diferentes normas técnicas emitidas pela Aneel, especialmente na Nota Técnica n. 343/2008-SRE/Aneel.
5. A Comissão Europeia de Telecomunicações recomenda a aplicação do enfoque de empresa de referência para o cálculo de tarifas de interconexão entre redes de telecomunicações. A Anatel do Brasil está estudando a possível aplicação desse enfoque na regulação destes preços.

Por outro lado, sua aplicação requer amplo conhecimento (técnico, de engenharia e de gestão), na medida em que o projeto teórico da empresa de referência deve produzir resultados sólidos, capazes de resultar em preços sustentáveis, sem impor níveis de custos inalcançáveis ao prestador, coletando todas aquelas particularidades que definem as condições relevantes de operação do monopólio. Para as agências reguladoras, esse nível de conhecimento pode, em muitos casos, não estar disponível, levando a assimetrias de informação a favor do operador.

Esse é, talvez, o principal problema desse esquema. A natureza teórica do método pode levar a decisões controversas e discutíveis, seja por causa da excessiva simplificação do projeto, reduzindo sua capacidade de representar de forma adequada as condições reais de prestação do serviço, ou da "idealização" do funcionamento dos sistemas produtivos da empresa de referência, que supõe comportamentos ideais de agentes externos e níveis de produtividade inalcançáveis para a empresa real. Tal situação deve ser evitada, sob pena de pôr em risco a solidez financeira do negócio caso a diferença entre os custos reais e os de referência resulte excessiva.

Por fim, cabe destacar que o enfoque de empresa de referência tem um custo regulatório relativamente alto, pois seu projeto exige um trabalho árduo e detalhado, a ser realizado por profissionais com alto conhecimento de mercado e com mecanismos de validação que permitam assegurar a factibilidade dos resultados obtidos.

MÉTODOS *TOP-DOWN* PARAMÉTRICOS

Entre os métodos *top-down* paramétricos, destacam-se as fronteiras estocásticas (*stochastic frontier analysis* – SFA), o método de mínimos quadrados ordinários (MQO) e de mínimos quadrados ordinários corrigidos (MQOC).

Fronteiras estocásticas

É um modelo paramétrico, que tem como objetivo definir estatisticamente a função de produção de um bem ou serviço. Uma vez parametrizada a função, é possível determinar a quantidade e o custo dos recursos necessários para a provisão eficiente. A particularidade desse método reside na existência de um componente aleatório (representativo da natureza estocástica da produção), não controlado pelo prestador.

A formulação das fronteiras estocásticas foi desenvolvida, simultaneamente, nos trabalhos de Aigner et al. (1977) e Meeusen e van der Broeck (1977).

A fronteira eficiente de produção f(x) mostra a mínima quantidade de insumos ou *inputs* requeridos (y) para a produção de determinada quantidade de produto ou *output* (x)[6]. De maneira equivalente, tal fronteira pode ser interpretada, também, como o limite superior das possibilidades de produção, dada uma combinação de insumos disponíveis. Nessas condições, qualquer empresa que participe no mercado estará abaixo dessa fronteira, consumindo uma quantidade de *inputs* maior ou igual àquela definida por essa para produzir seu volume de *output*. A partir de um ponto de vista determinístico, a "distância" entre a fronteira e o ponto (*input, output*) que define a operação da empresa analisada, representa sua ineficiência. Entretanto, tal visão é modificada pelo método de fronteiras estocásticas, o qual assume que a distância se divide em dois componentes: (a) o componente aleatório, exógeno, não controlável pela empresa[7]; e (b) o componente representativo da ineficiência da empresa (u).

De maneira didática, a Figura 10.1 ilustra a perspectiva das fronteiras estocásticas, para o caso de duas dimensões (1 *input* e 1 *output*), evidenciando a fronteira eficiente de produção f(x) e o ponto representativo da operação de uma empresa, que produz y_0 consumindo x_0 recursos.

Um aspecto importante desse enfoque é que a forma funcional da fronteira de produção deve ser assumida, *a priori*, pelo modelador. Os dados empíricos da amostra só se "ajustam à melhor curva", permitindo estimar o efeito aleatório e o de eficiência.

Em termos formais, gera um modelo econométrico, expresso por $Y = f(x) + v - u$, assumindo determinado comportamento estatístico da perturbação aleatória e do erro.

---

6. Nota-se a equivalência entre a fronteira eficiente e a função de produção. A única diferença reside na unidade em que se expressa cada curva: a primeira minimiza o uso de insumos na produção, enquanto a segunda minimiza os custos.
7. Tipicamente, são colocados como exemplos desse componente eventos como o clima, greves gerais etc.

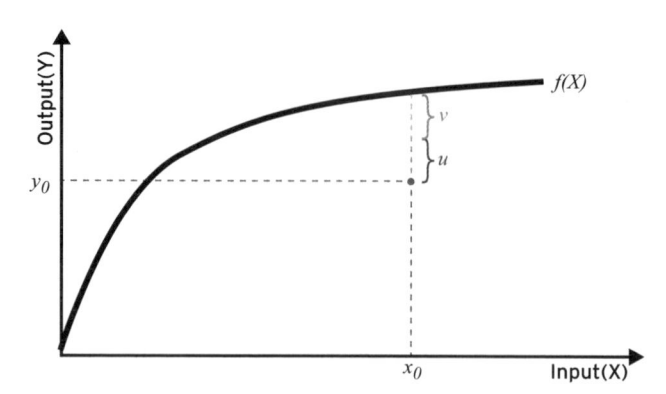

Figura 10.1: Medição da eficiência mediante fronteiras estocásticas.

Na prática, normalmente, assume-se para a fronteira uma forma funcional "amigável" do tipo Cobb-Douglas, e, para a estimativa dos parâmetros, um estimador baseado em máxima verossimilhança, ainda que seja possível utilizar desde os mais simples (mínimos quadrados), até estimadores mais sofisticados, tais como a estimativa em duas etapas por meio de modelos Tobit (Fair, 1977).

A principal vantagem dessa abordagem reside no fato de que o seu rigoroso planejamento matemático gera resultados estatísticos e numéricos precisos. Por exemplo, é possível inferir o peso exato dos insumos na produção de cada um dos produtos, permitindo avaliar diretamente o nível de plausibilidade estatística de certos critérios, além de estabelecer a importância de cada um dos parâmetros incorporados no modelo.

Por outro lado, as desvantagens são provenientes do número considerável de premissas requeridas, tais como a forma funcional da fronteira e a identificação de cada um dos insumos e produtos da empresa[8]. Complementarmente, a evidência empírica mostra que, de forma geral, a informação disponível não cumpre com os pressupostos teóricos sobre os quais se assentam tais modelos. A existência de autocorrelação de dados, heterocedasticidade, erros de medição e insuficiência de observações são problemas comuns que afetam a confiabilidade desses modelos, resultando em graus distintos de incerteza e confiança acerca de seus resultados.

---

8. A definição de insumos e produtos não é fácil no caso de uma empresa de saneamento.

O uso dessa técnica é amplo no âmbito acadêmico, porém escassa no que se refere à pratica da regulação tarifária ou medição de desempenho.

Mínimos quadrados ordinários (MQO) e corrigidos (MQOC)

O método do MQO não é estritamente um mecanismo de medição de eficiência, mas corresponde a uma classe particular de estimadores para modelos econométricos lineares. O MQO se destaca por prover um estimador mais simples, aplicável a modelos lineares, representando, sob certas condições e atributos exigíveis sobre dados e erros[9], o melhor estimador linear sem viés[10] que se pode utilizar.

Para um modelo da forma:

$$Y = (\beta_0 + \beta_1 \cdot x_1 + \Lambda\beta_n \cdot x_n) - u = \beta \cdot x - u$$

O método de MQO estima o vetor β como aquele que minimiza os resíduos ao quadrado. Em outras palavras, se $\hat{\beta}$ é o estimador MQO, se minimiza:

$$\sum_{i=1}^{m}(Y_i - \hat{\beta} \cdot x_i)^z$$

Como pode ser observado, o método analisado é geral e pode aplicar-se a qualquer modelo linear que se especifique. A Figura 10.2 mostra o resultado da estimativa de uma função de produção MQO para um cenário com um *input* e um *output*.

A linha inferior representa o resultado da estimação, ou seja, a reta que melhor ajusta os dados[11]. Essa curva equivale a uma função de produção média, em virtude do fato de as empresas se localizarem indistintamente acima e abaixo dela. Para estimar a função de produção de custos mínimos, é possível seguir o método de ajuste sugerido por Greene (1980), o que

---

9. Requerem-se variáveis explicativas não estocásticas e independentes entre as observações, erros esféricos e de distribuição normal, e ortogonalidade entre erros e observações. Para maiores detalhes, ver Greene (1999).
10. Ou seja, o valor esperado do estimador é o valor verdadeiro.
11. Em notação matricial, este estimador se calcula como: $\hat{\beta} = (X^T X)^{-1} X^T Y$.

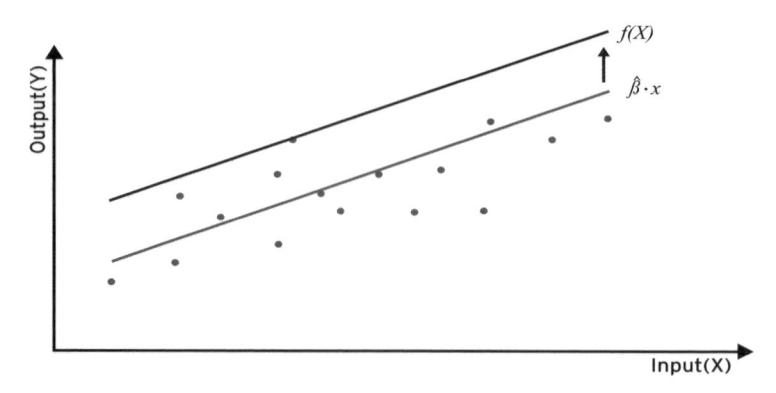

Figura 10.2: Medição da eficiência mediante MQO.

implica o deslocamento da curva de MQO, mantendo-se sua inclinação, até que nenhum dos pontos fique abaixo dela. Esse ajuste no modelo, conhecido como mínimos quadrados ordinários corrigidos (MQOC), determina uma fronteira com a condição de que todo ponto distante da curva retrata algum grau de ineficiência.

Com essa função de produção, é possível determinar a eficiência relativa de cada firma, de maneira análoga ao realizado mediante o método de fronteiras estocásticas.

Os mínimos quadros ordinários representam uma metodologia simples e de fácil compreensão, porém, a grande quantidade de requerimentos sob dados e erros, bem como os pressupostos necessários para garantir sua validade, tornam tal metodologia pouco recomendável, limitando, dessa maneira, sua aplicação prática, tanto em âmbitos acadêmicos como no contexto regulatório.

MÉTODOS *TOP-DOWN* NÃO PARAMÉTRICOS: A ANÁLISE ENVOLTÓRIA DE DADOS (DEA)

A metodologia conhecida como DEA (*data envelopment analysis*) consiste em um método não paramétrico, aplicável ao cálculo de índice de eficiência técnica, com base no emprego de programa matemático de otimização linear. É utilizado em vários países, destacando-se as experiências na Colômbia, para a determinação dos custos eficientes, e no Reino Unido, onde é utilizado como mecanismo de validação para o cálculo dos ganhos de produtividade esperados dos prestadores.

Seu desenvolvimento resulta de trabalho de Charnes, Cooper e Rhodes (1978). O DEA é um método conceitualmente simples, que permite comparar a eficiência relativa de um grupo de prestadores mediante a identificação dos melhores desempenhos de uma amostra e a interpolação linear entre eles, de tal forma que defina a curva envoltória, sob a qual se encontram todas as empresas estudadas. Para isso, são utilizados os conceitos de *input* e *output* de maneira análoga ao caso das fronteiras estocásticas. A Figura 10.3 ilustra a definição da envolvente para o caso mais simples (1 *input* e 1 *output*).

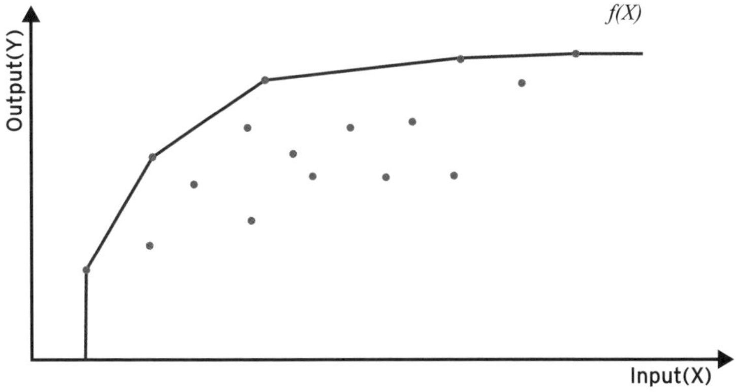

Figura 10.3: Medição de eficiência mediante DEA.

Enquanto o algoritmo de cálculo pode ser trabalhoso, a curva envoltória que apresenta o resultado tem uma interpretação intuitiva e direta. Nesse sentido, merecem ser ressaltadas a facilidade de comparação entre as diferentes firmas (produtores) e a simplicidade na interpretação dos resultados.

Outro aspecto positivo desse método consiste no fato de que sua aplicação não obriga a definição/adoção de pressupostos referentes à forma da função de produção, o que representa uma vantagem sobre o método de fronteiras estocásticas, ainda que continue necessário identificar expressamente os *inputs* e *outputs* das empresas.

Como aspecto desfavorável ao emprego do DEA, cabe destacar o fato de que as estimativas produzidas por meio do DEA não são baseadas em modelo econômico ou estatístico, posto que as análises e inferências possíveis a partir dos resultados são muito limitadas. Outra desvantagem em relação aos métodos paramétricos reside na não discriminação, pelo DEA, dos efeitos exógenos, de modo que qualquer desvio da função da produção determinada pode ser atribuído à ineficiência da empresa.

O DEA é amplamente utilizado no âmbito acadêmico e registra também usos regulatórios, como no caso colombiano que é analisado neste capitulo. No Brasil, segundo a revisão de Turolla e Ohira (2007), existem estudos em que foi utilizada essa técnica[12], baseando-se, principalmente, na informação do Sistema Nacional de Informações sobre Saneamento (SNIS). No entanto, os autores destacam a pouca confiabilidade dos dados utilizados, em razão da falta de homogeneidade das informações prestadas pelos diferentes prestadores para a "alimentação" do SNIS.

COMPARAÇÃO ENTRE MÉTODOS *BOTTOM-UP* E *TOP-DOWN*

A Tabela 10.1 resume algumas das principais características dos modelos analisados para a determinação dos custos operacionais eficientes, no âmbito da regulação de tarifas de serviços de saneamento. Incluem-se na comparação aquelas variáveis que refletem as principais virtudes ou deficiências de cada alternativa, assim como aquelas que marcam as maiores diferenças entre ambas.

A experiência mostra que não existe uma supremacia absoluta de um tipo de enfoque sobre o outro. Ambos possuem pontos fortes e fracos que devem ser avaliados no momento da seleção do modelo a ser utilizado.

---

12. As publicações citadas por Turolla e Ohira (2007) são de Carmo e Távora Júnior (2003), Castro (2003), Motta e Moreira (2004), Tupper e Resende (2004).

Tabela 10.1: Comparação entre modelos *top-down* e *bottom-up* na estimativa de custos eficientes

ITEM	EMPRESA DE REFERÊNCIA (*BOTTOM-UP*)	MODELOS *TOP-DOWN*
Eficiência produtiva	Tenta incentivar a melhoria da eficiência do prestador	Tentam incentivar a melhoria da eficiência do prestador
Medidas de eficiência	Gera medidas absolutas de eficiência	Permite obter medidas de eficiência relativa
Concorrência	Incorpora noções de competição ao comparar-se com a empresa de referência	Incorpora noções de competição ao comparar-se contra pares
Assimetrias de informação	Não resolve assimetrias de informação. O regulador deve "construir" a empresa de referência com menor informação que o prestador	Minimiza os problemas derivados de assimetrias de informação mediante a utilização de informação mais agregada. Precisam de informação homogênea e padronizada.
Custo regulatório	Envolve maior custo regulatório	Tem custo regulatório limitado
Validade da comparação	Maior validade, pois a empresa de referência tenta refletir as mesmas condições de operação que a empresa real	Validade discutível, pois existe grande dificuldade em fazer comparações "limpas" entre empresas que operam em cenários diferentes

No entanto, visto a partir da perspectiva dos prestadores, provavelmente o maior temor deve estar associado à discricionariedade que determinadas técnicas de *top-down* podem oferecer ao regulador/modelador para a determinação dos custos eficientes. Sua aplicação requer quantidade razoável de empresas para comparação, a fim de dar suporte e assegurar validade estatística aos resultados além de informação homogênea e padronizada[13].

Por outro lado, a empresa de referência também envolve riscos, derivados, principalmente, da natureza teórica do exercício e do elevado grau de conhecimento requerido para sua aplicação. De fato, ao projetar uma empresa virtual, privilegiando um enfoque mais conceitual do que empírico, há o risco de se obter resultados fora da realidade operacional, com o esta-

---

13. Tal informação é difícil de obter, por exemplo, por uma agência que regula um prestador ou dois com grandes diferenças de tamanho entre eles.

belecimento de um nível de eficiência inalcançável para o prestador. Ademais, a complexidade do modelo dá margem à subjetividade por parte do regulador ou do operador.

Na prática, por causa desse tipo de inconveniente, dificilmente é observada a aplicação de esquemas teóricos puros de empresa de referência. A maior parte dos casos nos quais é empregado esse modelo incorpora, de forma complementar, análises comparativas (*bottom-up*) para a validação dos resultados, para obter padrões de mercado e impor na empresa de referência e/ou para a incorporação, no projeto, das melhores práticas observadas na indústria. Esse procedimento ajuda a "trazer para a realidade" a empresa fictícia, fornecendo validade empírica de seus resultados.

Uma tendência observada no Chile, por exemplo, está relacionada ao uso de uma abordagem híbrida para a identificação dos custos operacionais eficientes, que combina o uso de técnicas de comparação para a concepção de uma empresa de referência. Essa abordagem diferencia o procedimento para o cálculo dos custos eficientes de operação e manutenção (empresa de referência), por um lado, e os custos administrativos eficientes e comerciais, por outro, que são determinados a partir de padrões de mercado de acordo com análises comparativas, na medida em que essas atividades são entendidas como integrantes de processos padronizados, muito comparáveis entre empresas de serviços e, em especial, entre prestadores dos serviços de saneamento.

APLICAÇÃO DE METODOLOGIAS DE AVALIAÇÃO DE EFICIÊNCIA NO SETOR: O CASO COLOMBIANO

Esta seção tem por finalidade apresentar e analisar um caso concreto de determinação de custos eficientes, no âmbito da regulação tarifária dos serviços de saneamento básico, por meio da utilização prática de técnicas de medição de desempenho dos prestadores de tais serviços. Nesse sentido, o caso da Colômbia surge como um dos mais interessantes em âmbito internacional.

Antecedentes

Na Colômbia, a Comissão de Regulação de Água Potável e Saneamento Básico (CRA) é a entidade pública, em âmbito nacional, encarregada de regular os monopólios da prestação dos serviços públicos domiciliares de abastecimento de água, esgotamento sanitário e coleta de resíduos sólidos. Para isso, a lei conferiu à CRA, entre outras, a função de estabelecer fórmulas para a fixação de tarifas, capazes de sinalizar aos prestadores dos serviços, no sentido da prestação de serviços de qualidade, do aumento da cobertura e de sua eficiência econômica.

Numa primeira etapa regulatória, a CRA expediu as Resoluções 08 e 09 de 1995, nas quais foram estabelecidos os critérios e a metodologia aplicáveis à determinação das tarifas a serem cobradas pelas empresas prestadoras dos serviços públicos de água e esgoto. Essa metodologia estabeleceu o cálculo da tarifa por meio de fórmula que abrange: a cobertura dos custos associados à administração da empresa (custo médio de administração – CMA), por meio de cobrança básica mensal por usuário; os custos de operação (custo médio de operação – CMO); e o custo da reposição dos sistemas atuais em ótimas condições e das expansões que lhe permitam atender às futuras demandas (custo médio de investimento – CMI). Esses dois últimos compõem a cobrança variável por consumo. O estabelecimento dessas resoluções objetivou, principalmente, uma maior disponibilidade de informação dos prestadores, bem como assegurar a cobertura dos custos reais da prestação dos serviços (suficiência financeira), sem incluir exigências adicionais.

A fim de elevar os níveis de exigência relativos à eficiência das empresas, foi promulgada a Resolução CRA 287 de 2004[14], a qual estabeleceu uma regulação orientada, inicialmente, para incentivar a eficiência econômica dos prestadores, sem prejudicar sua suficiência financeira e a qualidade do serviço, nos custos de administração, operação e manutenção (AOM), com a utilização de metodologia de medição de eficiência relativa.

A técnica escolhida para a estimativa de fronteiras de eficiência foi o modelo não paramétrico DEA, o qual permite comparar as unidades da amostra analisada (*decision making units* – DMU) com aquelas mais eficientes. O resultado é uma pontuação (PDEA) que estabelece a porcentagem de eficiência relativa de cada empresa em relação à fronteira construída com os melhores comportamentos das unidades da amostra. Esse PDEA é estimado

---

14. Pela qual se estabelece a metodologia tarifária para regular o cálculo dos custos de prestação dos serviços de água e esgoto. Disponível em http://www.cra.gov.co/vigentes.shtml.

de forma independente para os dois seguintes grupos de prestadores, com o objetivo de obter unidades comparáveis mais homogêneas: prestadores com mais de 2.500 ligações e até 25.000 ligações e prestadores com mais de 25.000 ligações. No tocante à orientação do modelo, a metodologia definida busca maximizar o produto[15], o qual está representado pelo inverso dos custos administrativos e operacionais.

Especificação do modelo

Componentes e orientação da metodologia atual

A estrutura tarifária vigente tem duas partes: cobrança básica mensal e cobrança por unidade consumida (Figura 10.4). A primeira está composta pelo CMA[16] e a segunda pelo CMO[17]– que, por sua vez, está dividida numa parte comparável (CMOc) e uma particular (CMOp)[18], pelo CMI[19] e pelos custos médios de taxas ambientais (CMT).

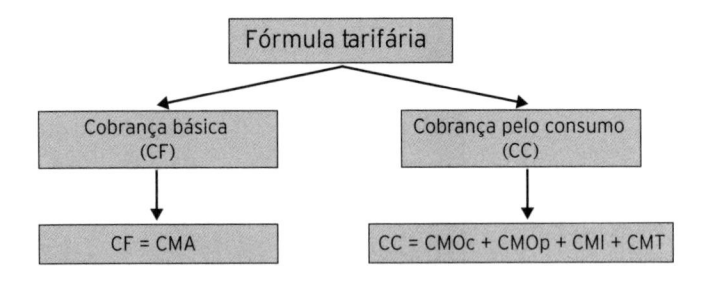

```
                    Fórmula tarifária
                    /              \
        Cobrança básica         Cobrança pelo consumo
            (CF)                      (CC)
              |                         |
          CF = CMA              CC = CMOc + CMOp + CMI + CMT
```

Figura 10.4: Componentes da fórmula tarifária.

---

15. A envoltória criada pelo DEA resolve um problema de otimização mediante programação linear, o que, por sua vez, permite resolver o problema "dual" de minimizar insumos (*input*) ou maximizar o produto (*output*). Para o caso colombiano, o regulador decidiu uma orientação ao produto (inverso dos custos, isto é, 1/custos) com o objetivo de "maximizar" a redução do total dos custos administrativos, operacionais e de manutenção.
16. Custo médio de administração.
17. Custo médio de operação.
18. Os custos AOM se separaram para efeitos do modelo DEA em "comparáveis", que correspondem àqueles que não dependem de fatores exógenos, tais como a topografia, a qualidade das fontes de água etc., enquanto os custos "particulares", como seu nome indica, correspondem àqueles *drivers* de custos que são exógenos à empresa, tais como a já citada topografia, a qualidade das fontes e o uso ou não de energia para bombeamento.
19. Custo médio de investimento.

O CMA remunera os gastos de administração, depreciação e amortização associados aos custos diretos de gestão de clientes, tais como a medição e o faturamento. É calculado a partir de custos históricos, os quais vão sendo indexados cada ano com o IPC (índice de preços). O CMOc remunera os custos de produção, tais como serviços pessoais[20], gastos gerais, aluguéis, consumo de insumos, ordens e contratos de operação e manutenção, entre outros. No CMOp reconhecem-se os custos de insumos diretos de produtos químicos, energia consumida nos bombeamentos, tratamento de esgoto, impostos e taxas. O CMOc e CMOp são calculados a partir de custos históricos, os quais vão sendo indexados cada ano com o IPC.

Para a determinação do CMI consideram-se quatro componentes:

- O valor presente dos investimentos em reposição, expansão e reabilitação (VPIRER).
- A valoração dos ativos (VA).
- O valor presente da demanda projetada (VPD).
- Os custos médios de investimento em terrenos (CMIT).

As empresas devem projetar seus investimentos que, sujeitos às suas metas de cobertura, vulnerabilidade e redução de perdas, sejam consistentes com um ótimo planejamento técnico, orientado para minimização de custos. No caso do CMT, procura-se reconhecer os custos ambientais incorridos pelos prestadores, no pagamento de taxas de uso e retributivas[21], cobradas às empresas pelas autoridades ambientais.

No entanto, para os componentes não comparáveis (CMOp, CMI e CMT), na referida resolução, foi adotado o mecanismo de *passthrough*, a fim de controlar as variáveis exógenas ou particulares de cada sistema não incorporáveis facilmente ao modelo de eficiência comparativa.

---

20. Corresponde aos custos associados à lista do pessoal operativo.
21. As taxas ambientais na Colômbia buscam compensar as externalidades negativas derivadas do uso dos recursos hídricos, ou como fontes para captação de água para os serviços de saneamento (taxa pelo uso) ou como receptor de efluentes (taxa retributiva). O valor dessas taxas e a metodologia para seu cálculo correspondem ao Ministério do Meio Ambiente e sua arrecadação às Corporações Autônomas Regionais.

A aplicação do modelo de eficiência comparativa resulta em pontuação pertinente aos custos totais administrativos (CTA) e aos custos totais operacionais por comparação (CTOc), utilizados para determinar as tarifas-teto cobradas aos clientes por esses conceitos. Em outras palavras, a máxima proporção que será reconhecida à empresa sobre seus custos comparáveis (CTA_{DEA} e CTO_{DEA}) corresponderá àquela resultante da aplicação do modelo comparativo. A outra parcela dos custos não reconhecida será considerada como ineficiência, em termos relativos e, portanto, não será repassada aos usuários[22].

Com os resultados da aplicação do modelo comparativo a partir da técnica DEA, além de ser fixado o teto, determina-se um piso equivalente a 50% do seu resultado, a fim de assegurar que as tarifas não possam chegar a ser objeto de reduções injustificadas em razão de fatores não técnicos.

A metodologia adotada busca maximizar o produto, o qual está representado pelo inverso dos custos administrativos ou operacionais. Dessa forma, são definidos produtos controláveis e produtos não controláveis pelos prestadores. A inclusão do inverso da variável faz-se necessária, porque o software utilizado (FrontierAnalyst®[23]) define todos os produtos como controláveis, quando a orientação está associada com o insumo, possibilitando, entretanto, a sua diferenciação quando a orientação está associada ao produto. Ademais, é preciso que as variáveis que afetam os custos de maneira proporcional sejam invertidas. O modelo básico, então, é orientado ao *output* (maximização do produto, o que corresponde ao inverso dos custos AOM), supondo rendimentos constantes de escala (CCR)[24].

A informação contábil oficial para o cálculo dos custos é o plano único de contas (PUC[25]), o qual é informado pelos prestadores no sistema único de informação (SUI[26]) da Superintendência de Serviços Públicos Domicilia-

---

22. Os modelos para determinar o PDEA associado ao CA e o CO definem-se nos arts. 8 e 20 da Resolução 287 de 2004.
23. Desenvolvido por Banxia. Para maior informação sugere-se consultar o site http://www.banxia.com.
24. Modelo de Charnes, Cooper and Rhodes (1978). Esse modelo parte do pressuposto que existem economias constantes de escala.
25. O Plano Único de Contas é um sistema contábil para prestadores de serviços públicos domiciliares que é estabelecido pela SSPD para efeito de suas funções de vigilância e controle.
26. Ver http://www.sui.gov.co.

res (SSPD[27]). De igual forma, as variáveis necessárias para calcular o P_{DEA} são informadas nesse mesmo sistema. É importante esclarecer que a metodologia está baseada em custos históricos, para o qual se estabeleceu como ano-base a média dos anos 2002 e 2003.

A seguir, especifica-se o modelo de eficiência atual para os custos administrativos e os custos operativos comparáveis.

Metodologia DEA para o cálculo de custos administrativos (CMA_{DEA})

Variáveis administrativas: a informação base para o cálculo dos custos totais de administração corresponde à contida como gastos de administração e abastecimentos (conta 51), depreciações e amortizações (conta 53) no PUC, informado pelos prestadores[28]. As variáveis que entram no modelo recolhem informação, tanto de quantidade do produto (administração dos serviços de água e esgoto) como de qualidade (queixas e reclamações). Aos custos totais administrativos (CTA) é aplicada a pontuação obtida do modelo de eficiência comparativa, a qual é calculada com base nas seguintes variáveis apresentadas na Tabela 10.2.

A tabela mostra tanto as variáveis administrativas como seu tratamento para a incorporação no modelo. O custo médio de administração (CMA) é obtido pela divisão da proporção correspondente de cada serviço do CTA_{DEA} pelo número de usuários do ano-base, tal como se mostra nas seguintes fórmulas:

Água: $CMA_{ac} = \dfrac{CTA^e \cdot s_{ac}}{N_{ac}}$

Esgoto: $CMA_{al} = \dfrac{CTA^e \cdot (1 - s_{ac})}{N_{al}}$

---

27. É um organismo de caráter técnico, criado pela Constituição de 1991 para que, por delegação do presidente da República, exerça o controle, a inspeção e a vigilância das entidades prestadoras de serviços públicos domiciliares na Colômbia.
28. É importante esclarecer que, tanto para os gastos administrativos, como para os custos operativos, não se incluem todas as subcontas. Para maior detalhe sobre as contas incluídas no cálculo da pontuação, recomenda-se consultar a Resolução CRA 287 de 2004, arts. 7 e 19.

Tabela 10.2: Variáveis administrativas

DESCRIÇÃO	VARIÁVEIS	CONTROLÁVEL/ NÃO CONTROLÁVEL	TRATAMENTO[1]
Insumo	Custos totais de administração (CTA)	Controlável	1/CTA
Produto	N. de ligações de água	Não controlável	1/Lig. Água
Produto	N. de ligações de esgoto	Não controlável	1/Lig. Coleta Esg.
Produto	N. de ligações com micromedição	Controlável	1/Lig. Micromed.
Produto	N. de ligações estratos 1 e 2	Não controlável	1/Lig. Est. 1 e 2
Produto	N. de usuários industriais e comerciais	Não controlável	Usuários Ind. e Com.
Produto	Queixas e reclamações por faturamento	Controlável	PQR circunscrita[2]
Produto	Densidade (km por ligação de água)	Não controlável	Densidade

1. Por tratamento, entenda-se a forma em que a variável entra no modelo DEA.

2. PQR corresponde ao número de queixas, reclamações ou solicitações realizadas pelos usuários em relação ao seu faturamento. Este número se circunscreve só àqueles que em segunda instância são resolvidos em favor do usuários pela SSPD.

Fonte: Resolução CRA 287 de 2004.

Em que:

CMA_{ac}: Custo médio de administração do serviço de água.

CMA_{al}: Custo médio de administração do serviço de esgoto.

CTA^e: Custo total eficiente de administração de serviços de água e esgoto.

N_{ac}: Média mensal de ligações faturadas de água, para 2002 e 2003.

N_{al}: Média mensal de ligações faturadas de esgoto dos anos 2002 e 2003.

s_{ac}: Proporção do CTA^e que o prestador declara para o serviço de água.

Amostra de comparação: para obter empresas mais homogêneas e passíveis de comparação, a amostra de prestadores foi dividida em dois grupos, segundo o tamanho do mercado atendido pelos prestadores. A Resolução CRA n. 346 de 2005[29] apresenta a lista dos prestadores que fazem parte da amostra pelas agrupações definidas junto com suas variáveis. Considerando

---

29. Pela qual se publicam os valores das variáveis que conformam os modelos de eficiência comparativa de que trata a Resolução CRA 287 de 2004, para determinar a pontuação de eficiência comparativa PDEA e se estabelecem outras disposições. Disponível em http://www.cra.gov.co.

que se tratava de um exercício inovador para o setor, a CRA optou por adotar um modelo conservador, no sentido de que a relação entre o número de variáveis consideradas e o número de empresas é suficientemente elevada para supor um nível de exigência moderada[30]. A Tabela 10.3 mostra o número de DMU (empresas) da amostra de custos administrativos.

Tabela 10.3: DMU (empresas) incluídas no modelo DEA de custos administrativos

LIGAÇÕES	DMU CA
>25.000 ligações	12
Entre 2.500 e 25.000 ligações	20

Fonte: Resolução CRA n. 346 de 2005.

Metodologia DEA para o cálculo de custos operacionais por comparação (CMO_{DEA})

Variáveis operacionais: a informação base para o cálculo dos custos totais operacionais por comparação corresponde ao informado pelos prestadores ao PUC referente aos custos de produção, tais como serviços pessoais (conta 7505), gerais (conta 7510), depreciações (conta 7515), arrendamento (conta 7517), consumo de insumos indiretos (conta 7537), ordens e contratos de manutenção e reparações (conta 7540), consumo de serviços públicos (conta 7545), outros custos de operação e manutenção (conta 7550) e ordens e contratos por outros serviços (conta 7570). As variáveis consideradas no modelo recolhem informação relativa tanto à quantidade do produto (produção de volume de água potável), quanto à qualidade da água captada. Aos CTOc é aplicada a pontuação obtida do modelo de eficiência comparativa, calculada considerando as variáveis descritas na Tabela 10.4.

---

30. Para o maior número de empresas e menor número de variáveis, mais alta será a probabilidade de se obter uma alta pontuação, na medida em que o DEA toma uma variável de cada empresa.

Tabela 10.4: Variáveis operacionais

DESCRIÇÃO	VARIÁVEIS	CONTROLÁVEL/NÃO CONTROLÁVEL	TRATAMENTO
Insumo	Custos totais operativos por comparação (CTOc)	Controlável	1/CTOc
Produto	m³ produzidos de água potável	Não controlável	1/m³_prod
Produto	m³ vertidos no sistema de esgoto	Não controlável	1/ m³_vert
Produto	m³ bombeados de água e esgoto	Não controlável	1/ m³_bomb
Produto	N. efetivo de estações	Não controlável	1/N._efetivo
Produto	Tamanho de redes (m³)	Não controlável	1/m³_red
Produto	Qualidade média da água captada	Não controlável	1 a 4; pior a melhor

Fonte: Resolução CRA n. 287 de 2004.

O CMOc de serviços de água se obtém dividindo a proporção correspondente de custos do serviço do CTO_{DEA} pelo número de m³ produzidos multiplicado pelo nível de perdas[31]. O CMOc de esgoto se obtém dividindo a proporção correspondente de custos do serviço do CTO_{DEA} pelo número de m³ vertidos faturados, tal como segue:

Água: $$CMO_{ac}^{c} = \frac{CTO_{DEA} \cdot S_{OP}}{AP_{ac} * (1 - p^{*})}$$

Esgoto: $$CMO_{al}^{c} = \frac{CTO_{DEA} \cdot (1 - S_{op})}{AV_{al}}$$

Em que:

CMO_{ac}^{c}: Custo médio de operação máximo em água para o componente sujeito a comparação.

CMO_{al}^{c}: Custo médio de operação máximo em esgoto para o componente sujeito a comparação.

S_{op}: Proporção do CTO que o prestador imputa ao serviço de água.

p*: Nível máximo aceitável de perdas, definido pela CRA, correspondente a 30%.

---

31. O nível de perdas aceitável definido pela CRA é de 30%, segundo o estabelecido no art. 2.4.3.14 da Resolução CRA 151 de 200, disponível em http://www.cra.gov.co.

AP_{ac}: Volume médio da água produzida para abastecer os usuários de serviços de água em 2002 e 2003.

AV_{al}: Volume médio da somatória dos consumos faturados de esgoto considerando os usuários conectados à rede de esgoto com fonte própria de água durante os anos 2002 e 2003.

CTO_{DEA}: Custos de operação de serviços de água e esgoto que resultam da aplicação do modelo de eficiência comparativa.

Amostra de comparação: a Tabela 10.5 mostra o número de DMU pertencente à amostra de custos operativos por comparação.

Tabela 10.5: DMU incluídas no modelo DEA de custos operativos por comparação

LIGAÇÕES	DMU CO
>25.000 ligações	12
Entre 2.500 e 25.000 ligações	23

Fonte: Resolução CRA n. 346 de 2005.

Casos particulares para a aplicação do modelo

Na Colômbia, existem várias características dos prestadores que devem ser consideradas para o cálculo do P_{DEA}. A seguir, expõem-se, brevemente, algumas delas:

- Prestadores sem informação: para aqueles prestadores que não dispõem de informação para os anos 2002 e 2003, em razão de terem entrado em operação posteriormente a tais anos ou por causa similar, a Resolução CRA 367 de 2006[32] lhes permite utilizar a informação histórica mais recente disponível, submetida, entretanto, à apreciação prévia do comitê de especialistas da CRA.

- Prestadores com sistemas não interconectados[33]: para aqueles prestadores com sistemas de serviços de água não interconectados, a metodologia estabe-

---

32. Pela qual se estabelece a forma para determinar o CMA e o CMO dos prestadores que não dispõem da informação necessária para aplicar os modelos DEA, porque previamente não tinham informação por entrada em operação do prestador no ano de apresentação da informação ou por causa similar, disponível em http://www.cra.gov.co.
33. Corresponde a empresas que prestam o serviço em mais de um município, e pelo menos um deles não se encontra interconectado com os outros municípios.

lece que a pontuação DEA para os custos administrativos pode ser calculada de forma agregada por sistema. No entanto, para os custos operacionais, a pontuação DEA deve ser calculada de forma desagregada, em virtude das particularidades próprias de cada sistema.

- Prestadores que operam o serviço separadamente: para os prestadores que fornecem os serviços de água e esgoto separadamente e que tenham em comum pelo menos 60% de seus usuários, os dois serviços se unirão para efeito de realização da modelagem, simulando uma empresa prestadora dos dois serviços.

Resultados derivados da aplicação da metodologia

Um dos avanços mais importantes decorrentes do estabelecimento da metodologia DEA foi a melhoria da qualidade das informações financeiras, comerciais e operacionais dos prestadores. No início da sua utilização a informação disponível no SUI era muito escassa e pouco confiável. Na atualidade, a informação das empresas que fazem parte da mostra é mais confiável, possibilitando a detecção dos problemas mais facilmente. Dessa forma, a informação empregada na metodologia DEA permitiu conhecer e caracterizar o estado da prestação dos serviços que atendem a mais de 70% da demanda total na Colômbia.

Em relação aos resultados da implementação, a Figura 10.5 mostra que a aplicação do modelo de eficiência comparativa contribuiu para a redução da cobrança básica mensal (CMA), em aproximadamente 13%, bem como para a diminuição das diferenças entre os prestadores das principais cidades da Colômbia.

Ademais, é possível observar que a cobrança básica mensal (valor fixo mensal sem direito a consumo) tem se mantido constante durante a segunda etapa tarifária[34]. O comportamento anterior pode ser atribuído ao fato de que o cálculo da pontuação de eficiência foi realizado somente uma vez para todo o período tarifário, sem que fosse aplicado o art. 20, § 2°, da Resolução CRA 287 de 2004, estabelecendo a realização de estimativas anuais. Esse é um dos principais problemas da aplicação do modelo, já que um P_{DEA} estático, acompanhado de custos históricos, transforma o modelo

---

34. A primeira etapa tarifária compreende o período 1995 – 2005, durante o qual estavam vigentes as Resoluções 08 e 09 de 1995, as quais não incorporavam critérios de eficiência. A segunda etapa tarifária vai desde 2005 até a data de hoje, a qual, como se tem explicado, incluiu o DEA em um dos AOM (custos comparáveis).

DEA num modelo de produtividade defasada. Dessa forma, o modelo não permitiu identificar ou incentivar a realização de melhorias na produtividade ou eficiência posteriores àquela "fotografia" do ano-base.

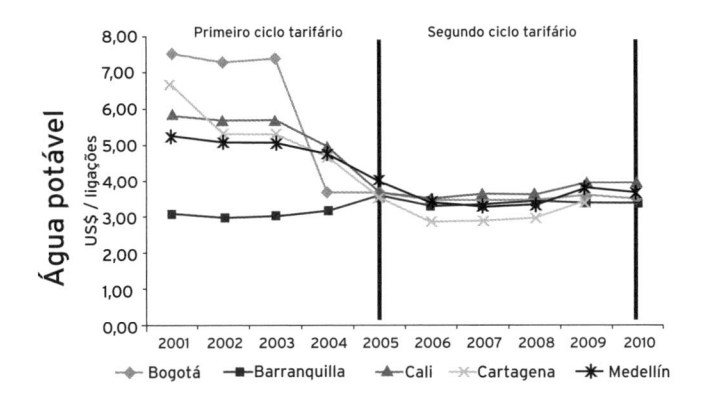

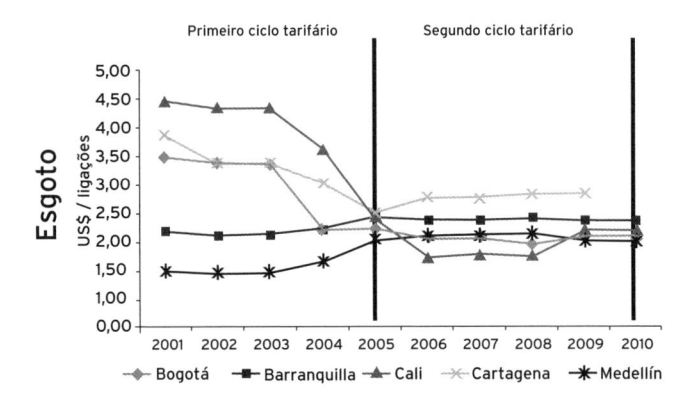

Figura 10.5: Cobrança básica mensal de serviços de água e esgoto nas principais cidades. (em US$ de dezembro 2010).
Fonte: SUI, cálculos CRA.

De acordo com a Figura 10.6, a tarifa variável por consumo dos serviços de água das principais cidades colombianas manteve-se relativamente constante com a implantação da metodologia tarifária vigente, ao passo que para o serviço de esgoto foi observada uma elevação de seu valor, refletindo os maiores investimentos realizados.

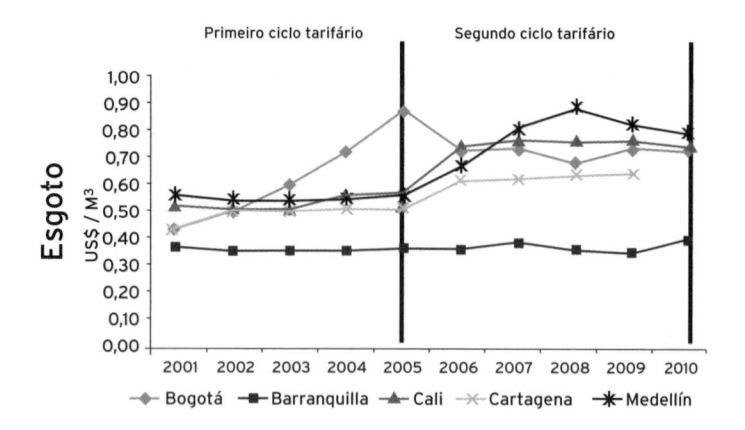

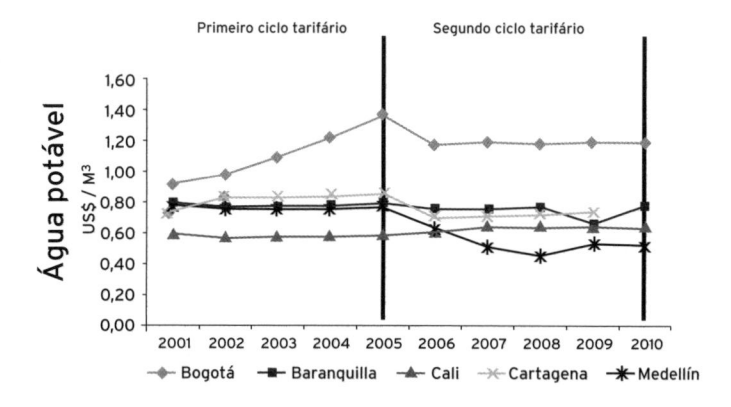

Figura 10.6: Tarifa variável por consumo de serviços de água e esgoto, principais cidades (em US$ de dezembro 2010).

Fonte: SUI, cálculos CRA.

No tocante à depuração da informação, a especificação de contas administrativas e operacionais permitiu a comparação dos custos de diferentes empresas que fazem parte da prestação do serviço. Porém, as inclusões e exclusões[35] permitidas influenciam os resultados de tal comparação, como se examina mais adiante.

---

35. Mediante o art. 6 e o parágrafo do art. 7 da Resolução CRA 287 de 2004, as empresas foram autorizadas a solicitar a inclusão e exclusão de contas que consideravam que não deviam (ou vice-versa) ser incluídas na base de contas para comparar e obter, assim, a pontuação de cada prestador.

Para complementar a análise, as Figuras 10.7 e 10.8 mostram o CMA e CMOc obtidos pelas empresas pertencentes à amostra. Pode ser observado que as empresas com mais de 25.000 ligações apresentam maior dispersão de dados relativos ao CMA que de dados referentes ao CMOc. Igualmente, observa-se que as três empresas com maior número de usuários apresentam um CMA menor do que as outras empresas, ao passo que, no que se refere aos CMOc, observa-se que a maior empresa realiza o custo médio mais elevado da amostra.

Por outro lado, ao analisar os custos das empresas maiores (Fig. 10.7), é possível observar que os custos administrativos têm uma baixa dispersão de

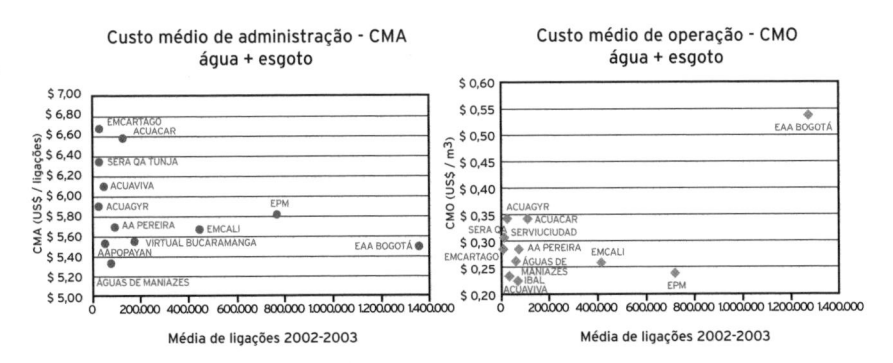

Figura 10.7: CMA e CMOc empresas com mais de 25.000 ligações.
Fonte: Resolução CRA 346 de 2005.

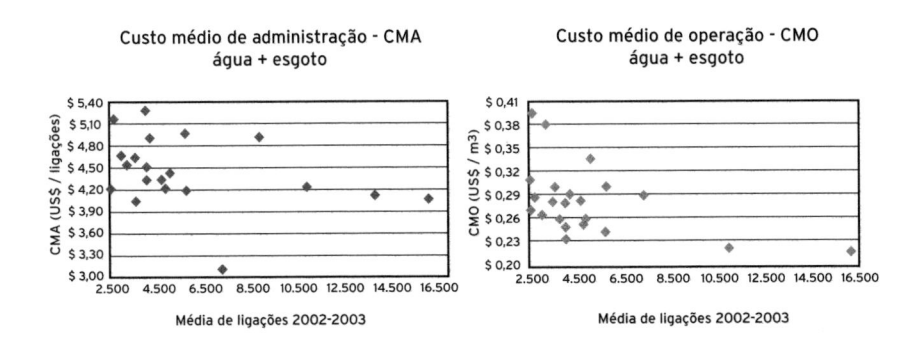

Figura 10.8: CMA e CMOc em empresas entre 2.500 e 25.000 ligações.
Fonte: Resolução CRA 346 de 2005.

dados. Ao comparar o valor do CMOc das empresas menores com o correspondente valor das empresas com mais de 25.000 ligações, não são observadas diferenças nessa categoria de custos, enquanto para os custos administrativos a comparação das figuras mostra valores mais altos para os prestadores de maior porte. Portanto, é possível estabelecer a existência de uma relação positiva entre o valor do CMA e o tamanho do prestador dos serviços (entre maior número de ligações, maior CMA), não sendo, no entanto, clara a existência de semelhante relação no caso do CMO[36].

Esses custos médios foram calculados considerando a pontuação obtida por cada uma das empresas. As Figuras 10.9 e 10.10 mostram as pontuações obtidas pelas empresas da amostra da resolução CRA 346 de 2005, comparadas com as pontuações obtidas de solicitações de cálculo da pontuação enviadas à CRA no período posterior, 2006-2011. É pertinente esclarecer que as solicitações de cálculo relativas ao período 2006-2011 fazem referência ao grupo de empresas que não integraram o grupo inicial, na medida em que começaram a operar posteriormente à expedição da regulação ou porque não contavam com a informação necessária no momento do cálculo inicial.

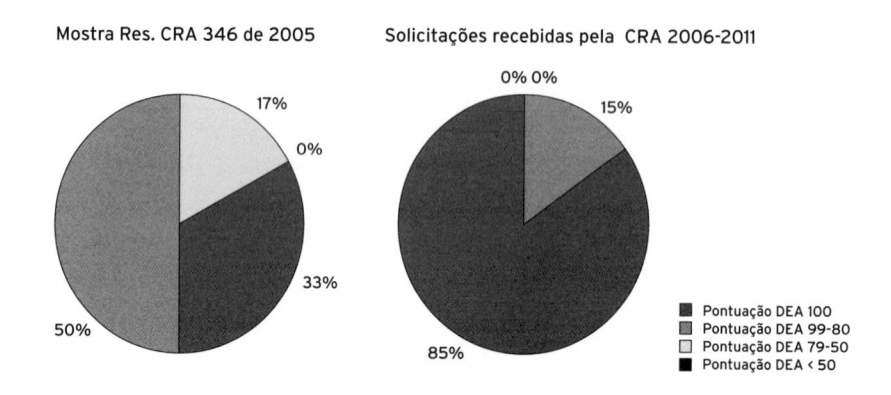

Figura 10.9: Pontuação de eficiência em CMA.
Fonte: CRA.

---

36. Essas aparentes deseconomias de escala nos custos de administração podem ser resultantes do fato de que as tarifas se baseiam em custos contábeis, que, como é bem sabido, não guardam necessariamente uma relação com a escala operacional da empresa. Na Colômbia, no momento da elaboração do presente texto, está sendo discutida a criação de um esquema de informação regulatória que teria como objetivo desligar a base de cálculo das tarifas da contabilidade própria das empresas.

Mostra Res. CRA 346 de 2005 — Solicitações recebidas pela CRA 2006-2011

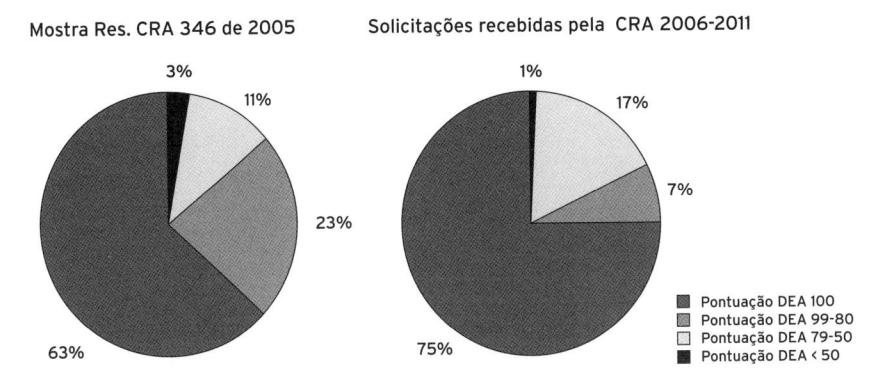

- 3%
- 11%
- 23%
- 63%

- 1%
- 17%
- 7%
- 75%

■ Pontuação DEA 100
■ Pontuação DEA 99-80
☐ Pontuação DEA 79-50
■ Pontuação DEA < 50

Figura 10.10: Pontuação de eficiência em CMOc.
Fonte: CRA.

Observa-se que, da amostra de empresas dos dois segmentos, 33% alcançou uma pontuação de 100 em custos administrativos no primeiro período, ao passo que no período seguinte, das 70 solicitações de cálculo de pontuação recebidas pela CRA, 85% teve uma pontuação de 100, ou seja, vê-se que uma alta porcentagem das empresas pode ser considerada relativamente eficiente nesse conceito. Dessa forma, resta evidente o aumento da porcentagem das empresas que podem ser consideradas eficientes (P_{DEA} =100) na amostra recente em relação às empresas que entraram inicialmente no cálculo.

No tocante ao CMOc, em geral se observa que, em comparação com o CMA, as empresas têm pontuações maiores. Para a amostra inicial, 63% das empresas têm um P_{DEA} igual a 100, enquanto das 82 solicitações recebidas no período posterior, 75% alcança esta pontuação. No entanto, se observam alguns comportamentos similares às pontuações obtidas nos custos administrativos: aproximadamente 3% das empresas têm um CMOc inferior a 50, bem como torna-se evidente o aumento do número de empresas com pontuação máxima em comparação àquelas da amostra inicial.

A principal conclusão da análise anterior é que, em geral, as empresas de serviços de água e esgoto na Colômbia podem ser consideradas relativamente eficientes. Também é possível concluir que as empresas pertencentes à amostra têm pontuações de eficiência menores que as pontuações calculadas por solicitação. Em geral, 83% das empresas da amostra podem ser consideradas como razoavelmente eficientes (isto é, com uma pontuação superior a 80) em custos administrativos, em comparação com a quase totalidade das solicitações de pontuações recebidas pela CRA no período seguinte. Para o CMOc, 86% das empresas da amostra podem ser consideradas eficientes nesse âmbito, ao passo que, das solicitações recebidas, 82% das empresas alcançam semelhante patamar de eficiência.

Análise dos resultados contra indicadores de gestão

A despeito das altas pontuações DEA obtidas por uma grande proporção de prestadores, a realidade do setor e o comportamento dos indicadores operacionais e de qualidade evidenciam empresas com deficiências na prestação do serviço (baixa qualidade, baixa cobertura e reduzida micromedição, entre outras). Exemplo de tal realidade pode ser encontrado no comportamento do IOCA (indicador operativo e de qualidade agregada)[37], o qual representa uma combinação de indicadores operacionais e de qualidade, tais como índice de água não contabilizada (IANC), índice de cumprimento de cobertura (ICB), índice de continuidade(ICT) e indicador de qualidade de água fornecida (IC), conforme apresentado na Figura 10.11.

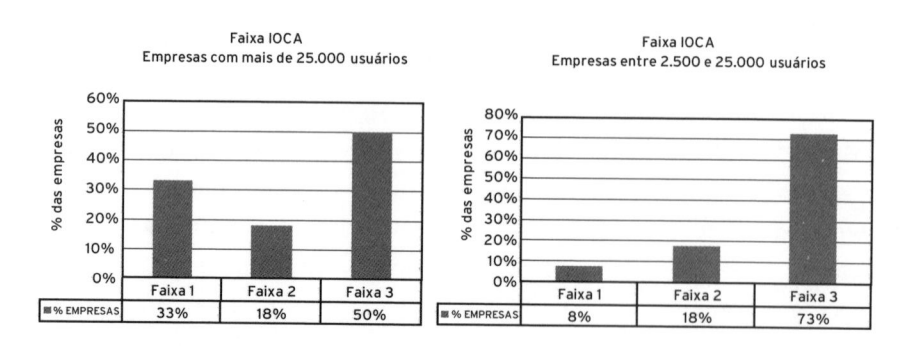

Figura 10.11: Nível do IOCA segundo faixas, ano 2010.
Fonte: SUI.

---

37. O indicador IOCA encontra-se contido na Resolução CRA 315 de 2005, "por meio da qual se estabelecem as metodologias para classificar os prestadores de serviços de água, esgoto e coleta de lixo de acordo com seu nível de risco", a qual pode ser consultada em web http://www.cra.gov.co.

Observa-se que a maior porcentagem para os dois segmentos de tamanho (50 e 73%, respectivamente) pertence ao nível 3, significando que os indicadores operacionais e de qualidade encontram-se em um nível inferior de desempenho[38]. As empresas do segmento de menor tamanho, quando comparadas com as empresas do segmento maior, apresentam maiores ineficiências na prestação dos serviços.

Lições aprendidas no caso colombiano

Os resultados da implementação da metodologia DEA para a introdução de eficiência no cálculo de tarifas dos serviços de água e esgoto mostram que os seus propósitos de incentivar a eficiência econômica e a redução de custos foram cumpridos apenas parcialmente.

Como aspectos positivos do emprego da metodologia DEA, podem ser citados:

- A obtenção de melhor informação de custos em comparação aos dados utilizados no ciclo tarifário anterior. As variáveis incluídas no modelo permitiram ao regulador obter informações que as empresas têm do seu processo produtivo. Com isso, foi possível diminuir as chamadas "rendas de informação" derivadas da assimetria de informação, inerentes à existência de monopólios naturais. Para tanto, contribui o estabelecimento de uma contabilidade regulatória projetada, e não histórica. Dessa forma, os custos e gastos a serem remunerados no ciclo tarifário seguinte devem estar de acordo com o estabelecimento de metas particulares de cada empresa para o ciclo tarifário (quinquênio), de modo a facilitar a consistência teórica entre os custos administrativos, operacionais e os custos de investimento[39].

- Avançou-se da regulação pura pelo "custo do serviço" para a regulação com componentes de incorporação de eficiência por comparação. Na primeira fixação tarifária, os preços foram o resultado de todos os custos informados pelas empresas sem que fosse estabelecido um "limite" ou sinal de eficiência para eles. A segunda revisão incluiu o DEA, representando um avanço em termos de eficiência exigida e de "cultura regulatória", tanto para empresas como para usuários.

Entre os aspectos a melhorar, cabe destacar os seguintes:

---

38. Segundo o estabelecido pelo art. 5 da Resolução CRA 315 de 2005.
39. As metas específicas de investimentos devem estar relacionadas com os aumentos dos custos administrativos e operacionais.

- O efeito de critérios contábeis particulares sobre o cálculo do custo de referência eficiente, com sua redução. Os critérios contábeis tradicionais permitem que as empresas tenham a oportunidade de controlar sua informação, possibilitando a distorção das medidas de eficiência calculadas. Portanto, é essencial avançar em direção a um esquema de informação regulatória que separe os custos relevantes para o cálculo tarifário da contabilidade própria das empresas.
- O cálculo do DEA de forma regular dentro do período tarifário. Na Colômbia, a determinação do P_{DEA} somente foi realizada para o ano-base, ou seja, para o ano de cálculo dos custos de referência. Se houvesse sido calculado anualmente, teria sido possível identificar e incentivar a realização contínua de melhorias em produtividade ou eficiência dos prestadores.
- Complementação do modelo DEA com outros indicadores. A CRA está analisando a reformulação da aplicação dos modelos de eficiência comparativa, a fim de diminuir a assimetria e os potenciais comportamentos estratégicos das empresas no uso da contabilidade própria, como fonte para o cálculo do DEA. Devem ser associados outros indicadores de gestão operacional, técnica e financeira com os resultados do DEA, pois, como tem sido observado, algumas empresas, que não mostram bom desempenho em seus indicadores de gestão, obtiveram resultados positivos na pontuação DEA.

CONSIDERAÇÕES FINAIS

O desenvolvimento de um adequado sistema de informação é uma condição fundamental para avançar na implantação de mecanismos de medição e regulação dos níveis de eficiência da gestão dos prestadores. Os procedimentos e ferramentas, à disposição da agência reguladora ou entidade controladora para obter informação de qualidade, consistente, objetiva e não distorcida pelos interesses dos prestadores, são essenciais para a adequada determinação e comparação dos custos, bem como para a determinação das ineficiências existentes e sua posterior redução.

Os resultados das estimativas de desempenho, por quaisquer dos métodos examinados neste capítulo, são fortemente influenciados pela qualidade dos dados e por seu nível de padronização. O caso da Colômbia é exemplo de tal fato.

As estimativas são menos confiáveis quando o levantamento de dados se encontra em suas primeiras etapas. Na medida em que a captura e o controle da informação experimentem uma melhoria, seus efeitos serão observados nas estimativas realizadas.

Na prática, o desenho e a implantação de medições formais e periódicas de eficiência incentivam e contribuem para uma melhor informação, constituindo, o caso colombiano, a confirmação desta assertiva.

Em relação à utilização de uma ou outra metodologia, recomenda-se a análise da maior quantidade de técnicas possíveis para efeito de comparação de seus resultados e realização dos exercícios de consistência, que permitam outorgar maior segurança a suas conclusões. O conhecimento das propriedades de cada uma das metodologias aplicadas permitirá compreender da melhor forma as diferenças que se produzem e, assim, selecionar os modelos que sejam mais representativos, confiáveis e consistentes com os objetivos do regulador ou controlador. Segundo o discutido, essa linha de ação é uma daquelas adotadas pelo regulador colombiano.

REFERÊNCIAS

AIGNER, D.; LOVELL, C. A. K.; SCHMIDT, P. Formulation and Estimation of Stochastic Frontier Production Function Model. *Journal of Econometrics*, 6, 21-37, 1977.

[ANEEL] AGÊNCIA NACIONAL DE ENERGIA ELÉTRICA. Terceiro ciclo de revisão tarifária periódica das concessionárias de distribuição de energia elétrica do Brasil. Nota Técnica n.343/2008-SRE/ANEEL. 2008.

CARMO, C. M.; TÁVORA Jr., J. L. Avaliação da eficiência técnica das empresas de saneamento brasileiras utilizando a metodologia DEA. In: Encontro Nacional de Economia, 31, Porto Seguro, 2003. *Anais*. Belo Horizonte: Anpec, 2003 (4 mar. 2004).

CASTRO, C. E. T. *Avaliação da eficiência gerencial de empresas de água e esgotos brasileiras por meio da envoltória de dados (DEA)*. Rio de Janeiro, 2003. Dissertação (Mestrado) – Departamento de Engenharia Industrial, Pontifícia Universidade Católica do Rio de Janeiro.

CASTRO, S.; MARTINEZ, J. Implementação do modelo de eficiência comparativa DEA nos serviços de água e esgoto na Colômbia. *Revista: Regulação de Água Potável e Saneamento Básico*, n.10. Bogotá, 2006.

CHARNES, A.; COOPER, W. W.; RHODES, E. Measuring the Efficiency on Decision Making Units. *European J. of Operational Research*, 2, 429-44, 1978.

[CRA] Comissão de Regulação de Água Potável e Saneamento Básico. *Metodologia e fórmula tarifária para regular os serviços públicos de água e esgoto*. Documento de Trabalho. Bogotá, 2004.

_____. *Projeto regulatório:* "Pela qual se apresenta o projeto de Resolução: 'Pela qual se estabelece a metodologia tarifária para os serviços públicos domiciliáres de serviços de água e esgoto' e se dá cumprimento ao previsto pelo numeral 11.4 do artigo 11 do Decreto 2696 de 2004". Documento de trabalho. Bogotá, 2009.

_____. *Resolução CRA 287.* Bogotá, 2004.

_____. *Resolução CRA 315.* Bogotá, 2005.

_____. *Resolução CRA 346.* Bogotá, 2005.

_____. *Resolução CRA 367.* Bogotá, 2006.

_____. *Resolução CRA 485.* Bogotá, 2009.

FAIR, R. A note on the estimation of the Tobit model. *Econométrica* 45, p.1723-6, outubro de 1977.

FERRO, G.; LENTINI, E.; ROMERO, C. *Eficiencia y su Medición en Prestadores de Servicios de Agua Potable y Alcantarillado.* Comisión Económica para América Latina y el Caribe (CEPAL), 2011.

GREENE, W. H. On the Estimation of a Flexible Frontier Production Model. *Journal of Econometrics,* 13(1), p.101-15,1980.

GREENE, W. H.; *Econometric Analysis.* Prentice-Hall,1999.

MEEUSEN, W.; Van der BROECK, J. Efficiency Estimation from Cobb-Douglas Production Functions with Composed Error. *International Economic Review,* 18, p.435-44, 1977.

MOTTA, R. S. MOREIRA, A. R. B. Efficiency and regulation in the sanitation sector in Brazil. In: 1ª Jornada de Estudos de Regulação do Ipea. Rio de Janeiro, Ipea, 28 out. 2004, 29p.

OHIRA, T. H.; TUROLLA, F. A. Economia e regulação do setor de saneamento básico. In: XVI Congresso Brasileiro de Economistas – políticas públicas e desenvolvimento: a armadilha do endividamento interno e externo. Florianópolis, 2005.

REVOLLO, D.; RAMÍREZ, J. Revisão dos modelos de eficiência introduzidos mediante a Resolução CRA 287 de 2004. *Revista: Regulação de Água Potável e Saneamento Básico* n.14. Bogotá, 2008.

ROMERO, C.; MARGARETIC, P. *Aderasa: Estudio de Benchmarking de empresas de agua y Saneamiento de Latinoamérica sobre su base de datos.* Centro de estudios Económicos de la Regulación, Universidad Argentina de la Empresa, 2005

SHIROTA, R.; OHIRA, T. H. Eficiência econômica: uma aplicação do modelo de fronteira estocástica em empresas de saneamento. In: Congresso SOBER - Sociedade brasileira de economia rural, 2005, Ribeirão Preto. Anais do XLIII Congresso SOBER, Ribeirão Preto, 2005.

TUPPER, H. C.; RESESNDE, M. Efficiency and regulatory issues in the Brazilian water and sewage sector: an empirical study. *Utilities Policy*, n. 12, p.29-40, 2004.

TUROLLA, F. A.; OHIRA, T. H. Pontos para uma discussão sobre eficiência e regulação em saneamento. In: MOTTA, R.S.; SALGADO, L. H. (Orgs.). *Regulação e concorrência no Brasil*. Rio de Janeiro: IPEA, 2007, p.9-314.

EXERCÍCIOS

1. Como você definiria, recorrendo às suas próprias palavras, o conceito de eficiência econômica?
2. Como podem ser avaliadas as ineficiências de um prestador de serviços de saneamento? Quais são os enfoques disponíveis e suas principais características?
3. Quais são os pontos fortes e pontos fracos das diferentes abordagens para a medição de eficiência no setor?
4. Quais são os problemas típicos que pode ter uma agência reguladora do setor no momento de tentar avaliar a eficiência dos prestadores mediante os métodos discutidos neste capítulo?
5. Quais são as principais diferenças entre os métodos *top-down* de fronteiras estocásticas, mínimos quadrados ordinários e análise DEA?

11 | Regulação *Sunshine*: uma proposta de regulação técnica para o saneamento

Alexandre Caetano da Silva

A GESTÃO DOS SERVIÇOS DE SANEAMENTO BÁSICO NO BRASIL

O atual escopo dos serviços de saneamento básico no Brasil foi definido com o marco regulatório do setor, a Lei n. 11.445, de 5 de janeiro de 2007, que estabelece diretrizes nacionais para o saneamento básico (LNSB), envolvendo os serviços de abastecimento de água, esgotamento sanitário, limpeza urbana e manejo de resíduos sólidos, além de drenagem e manejo de águas pluviais urbanas. Entre as novidades desta Lei destaca-se o conceito ampliado de saneamento básico, que em projetos de lei anteriores estava restrito aos serviços de abastecimento de água e esgotamento sanitário, e agora envolve a gestão da drenagem urbana e de resíduos sólidos. Nesse último aspecto, o posterior marco regulatório específico para a componente de resíduos sólidos, a Lei n. 12.305, de 2 de agosto de 2010, que instituiu a Política Nacional de Resíduos Sólidos (PNRS), recepcionou a LNSB nas questões relacionadas aos resíduos urbanos e enfatizou a necessidade de gestão integrada de resíduos, tratando também do disciplinamento do manejo de diversos outros tipos de resíduos, como os da construção civil e dos serviços de saúde.

Apesar dos esforços empenhados para a estruturação do setor de saneamento básico desde a edição do marco regulatório, as iniciativas para a melhoria da gestão dos serviços de resíduos sólidos e de drenagem urbana, de acordo com os parâmetros definidos nas diretrizes nacionais, ainda são incipientes. Não obstante a boa cobertura de coleta de resíduos domiciliares no Brasil, poucos municípios contam com sistema de cobrança, por meio de taxas ou tarifas, para garantir a sustentabilidade econômica dos serviços de limpeza urbana e manejo de resíduos sólidos[1]. Esse permanece como um grande desafio ao tratamento dos resíduos sólidos e à disposição final ambientalmente adequada de rejeitos[2]. Para os serviços de drenagem e manejo de águas pluviais urbanas, os modelos de gestão se encontram em estágio mais incipiente, com discussões nos meios técnicos e acadêmicos de temas como drenagem sustentável e sistemas de cobrança mediante taxas[3], ainda sem experiências relevantes de gestão, por meio de ordenamentos estabelecidos de financiamento, planejamento, metas, responsabilidades bem definidas para operação dos serviços de drenagem e regulação independente. A esse respeito, dos serviços de saneamento básico, os mais desenvolvidos, do ponto de vista gerencial, são o abastecimento de água e o esgotamento sanitário, que contam com sistemas tarifários estabelecidos.

O modelo de prestação de serviços de abastecimento de água e esgotamento sanitário presente no Brasil remonta à época do Plano Nacional de Saneamento (Planasa), que a partir da década de 1970 incentivou a criação das Companhias Estaduais de Saneamento Básico (Cesbs), promovendo a universalização do atendimento por meio da regionalização dos serviços e da aplicação de mecanismos de subsídios cruzados, de forma que os ganhos de escala nos centros metropolitanos permitissem a ampliação da cobertura em localidades menos atrativas do ponto de vista do retorno econômico, especialmente para os pequenos municípios do interior (Arretche, 1999). As Cesbs são responsáveis pelo atendimento da maioria dos municípios e da população brasileira[4], e avançaram significativamente na ampliação da cobertura dos ser-

---

1. Calcula-se que 61,4% dos municípios brasileiros não fazem qualquer tipo de cobrança pela gestão dos resíduos sólidos (PNRS, 2012).
2. O prazo estabelecido para encerramento dos lixões, conforme definido no art. 54 da Lei n. 12.305, de 2 de agosto de 2010, que institui a Política Nacional de Resíduos Sólidos, foi de quatro anos, ou seja, até agosto de 2014 (Brasil, 2010).
3. A esse respeito, por exemplo, Tucci (2002) recomenda, entre outras alternativas, uma taxa baseada na área permeável de cada propriedade.
4. Segundo dados do Sistema Nacional de Informações sobre Saneamento (SNIS, 2012), as Cesbs são responsáveis pelos serviços de distribuição de água em 80,4% municípios, e pelos

viços de abastecimento de água nas áreas urbanas, mas não alcançaram os mesmos resultados em relação aos serviços de esgotamento sanitário. Outro modelo institucional de destaque na operação dos serviços são as autarquias municipais de saneamento básico, conhecidas pelo nome de Serviços Autônomos de Água e Esgoto (SAAEs), modelo que predomina na operação de iniciativa local. Já a participação do setor privado na prestação dos serviços de abastecimento de água e esgotamento sanitário é pequena[5].

Com a Constituição de 1988, o papel dos municípios é reforçado, assumindo autonomia própria, compondo com os estados, o Distrito Federal e a União os entes do sistema federativo brasileiro. Esse papel destacado dos municípios, a partir de 1988, acirra os conflitos entre estados e municípios acerca da titularidade dos serviços de saneamento básico, em choque com o modelo de regionalização promovido na época do Planasa e sua herança, as Cesbs[6]. Nesse contexto, é importante destacar que, antes do Planasa, prevaleciam os interesses predominantemente locais em relação aos serviços de saneamento básico, mas, com a intensificação do processo de urbanização brasileiro, concomitantemente com a expansão da cobertura das redes de abastecimento de água, os sistemas de abastecimento tornaram-se mais complexos e integrados, exigindo a procura por mananciais cada vez mais distantes dos centros urbanos, principalmente em razão da busca por fontes de qualidade, com maior segurança do que aquelas próximas às grandes cidades ameaçadas pela poluição. Isso, além da necessidade de compartilhamento da infraestrutura entre vários municípios em áreas conurbadas, descaracteriza, em parte, o que antes era um serviço de interesse eminentemen-

---

serviços de esgotos em 58,6% dos municípios. Na distribuição de água, isso representa 74,3% da população urbana e, nos serviços de esgotos, representa 69,9% da população urbana.
5. Em estudo promovido pelo Ministério das Cidades em 2008 (PMSS, 2008a), além de constatar a relativamente pequena participação privada no setor de saneamento no Brasil, de diferentes formas, tais como concessão plena, *built-operate-transfer* (BOT) ou contrato de gestão, também é interessante destacar que a percepção da população entrevistada para o estudo identificou, em geral, melhoria da qualidade dos serviços, mas, também, que os preços dos serviços com participação privada têm aumentado mais do que proporcionalmente à qualidade do serviço.
6. Pesquisa da Fundação Getúlio Vargas (Mendes et al., 2005) identificou uma dinâmica de grupos de interesses na construção dos novos marcos regulatórios do setor, definidos por "polos municipalistas e estadualistas, acrescentando-se os privatistas, que podem combinar-se ou confrontar-se" de acordo com as circunstâncias: "assim, municipalistas e estadualistas têm em comum a defesa da prestação dos serviços por entidades públicas", "estadualistas e privatistas se unem em torno da ideia de lógica empresarial do setor de saneamento", enquanto "privatistas e municipalistas podem sustentar juntamente a operação em âmbito local".

te local. Se, por um lado, a maioria dos 5.565 municípios brasileiros ainda não tem a necessidade de integrar fisicamente os sistemas de abastecimento de água com cidades vizinhas, mantendo sua infraestrutura urbana isolada de outros municípios, a população que vive em áreas conurbadas está ganhando importância, exigindo das autoridades a articulação de políticas regionais para assegurar a provisão dos serviços. Segundo dados do IBGE, apenas nas quinze maiores regiões metropolitanas do país já vivem 37,26% da população total do Brasil (IBGE, 2012).

Ademais, os estudos técnicos e as iniciativas de políticas governamentais para o setor alinham-se no sentido da continuidade da promoção da regionalização, não só para compartilhamento da infraestrutura, mas também para a integração técnica, operacional e econômico-financeira, haja vista os ganhos de escala característicos dos serviços de saneamento básico. Alternativamente aos pactos entre entes da federação para gestão associada dos serviços, cria-se o modelo de contratação mediante consórcios públicos, por meio da Lei n. 11.107, de 6 de abril de 2005. A disseminação do modelo de cooperação para a formação de consórcios públicos encontra dificuldades na necessidade de articulação política entre os entes federados, de experiência e tradição ausentes, principalmente nas regiões Norte e Nordeste, e de um modelo claro e estável de subsídios para a universalização do atendimento e o aumento do acesso à população, especialmente a de baixa renda, que venha a suceder, ou ao menos atualizar nos termos da nova legislação, o modelo de subsídios cruzados em vigor desde a época do Planasa.

A REGULAÇÃO DOS SERVIÇOS DE SANEAMENTO BÁSICO

Até o Planasa, os operadores dos serviços de abastecimento de água e esgotamento sanitário se autorregulavam, executando seu próprio planejamento e negociando a definição de tarifas diretamente com os titulares dos serviços ou com os governadores; estes, independentemente das questões ainda não pacificadas quanto à titularidade dos serviços, na posição de controladores das suas respectivas Cesbs. A regulação econômica, nesse período, era exercida, na prática, pelo extinto Banco Nacional da Habitação (BNH), por meio do acesso ou restrição de financiamento para investimentos. Atualmente, mecanismos análogos ainda fazem uso do *spending power* da União, sendo importantes para a indução das políticas públicas do governo central, a serem executadas com a colaboração das entidades subnacionais de governo, uma vez que, no Brasil, a União destina a maior parte dos recursos para investimento no setor.

Desde a década de 1990, o panorama de intervenção do Estado nos setores de infraestrutura muda significativamente, e o setor de saneamento não fica indiferente a esta mudança. Associado ao quadro de crise fiscal e econômica daquele período, com limitações da capacidade de investimento do Estado para atender à demanda por serviços públicos, o governo deixa paulatinamente de ter um papel de operador dos serviços, delegando algumas atribuições ao setor privado, e passa a assumir com mais ênfase seu papel regulador. Nessa época destacam-se as reformas dos setores de telecomunicações e elétrico, com criação de agências federais setoriais e independentes para a regulação desses serviços. Essa transição não ocorre sem alguns percalços, por exemplo, evidenciados na crise do setor elétrico, marcado pelo racionamento de energia. Os acontecimentos deixaram expostas algumas fragilidades de atuação do Estado nessa transição que, ao delegar a operação dos serviços às entidades privadas e a regulação às autoridades públicas independentes, deveria continuar zelando pelo seu papel de planejador setorial. No setor de saneamento básico, o marco regulatório também destacou a necessidade do titular dos serviços exercer o papel de planejador, bem como a obrigatoriedade da regulação dos serviços de forma independente, que constituem alguns dos principais desafios para a implantação da reforma institucional.

Enquanto as inovações tecnológicas contribuíram para obter maior velocidade de reformas nas áreas de telecomunicações, com maior competitividade em todos os níveis, e de energia, principalmente no segmento de geração, a menor dinâmica do setor de saneamento e a sua descentralização, agravada pela desorganização institucional que se seguiu ao período posterior ao Planasa até o marco regulatório, fez que o saneamento chegasse atrasado relativamente às reformas nos demais setores de infraestrutura pública. As iniciativas que se seguiram para a estruturação de regulação independente sobre os serviços de saneamento, principalmente por parte de alguns estados, fundaram-se no modelo de regulação do setor elétrico, inclusive fomentadas por parcerias com a Agência Nacional de Energia Elétrica (Aneel). Ressalte-se que não existe, no Brasil, uma regulação nacional do saneamento e as agências estaduais criadas foram, em sua grande maioria, multissetoriais, ou seja, entidades que regulavam vários setores de infraestrutura, ao contrário do modelo empregado pelas agências federais e também por entidades municipais, cujas agências, em geral, regulam apenas um setor. A atuação multissetorial das agências estaduais enfoca a necessidade de manter um quadro técnico qualificado e reforçado administrativamente, com a ampliação de sua atuação frente aos riscos de captura pelos agentes regulados. Ao mesmo tempo, a LNSB manteve a possibilidade de delegação não só dos serviços, mas também do exercício da regulação por parte de agências regionais, sejam agências estaduais, de municípios do mesmo estado ou formadas a partir de consórcios públicos, haja vista os altos custos estimados para a manutenção de estruturas burocráticas de regulação em cada um dos municípios brasileiros.

Apesar dessas diferenças da organização da regulação do setor de saneamento em relação ao setor elétrico, os princípios técnicos de regulação do setor de energia balizaram as primeiras iniciativas de regulação independente do saneamento básico, tanto sobre os aspectos de procedimentos para mediação de conflitos entre empresas e seus usuários, metodologias aplicadas na fiscalização da qualidade da prestação dos serviços, ou nas primeiras discussões sobre metodologias de avaliação econômica, tratando temas como aplicação de metodologias de *price cap* e empresas de referência, transplantadas quase diretamente do setor elétrico.

Das experiências de regulação do setor elétrico e das iniciativas correspondentes espelhadas na área de saneamento, podem-se dividir os diversos instrumentos regulatórios para promoção da eficiência e melhoria da qualidade dos serviços em políticas de incentivo e políticas punitivas[7]. Os instrumentos de incentivo, em geral, estão associados às técnicas de regulação tarifária, em que o operador e seus agentes podem potencialmente incorporar parte da renda obtida com os ganhos de eficiência e competitividade. Nesse sentido, a busca dos prestadores de serviços por maiores lucros é fundamental para o sucesso da aplicação de ferramentas de incentivo regulatório.

---

7. Segundo Ollaik e Medeiros (2011, p. 1955), "uma categorização com base na teoria de controle organizacional é a de Amitai Etzioni (1964), que define instrumentos do modelo como cenouras, chicotes e sermões, ou seja, o incentivo, a punição ou a informação".

Esse objetivo entra em contradição com as políticas de gestão do setor de saneamento, seja porque o Brasil adotou politicamente a titularidade pública dos serviços de saneamento, que mesmo com a participação privada, por meio da delegação de sua operação, não perdem seu caráter de serviço de interesse público e regulado pelo Estado, seja porque, mesmo nos casos de delegação dos serviços de saneamento, a operação estatal ainda prevalece, enquanto a participação privada parece desejável apenas se mantido o controle estatal dos serviços, tais como mediante a terceirização de atividades ao setor privado, abertura de capital ao mercado sem perda do controle acionário por parte de entidade do Estado, aumento do endividamento público por meio de alavancagem de recursos do setor privado para realização de investimentos em saneamento, entre outros.

Em um sistema com alta intervenção estatal, qual o sentido do lucro, senão extrair renda de um setor já carente de investimentos? Ou, por outro ponto de vista, tomando-se como justa a obtenção de lucros pelo empreendedor privado, levado a assumir riscos em troca da criação de riqueza, e considerando importante sua participação para a inovação do setor e gestão eficiente dos serviços, qual a razão do capital privado estar quase sempre associado ao controle estatal, sem submeter à prova sua competência, ao menos, na concorrência de entrada pelo mercado, por meio da licitação pública para delegação dos serviços? A negligência da importância do lucro como fator de inovação ou a prática de sua busca sem assunção de riscos contribui para a inércia e o atraso tecnológico do setor de saneamento[8]. Concomitantemente, essa estrutura tem dificultado o sucesso de políticas regulatórias de incentivo aplicadas ao saneamento básico, seja por resistências ideológicas em razão da incompreensão da função do lucro para o desenvolvimento econômico e social, seja pelo acanhamento das elites econômicas, incluindo suas elites sindicais, mais interessadas na privatização do interesse público desde o próprio corpo estatal.

Em relação aos instrumentos punitivos, observa-se que mesmo os setores de telecomunicações e energia elétrica enfrentam dificuldades para aplicação de alguns desses mecanismos de controle sobre os serviços regulados.

---

8. Estudo (Faria et al., 2005) indica evidências de um equilíbrio de baixo nível no setor de saneamento básico, em que existe um círculo vicioso entre o oportunismo do governo, preços abaixo dos custos de fornecimento, ausência de investimentos e baixa qualidade dos serviços.

No Brasil, o papel exercido pela administração, por parte dos órgãos e entidades do Poder Executivo, incluindo as agências reguladoras, não afasta a possibilidade de recurso ao Poder Judiciário da parte que se entende prejudicada. Além do grande número de processos gerados a partir de conflitos decorrentes da prestação de serviços públicos, o que seria, em parte, naturalmente explicável pela sua participação relevante na economia, e da demora no julgamento desses conflitos, deficiência sistêmica dos processos de julgamento nas esferas administrativas ou judiciais, as agências reguladoras arrecadam efetivamente uma pequena fração das multas aplicadas em razão de irregularidades na prestação dos serviços[9], o que reduz o impacto do instrumento de aplicação de penalidades para promoção da melhoria dos serviços públicos.

ALTERNATIVAS DE FERRAMENTAS REGULATÓRIAS

Se o sucesso de instrumentos mais sofisticados de incentivos regulatórios demanda uma ruptura de paradigmas no sentido ideológico e na organização institucional que tomou forma no Brasil, e a eficácia da aplicação de instrumentos punitivos esbarra na ineficiência da burocracia do Estado, a quais instrumentos de indução ou *enforcement* as agências reguladoras podem se socorrer no curto prazo para atender ao interesse público? Antes de tentar propor uma resposta a essa questão, é necessário aprofundar o contexto de equilíbrio de forças mediado pelas agências reguladoras.

---

9. Segundo o secretário de Fiscalização e Desestatização do Tribunal de Contas da União (TCU), Maurício Wanderley, em apresentação sobre os trabalhos do TCU na área de telecomunicações, durante a reunião da Comissão de Ciência e Tecnologia, Comunicação e Informática (CCTCI) da Câmara dos Deputados em 18 de abril de 2012 (CCTI, 2012): "apenas 4,5% das multas aplicadas pela Anatel são pagas pelas concessionárias reguladas pela Agência [...] Existem dois motivos para que isso aconteça: ou as multas estão sendo aplicadas com má qualidade, ou o sistema jurídico não está funcionando como deveria", comentou o deputado Eduardo Azeredo (PSDB--MG), presidente da Comissão. Maurício Wanderley apresentou histórico com a comparação entre os montantes de multa arrecadados e os valores de multas aplicadas pelas agências, de 2008 a 2010. Em 2008, a Anatel arrecadou 11,4% das multas aplicadas; a Aneel, 26,6%; a ANP 13%; a ANTT, 8,6%; e a Anac, 17,4%. O acumulado de valores de multas aplicadas em 2008 foi de 13,5%. Em 2009, a Anatel recebeu pelo pagamento de 2% das multas aplicadas; a Aneel, 16,1%; a ANP, 17,2%; a ANTT, 9,4%; a Anac, 36%; e a Antaq, 7,4%. O total acumulado por todas estas agências foi de apenas 4%. Já em 2010, a Anatel teve 4,5% de arrecadação; a Aneel, apenas 2,8%; a ANP, 15,6%; a ANTT, 9,4%; a Anac, 48,4%; e a Antaq, 57,2%. O total de multas pagas nesse ano foi de 6%.

Uma representação tradicional que, apesar de simplista, ajuda a esclarecer os principais polos de interesse em relação aos serviços públicos, é o triângulo em que os vértices são ocupados pelos usuários, titular e prestador de serviços, e centralizado pela agência reguladora de forma equidistante a cada um dos três vértices (Berg, 2000). Pode-se afirmar que a relação que governa o lado entre os usuários e o prestador de serviços é essencialmente de natureza econômica, na qual, em troca da oferta do serviço, o prestador pretende do usuário o pagamento justo e com pontualidade. Seguindo o mesmo raciocínio, no sistema democrático brasileiro, a relação que governa o lado entre os usuários e o titular é de natureza política, na qual a autoridade pública busca ultimar sua legitimidade diante dos usuários/cidadãos por meio do voto[10].

No setor de saneamento básico, da ótica dos usuários, a distância entre os vértices do prestador e do titular se estreitam na medida do maior nível de intervenção estatal, na ordem, iniciando pela delegação, a operador privado, modelo original do tradicional triângulo da regulação, passando pelas empresas de economia mista, como as Cesbs, empresas públicas, autarquias ou fundações, como os SAAEs, até a administração direta, onde se funde com o próprio titular e seus interesses, de acordo com a Figura 11.1.

A rigor, a multa pecuniária em razão de descumprimento de contrato de concessão por parte de operador privado atua no âmbito da tradicional regulação do contrato de delegação, no lado do triângulo apoiado entre os vértices do titular e do prestador de serviços. Imiscuídos os interesses entre o prestador de serviços com participação estatal, em maior ou menor grau, com os interesses do respectivo titular ou outra esfera de governo que apoie a sustentação dos serviços, poder-se-ia especular alternativas de outros campos de interesses para atuação regulatória, dirigidas para os lados apoiados pelo vértice dos usuários. Conforme previsto no Código de De-

---

10. Apesar de reconhecida a influência do poder econômico no âmbito das disputas políticas de poder, o ordenamento jurídico brasileiro repele a compra de votos dos eleitores ou de seus representantes, como lembrado pelo presidente do Supremo Tribunal Federal, Ministro Carlos Ayres Brito, no julgamento da Ação Penal 470 (Carneiro, 2012): "esse regime de aliança entre partidos, na perspectiva da governabilidade do Executivo, essas alianças e acordos não podem ser objeto de estranhamento. O que é estranhável, neste caso, é a formação argentária de alianças. Aí é um estilo de coalizão excomungado pela ordem jurídica. Quando as alianças se fazem à base de propina, suborno, corrupção, elas são repudiadas pela ordem jurídica por seus efeitos danosos aos valores mais cuidadosamente protegidos pela ordem jurídica".

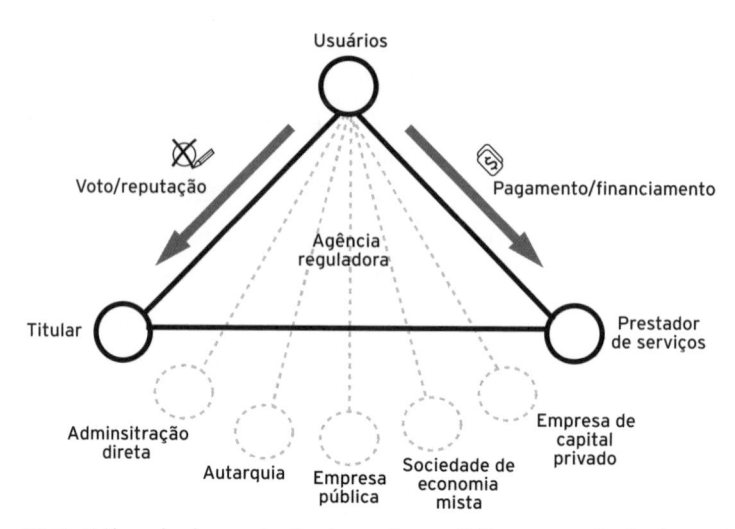

```
                           Usuários
                             ○
           Voto/reputação  ╱   ╲  Pagamento/financiamento
                         ╱  Agência  ╲
                        ╱ reguladora  ╲
            Titular   ○───────────────○  Prestador
                                         de serviços
```

Figura 11.1: Triângulo da regulação de serviços públicos no contexto do controle estatal dos operadores.

Fonte: adaptada de Berg (2000).

Abaixo de Titular: Adminsitração direta, Autarquia, Empresa pública, Sociedade de economia mista, Empresa de capital privado

fesa do Consumidor, uma das alternativas é a indenização direta ao usuário, por meio da restituição do preço pago pelos serviços ou abatimento proporcional à falha[11]. Essa alternativa desloca a regulação do contrato de concessão, ou do contrato de programa, nos casos de delegação dos serviços em parceria entre entidades públicas, para a regulação dos contratos de adesão entre os prestadores e seus usuários. Antes das possíveis críticas à superposição de funções entre as agências reguladoras e o sistema de defesa do consumidor, quando da aplicação de instrumentos de indenização, cabe destacar que, assim como não se questiona à primeira vista, no modelo de regulação tradicional, um desequilíbrio de tratamento entre o titular e o prestador, posto que a entidade reguladora pertença à administração, desde que observado o requisito de independência da agência, tam-

---

11. Conforme a Lei n. 8.078, de 11 de setembro de 1990, que dispõe sobre a proteção do consumidor, no seu art. 20, *in verbis*: "o fornecedor de serviços responde pelos vícios de qualidade que os tornem impróprios ao consumo ou lhes diminuam o valor, assim como por aqueles decorrentes da disparidade com as indicações constantes da oferta ou mensagem publicitária, podendo o consumidor exigir, alternativamente e à sua escolha: II - a restituição imediata da quantia paga, monetariamente atualizada, sem prejuízo de eventuais perdas e danos; III - o abatimento proporcional do preço".

bém não haveria de se falar em desequilíbrio na mediação da agência entre o prestador e os usuários[12].

Ocorre que mesmo a aplicação de ferramentas de indenização tem limites, pois o desejo do usuário é ter serviço adequado a preço acessível e não conviver com um serviço precário a preço irrisório. Para serviços de natureza essencial e de longo período de maturação, como o caso do abastecimento de água, deve-se ter alguma alternativa adicional antes do reconhecimento definitivo da incapacidade de gestão do prestador, com a rescisão do contrato[13], o que pode ser traumático do ponto de vista da qualidade do serviço no período de transição, ou simplesmente inviável. Resta um campo ainda pouco explorado de aplicação de instrumentos regulatórios, às vezes obtido como consequência colateral da aplicação de instrumentos que visam ao impacto financeiro direto: a imagem do prestador de serviços junto aos seus usuários.

Em um mundo com interações sociais cada vez mais complexas e dinâmicas, a reputação[14] das empresas passa a ter papel fundamental na continuidade e no sucesso dos negócios. Ademais, no setor de saneamento básico com forte controle estatal, ferramentas que abordam a imagem e a reputação da prestação dos serviços têm o potencial de atingir diretamente o eixo de relação política entre os usuários e o titular, além de possibilitar a efetiva participação social.

---

12. De fato, ante à assimetria geralmente estabelecida entre o usuário e o prestador de serviços, circunstâncias podem justificar a posição de defesa do usuário por parte da agência reguladora. Afinal, nos dizeres de Rui Barbosa em discurso de 1921 (Barbosa, 1997): "a regra da igualdade não consiste senão em quinhoar desigualmente aos desiguais, na medida em que se desigualam".
13. Cabe lembrar o caso da extinção da Companhia Estadual de Saneamento de Mato Grosso, Sanemat (PMSS, 2008b), em que, constatada a deterioração da qualidade dos serviços no período imediatamente após o fim das relações entre a empresa e os municípios operados pela Companhia no estado do Mato Grosso até o ano 2000, ficou demonstrada "a lição de que descentralização de tal proporção não pode ser feita sem uma preparação prévia das instituições receptoras".
14. Para Fombrun e Ridova (1998), apud Almeida (2005), "entende-se por reputação corporativa uma representação coletiva das ações e resultados da organização, por meio da qual se demonstra sua habilidade em gerar valores para os múltiplos *stakeholders*". Ainda segundo os autores, "pesquisas têm demonstrado que uma reputação positiva atua como ímã, atraindo investidores, diminuindo custos de capital, trazendo novos consumidores, retendo os atuais compradores, motivando os empregados, gerando cobertura favorável da imprensa e afetando favoravelmente o conteúdo das análises financeiras".

REGULAÇÃO *SUNSHINE*

A regulação *sunshine* é um sistema de avaliação de desempenho que se fundamenta na divulgação pública dos resultados dos serviços de determinada unidade, por meio de indicadores de desempenho selecionados, e na sua comparação com as restantes do mesmo setor (Marques, 2005, apud Arce, 2011), buscando o empoderamento dos usuários e cidadãos e estimulando a pressão da sociedade para a melhoria da qualidade dos serviços. Nesse contexto, baseado na experiência internacional de regulação *sunshine*, os prestadores que apresentam fraco desempenho ficariam constrangidos e, por conseguinte, teriam propensão a corrigir os desvios manifestados (Marques, 2005, apud Arce, 2011). Países que já aplicaram modelos de regulação *sunshine* e políticas de *name and shaming*, tais como Portugal, Austrália, Reino Unido e Zâmbia, evidenciaram resultados de melhoria da qualidade dos serviços (Marques, 2005, apud Arce, 2011).

Assim como a fiscalização, o modelo de regulação *sunshine* está associado à regulação técnica, mais do que aos mecanismos de regulação tarifária, apesar de não concorrer em detrimento da aplicação de ferramentas de regulação estritamente econômico-financeiras. Seu processo pode ser sintetizado por ciclos anuais de avaliação, cada ciclo constituído por etapas de coleta de dados, validação dos dados, cálculo e interpretação de indicadores de desempenho, análise de desempenho e divulgação, conforme esquema da Figura 11.2.

Para o sistema de regulação *sunshine*, assim como para outros sistemas que fazem uso de indicadores, um indicador de desempenho pode ser definido como uma medida de avaliação quantitativa da eficiência ou da eficácia de um elemento ou atividade relativa ao serviço prestado, proporcionando uma avaliação direta do nível atingido em relação a determinado objetivo (Alegre et al., 2004). A eficiência mede se os recursos disponíveis são utilizados de modo otimizado para a provisão do serviço. A eficácia, por sua vez, mede o nível atingido em relação a determinado objetivo de gestão.

Os indicadores devem ser expressos por razões entre variáveis, frequentemente com dados produzidos pelo prestador de serviços (Arce, 2011), e podem ser, por exemplo:

Tarefas da responsabilidade do prestador

Coleta e comunicação dos dados ⇒ Validação dos dados ⇒ Determinação e interpretação dos indicadores

⇓

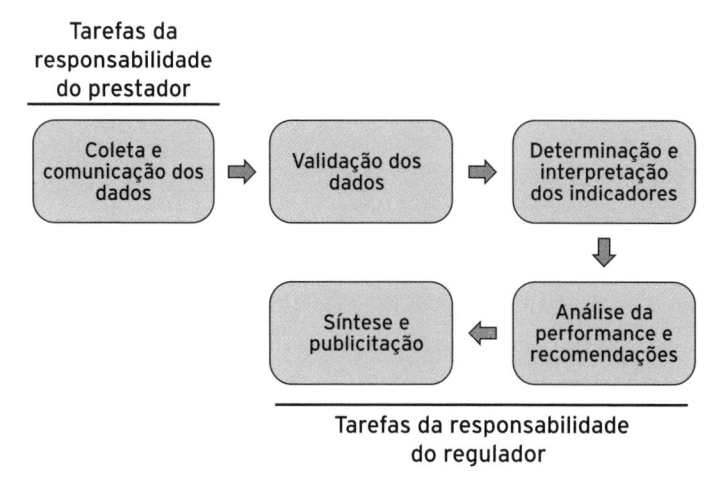

Síntese e publicitação ⇐ Análise da performance e recomendações

Tarefas da responsabilidade do regulador

Figura 11.2: Processo de avaliação de desempenho.

Fonte: Arce (2011).

- Adimensionais (p. ex., em porcentagem).
- Intensivos (p. ex., em unidades por metro cúbico).
- Não extensivos (quando o denominador representa uma dimensão do sistema em análise; p. ex., quantidade de ligações ou comprimento de rede).

O desafio no desenho de sistemas de avaliação de desempenho com uso de indicadores é definir uma relação de indicadores que, ao mesmo tempo, represente todos os aspectos relevantes da prestação dos serviços e possa ser aplicada em toda a diversidade de sistemas de abastecimento de água ou de esgotamento sanitário. A Entidade Reguladora dos Serviços de Águas e Resíduos de Portugal (Ersar) especificou, para sua segunda geração do sistema de avaliação de *performance*, a partir de 2012, uma relação de 16 indicadores para cada serviço, seja abastecimento de água, esgotamento sanitário ou manejo de resíduos sólidos, reduzindo a quantidade de indicadores da primeira geração, antes, de 20 indicadores para cada serviço, aplicada desde 2004 (Alegre et al., 2012). A Agência Reguladora de Serviços Públicos Delegados do Estado do Ceará (Arce), em estudo que resultou no seu primeiro Manual de Indicadores, relacionou a quantidade de 25 indicadores para o serviço de abastecimento de água e 20 indicadores para a avaliação do serviço de esgotamento sanitário, mas é provável que esta quantidade seja ainda reduzida antes do primeiro ciclo de avaliação. Essa limitação da quantidade de indicadores resulta da necessidade de manter o sistema de avaliação compreensível, significativo e acessível ao público leigo, viabilizando a participação social, diferentemente do que ocorre em outros sistemas de avaliação bastante difundidos no setor de saneamento do Brasil, como é o caso do Prêmio Nacional de Qualidade em Saneamento[15] (PNQS), voltado para as empresas, o corpo técnico e gerencial do setor, e do Sistema Nacional de Informações sobre Saneamento[16] (SNIS), com públicos múltiplos, entre os quais órgãos governamentais encarregados do planejamento e desenvolvimento de políticas públicas, ou instituições de pesquisa ou de fomento para a análise, por exemplo, da eficiência do setor. Essa redução na quantidade de indicadores, buscando o foco nos aspectos mais relevantes da prestação dos serviços, é característica natural do processo de amadurecimento dos sistemas de avaliação com uso de indicadores de desempenho, uma vez que a importância dos fatores de avaliação é característica própria das necessidades e objetivos de cada povo, em cada lugar, e, possivelmente, mutáveis ao longo do tempo.

Para a regulação, pode-se, ainda, destacar os seguintes objetivos específicos (Silva e Sobrinho, 2008) a serem considerados no processo de seleção de indicadores:

- Avaliar objetiva e sistematicamente a prestação dos serviços.
- Subsidiar estratégias para estimular a expansão e a modernização da infraestrutura, de modo a buscar a sua universalização e melhoria dos padrões de qualidade.

---

15. O PNQS é um sistema de premiação surgido a partir de iniciativa da Associação Brasileira de Engenharia Sanitária e Ambiental (Abes), em conjunto com a Associação das Empresas de Saneamento Básico Estaduais (Aesbe), Associação Nacional dos Serviços Municipais de Saneamento (Assemae) e a Associação Brasileira dos Fabricantes de Materiais e Equipamentos para Saneamento (Asfamas), visando estimular a prática de modelos gerenciais compatíveis com os melhores exemplos mundiais, por meio da promoção e do reconhecimento dos casos de sucesso que auxiliem no aprimoramento do setor de saneamento. Na sua edição de 2012 (PNQS, 2012), relaciona até 86 indicadores, que podem variar de acordo com a categoria de premiação a que a organização concorre.

16. O SNIS deverá ser sucedido pelo Sistema Nacional de Informações em Saneamento Básico (Sinisa), conforme previsto na LNSB, Lei n. 11.445/2007. O diagnóstico anual de 2012, com dados de 2010, adiciona a 16ª edição à série histórica iniciada em 1995, constituindo uma valiosa base de informações do setor de saneamento. Para água e esgoto, o glossário do SNIS relaciona 83 indicadores.

- Diminuir a assimetria de informações e incrementar a transparência do prestador de serviços públicos e da agência reguladora.
- Subsidiar o acompanhamento e a verificação do cumprimento dos contratos de concessão ou de programa, incluindo a assistência do atendimento de metas operacionais e a avaliação do equilíbrio econômico e financeiro da prestação dos serviços.
- Aumentar a eficiência e a eficácia da atividade de regulação.

Definidos os indicadores e a sistemática de avaliação anual de desempenho, o seu resultado, o relatório de avaliação, produto para divulgação do processo de regulação *sunshine*, deve conter uma expressão pictográfica para cada indicador, referida ao nível específico atingido em relação aos objetivos da prestação dos serviços para cada unidade avaliada, além de análises da evolução do desempenho e de comparações entre as unidades de avaliação. Desse modo, estabelece-se um código de fácil visualização, por meio de cores e símbolos, como estrelas, por exemplo, que possibilitem a rápida identificação do nível atingido (excelente, bom, mediano ou ruim) em relação às metas de cada indicador para cada unidade avaliada. Adicionalmente, como produtos para divulgação ostensiva aos usuários, podem ser emitidas cartas de desempenho, contendo a síntese dos resultados dos indicadores de determinada unidade avaliada, a serem enviadas pelo correio ou junto ao faturamento dos usuários do respectivo sistema. O processo de publicitação também pode incluir o envio dos relatórios aos principais *stakeholders*, tais como o Poder Legislativo do estado e dos municípios, aos titulares dos serviços, imprensa e organizações de defesa do consumidor, além da realização de audiências públicas, divulgação no sítio da internet da agência reguladora e promoção da divulgação dos resultados da avaliação na mídia.

CONSIDERAÇÕES SOBRE A APLICAÇÃO DE INDICADORES DE DESEMPENHO

Iniciativas regulatórias com uso de indicadores de desempenho vêm sendo estudadas e aplicadas internacionalmente, com ênfase em processos de comparação (*benchmarking*), na tentativa, em geral, de simular a concorrência em um serviço caracterizado pelo monopólio natural, como são os serviços de abastecimento de água e esgotamento sanitário. Na medida da consolidação dos sistemas de indicadores, é interessante buscar a harmonização de definições e critérios de cálculo entre os diversos sistemas, no intuito de viabilizar a comparação de desempenho, tendo por base os mesmos parâmetros de análise entre os diferentes prestadores de serviços. Destacam-se as experiências de sistemas de indicadores da *International Water Association* (IWA), e os trabalhos da rede *The International Benchmarking Network for Water and Sanitation Utilities* (IBNET) e da *Asociación de Entes Reguladores de Agua Potable y Saneamiento de las Américas* (Aderasa), os quais estão interagindo progressivamente nos últimos anos, resultando, por exemplo, nas recomendações acerca de indicadores da norma da *International Organization for Standardization* (ISO) n. 24.510, tendo as definições da IWA, nesse caso, como principal referência. No Brasil, o destaque cabe aos indicadores do SNIS (PMSS, 2012). Nesse sentido, é aconselhável que os novos sistemas de indicadores aplicados à regulação *sunshine* sejam compatíveis com as definições já existentes dos sistemas consolidados e, no caso brasileiro, principalmente ao SNIS, ou do seu sucessor, o Sistema Nacional de Informações em Saneamento Básico (Sinisa), que tende a orientar a aferição das metas de políticas públicas a serem acompanhadas pelas agências reguladoras.

Trabalhos para seleção de indicadores de saneamento em apoio aos reguladores brasileiros já foram patrocinados pela Associação Brasileira de Agências de Regulação (Abar) desde 2006, inclusive com a indicação de uma cesta básica de indicadores para as agências (Galvão Junior et al., 2006), que pode servir de fundamento para a introdução de ferramentas com aplicação de indicadores para regulação.

Sendo esta uma publicação que busca reflexões sobre a vivência da prática regulatória do saneamento no Brasil, mais relevante do que reproduzir a síntese do rol de indicadores discriminados na bibliografia indicada, importa expor duas das principais dificuldades constatadas na tentativa de cálculo e aplicação de indicadores na realidade brasileira, aparentemente negligenciadas nas discussões acerca da aplicação de indicadores de desempenho:

- A necessidade de rateios.
- As fragilidades de indicadores de qualidade dos serviços, sendo esta última desdobrada nas questões de continuidade do abastecimento e na potabilidade da água.

Vale ressaltar que, conforme observado anteriormente, o modo de regionalização promovido quando da criação das Companhias Estaduais de Saneamento não guarda mais correspondência com o novo marco regulatório do saneamento básico. Até então, por exemplo, as empresas estaduais não se empenhavam em apropriar adequadamente os custos a cada uma de suas delegações, ou a segregar os custos incorridos com os serviços de abastecimento de água de forma separada dos custos com os serviços de esgotamento sanitário. Independentemente da forma de regionalização, as LNSB obrigam os

> Prestadores que atuem em mais de um município ou que prestem serviços públicos de saneamento básico diferentes em um mesmo município a manter sistema contábil que permita registrar e demonstrar, separadamente, os custos e as receitas de cada serviço em cada um dos municípios atendidos. (Brasil, 2007)

Os exercícios de *benchmarking*, entre os quais se podem citar os da Aderasa e da IBNET, geralmente limitam-se à comparação entre empresas, não exigindo a comparação de desempenho desagregada por unidade territorial de delegação. No Brasil, apesar da LNSB ter tangenciado a definição da titularidade, se do estado ou município, é induzido o acompanhamento do desempenho por município, refletindo-se, por exemplo, na granulosidade dos dados solicitados pelo SNIS e na ênfase à produção de planos municipais de saneamento, muitas vezes ignorando a possibilidade alternativa de produção de planos regionais que contemplem um conjunto de municípios, conforme previsto na legislação. Esse nível de granulosidade espacial para produção da informação necessária, por município, cria uma dificuldade adicional à exatidão e à confiabilidade dos dados para o cálculo de indicadores, notadamente os que envolvem custos em prestações regionalizadas, ensejando, eventualmente, a necessidade de rateio entre municípios e/ou serviços (água e esgoto) para as unidades que apresentam custos e despesas compartilhadas. Podem-se classificar esses custos compartilhados como (Arce, 2009):

- Custos de suporte à produção, envolvendo as unidades que suportam o processo produtivo, tais como manutenção da planta e monitoramento da qualidade.

- Custos de suporte à organização, incidentes sobre as unidades que suportam a organização e que não estão diretamente relacionados ao processo produtivo, tais como os setores de engenharia e projetos, planejamento, administração, tecnologia da informação e comunicação, financeiro, jurídico e recursos humanos.

Na Figura 11.3, apresenta-se uma proposta de sistemática de rateio, em uso no Ceará, na qual é fundamental a definição, para realização dos rateios, de direcionadores de custos, que são indicadores quantitativos de mensuração que representam o consumo de um recurso específico. De acordo com o Manual de Contabilidade Regulatória produzido para o setor de saneamento no Ceará, o primeiro no país após a LNSB (Arce, 2009), "o direcionador utilizado na alocação dependerá do tipo e da característica do centro de custo a ser distribuído". Ainda segundo esse manual,

> É recomendável utilizar a menor quantidade de rateios possíveis e, fundamentalmente, que respondam a um critério de simplicidade, já que a confecção de cada um deles traz uma maior quantidade de registros auxiliares e consequentemente, custos de informação.

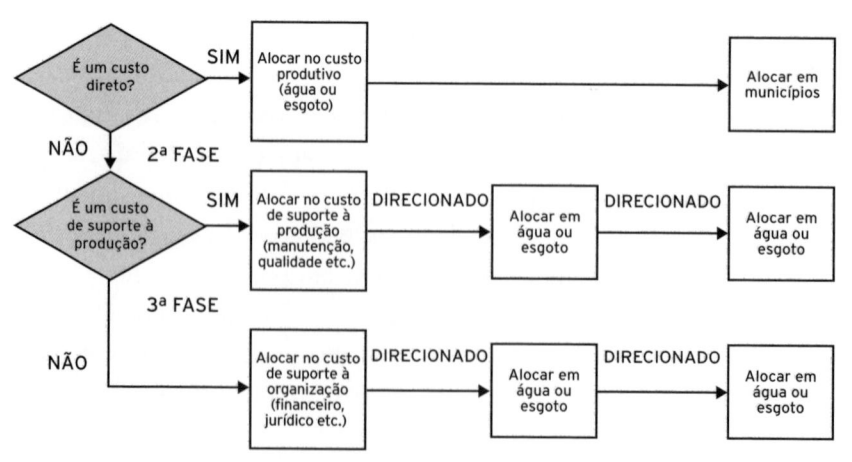

Figura 11.3: Processo de alocação de custos.
Fonte: Arce (2009).

Para os dados técnicos que precisam ser rateados, citando, por exemplo, as perdas volumétricas na produção de água em sistemas metropolitanos integrados, que precisariam ser alocadas a cada um dos municípios atendidos pela unidade de produção para o cálculo de perdas de água por município, a sistemática aplicada é análoga àquela utilizada no rateio de dados econômico-financeiros. O principal desafio que ainda persiste na alocação adequada de dados aos municípios, a partir dos dados de unidades compartilhadas em serviços regionalizados, é a identificação de bons direcionadores de rateio. Como regra geral usa-se o volume faturado, de água ou esgoto, conforme o caso, cuja informação pode facilmente ser vinculada univocamente, em cada período, a dado serviço (água ou esgoto) e município, mas é necessário avançar no desenvolvimento de direcionadores que reflitam melhor a relação de causa e efeito das informações a serem rateadas, para a melhoria da qualidade dos indicadores e da informação.

Pode-se deduzir da experiência regulatória em saneamento básico no Brasil que a sua estruturação institucional não é um processo simples, exigindo o encadeamento de ações com perspectiva de longo prazo; assim, não faz sentido detalhar de imediato os instrumentos de regulação para a promoção de eficiência dos serviços de drenagem urbana, se estes serviços ainda dependem de definições políticas mais claras. Na componente de resíduos sólidos, a política, da quase totalidade dos municípios, que atribui os objetivos, metas, as responsabilidades quanto à gestão e os modelos de operação, sobre a qual se assentará o ambiente regulatório, não foi definida, inviabilizando a discussão mais detalhada de ferramentas de referência para regulação desta componente. Já para as componentes de abastecimento de água e esgotamento sanitário, considerando o ambiente regulatório estabelecido, procura-se identificar como a regulação *sunshine* poderia contribuir para promover a melhoria da prestação dos serviços. Para os indicadores de forma geral, têm-se importantes referências internacionais e nacionais, testadas ao longo de vários anos, e, para os indicadores econômicos e financeiros em particular, destaca-se a necessidade de estabelecer uma contabilidade regulatória, em etapa antecedente à definição de um sistema de avaliação baseado em indicadores de desempenho, para a produção de informações com qualidade satisfatória. Entretanto, percebem-se, nos sistemas de indicadores existentes, definições mais precisas quando se trata de informações de natureza econômico-financeira, em comparação com as informações de caráter técnico, provavelmente em decorrência da maior tradição na investigação da aplicação de indicadores como ferramentas econométricas para análise da eficiência dos serviços, conforme previsto na LNSB[17]. Em síntese, pode-se afirmar que o objetivo dos serviços de abastecimento de água é prover "universalmente" "água potável" com "continuidade" e a "preço acessível" [18], desses requisitos destacados, evidenciam-se, nos sistemas de indicadores existentes, as dificuldades de se avaliar de forma precisa a potabilidade da água e a continuidade do abastecimento.

Em relação à qualidade da água, os indicadores geralmente adotados, como pela Ersar (Alegre et al., 2012) e Aderasa (Aderasa, 2012), consistem em uma relação percentual entre o número de análises conformes ao padrão de potabilidade da água e o total de análises realizadas; desse modo, por exemplo, um índice de 70% expressa que 70% das amostras de água são potáveis para os parâmetros analisados, ou 30% das análises não são potáveis no respectivo período. Conforme explanado por Silva e Basílio Sobrinho (2006, p. 149),

> O problema para a interpretação deste indicador é que ele não diz nada a respeito do risco imposto à população em razão das amostras não conformes, pois normalmente as amostras de água não são analisadas para todos os parâmetros, bem como a frequência e a quantidade de análises exigidas para cada parâmetro

---

17. Vide o *caput* e os §§ 2º e 3º do art. 38 da LNSB: "As revisões tarifárias compreenderão a reavaliação das condições da prestação dos serviços e das tarifas praticadas e poderão ser:"
"I – periódicas [...] II – extraordinárias [...]
§ 2º Poderão ser estabelecidos mecanismos tarifários de indução à eficiência, inclusive fatores de produtividade, assim como de antecipação de metas de expansão e qualidade dos serviços.
§ 3º Os fatores de produtividade poderão ser definidos com base em indicadores de outras empresas do setor".
18. Geralmente, a maior causa de incerteza de indicadores relacionados à universalização do atendimento, como índices de cobertura ou de atendimento pela rede de abastecimento, está associada à dificuldade das empresas cadastrarem com precisão as economias residenciais na sua área de prestação de serviços, identificando, por exemplo, os domicílios vagos ou utilizados temporariamente, e de sua compatibilidade com os critérios de classificação, contagem e projeção de população definidos pelos institutos de pesquisa, como o Instituto Brasileiro de Geografia e Estatística (IBGE) no Brasil, inclusive quanto à classificação de domicílios rurais e urbanos. Apesar dessas dificuldades, indicadores relacionados aos objetivos de universalização (como índices de cobertura), de modicidade (como tarifa média, por exemplo), além de eficiência (como índices de perdas ou de produtividade) são geralmente considerados em metodologias de *benchmarking* métrico, enquanto a potabilidade da água e a continuidade do abastecimento geralmente são ignoradas nestas metodologias.

variam muito. Por exemplo, se entre as amostras de água com presença de não conformidades estiverem contidas todas as análises de água realizadas para aferição de agrotóxicos, o risco à saúde da população se aproximaria de 100%, e, portanto, o índice de qualidade da água inferior a esse número seria enganoso.

No caso do SNIS (PMSS, 2012), seguido pela Arce (Arce, 2011), são selecionados apenas alguns parâmetros mais representativos e com rotinas de amostragem equilibradas, relacionados aos padrões de turbidez, cloro residual e coliformes totais, porém, mesmo se adotada essa abordagem, há problemas de interpretação para efeito da regulação, pois permanece incompleta a avaliação de todas as dimensões da qualidade da água.

A avaliação da qualidade da água é uma atividade complexa, pois deve levar em consideração mais de uma centena de características, entre as quais as propriedades de natureza física, química, microbiológica e radiológica. A legislação moderna está avançando no sentido da incorporação de conceitos de gerenciamento de risco (Brasil, 2012), mais apropriados para a avaliação do controle de qualidade da água, considerando que apenas o controle laboratorial é insuficiente para garantir a efetiva segurança da água para consumo humano. Dessa forma, mesmo conceitos qualitativos da avaliação de risco, manifestados, por exemplo, em uma escala de risco baixo, médio, alto ou muito alto, poderiam ser compatíveis com a expressão de resultados da regulação *sunshine*, apesar da dificuldade de associação desse tipo de análise com outras técnicas métricas de *benchmarking*.

Em relação à continuidade dos serviços, cabe salientar que outros setores de infraestrutura, como telecomunicações e energia elétrica, dispõem de indicadores consolidados de continuidade dos serviços. A duração equivalente de interrupções por unidade consumidora (DEC) e a frequência equivalente de interrupções por unidade consumidora (FEC), por exemplo, são indicadores coletivos de continuidade do setor de energia elétrica calculados para subdivisões das áreas atendidas pelas distribuidoras de energia, denominadas conjuntos elétricos. No setor de energia elétrica começam a ser instalados medidores inteligentes (Agência Estado, 2012), capazes de transmitir informações, não somente sobre o consumo, mas, também, outros dados como tensão e corrente, obtidos de usuários individuais.

Outrossim, no setor de saneamento básico, ainda não existe tecnologia acessível para o monitoramento individual de pressões e o acompanhamento da continuidade do abastecimento, ainda constituindo um desafio para muitas empresas brasileiras a universalização da micromedição dos volumes consumidos de água. Tradicionalmente, as empresas de saneamento têm implementado controles relativos às pressões e vazões em redes de abastecimento de água, com o objetivo principal de reduzir perdas, obtendo resultados de forma secundária na melhoria da continuidade do serviço. Apesar de o controle de perdas impor evolução na infraestrutura que possibilitaria o acompanhamento preciso de continuidade, como a instalação de redes de monitoramento e controle de pressões e vazões, além da setorização hidráulica e da definição de distritos de medição e controle, na prática, a continuidade permanece sendo avaliada indiretamente, por exemplo, por meio do acompanhamento de níveis de reservação, registro de manobras na rede ou de ocorrências no bombeamento, o que não produz informação com detalhe suficiente para a avaliação precisa dos impactos de eventos de descontinuidade sobre os usuários[19].

Destaca-se que o sucesso da regulação *sunshine* deve passar necessariamente pela melhoria da qualidade da informação, especialmente desses fatores fundamentais relativos à qualidade do serviço, a potabilidade da água e a continuidade do abastecimento, sob pena dos valores apresentados ao final do ciclo de avaliação divergirem substancialmente da qualidade percebida pelos usuários acerca do serviço prestado, colocando em risco a credibilidade do processo.

IMPLANTAÇÃO DA REGULAÇÃO *SUNSHINE*

A regulação *sunshine* não implica diretamente impacto financeiro aos agentes regulados, mas, se executada de forma eficaz, pode afetar substancialmente a imagem dos agentes associados à prestação dos serviços, inclu-

---

19. De acordo com a topologia e as características da rede, o impacto de um evento de suspensão no abastecimento pode variar muito entre os diferentes usuários atendidos pelo sistema. São comuns, em sistemas de abastecimento, mesmo após o restabelecimento do fornecimento, relatos de usuários que ficam ainda várias horas ou até dias sem água, especialmente moradores de regiões relativamente mais altas.

sive da agência reguladora. Às agências reguladoras, que não têm tradição na aplicação de indicadores como ferramenta regulatória, são necessárias ações para preparação e desenvolvimento da regulação *sunshine*, que podem ser divididas em quatro eixos: qualidade da informação, credibilidade, comunicação e sistemática:

- A melhoria da qualidade da informação consiste em ações com destaque, no caso do setor de saneamento básico, para melhoria das informações cadastrais das instalações, especialmente as vinculadas à prestação dos serviços (o registro completo dos ativos regulatórios), a sua medição e controle operacional (medições elétricas e hidráulicas, incluindo macro e micromedição de volumes, pressões piezométricas e controle de nível dos reservatórios, além do controle de qualidade da água e efluentes), e a implantação de contabilidade regulatória compatível com as boas práticas internacionais e às exigências da legislação setorial.

- Entre as ações para assegurar a credibilidade das informações destaca-se a promoção da adesão voluntária da empresa às iniciativas de melhoria da governança corporativa, seja por meio da conquista de padrões elevados de transparência junto aos sócios e ao mercado, ou de forma a incentivar sua participação em programas de qualidade e certificação empresarial, mantendo uma auditoria e controle interno eficientes, além do estabelecimento de fiscalização direta por parte da agência reguladora, ou, ao menos, um programa de auditorias periódicas externas independentes, de caráter regulatório, para certificar as informações fornecidas pelos agentes regulados.

- A melhoria da comunicação social é uma tarefa que encerra um desafio próprio, face ao desconhecimento do papel da agência reguladora, tanto na sua relação com os usuários quanto na sua relação com diversos órgãos governamentais. Além da aproximação com a imprensa e outras instituições de governo e da sociedade civil, podem ser buscadas experiências exitosas de agências reguladoras, tais como ações junto às escolas ou a formação de rede de usuários voluntários para avaliação dos serviços regulados[20].

- Recomenda-se que as ações para o desenvolvimento de sistema de indicadores de desempenho devam estar preferencialmente ancoradas em sistemas já

---

20. Citam-se, por exemplo, algumas ações destacadas pela Associação Brasileira de Agências de Regulação (Abar) em seus congressos e eventos de intercâmbio entre agências, tais como o Projeto Crescendo – Cidadania Ativa da Agência Estadual de Regulação de Serviços Públicos de Energia, Transporte e Comunicação da Bahia (Agerba), que leva aos alunos das redes públicas de ensino conhecimento sobre direitos e deveres quanto aos serviços regulados, e o programa de Usuários Voluntários da Agência Estadual de Regulação dos Serviços Públicos Delegados do Rio Grande do Sul (Agergs), que realiza avaliações sistemáticas sobre a qualidade dos serviços, por meio de consultas aos usuários cadastrados.

consolidados, tais como os sistemas de indicadores do SNIS ou da IWA, tanto por razões de ordem prática, na medida da redução de esforços de concepção e de definição de indicadores, quanto estratégica, na medida da criação de plataforma para futuras comparações de desempenho com outras empresas do setor (*benchmarking*) que adotem sistema semelhante de indicadores, mesmo fora da esfera de regulação da agência, além de prover a manutenção de estrutura permanente na agência reguladora para tratar especificamente deste tema, considerando que a consolidação da rotina da regulação *sunshine* criará expectativa e demanda permanente por parte dos agentes de controle social, por exemplo, tal como ocorre nos espaços reservados pela imprensa à divulgação de indicadores de balneabilidade das praias, previsões meteorológicas ou indicadores de inflação.

Para responder adequadamente a essas responsabilidades, podem ser realizadas, nos primeiros dois anos, avaliações experimentais de divulgação restrita entre a agência reguladora, agentes regulados e algumas instituições técnicas e governamentais, de forma a colher subsídios para o aperfeiçoamento da sistemática e da qualidade das informações, precedendo a atividade de comunicação com a sociedade.

CONSIDERAÇÕES FINAIS

Observa-se que o avanço da regulação do saneamento básico no Brasil ocorre em ritmo aquém do desejado (Abar, 2012) ante às necessidades de estruturação institucional do setor para a promoção da gestão eficiente e aumento dos investimentos. Ao mesmo tempo, onde a regulação floresceu, as tentativas de aplicação de instrumentos tarifários e de fiscalização direta, adaptados de sistemáticas importadas ou de outros setores de infraestrutura do Brasil, como de energia elétrica, ainda não tiveram o êxito desejado. As razões para essas dificuldades podem ser explicadas não somente pela falta de suporte institucional e político para o exercício da regulação independente, como determina a LNSB, mas, também, pela necessidade de adaptação e desenvolvimento de uma tecnologia regulatória própria para a realidade do setor de saneamento.

Os princípios da regulação *sunshine* não são novos e, em comum com outras ferramentas regulatórias, se fundamentam em experiências internacionais antecedentes. Entretanto, uma análise criteriosa das circunstâncias em que a regulação *sunshine* pode ser aplicada no Brasil sugere que, por um lado, ela se adapta perfeitamente à realidade institucional do país e, por outro lado, inova ao trazer para o centro da atividade regulatória a participação social, ainda distante das decisões sobre o saneamento básico.

Considerando que a estratégia central do processo de regulação *sunshine* é a exposição à sociedade, não somente do regulado, mas inevitavelmente da própria entidade reguladora e dos demais agentes políticos responsáveis pelo saneamento básico, a aparente abordagem leve da regulação *sunshine*, por não incluir instrumentos como multas pecuniárias ou impactos diretos e imediatos nas tarifas, pode ser ilusória, uma vez que, ao atingir a imagem de agentes com mau desempenho, traz reflexos diretos no eixo de reputação e responsabilidade pública pelos serviços, o que, especialmente no ambiente brasileiro com alta intervenção estatal no setor, tem potencial significativo de mobilização para promoção da melhoria da qualidade dos serviços.

REFERÊNCIAS

[ABAR] ASSOCIAÇÃO BRASILEIRA DE AGÊNCIAS DE REGULAÇÃO. *Saneamento Básico: Regulação 2012*. Fortaleza: Expressão Gráfica e Editora, 2012.

[ADERASA] ASOCIACIÓN DE ENTES REGULADORES DE AGUA POTABLE Y SANEAMIENTO DE LAS AMÉRICAS. *Grupo Regional de Trabajo de Benchmarking*. Informe Anual 2011: datos año 2010. Buenos Aires, Argentina, 2012. Disponível em: www. aderasa.org. Acessado em: 02/11/2012.

AGÊNCIA ESTADO. Cemig começa a instalar medidor inteligente de energia. *O Estado de São Paulo*, São Paulo, 24 set. 2012. Disponível em: <economia.estadao.com. br/noticias/negócios+geral,Cemig-comeca-a-instalar-medidor-inteligente-de-energia,128016,0.html>. Acessado em: 07/11/2012.

ALEGRE, H. et al. *Indicadores de Desempenho para Serviços de Abastecimento de Água*. Tradução de Patrícia Duarte, Helena Alegre e Jaime Melo Baptista. Lisboa: IRAR/LNEC, 2004. Disponível em: <http://www.irar.pt/presentationlayer/artigo_00.aspx?canalid=13&artigoid=197>. Acessado em: 21/04/2009.

_____. Guia de Avaliação da Qualidade dos Serviços de Águas e Resíduos Prestados aos Utilizadores: 2ª geração do sistema de avaliação. Lisboa: IRAR/LNEC, 2012. Disponível em: <www.ersar.pt/>. Acessado em: 02/11/2012.

ALMEIDA, A.L.C. Reputação Organizacional: a importância de parâmetros para o seu gerenciamento. *Organicom*, São Paulo, ano 2, n.2, 2005.

[ARCE] AGÊNCIA REGULADORA DE SERVIÇOS PÚBLICOS DELEGADOS DO ESTADO DO CEARÁ. *Manual de Contabilidade do Setor de Saneamento do Estado do Ceará*. Consultoria PricewaterhouseCoopers. Fortaleza, 2009.

_____. *Manual de Indicadores de Desempenho para os Serviços de Abastecimento de Água e de Esgotamento Sanitário no Estado do Ceará*. Consórcio Ebes e Optimale. Fortaleza, 2011.

ARRETCHE, M.T.S. *Política Nacional de Saneamento: a Reestruturação das Companhias Estaduais*. Infraestrutura: Perspectivas de Reorganização – Saneamento, IPEA, Brasília, 1999.

BARBOSA, R. *Oração aos moços*. Edição popular anotada por Adriano da Gama Kury. 5.ed. Rio de Janeiro: Fundação Casa de Rui Barbosa, 1997. Disponível em: < http://www.casaruibarbosa.gov.br/dados/DOC/artigos/rui_barbosa/FCRB_RuiBarbosa_Oracao_aos_mocos.pdf>. Acessado em: 30/10/2012.

BERG, S. *Developments in Best Practice Regulation: process vs. performance*. Incentive Regulation and Overseas Development Conference. Sidney, Austrália, 2000.

BRASIL. Câmara dos Deputados. Comissão de Ciência e Tecnologia, Comunicação e Informática. Deputados pedem rigor do TCU na Fiscalização de agências reguladoras. Brasília, 18 abr. 2012. Disponível em: http://www2.camara.leg.br/atividade-legislativa/comissoes/comissoes-permanentes/cctci/noticias/noticias-2012/deputados-pedem-rigor-do-tcu-na-fiscalizacao-de-agencias-reguladoras. Acessado em: 02/11/2012.

_____. *Constituição (1988)*. Constituição da República Federativa do Brasil. Brasília, DF: Senado, 1988.

_____. *Código de Defesa do Consumidor*. Lei n. 8.078, de 11 de setembro de 1990, que dispõe sobre a proteção do consumidor e dá outras providências.

_____. Lei n. 11.107, de 6 de abril de 2005, que dispõe sobre normas gerais de contratação de consórcios públicos e dá outras providências.

_____. *Diretrizes Nacionais de Saneamento Básico*. Lei n. 11.445, de 5 de janeiro de 2007, que estabelece diretrizes nacionais para o saneamento básico e dá outras providências.

_____. *Política Nacional de Resíduos Sólidos*. Lei n. 12.305, de 2 de agosto de 2010, que instituiu a política nacional de resíduos sólidos e dá outras providências.

_____. Ministério da Saúde. Conselho Nacional de Saúde. *Plano de Segurança da Água*: Garantindo a qualidade e promovendo a saúde - Um olhar do SUS / Ministério da Saúde, Conselho Nacional de Saúde. Brasília: Editora do Ministério da Saúde, 2012.

CARNEIRO, L.O. Mensalão: STF condena por corrupção ativa José Dirceu, Genoino e Delúbio. *Jornal do Brasil*, Brasília, 10 out. 2012. Disponível em: http://www.jb.com.

br/pais/noticias/2012/10/10/mensalao-stf-condena-por-corrupcao-ativa-jose-dirceu--genoino-e-delubio/. Acessado em: 30/10/2012.

ETZIONI, A. *Modern Organizations*. Estados Unidos, Englewood Cliffs, NJ: Prentice--Hall, 1964.

FARIA, R.C.; NOGUEIRA, J.M.; MUELLER, B. Políticas de precificação do setor de saneamento urbano no Brasil: as evidências do equilíbrio de baixo nível. *Estud. Econ.*, São Paulo, v.35, n.3, 2005. Disponível em: <http://www.scielo.br/scielo.php?script=sci_arttext&pid=S0101-41612005000300004&lng=en&nrm=iso>. Acessado em: 30/10/2012.

FOMBRUN, C.J.; RIDOVA, V. Reputation Management in Global 1000 Firms: a benchmarking study. *Corporate Reputation Review*, London, v.1, n.3, 1998.

GALVÃO JUNIOR, A.C. et al. Regulação: indicadores para a prestação dos serviços de água e esgoto. GALVÃO JUNIOR, A. C.; SILVA, A.C. (Eds.). Fortaleza: Expressão Gráfica e Editora Ltda., 2006. Disponível em: < http://www.abar.org.br/biblioteca/publicacoes_abar/>. Acessado em: 21/04/2009.

HÉLLER, L.; COUTINHO, M.L.; MINGOTI, S.A. Diferentes Modelos de Gestão de Serviços de Saneamento Produzem os Mesmos Resultados? Um estudo comparativo em Minas Gerais com base em indicadores. *Revista de Engenharia Sanitária e Ambiental*, Rio de Janeiro, v.11, n.4, 2006.

[IBGE] INSTITUTO BRASILEIRO DE GEOGRAFIA E ESTATÍSTICA. Diretoria de Pesquisas – DPE, Coordenação de População e Indicadores Sociais – Copis, *Diário Oficial da União*, 31 de agosto de 2012.

MARQUES, R.C. *Regulação de serviços públicos*. Lisboa: Edições Sílabo, 2005.

_____. *Regulation of Water and Wastewater Services*: An International Comparison. Londres: IWA Publishing, 2010.

MENDES, C.H.; COUTINHO; D.R.; TUROLLA, F.A. et al. *Poder Concedente e Marco Regulatório no Saneamento Básico*. São Paulo. Escola de Direito de São Paulo/Fundação Getúlio Vargas. 2005.

OLLAIK, L.G; MEDEIROS, J.J. Instrumentos Governamentais: reflexões para uma agenda de pesquisas sobre implementação de políticas públicas no Brasil. *Revista de Administração Pública*, Rio de Janeiro, p.1943-67, nov/dez 2011.

[PMSS] PROGRAMA DE MODERNIZAÇÃO DO SETOR SANEAMENTO. *Exame da Participação do Setor Privado na Provisão dos Serviços de Abastecimento de Água e de Esgotamento Sanitário no Brasil*. Consórcio Inecon/Fundação Getúlio Vargas; coord.: Ricardo Ramos Robles; vice-coord.: Francisco Humberto Vignoli; [et.al.]. São Paulo, 2008a.

_____. Municipalização dos Serviços de Abastecimento de Água e de Esgotamento Sanitário no Estado do Mato Grosso: Diagnóstico, Lições e Perspectivas. Consórcio Deloitte, Azevedo Setti, Consix. Brasília, 2008b.

_____. Sistema Nacional de Informações sobre Saneamento: diagnóstico dos serviços de água e esgoto: 2010. Brasília: MCIDADES. SNSA, 2012. Disponível em: http://www.snis.gov.br/. Acesso em: 2 nov. 2012.

[PNQS] PRÊMIO NACIONAL DE QUALIDADE EM SANEAMENTO. *Guia PNQS 2012*. Comitê Nacional da Qualidade da Associação Brasileira de Engenharia Sanitária e Ambiental. Rio de Janeiro, 2012. Disponível em: http://www.pnqs.com.br. Acessado em: 02/11/2012.

[PNRS] PLANO NACIONAL DE RESÍDUOS SÓLIDOS. Versão pós Audiências e Consulta Pública para Conselhos Nacionais. Brasília, 2012.

SILVA, A.C.; BASÍLIO SOBRINHO, G. Indicadores da Prestação dos Serviços: introduzindo transparência, eficiência e eficácia nos serviços públicos de saneamento básico. In: GALVÃO JUNIOR, A.C. et al. *Regulação: normatização da prestação de serviços de água e esgoto*. Fortaleza: Arce, 2008, p.347-67, p.495-510. Disponível em: http://www.abar.org.br/biblioteca/publicacoes_abar/. Acessado em: 21/04/2009.

_____. Regulação dos serviços de água e esgoto. In: GALVÃO JUNIOR, A.C. et al. *Regulação: indicadores para a prestação de serviços de água e esgoto*. 2.ed./GALVÃO JUNIOR, A.C.; SILVA, A.C. (Eds.). Fortaleza: Expressão Gráfica e Editora Ltda., 2006.

TUCCI, C.E.M. Gerenciamento da Drenagem Urbana. *Revista Brasileira de Recursos Hídricos*, Porto Alegre, v.2, n.1, 2002.

EXERCÍCIOS

1. Quais os principais agentes que no setor de saneamento básico determinam os 3 polos principais de ação mediados pela entidade reguladora? E quais os principais objetivos de cada um destes agentes?
2. O que é regulação *sunshine*?
3. O que são indicadores de desempenho? Cite alguns exemplos de indicadores relacionados ao saneamento básico.
4. Exemplifique algumas ações fundamentais para o sucesso da implantação da regulação *sunshine*.
5. Como a regulação *sunshine* pode melhorar a qualidade dos serviços?

12 | Fiscalização direta da prestação dos serviços de abastecimento de água e de esgotamento sanitário

Kátia Muniz Côco
Marcelo Silva de Almeida

INTRODUÇÃO

Com a publicação da Lei federal n.11.445/2007 (LNSB) que, entre outros aspectos, estabeleceu a obrigatoriedade da regulação dos serviços de saneamento básico, compete às agências reguladoras, além da regulação econômica, a fiscalização da prestação dos serviços. De acordo com o art. 22 da referida lei, são objetivos da regulação definir padrões e normas para a adequada prestação dos serviços e para a satisfação dos usuários, além de garantir o cumprimento das condições e metas planejadas. Com efeito, tais objetivos regulatórios somente podem ser alcançados por meio da fiscalização da prestação dos serviços.

A fiscalização consiste na atividade de regulação técnica exercida com vistas à verificação contínua dos serviços regulados, a fim de apurar se eles estão sendo efetivamente prestados de acordo com as normas legais, regulamentares e pactuadas (Galvão Junior et al., 2006). Para o exercício da fiscalização, as agências devem estar preparadas com equipes técnicas e laboratórios, além de dispor de normas e procedimentos que embasem esses trabalhos. Ademais, faz-se necessária a existência no marco legal, sejam contratos ou leis, de previsão para aplicação de penalidades por parte das agências reguladoras, em caso de não atendimento às determinações ao prestador de serviços.

Considerando o atual cenário de déficit e de inadequação na qualidade da prestação dos serviços de saneamento básico do país, independentemente do modelo de prestação dos serviços, espera-se que a regulação, por meio de sua ação fiscalizadora, contribua para uma melhor qualidade desses serviços e, consequentemente, maior satisfação dos usuários. Como exemplo, estudos apresentados pelo Plano Nacional de Saneamento Básico (Plansab) apontaram que, no ano de 2008, 40,4 milhões de brasileiros receberam água de sistemas que apresentaram não conformidades com o padrão de potabilidade na rede de distribuição em, pelo menos, metade das amostras (Brasil, 2011).

Em geral, atividades relacionadas à fiscalização de serviços públicos requerem uso intensivo de mão de obra qualificada para atestar a qualidade da prestação desses serviços, haja vista a forte assimetria de informações existentes entre regulador e regulado. Apesar dessa característica do processo de fiscalização, as agências reguladoras têm sido dimensionadas com reduzido quadro de pessoal, o que impõe a necessidade de otimização de processos e de procedimentos operacionais de fiscalização direta e indireta. Além disso, em função do recente período de existência da regulação setorial no país, não há cultura fiscalizadora nem procedimentos já consagrados, o que demanda esforço adicional das agências na definição de metodologias de fiscalização.

Diante do exposto, o presente capítulo objetiva apresentar técnicas e recursos necessários para o exercício da atividade de fiscalização direta da prestação dos serviços de abastecimento de água e esgotamento sanitário.

COMPETÊNCIAS DAS AGÊNCIAS

A LNSB estabelece, em seu art. 8º, que os titulares dos serviços de saneamento básico poderão delegar a prestação, a regulação e a fiscalização dos serviços. Os princípios e objetivos da regulação são abordados nos arts. 21 a 27 da referida lei. Assim, tem-se, como objetivo da regulação, a definição dos padrões e normas para adequada prestação dos serviços e satisfação dos usuários, a garantia do cumprimento das condições e metas estabelecidas nos contratos e nos planos de saneamento básico com o propósito de prevenir e reprimir o abuso do poder econômico.

O art. 11 da mesma lei estabelece, como condições de validade dos contratos de delegação da prestação dos serviços, a existência de normas de regulação e a designação da entidade responsável pela fiscalização da prestação dos serviços delegados. Seu § 3º institui, ainda, que os contratos não poderão conter cláusulas que prejudiquem as atividades de regulação e de fiscalização ou o acesso às informações sobre os serviços contratados.

Quanto aos planos de saneamento básico, a regulação está prevista no parágrafo único do art. 20 da LNSB, o qual "incumbe à entidade reguladora e fiscalizadora dos serviços a verificação do cumprimento dos planos de saneamento por parte dos prestadores de serviços, na forma das disposições legais, regulamentares e contratuais".

De acordo com Marques Neto (2009), as agências reguladoras possuem as seguintes competências:

- Normativa, correspondente à capacidade de emitir comandos.
- Adjudicatória, consistente na prerrogativa de emissão de atos concretos voltados a admitir a integração de atores econômicos no setor regulado para conferir-lhes direitos específicos (como na regulação tarifária).
- Fiscalizatória, para monitorar a ação dos particulares e exigir-lhes atuação conforme a ordenação do setor.
- Sancionatória, para reprimir condutas que discrepem dos padrões estabelecidos e coibir falhas de mercado ou violações aos direitos dos consumidores dos bens ou serviços regulados.
- Arbitral, para dirimir conflitos entre regulados.
- De recomendação, traduzida no poder-dever de subsidiar, orientar e informar o poder político, as necessidades de formulação ou reformulação das políticas públicas setoriais.

Para bem exercer esse amplo rol de competências, os reguladores acabam por reunir funções não apenas próprias aos órgãos administrativos, mas também funções próximas ao legislativo – poder normativo infralegal – e mesmo ao judiciário, na capacidade de dirimir conflitos internos (Marques Neto, 2009).

A fim de cumprir suas competências, as agências reguladoras necessitam agir em sinergia com outras entidades que possuem atuação indireta no setor de saneamento, como os órgãos gestores dos recursos hídricos, saúde pública, meio ambiente, desenvolvimento urbano, tribunal de contas, Ministério Público, órgãos de defesa do consumidor, entre outros.

A própria LNSB prevê interfaces entre a entidade reguladora e as demais entidades. A título de exemplo, tem-se o art. 44, que aborda o licenciamento ambiental das unidades de tratamento de esgotamento sanitário; o art. 45, que versa sobre a obrigatoriedade de ligação à rede de esgoto e à adoção de soluções individuais de esgoto devidamente autorizadas pelas normas do titular, da política ambiental e de recursos hídricos; e o art. 46, que trata da escassez ou contaminação de recursos hídricos.

Da mesma forma, a Portaria n. 2.914, de 12 de dezembro de 2011, do Ministério da Saúde, determina que as secretarias de saúde dos municípios devem manter articulação com as entidades de regulação quando detectadas falhas relativas à qualidade dos serviços de abastecimento de água, a fim de que sejam adotadas as providências concernentes à sua área de competência. Desse modo, além da atuação conjunta, as agências reguladoras podem ter demandas de fiscalização originadas em outras entidades da administração.

TIPOS DE FISCALIZAÇÃO

O exercício da ação de fiscalização se desenvolve de duas maneiras:

- Fiscalização direta – mediante inspeção física nos sistemas fiscalizados.
- Fiscalização indireta – mediante acompanhamento dos indicadores técnicos, operacionais e comerciais do prestador de serviços, referentes ao sistema fiscalizado.

Neste capítulo, é abordada apenas a fiscalização direta.

Um método fácil e usual para realizar as fiscalizações diretas é a utilização da lista-padrão (*check list*), a ser preenchida, durante a inspeção. Devem ser observados os itens mais relevantes das unidades dos sistemas e, para isso, a lista-padrão deverá trazer a indicação da não conformidade e da infração cometida – no caso de haver a possibilidade de aplicação de penalidade. A lista-padrão deve conter campos para indicação de referência de fotos, gráficos e quadros, além de um campo para observações, como, por exemplo, referência a um reservatório específico, entre vários existentes no sistema sob fiscalização.

As ações de fiscalização diretas podem ser programadas, emergenciais ou eventuais. A fiscalização programada tem periodicidade definida pela agência reguladora, obedecendo ao calendário previamente estabelecido. Trata-se de um procedimento proativo da agência, cuja principal função é identificar fatores que estejam prejudicando, ou possam vir a prejudicar, a prestação dos serviços ou causar danos ao patrimônio do prestador ou a terceiros, evidenciando as possíveis não conformidades.

A fiscalização emergencial é motivada por ocorrência grave que impacte a qualidade dos serviços aos consumidores. Já a fiscalização eventual é aquela que não se enquadra como emergencial e tem o objetivo de verificar se o prestador está atendendo a determinado requisito legal ou técnico. Assim, o escopo da fiscalização é restrito à inspeção de parte do sistema de água ou esgoto, dependendo da motivação que a provocou. Ela ocorre estimulada por solicitação do poder concedente, denúncias dos cidadãos, informações da mídia ou pela necessidade de averiguações detalhadas que forem geradas durante as outras formas de fiscalização.

Há ainda segmentos da prestação dos serviços que podem ser monitorados, indiretamente, como: pressão e continuidade, atendimento, medição e faturamento. Como fiscalização indireta, cita-se a fiscalização *sunshine*[1]. Outros segmentos, como arrumação, armazenamento de produtos químicos, limpeza e conservação, manutenção de equipamentos e acessibilidade sempre serão objeto de fiscalização direta, ou seja, por meio de inspeções presenciais.

PLANEJAMENTO DA FISCALIZAÇÃO

No planejamento da fiscalização devem ser observados os recursos financeiros e humanos, a logística da fiscalização e os contratos de apoio.

Recursos financeiros e humanos

Em geral, a forma de custeio da regulação dá-se pelas receitas arrecadadas da própria prestação dos serviços de abastecimento de água e esgotamento sanitário. No levantamento feito pela Associação Brasileira de Agências de Regulação (Abar) em 2012, verificou-se que as receitas das agências são oriundas, majoritariamente, da taxa de regulação, com alíquotas que variam

---

1. Para maiores detalhes, ver Capítulo 11.

de 0,5 a 1,0% do faturamento dos prestadores de serviços nas entidades reguladoras estaduais e de 1,0 a 3,0% nas entidades reguladoras municipais. Partindo-se do total de economias, o impacto da regulação sobre as faturas é de R$ 0,15 por economia, desconsiderando os subsídios cruzados dentro da estrutura tarifária. Avaliando apenas a fonte da prestação dos serviços, o custo da regulação varia de R$ 0,14, por economia nas agências estaduais, a R$ 0,53, por economia nas agências municipais (Abar, 2012).

Entre as atividades realizadas pelas agências reguladoras, a fiscalização é a que mais demanda recursos financeiros. O maior percentual demandado na fiscalização pode ser justificado sob dois aspectos: a baixa qualidade da prestação dos serviços; e a necessidade de acompanhamento de metas, contratos, normas de qualidade, manutenção e conservação dos sistemas, que exigem a presença física dos reguladores em campo para realização de medições e inspeções (Abar, 2012).

Os elementos de custo envolvidos nas atividades de fiscalização compreendem recursos humanos, diárias de viagens, veículos para locomoção, aquisição de equipamentos eletrônicos para monitoramento de dados e compra de equipamentos de proteção individual, entre outros.

Os recursos humanos compõem um dos elementos de destaque no custo das fiscalizações e envolvem despesas com técnicos, analistas e especialistas de regulação do quadro próprio da agência ou do quadro de consultores contratados. Algumas agências optam pela contratação de empresa de apoio à fiscalização, por meio de consultorias externas para assessoria nas inspeções de campo, coleta e monitoramento de dados. E, também, profissionais peritos e, até mesmo, especialistas em determinadas áreas que não são de competência dos analistas, como, por exemplo: *call center*, auditoria em laboratórios etc.

A quantidade de técnicos necessários para exercer as atividades de fiscalização pode ser dimensionada a partir do total de sistemas regulados e do ciclo previsto para as ações de fiscalização programadas. Algumas agências estaduais não executam a fiscalização dos sistemas que, por contrato ou convênio, ficam a cargo dos próprios municípios titulares dos serviços. Nesses casos, os contratos ou convênios estabelecem a periodicidade das fiscalizações. Quando não há compartilhamento com o poder concedente para a fiscalização local, o ciclo varia de 1 (um) a 2 (dois) anos para que a agência possa retornar ao município.

Existem, ainda, agências municipais e de consórcios municipais que estabelecem as fiscalizações conforme suas necessidades. Quando a agência é municipal, a fiscalização geralmente tem periodicidade menor, o que pode ser vantajoso para a qualidade dos serviços e satisfação dos usuários, apesar de ser mais onerosa.

As políticas estaduais ou municipais de saneamento e os convênios das agências com os municípios também podem estabelecer a periodicidade mínima das fiscalizações aos sistemas de água e esgoto. Cabe salientar que as fiscalizações programadas demandam o acompanhamento posterior do cumprimento das determinações propostas originalmente. Assim, uma fiscalização de rotina pode exigir outras inspeções de campo para constatar a adequação do sistema.

Outros fatores que influenciam o número de fiscais necessários para as atividades das agências são a situação da prestação dos serviços, a quantidade de reclamações e denúncias dos usuários na ouvidoria e as demandas de outros órgãos de controle, como Ministério Público, meio ambiente, recursos hídricos e defesa do consumidor. Deve ser considerada, também, a utilização de técnicas de fiscalização indireta, na medida da evolução no conhecimento dos sistemas existentes.

A equipe mínima que as agências devem possuir para exercer as atividades de fiscalização deve ser composta pelos seguintes técnicos:

- Analista de regulação: profissional de nível superior, pertencente ao quadro próprio da agência, com conhecimento nas áreas de regulação e saneamento e/ou especializado na área de fiscalização. Será o responsável pela equipe, pelas tomadas de decisões e coordenação da fiscalização durante o desenvolvimento dos trabalhos preliminares e de fiscalização, propriamente dita, entre outras atividades.
- Técnico de nível médio ou tecnólogo em saneamento ou gestão ambiental: profissional com conhecimento na área de saneamento, responsável pelo auxílio a todos os procedimentos da fiscalização, principalmente naquelas atividades de campo que necessitam da manipulação de aparelhos de medição e registros fotográficos, além da confecção do relatório de fiscalização e da minuta do termo de notificação, se necessário.

Em algumas agências, a fim de não sobrecarregar os técnicos envolvidos, as ações de fiscalização programadas deverão observar, dependendo das distâncias a serem percorridas, no mínimo, uma ação por semana e, no máximo, duas. Em outros casos, a ação semanal envolve vários sistemas, principalmente quando é abordado apenas um segmento dos serviços, como qualidade, pressão, manutenção, reservação etc. Há de se considerar, ainda, que os fiscais da agência, ao retornarem das inspeções de campo, devem elaborar o relatório de fiscalização.

Tecnologias podem ser utilizadas para agilizar a produção dos relatórios e otimizar as atividades de campo, como o uso de equipamentos eletrônicos que facilitem o preenchimento da lista de inspeção, como *palms*, *tablets* e computadores portáteis.

Logística da fiscalização

Atendendo à competência das agências reguladoras na fiscalização da prestação dos serviços de abastecimento de água e esgotamento sanitário[2] delegados, elas devem elaborar um cronograma de inspeções, de forma a contemplar todos os municípios e sistemas regulados. Para obter ganho de produtividade, as inspeções de campo poderão abranger mais de uma etapa da prestação do serviço (manutenção e conservação do sistema, comercial, atendimento ao público, avaliação da qualidade da água distribuída e eficiência do tratamento de efluente, entre outros). O custo da fiscalização poderá ser otimizado se, em uma mesma campanha, forem vistoriados os sistemas de abastecimento de água e de esgotamento sanitário do mesmo município.

O tempo de deslocamento da sede da agência ao município fiscalizado deve ser considerado. As agências municipais, quando não atendem a mais de um município, não carecem de tempo elevado para deslocamento nas inspeções de campo, pois possuem área de atuação restrita ao próprio município. Nesse sentido, o escopo das fiscalizações poderá compreender todos os segmentos constantes dos sistemas de água e esgoto.

---

2. De acordo com a LNSB, o serviço de abastecimento de água potável é constituído pelas atividades, infraestruturas e instalações necessárias ao abastecimento público de água potável, desde a captação até as ligações prediais e respectivos instrumentos de medição. Já o serviço de esgotamento sanitário engloba as atividades, infraestruturas e instalações operacionais de coleta, transporte, tratamento e disposição final adequados dos esgotos sanitários, desde as ligações prediais até o seu lançamento final no meio ambiente.

A atividade de fiscalização pode ser dividida em atividades preliminares, atividade de campo e relatório de fiscalização, cujos objetivos são descritos a seguir:

- Atividade preliminar: aferir informações previamente recebidas.

- Atividade de campo: observar aspectos de infraestrutura, segurança, funcionalidade, adequação, operação e manutenção, e adoção de normas técnicas regulamentares, entre outros; conhecer os procedimentos e rotinas nas áreas comercial e operacional; verificar a adequação e a coerência com os procedimentos especificados nas normas e regulamentos; verificar o cumprimento da legislação em vigor, do contrato de concessão ou de programa e do plano municipal de saneamento básico.

- Relatório de fiscalização: registrar as análises de dados, informações, evidências e constatações apuradas durante a fiscalização. A formatação do relatório de fiscalização é pertinente a cada agência reguladora e seu conteúdo varia conforme o escopo adotado, se é geral ou específico a um segmento do sistema. No relatório são descritas as ocorrência verificadas, as não conformidades com as normas legais e pactuadas e as respectivas determinações e recomendações.

A elaboração de um planejamento para a inspeção é imprescindível para que se possa alocar adequadamente a carga de trabalho aos fiscais, prever as informações adicionais a serem solicitadas, os materiais e equipamentos necessários, as despesas com diárias e transporte, entre outras.

A equipe fiscalizadora deve estabelecer um plano de ação próprio que envolva os seguintes pontos preliminares:

- Análise das informações recebidas.
- Organização e estudo das peculiaridades da visita (condições das vias de acesso, meteorologia e documentação normativa).
- Análise do contrato de concessão ou de programa e do plano municipal de saneamento básico para definição dos pontos a serem observados *in loco*.
- Definição das atribuições da equipe para a execução da fiscalização.
- Estratégia de desenvolvimento dos trabalhos (cronograma de trabalho etc.).

Recomenda-se que a inspeção de campo seja realizada pela equipe da agência reguladora, em companhia de representantes do prestador de serviços, com o objetivo de se fazer uma verificação minuciosa nas instalações da unidade, discutindo os procedimentos praticados. Sempre que possível, devem-se relacionar as informações apresentadas nos manuais e documentos com a configuração e as condições observadas no campo, além de identificar e destacar os pontos notáveis e os pontos frágeis do próprio sistema.

Contratos de apoio

A contratação de apoio técnico para as ações de fiscalização pode ser favorável às atividades das agências, em virtude do reduzido quadro de pessoal, muitas delas com técnicos cedidos de outros órgãos do executivo, e por causa da necessidade de coleta e monitoramento de dados que requerem cuidados e equipamentos específicos. A coleta e a análise de amostras, a fim de verificar a potabilidade da água e a eficiência do tratamento de esgoto, são exemplos de serviços contratados pelas agências reguladores, uma vez que necessitam de procedimentos padronizados, reagentes, produtos químicos e laboratórios certificados. Outro exemplo é a aferição da pressão instantânea na rede de abastecimento para a avaliação da continuidade do fornecimento de água. A fiscalização poderá avaliar os níveis de pressão na rede de distribuição, para confrontar com os dados fornecidos pelo prestador de serviços. Assim procedendo, a fiscalização de campo torna-se mais ágil e produtiva.

OBJETO DA FISCALIZAÇÃO

É função das agências reguladoras garantir a qualidade, a eficiência e a eficácia na prestação dos serviços de saneamento básico. A qualidade se reflete em vários direitos assegurados aos usuários, e vem expressamente posta na LNSB como princípio fundamental do setor, juntamente com a sustentabilidade econômica.

Na referida lei, a eficiência prestacional é referida no art. 11, § 2º, II (prevê a inclusão no contrato de metas de eficiência do uso da água, de energia e de outros recursos naturais), no art. 19, V (mecanismos para a avaliação sistemática da eficiência das ações programadas), no art. 23, VII (avaliação da eficiência dos serviços prestados), no art. 29, VI (estímulo ao uso de tecnologias modernas e eficientes) e, ainda, no art. 44 (consideração, no licenciamento ambiental, das etapas de eficiência). A lei utiliza ainda o termo eficácia, traçando uma distinção com a eficiência, no sentido de que a primeira remete à relação custo-benefício, enquanto a segunda ao resultado das ações em face dos objetivos pretendidos (Marques Neto, 2009).

O Decreto Federal n. 7.217, de 21 de junho de 2010 estabelece, em seu art. 2º, III, que a fiscalização consiste no acompanhamento, monitoramento, controle ou avaliação, para garantir o cumprimento de normas e regulamentos editados pelo poder público e a utilização, efetiva ou potencial, do serviço público.

Levando em conta a responsabilidade do regulador com a garantia da prestação dos serviços de saneamento eficiente, eficaz e com qualidade, a atividade de fiscalização visa a identificar a prestação negligente, desarticulada, disfuncional ou desatenta aos direitos dos usuários.

Componentes fiscalizados

Nas inspeções diretas do sistema de abastecimento de água, esgotamento sanitário e comercial deverão ser verificados os requisitos mínimos de qualidade, incluindo a regularidade, a continuidade e aqueles relativos aos produtos oferecidos, ao atendimento dos usuários e às condições técnicas, operacionais e de manutenção dos sistemas. Assim, todas as unidades componentes dos sistemas devem ser inspecionadas como segue:

- Abastecimento de água – manancial, captação, adução, tratamento, qualidade e controle, reservação, distribuição, pressão e continuidade, cobertura, perdas, medição e atendimento comercial.
- Esgotamento sanitário – rede coletora, elevatórias, linhas de recalque, tratamento, disposição final, qualidade e controle, cobertura e atendimento comercial.

Os Quadros 12.1, 12.2 e 12.3 apresentam os segmentos que deverão ser inspecionados no sistema de abastecimento de água, esgotamento sanitário, gerencial e comercial, respectivamente.

Quadro 12.1: Componentes inspecionados no sistema de abastecimento de água

ÁREA	ITEM	SEGMENTO
Técnico-operacional	Manancial e captação	Preservação e proteção Operação e manutenção
	Estação de tratamento de água (ETA)	Segurança, conservação e limpeza Filtração Casa de química Laboratório
	Adução	Operação, manutenção e controle de perdas
	Reservatórios	Operação e manutenção Limpeza e desinfecção Controle de perdas
	Elevatórias	Operação e manutenção
	Rede de distribuição	Operação e manutenção Continuidade Hidrometração Pressões disponíveis na rede
Qualidade	Controle da água distribuída à população	Qualidade físico-química e bacteriológica da água na saída da ETA e na rede de distribuição Informações mensais na conta de água sobre a qualidade da água distribuída.

Fonte: Galvão Junior et al. (2006)

Quadro 12.2: Componentes inspecionados no sistema de esgotamento sanitário

ÁREA	ITEM	SEGMENTO
Técnico-operacional	Rede coletora	Operação e manutenção Limpeza e inspeção
	Elevatórias	Operação e manutenção
	Estação de tratamento de esgoto (ETE)	Segurança, operação e manutenção Corpo receptor Saúde ocupacional dos operadores
Qualidade	Controle do esgoto tratado	Monitoramento do sistema de tratamento de esgoto

Fonte: Galvão Junior et al. (2006)

Quadro 12.3: Componentes gerenciais e comerciais inspecionados

ÁREA	ITEM	SEGMENTO
Gerencial	Informações gerenciais	Nível de universalização Plano municipal de saneamento básico
Comercial	Escritório de atendimento/ almoxarifado	Instalações físicas do escritório e almoxarifado
	Serviços comerciais	Atendimento ao usuário (presencial e telefônico) Ligação de água Corte e religação de água Faturamento

Fonte: Galvão Junior et al. (2006)

Relatórios

Após a realização das inspeções de campo, a equipe de fiscais da agência deverá dedicar-se à produção do relatório de fiscalização, o qual deve incluir todas as constatações e evidências conferidas durante a atividade. Nas fiscalizações programadas, emergenciais e eventuais tem-se como resultado final o relatório de fiscalização. Esse relatório é composto dos seguintes tópicos:

- Identificação da agência.
- Identificação do prestador de serviços.
- Característica da fiscalização.
- Objetivo.
- Metodologia.
- Descrição do sistema fiscalizado.
- Descrição dos fatos levantados.
- Constatações e não conformidades.
- Determinações.
- Recomendações.
- Identificação da equipe técnica responsável pela fiscalização.

Gestão da fiscalização

De forma a acompanhar a evolução das fiscalizações e as melhorias obtidas na prestação dos serviços, recomenda-se o uso de indicadores da gestão da fiscalização por parte das agências reguladoras, entre os quais podem-se destacar:

- Percentual de sistemas fiscalizados em cada ano.
- Número de determinações por sistema fiscalizado.
- Número de sistemas que atendem à qualidade da água por sistemas fiscalizados.
- Número de sistemas que apresentam descontinuidade ou baixa pressão por sistemas fiscalizados.
- Número de sistemas com 100% dos serviços atendidos dentro do prazo por sistemas fiscalizados.

Os indicadores demonstram a abrangência da ação de fiscalização da agência, bem como a evolução de sua atividade no aspecto do diagnóstico e acompanhamento da qualidade dos serviços prestados, e a eficácia da regulação desses serviços. Podem, ainda, ser usados para comparação entre os diversos sistemas regulados.

SOLICITAÇÃO, ORGANIZAÇÃO E TRATAMENTO DA INFORMAÇÃO

O exercício da atividade de fiscalização da prestação dos serviços de abastecimento de água e esgotamento sanitário pelas agências reguladoras consiste em verificar o cumprimento dos contratos de programa ou de concessão, planos de saneamento básico e demais normativos regulatórios. Esse objetivo pode ser alcançado por meio do acompanhamento de informações e indicadores levantados pela agência reguladora com base nas informações do prestador de serviços. Adicionalmente, a entidade reguladora deve realizar inspeções periódicas nas instalações para auditar as informações repassadas e verificar a condição da infraestrutura, da manutenção e conservação, além do monitoramento próprio de dados.

A LNSB estabelece, no art. 25, a obrigatoriedade de repasse das informações solicitadas pelas agências reguladoras que são necessárias às atividades de fiscalização, independentemente se produzidas por fontes próprias ou de terceiros, como segue:

Art. 25. Os prestadores de serviços públicos de saneamento básico deverão fornecer à entidade reguladora todos os dados e informações necessários para o desempenho de suas atividades, na forma das normas legais, regulamentares e contratuais.

§ 1º. Incluem-se entre os dados e informações a que se refere o caput deste artigo aquelas produzidas por empresas ou profissionais contratados para executar serviços ou fornecer materiais e equipamentos específicos.

Dessa forma, as informações necessárias às atividades de fiscalização carecem de procedimentos para sistematizar e uniformizar a solicitação e o recebimento rotineiro de tais dados previamente às inspeções em campo. Assim, as agências, ao definirem o escopo da fiscalização, devem também delinear as informações necessárias para serem avaliadas, de forma a garantir o cumprimento dos objetivos propostos.

Antes de elencar as informações que deverão ser acompanhadas, é importante que o regulador conheça os tipos de relatórios e demais documentos produzidos pelo prestador de serviços, a fim de se verificar a possibilidade de aproveitar as informações já monitoradas. Destaca-se que tal procedimento poderá incentivar a não inclusão de custos adicionais à fiscalização; no entanto, informações adicionais poderão ser exigidas pelo regulador.

Em casos específicos, pode ser necessária a coleta de dados de outras fontes que não a do prestador de serviços ou a coleta de informações próprias por parte da entidade reguladora, de forma a aferir ou complementar os dados repassados. A busca de dados de qualidade da água nas vigilâncias sanitárias municipais e estaduais, de forma que esses dados possam ser comparados com as informações do prestador de serviços e coletas pontuais do regulador, é um exemplo a se considerar. Do mesmo modo, a entidade reguladora pode medir a pressão na rede de abastecimento, no momento de uma fiscalização de campo, para verificar o cumprimento das normas regulatórias e técnicas.

Ao especificar as informações de que necessita, o regulador deve definir a periodicidade, a unidade, o método de medição e de cálculo e o formato do arquivo para recebimento (impresso, digital, tipo de software). Caso o regulador não especifique os dados que deverão ser repassados, ele pode ser surpreendido por um volume demasiado de informações, cuja análise e interpretação necessitarão de tempo e especialistas adicionais.

Considerando que a fiscalização dos serviços de abastecimento de água e esgotamento sanitário envolve o acompanhamento de um volume de dados em proporções elevadas, pondera-se que a agência reguladora priorize o recebimento de dados em meio digital ou crie um banco de dados que possa ser alimentado com informações enviadas pelo prestador de serviços. Assim, incentiva-se a facilidade de arquivo, tratamento e consulta dos dados, evitando a necessidade de demasiado espaço físico para arquivo nas instalações do regulador.

No caso de sistema de abastecimento de água, sugere-se conhecer previamente os laudos de qualidade da água bruta, da saída da ETA e da distribuição, o cadastro técnico do sistema, as ocorrências operacionais, o cronograma de limpeza e de desinfecção dos reservatórios e registro das limpezas realizadas, a quantidade e localização dos pontos de descarga da rede de distribuição e o registro das descargas realizadas, a relação dos serviços solicitados e das reclamações (presenciais e por telefone), a relação dos serviços atendidos no prazo e fora do prazo e as licenças ambientais. No sistema de esgotamento sanitário, devem ser antecipadamente inspecionados os laudos do monitoramento da qualidade do esgoto efluente das ETEs, os relatórios de ocorrências operacionais, o cadastro técnico do sistema, os dados referentes aos índices de cobertura e atendimento, as licenças ambientais, o plano de monitoramento e controle das ETEs, a relação dos serviços solicitados e reclamações (presenciais e por telefone) e a relação dos serviços atendidos no prazo e fora do prazo.

Em caso de fiscalização emergencial, é possível iniciar a ação sem comunicação prévia. Galvão Junior et al. (2006) destacam que o importante na regulação é que todas as regras que orientam as competências dos entes envolvidos estejam acordados de forma clara e objetiva, a fim de evitar conflitos, principalmente a assimetria de informações entre regulador e regulado.

É facultado ao regulador informar, juntamente com a solicitação de dados, o planejamento, o escopo e a equipe que irá executar a fiscalização e, ainda, requerer a indicação do representante do prestador que irá acompanhar as atividades em campo.

As informações recebidas sobre a prestação dos serviços devem ser analisadas pela equipe técnica da agência reguladora responsável pela fiscalização, antes da saída para a inspeção de campo, de forma que identifique os pontos de destaque a serem observados durante as inspeções e as potenciais melhorias na prestação dos serviços e conservação dos sistemas.

Nesse sentido, a solicitação e análise de dados previamente às inspeções permitem otimizar as atividades de campo e evidenciar as não conformidades já identificadas.

IDENTIFICAÇÃO E TRATAMENTO DAS NÃO CONFORMIDADES (NC)

Durante a fiscalização deverão ser observadas a infraestrutura, operação, manutenção e a funcionalidade dos sistemas, a qualidade, a segurança, a adequação às normas técnicas regulamentares e o cumprimento da legislação, tanto na área técnica quanto na área comercial, bem como o contrato de concessão ou de programa e o plano de saneamento básico.

A descrição dos fatos apurados deverá ser registrada e incluída em relatório. Nos relatórios, que poderão ter sua estrutura padronizada pela agência, como relatado anteriormente, devem constar as informações acerca da agência reguladora e sua competência de atuação, o escopo da fiscalização, a metodologia adotada, a relação dos documentos utilizados, a descrição dos itens fiscalizados, a estrutura existente, a equipe técnica envolvida, as constatações identificadas e suas respectivas "não conformidades, recomendações e determinações".

As constatações identificadas necessitam estar expostas no relatório, inclusive com documentação fotográfica, para, juntamente com os instrumentos normativos e a legislação vigente, embasar a notificação ao prestador de serviços nos casos de verificação de procedimento inadequado.

Na lista de constatações pode haver a conclusão de que a prestação do serviço está adequada, sendo destacada como ponto notável do sistema, como também a constatação de não conformidades. Entende-se por serviço adequado aquele que satisfaz as condições de confiabilidade, regularidade, continuidade, eficiência, segurança e conservação. Recomenda-se, ainda, fazer um levantamento dos elementos conformes e não conformes observados durante a fiscalização.

Mesmo em caso de serviço adequado, poderão ser feitas recomendações pelas agências reguladoras. A recomendação tem caráter educativo e orientativo e corresponde a uma ação ou procedimento que não se enquadra como não conformidade, cujo atendimento pelo agente é apenas desejável do ponto de vista de melhoria de seu processo ou de suas instalações. A recomendação deve ser feita pela fiscalização apenas quando represente melhoria inquestionável e sempre com base nas melhores práticas consagradas no setor, indicadas com base nas normas ou literatura especializada ou acumuladas na experiência da ação fiscalizadora (Aneel, 2009).

As não conformidades referem-se a um procedimento adotado pelo prestador de serviços, ou a um fato consumado por ele, a uma inação ou ação sua em curso que, simultaneamente ou não:

- Não obedeça à legislação do setor.
- Não atenda ao contrato de programa, concessão ou ato autorizativo.
- Não observe as normas técnicas, os procedimentos ou as instruções pertinentes ao setor.
- Esteja em desacordo com as normas ou regulamentos preconizados pelas demais instituições legais do Estado brasileiro, a saber: Corpo de Bombeiros, Ministério do Trabalho, Ministério do Meio Ambiente e suas instituições subsidiárias etc.

As não conformidades são acompanhadas de determinações que correspondem a uma ação solicitada pela agência reguladora e que, necessariamente, deve ser cumprida pelo prestador de serviços no prazo fixado (Aneel, 2009). Esses prazos variam, conforme a gravidade da não conformidade, observado o aspecto da necessidade de investimentos ou não. Como exemplo, o Quadro 12.4 apresenta os prazos indicados pela Agência Reguladora de Serviços Públicos Delegados do Ceará (Arce).

Quando houver a identificação de não conformidades, um "termo de notificação", juntamente com o relatório de fiscalização que o integra, será encaminhado ao representante legal do prestador de serviços para conhecimento formal das irregularidades levantadas durante a ação fiscalizadora. Nesse documento deverão constar: a identificação da agência reguladora, com seu respectivo endereço; o nome e endereço do agente notificado; a descrição dos fatos apurados; a relação das não conformidades, determinações e recomendações da agência reguladora ao prestador de serviços, com os respectivos

Quadro 12.4: Prazos indicados ao prestador de serviços pela Arce para solução de não conformidades

CARACTERÍSTICA DA DETERMINAÇÃO	PRAZO PARA ATENDIMENTO (DIAS)
Identificação, pintura e limpeza	60
Desinfecção e limpeza de reservatórios	90
Conserto de vazamentos	30
Manutenção de equipamentos	60
Aquisição de equipamentos	180
Instalação de equipamentos	60
Sinalização e delimitação de área	120
Tampas de inspeção, indicador de nível, ventilação	90
Micromedição	180
Construção e recuperação de caixas de inspeção	120
Instalações elétricas, quadros	60
Obras e serviços de engenharia (Peq. porte)	180
Pressão e continuidade	180
Qualidade (desde que evidenciado que não envolva obras e serviços de engenharia)	imediato
Controle de qualidade	imediato
Atendimento ao usuário	30
Cadastros técnicos e plantas	30
Ordens de serviços	imediato

prazos para correção; a identificação do representante da agência com seu cargo, função, número da matrícula e assinatura; o local e a data da lavratura; e o prazo para manifestação do agente notificado (Araújo et al., 2009).

A ausência de manifestação, a insuficiência de alegações apresentadas e o não atendimento das determinações e/ou não regularização das não conformidades, nos prazos estabelecidos pela agência reguladora, sujeitará o prestador de serviços a processo administrativo punitivo com aplicação de penalidade, mediante lavratura de "auto de infração". Assim, cabe ao regulador verificar o cumprimento das determinações no prazo especificado por meio de visitas técnicas aos sistemas, com emissão do relatório de visita ou de fiscalização emergencial/específica, antes da emissão do auto de infração.

Conforme Araújo et al. (2009), as penalidades impostas pela agência reguladora aos prestadores de serviço, em face do descumprimento do disposto no termo de notificação, deverão estar previamente definidas em instrumentos normativos relativos à regulação de saneamento. Nesse sentido, caso seja verificado pelo regulador o descumprimento dos comandos estabelecidos, poderão ser aplicadas sanções, de forma a reprimir a conduta inadequada, evitar a permanência da execução ilegal da prestação dos serviços e coibir atos errôneos.

No entanto, como tem sido adotado por várias agências reguladoras, antes da aplicação da penalidade, existe a oportunidade de se formalizar um termo de compromisso de ajustamento de conduta (TAC). Esse instrumento deve ser negociado entre a agência reguladora e o prestador de serviços, com o estabelecimento de metas adequadas para a correção da não conformidade constatada, indicando prazos factíveis e os recursos a serem aplicados, bem como suas fontes de financiamento.

O REGULADO E A FISCALIZAÇÃO

A fim de atender o marco regulatório do setor de saneamento básico, instituído pela LNSB, na qual consta que o prestador de serviços deverá corresponder às normas estabelecidas pelas agências reguladoras, bem como prestar informações para a devida fiscalização, entre outras, os prestadores de serviços devem dispor de estrutura adequada para tanto.

A estrutura do prestador de serviços deve estar preparada para atender à demanda de informações das agências reguladoras, dispor de procedimento para recebimento e acompanhamento das fiscalizações, cumprir as regras contratuais e metas dos planos de saneamento básico e verificar os prazos para interpor os recursos. Da mesma forma, espera-se que o prestador realize uma análise crítica dos dados antes de repassá-los a entidade reguladora, de modo que possa apresentar as justificativas necessárias e proceder com as devidas correções.

PUBLICIDADE DAS INFORMAÇÕES

A LNSB, em seu art. 21, estabelece os princípios da regulação e a configuração da tomada de decisões, que deverá ter transparência, tecnicidade, celeridade e objetividade. Assim, entende-se que a agência deve tornar públicos os estudos, a situação atual da prestação dos serviços, as prioridades para os serviços de saneamento e as decisões da agência.

O art. 26 da referida lei revela que os relatórios e demais decisões referentes à regulação ou à fiscalização dos serviços devem estar acessíveis aos usuários, independentemente da existência de interesse direto. Institui, ainda, em seu parágrafo segundo, que tal publicidade deverá se efetivar, preferencialmente, por meio da internet. Da mesma forma, o Decreto federal n. 7.217/2010 ratifica as declarações da LNSB, replicando-as em seu art. 33.

A Lei de Acesso à Informação Pública, Lei federal n. 12.527/2011, instituiu que qualquer pessoa pode ter acesso a documentos e informações que estejam sob a guarda de órgãos públicos, em todos os poderes (Executivo, Legislativo e Judiciário) e níveis de governo (União, Estados, Municípios e Distrito Federal), sem que haja necessidade de o requerente justificar o pedido. Ou seja, todas as informações produzidas ou custodiadas pelo poder público e não classificadas como sigilosas são consideradas públicas e, portanto, acessíveis a todos os cidadãos.

Diante do exposto, compete às agências reguladoras disponibilizarem para consulta em seu site os relatórios de fiscalização, acompanhados de seu termo de notificação e demais decisões tomadas pela agência, como parecer técnico, auto de infração, após esgotadas as fases recursais, e relatórios do prestador de serviços.

CONSIDERAÇÕES FINAIS

A fiscalização da prestação dos serviços de água e esgoto é atividade imprescindível à regulação que, além de cumprir seu papel legal, pode impulsionar a melhora da prestação dos serviços, prevenir as descontinuidades e incentivar a universalização do saneamento básico. Uma fiscalização competente estimula a eficiência dos serviços prestados dentro do que preconiza a legislação pertinente.

Há muito a evoluir na fiscalização dos serviços de abastecimento de água e esgotamento sanitário e, para bem desempenhar essa atividade, as agências devem padronizar e otimizar seus procedimentos, investir na capacitação de sua equipe técnica e desenvolver suas atividades de forma isonômica em toda a área de atuação regulatória.

REFERÊNCIAS

[ABAR] ASSOCIAÇÃO BRASILEIRA DE AGÊNCIAS DE REGULAÇÃO. *Saneamento Básico: Regulação 2012*. Fortaleza: Expressão Gráfica e Editora Ltda, 2012.

[ANEEL] AGÊNCIA NACIONAL DE ENERGIA ELÉTRICA. *Manual de fiscalização dos serviços de geração de energia elétrica brasileira*. Agência Nacional de Energia Elétrica. Brasília, 2009.

ARAÚJO, A. P. M.; TAVARES, R. G.; BARBOSA, P. R. P.; SOUZA, S. M. Q. Fiscalização da Prestação dos Serviços de Abastecimento de Água e de Esgotamento Sanitário. In: GALVÃO JUNIOR, A. C.; XIMENES, M. M A. F. *Regulação: normatização da prestação de serviços de água e esgoto*. Fortaleza: Expressão Gráfica e Editora Ltda, 2009.

BRASIL. Decreto Federal n. 7.217, de 21 de junho de 2010. *Diário Oficial da União*, de 22 de junho de 2010.

_____. Lei n. 11.445, de 5 de janeiro de 2007. *Diário Oficial da União*, de 8 de janeiro de 2007.

_____. Lei n. 12.527, de 18 de novembro de 2011. *Diário Oficial da União*, de 18 de novembro de 2011.

_____. Ministério da Saúde. Portaria MS 2.914, de 12 de dezembro de 2011. *Diário Oficial da União*, de 14 de dezembro de 2011.

_____. Plano Nacional de Saneamento Básico (Plansab). Secretaria Nacional de Saneamento Ambiental do Ministério das Cidades. *Proposta de Plano, 2011*. Disponível em: http://www.cidades.gov.br/images/stories/ArquivosSNSA/PlanSaB/Proposta_Plansab_11-08-01.pdf. Acesso em: dez. 2012.

GALVÃO JUNIOR, A. C.; SILVA, A. C.; QUEIROZ, E. A.; SOBRINHO, G. B. *Regulação: procedimentos de fiscalização em sistemas de abastecimento de água*. Fortaleza: Expressão Gráfica e Editora Ltda, 2006.

MARQUES NETO, F. A. M. Regulação e fiscalização sob a ótica do consumidor e da sustentabilidade dos serviços de saneamento básico: a regulação no setor de saneamento. In: CORDEIRO, B. S. *Lei Nacional de Saneamento Básico: perspectivas para as políticas e a gestão dos serviços públicos*. Brasília, 2009.

EXERCÍCIOS

1. Quais os tipos de fiscalização que podem ser realizados pelas agências reguladoras? Explique e exemplifique cada tipo.
2. Qual a competência legal que as agências possuem para exercer as atividades de fiscalização dos serviços de abastecimento de água e esgotamento sanitário?
3. Explique as etapas da fiscalização direta da prestação dos serviços de abastecimento de água e esgotamento sanitário.
4. Como deve ser a relação entre o prestador de serviços e o regulador que executa a fiscalização?
5. Os relatórios de fiscalização elaborados pelas agências reguladoras devem ser públicos? Justifique sua resposta.

13 Fiscalização da prestação dos serviços de resíduos sólidos

Marcos Paulo Marques Araújo
Pedro Alexandre Moitrel Pequeno

INTRODUÇÃO

O poder de polícia administrativa, cuja origem remonta ao Estado Liberal de Direito e segue positivado no art. 72, da Lei federal n. 5.172/66, Código Tributário Nacional (CTN), busca promover, em estrita conformidade com o princípio da legalidade (art. 5º, II, da Constituição Federal de 1988 – CF/1988), segundo delineado pelo legislador, a proteção do interesse público primário para conformar, de forma proporcional, o interesse individual que venha a afetar a coletividade em seus mais diversos campos, inclusive o da gestão integrada e do gerenciamento de resíduos sólidos.

Decorre do poder de polícia administrativa a fiscalização estatal que, por constituir fase integrante do ciclo do exercício deste poder, enseja, no âmbito da gestão integrada e do gerenciamento de resíduos sólidos, a realização, de forma prévia, do acompanhamento, do monitoramento, do controle e da avaliação do cumprimento das regras legais pelos atores da componente de resíduos sólidos, que se insere, nessa quadra atual, no saneamento básico, sob pena de acarretar a instauração do processo repressivo da conduta desse administrado com vista à sua punição. Mais do que isso, a fiscalização estatal também norteia e orienta a regulação dos serviços de resíduos sólidos, uma vez que aquela, a fiscalização, está intimamente ligada a esta última, a regulação.

Ocorre, porém, que a concepção clássica de comando e controle com viés preventivo e repressivo da fiscalização estatal vem sendo substituída progressivamente pelo sistema democrático aberto, com enfoque em estímulos de comportamentos adequados que, assim, propugnam pela adoção de estratégias que conduzam ao aprimoramento da gestão integrada e do gerenciamento de resíduos sólidos. Para tanto, fomenta-se a adoção de instrumentos e procedimentos fiscalizatórios que priorizem o resultado, inclusive com adoção de arranjos de cooperação federativa que assegurem a execução da fiscalização consensualmente entre os entes políticos, o que se harmoniza com o espírito das Leis federais n. 11.107/2005, Lei de Consórcios Públicos (LCP), e seu Decreto Federal n. 6.017/2007, n. 11.445/2007, Lei de Diretrizes Nacionais do Saneamento Básico (LNSB), e seu Decreto federal n. 7.217/2010 e n. 12.305/2010, Política Nacional de Resíduos Sólidos (PNRS) e seu Decreto federal n. 7.404/2010.

Nesse contexto, faz-se necessária a apropriação de dados e de informações sobre resíduos sólidos obtidos a partir dos planos de resíduos sólidos e de outras fontes, para constituir sistemas nacional, estaduais e municipais de informações sobre esta componente, que, por sua vez, poderá contribuir para balizar o processo fiscalizatório.

Sem prejuízo de o processo fiscalizatório ser norteado pelos sistemas de informações referidos, é certo que a fiscalização deverá ser adequada às atividades dos serviços de resíduos sólidos, ao tipo de resíduos sólidos classificados segundo a PNRS e, mais do que isso, às responsabilidades e aos direitos dos diferentes atores do setor.

O aprimoramento da fiscalização também poderá ocorrer a partir da adoção de indicadores pelos municípios, possibilitando, assim, a aferição da adequada prestação dos serviços pela instância fiscalizatória.

Não obstante, ainda falta um longo caminho a ser percorrido no processo de construção do aprimoramento da fiscalização da componente resíduos sólidos. A ausência de sustentabilidade financeira dessa componente em razão da ausência da cobrança pelos serviços prestados, a falta de aprimoramento da capacitação técnica da instância fiscalizatória e, ainda, a inexperiência da competência regulatória com influência sobre a fiscalização estatal, tudo isso ainda representa enorme desafio a ser superado na área da fiscalização dessa componente, ainda mais na busca da consolidação do sistema democrático aberto de fiscalização propugnado pela LNSB e pela PNRS.

Ainda, o presente capítulo tem por objetivo não só discorrer sobre a aplicação da fiscalização estatal em sede da gestão integrada e do gerenciamento de resíduos sólidos, mas também apresentar os caminhos que a fiscalização pode, e deve, seguir em prol do alcance de resultados que assegurem o aperfeiçoamento da componente resíduos sólidos, segundo requerem a LNSB e seu Decreto federal n. 7.217/2010, assim como a PNRS e seu Decreto federal n. 7.404/2010.

ASPECTOS JURÍDICOS
Poder de polícia: aspectos gerais

No início do século XVIII, a concepção originária de "polícia" tinha relação direta com a atividade pública estatal interna, dando contorno ao chamado Estado de Polícia, que restava caracterizado pela sua intromissão opressiva na vida dos particulares. A partir da consolidação das ideias liberais advindas do Estado Liberal de Direito, a concepção de polícia se desenvolveu e alcançou uma noção estrita compatível com uma parte das atividades da administração pública, que se destinava a manter a ordem, a tranquilidade, a salubridade pública etc. Com a difusão dos direitos individuais e a demanda pelo atendimento das exigências dos direitos sociais ao longo dos séculos, a concepção de polícia evoluiu ainda mais, e passou a incorporar a expressão administrativa, a fim de designar o conjunto de atividades administrativas que a caracterizavam.

Assim, a "polícia administrativa" se aproximou, de fato, do seu contorno atual de poder de polícia administrativa, representando o que segue:

> Função administrativa que tem por objeto ampliar concreta, direta e imediatamente as limitações e os condicionamentos legais ao exercício de direitos fundamentais, compatibilizando-os com interesses públicos, também legalmente definidos, com a finalidade de possibilitar uma convivência ordeira e valiosa. (Moreira Neto, 2009, p.442)

Mais do que isso, o poder de polícia administrativa não se confunde, e não guarda nenhuma relação, nos dias atuais, com a polícia judicial, pois esta última tem por objetivo a repressão penal de condutas beligerantes para a sociedade, inclusive com o sancionamento de restrição de liberdade. No ordenamento jurídico pátrio, o poder de polícia não só é reconhecido, mas positivado pelo art. 78, do CTN que, ao integrar a eficácia de diversas normas estabelecidas na CF/1988 sobre a temática do poder de polícia, especialmente o seu art. 145, II, o define da seguinte forma:

> Atividade da administração pública que, limitando ou disciplinando direito, interesse ou liberdade, regula a prática de ato ou abstenção de fato, em razão de interesse público concernente à segurança, à higiene, à ordem, aos costumes, à disciplina da produção e do mercado, ao exercício de atividades econômicas dependentes de concessão ou autorização do Poder Público, à tranquilidade pública ou ao respeito à propriedade e aos direitos individuais ou coletivos. (Pinto et al., 2006, p. 778)

A partir desse conceito legal, percebe-se que o poder de polícia, com assento na supremacia do interesse público primário para satisfazer os direitos e as garantias fundamentais básicas, tem por objetivo conferir a necessária e indispensável proteção ao interesse social, conformando todo bem, direito ou atividade individual que possa afetar a coletividade nos seus mais diversos campos, indo desde os aspectos clássicos de proteção da saúde pública, passando pelo estabelecimento de restrição ao direito de construir e alcançando o combate a toda e qualquer forma de poluição. Justamente por causa dessa intervenção drástica na liberdade privada ponderada com o interesse coletivo, o poder de polícia deve ter o seu contorno legal delineado pelo legislador, a fim de estabelecer proporcionalidade entre o exercício dos direitos individuais com as exigências do convívio social; o que, certamente, vai ao encontro do princípio da legalidade estrita, que segue positivado no art. 5º, II, da CF/1988, segundo o qual "ninguém será obrigado a fazer ou deixar de fazer alguma coisa senão em virtude de lei" (Gonçalves, 2011, p.1005).

Consoante ao contexto dessa delimitação do poder de polícia, os atos dele decorrentes seguem marcados, a princípio, pelas condições de validade que orientam qualquer ato administrativo, a saber: competência, finalidade e forma. Sem embargo dessas condições de validade básicas, agregue-se, ainda, a proporcionalidade e a legalidade dos meios. A proporcionalidade nada mais é do que a aplicação do princípio da proporcionalidade e de seus subprincípios (adequação, necessidade e proporcionalidade em sentido estrito). Para tanto, afere-se, inicialmente, se a medida de polícia é adequada ao caso concreto. Depois, verifica-se se não há outra medida menos interventiva aos direitos individuais do administrado. Por fim, afere-se a compatibilidade entre a adequação e a necessidade da medida, com vistas a estabelecer o seu custo-benefício com ganho para toda a sociedade. Já a legalidade dos meios se aproxima da proporcionalidade, na medida em que, na "escolha do modo de efetivar as medidas de polícia não se compreende o poder de utilizar meios ilegais para a sua consecução, embora lícito e legal o fim pretendido" (Meirelles, 2006, p.480-1).

Afora as condições de validade, há, ainda, os atributos específicos e peculiares que norteiam o exercício do ato decorrente do poder de polícia, que abarcam o seguinte: discricionariedade, autoexecutoriedade e coercibilidade.

A discricionariedade representa a "livre escolha, pela Administração, da oportunidade e conveniência de exercer o poder de polícia, bem como de aplicar as sanções legais e empregar os meios conducentes a atingir o fim colimado" (Meirelles, 2006, p.474). Ou seja, o poder de polícia é dotado, a princípio, de carga de discricionariedade, a qual permite que o administrador, com respaldo nos limites legais traçados pelo legislador, em consonância com a legalidade estrita, promova valoração das atividades policiadas com gradação das sanções a serem aplicadas. Não obstante, a regra é o poder de polícia nascer vinculado às normas legais, em que a margem de atuação do administrador se reduz. Isso porque o modo e a forma de concretização do exercício do poder de polícia seguem, integralmente, estabelecidos no ordenamento jurídico.

A autoexecutoriedade representa a "faculdade de a Administração decidir e executar diretamente em sua decisão, por seus próprios meios, sem intervenção do Judiciário" (Meirelles, 2006, p.475). Logo, o administrador, com base no atributo da autoexecutoriedade, poderá impor, sem a oitiva de qualquer outro poder, as medidas interventivas decorrentes do poder de polícia na esfera dos direitos ao administrado. Isso, porém, não significa que a administração pública esteja autorizada a aplicar sanções administrativas de forma arbitrária ao administrado. Em verdade, a aplicação de qualquer sanção pressupõe prévio processo administrativo, em que fique assegurado o contraditório e a ampla defesa (art. 5°, LV, da CF/1988), decorrentes do devido processo legal (art. 5°, LIV, da CF/1988), com prazo de duração razoável e, mais do que isso, garantidos todos os meios necessários em prol da celeridade processual (art. 5°, LVIII, da CF/1988).

A coercibilidade constitui a "imposição coativa das medidas adaptadas pela Administração" (Meirelles, 2006, p.477), em que o ato decorrente do exercício do poder de polícia tem cunho imperativo e coativo, justificando o emprego da força pública para o seu cumprimento quando houver resistência à determinação do administrador.

Os atributos marcam e orientam o poder de polícia, o qual tem o exercício desenvolvido em fases, que, por sua vez, compõem um verdadeiro ciclo, representando, em última análise, a exteriorização deste poder, inclusive com a manifestação da fiscalização estatal, o que é objeto de análise no item que segue.

Fases do ciclo do poder de polícia e a exteriorização da fiscalização estatal[1]

O exercício do poder de polícia se dá em quatro fases, que, por sua vez, desdobram-se em um ciclo orientador desse poder, demonstrando a sua forma de exteriorização. Com efeito, o ciclo de poder de polícia se dá nas seguintes fases:

- Ordem de polícia.
- Consentimento de polícia.
- Fiscalização de polícia.
- Sanção de polícia.

A ordem de polícia nada mais é do que o estabelecimento, pelo legislador, do preceito legal básico que, em conformidade com o princípio da reserva legal, promove, de forma legítima e válida, a intervenção estatal nos direitos individuais do administrado. A ordem de polícia compreende, de um lado, o "preceito negativo absoluto" e, de outro, o "preceito negativo com reserva de consentimento". O primeiro, que densifica o valor do termo

---

1. Para um aprofundamento do assunto, ver: Moreira Neto (2009, p.444-7).

"ninguém será obrigado a fazer, senão em virtude de lei" do princípio da reserva legal, traz o caráter vedatório da conduta que o administrado não pode realizar por ser incompatível com a boa ordem social. O segundo, que materializa o aspecto do termo "deixar de fazer alguma coisa, senão em virtude de lei" do princípio da reserva legal, também veicula vedações à conduta do administrado, porém, o poder público, ao fazer o exame da situação fática, poderá consentir com a atuação dele, do administrado. Portanto, o preceito negativo absoluto representa uma intervenção restritiva, enquanto o preceito negativo com reserva de consentimento impõe apenas uma intervenção condicionada.

O consentimento de polícia, que equivale à segunda fase do ciclo de poder de polícia, representa, a partir do preceito negativo com reserva de consentimento, a concordância do poder público com a conduta do administrado, em que se promove o controle prévio da compatibilização proporcional do interesse privado individual com o interesse público primário. A materialização dessa concordância vai ensejar um ato estatal de anuência, que terá cunho formal de alvará, o qual, por sua vez, poderá ter aspecto material de licença ou, então, de autorização. A licença, que constitui um ato vinculado ao disposto, integralmente, na legislação de regência, possibilita que o administrado tenha a sua pretensão acatada, sem qualquer margem de discricionariedade, pelo poder público, reconhecendo-se um direito subjetivo preexistente que passa a integrar o patrimônio jurídico desse administrado, o que inviabiliza a revogação da licença, ao livre arbítrio do poder público. Por outro lado, a autorização, por deter natureza de ato discricionário, constitui ato de consentimento, em que o administrador, ao avaliar a conveniência e a oportunidade da pretensão do administrado, avalia a situação fática constante nessa pretensão para aferir a existência ou não do interesse público primário. Caso exista, o administrado lhe terá facultado a outorga da sua pretensão. Com efeito, não há que se falar em reconhecimento de qualquer direito subjetivo, mas, sim, mera expectativa à obtenção de um consentimento estatal, que, a princípio, seria até mesmo vedado. Assim, a revogação da autorização pode ser feita discricionariamente pelo poder público.

A terceira fase do ciclo de poder de polícia é a fiscalização estatal, em que se pretende aferir, inicialmente, o cumprimento da ordem de polícia, seja relativa ao preceito negativo absoluto, seja pertinente ao preceito negativo com reserva de consentimento. Afora isso, a fiscalização estatal, ao constatar a violação da ordem de polícia, prepara a repressão estatal do infrator, dando ensejo ao processo administrativo punitivo com vista à aplicação da sanção punitiva, observado, sempre, o contraditório e a ampla defesa, decorrentes do devido processo legal. Percebe-se, assim, que a

> Utilidade da fiscalização de polícia é, portanto, dupla: porque, primeiramente, realiza a prevenção das infrações pela observação do cumprimento, pelos administrados, das ordens e dos consentimentos de polícia; e, em segundo lugar, prepara a repressão das infrações pela constatação formal dos atos infratores. (Moreira Neto, 2009, p.447)

Por fim, a sanção de polícia, como quarta fase do ciclo do poder de polícia, vai representar a "submissão coercitiva do infrator a medidas inibidoras (compulsivas) ou dissuasoras (suasivas) impostas pela Administração" (Moreira Neto, 2009, p.447). Ou seja, violada a ordem de polícia com o desrespeito à fiscalização estatal preventiva, nasce, para o infrator, a sanção pelo desrespeito aos limites estatais para manutenção da convivência pacífica da sociedade, buscando, em última análise, o reparo dessa infração cometida com o restabelecimento do *status quo*.

Consoante sinalizado, o poder de polícia vai incidir sobre os mais diversos campos da vida da sociedade, orientando-a, segundo previsto na própria definição legal estabelecida no art. 78, do CTN. Daí porque o poder de polícia, notadamente nas fases do seu ciclo, entre elas, a fiscalização estatal, vai influir, fortemente, sobre a gestão e o gerenciamento dos resíduos sólidos, o que é objeto deste capítulo.

A fiscalização estatal na gestão integrada e no gerenciamento dos resíduos sólidos[2]

Preliminarmente, ressalte-se que a PNRS, em seu art. 3º, XI, conceitua a gestão integrada de resíduos sólidos como o "conjunto de ações voltadas

---

2. Para um aprofundamento sobre o assunto, ver: Araújo (2009, p.137-64).

para a busca de soluções para os resíduos sólidos, de forma a considerar as dimensões política, econômica, ambiental, cultural e social, com controle social e sob a premissa do desenvolvimento sustentável" (Brasil, 2010).

A gestão integrada de resíduos sólidos vai muito além da mera prestação dos serviços de resíduos sólidos. Trata-se de um verdadeiro sistema integrado, que abrange desde o arranjo dos aspectos institucionais do poder público com o envolvimento de todos os agentes do setor, passando pela escolha da modelagem da prestação e da execução propriamente dita do serviço, até o seu processo de regulação e fiscalização. Tudo isso deverá ser feito mediante planejamento prévio com ampla participação social, sem que seja deixada de lado a busca pelo equilíbrio econômico-financeiro do serviço, mantendo-se, sempre, a integralidade com os demais temas transversais aos resíduos sólidos, como, por exemplo, meio ambiente, saúde, educação e cultura, finanças públicas e orçamento, produção e consumo, entre outros.

Por outro lado, o art. 2º da PNRS define o gerenciamento como

> Conjunto de ações exercidas, direta ou indiretamente, nas etapas de coleta, transporte, transbordo, tratamento e destinação final ambientalmente adequada dos resíduos sólidos e disposição final ambientalmente adequada dos rejeitos, de acordo com plano municipal de gestão integrada de resíduos sólidos ou com plano de gerenciamento de resíduos sólidos. (Brasil, 2010)

Ao contrário da gestão integrada de resíduos sólidos, o gerenciamento representa a execução, direta ou mediante contratado administrativo, pelo município ou, se for o caso, pelo gerador, das atividades integrantes do manejo de resíduos sólidos nos termos dos planos de gestão integrada de resíduos sólidos ou de gerenciamento de resíduos sólidos, sem prejuízo, é claro, da legislação incidente. Portanto, não há como negar que, em última análise, o gerenciamento se constitui na prestação propriamente dita dos serviços de resíduos sólidos.

Percebe-se, assim, que a fiscalização estatal, que constitui uma das fases essenciais do ciclo do poder de polícia, não só influencia a gestão integrada e o gerenciamento de resíduos sólidos, mas também os orienta imperativamente. Isso porque a fiscalização estatal, a partir do ordenamento de polícia, vai realizar, de forma prévia, o acompanhamento, o monitoramento, o controle e a avaliação do cumprimento das normas legais e técnicas dos atos regulatórios e das diretrizes de planejamento pelos geradores de resíduos sólidos, pelos prestadores dos serviços de resíduos sólidos e, até mesmo, pela iniciativa privada responsável pelo sistema de logística reversa, que constitui desdobramento da responsabilidade compartilhada pelo ciclo de vida dos produtos pós-uso. Se, porventura, esses atores inobservarem o marco regulatório de referência suscitado, poderão sofrer sanções a partir da instauração do processo sancionatório deflagrado pela fiscalização estatal. Justamente por isso é que o art. 2°, II, do Decreto federal n. 7.217/2010, que regulamentou a LNSB, define a fiscalização dos serviços de saneamento básico, em que se encartam os serviços de limpeza urbana e manejo de resíduos sólidos (art. 3°, I, c, da LNSB), como "atividades de acompanhamento, monitoramento, controle ou avaliação, no sentido de garantir o cumprimento de normas e regulamentos editados pelo poder público e a utilização, efetiva ou potencial, do serviço público" (Brasil, 2007).

A fiscalização estatal está intrinsicamente ligada à regulação dos serviços de resíduos sólidos, vez que esta última, ao ensejar a expedição de atos regulatórios de cunho técnico – e, portanto, isentos de carga política – para a eficiente implementação e/ou integração da política pública de resíduos sólidos, abriga entre outras funções a função executiva, que autoriza a fiscalização estatal sobre a atividade do prestador de resíduos sólidos com a aplicação das respectivas sanções pelo descumprimento desses atos regulatórios.

Apesar dessa relação intrínseca entre a fiscalização estatal e a regulação, a LNSB, em seu art. 8°, possibilita que o titular dos serviços de saneamento promova a delegação, de um lado, da fiscalização e, de outro, da regulação, dando a entender que podem ser tratadas de forma apartada. Todavia, é mais que recomendável que a fiscalização estatal e a regulação sejam geridas conjuntamente pelo titular dos serviços de saneamento ou, se tiver sido adotada a via da delegação, pela entidade de regulação, a fim de garantir a manutenção da interdependência do sistema de resíduos sólidos. Ainda que se insista na realização da delegação da fiscalização de maneira apartada da regulação, as entidades que ficarem responsáveis por cada uma dessas atividades deverão manter uma atuação consensual e coordenada para a integralidade do sistema de resíduos sólidos.

Na seara atual, a regulação dos serviços de resíduos sólidos começa a ganhar consistência[3], mas ainda há um longo caminho a percorrer na busca da designação adequada da entidade de regulação, assim como no desenvolvimento dos atos e dos processos regulatórios com a definição de metodologias de execução, critérios e indicadores, inclusive de qualidade, correspondentes.

Historicamente, a fiscalização estatal e o seu exercício sempre tiveram um papel de destaque no âmbito da administração pública local, o que, certamente, está relacionado com a prática reiterada do desempenho do poder de polícia administrativa pelo administrador, segundo os limites dos marcos regulatórios que regem e norteiam a matéria.

Os órgãos e as entidades municipais, em especial as Secretarias Municipais, sempre exerceram o papel de fiscalização, controle e organização sobre os serviços de resíduos sólidos, razão pela qual as condutas dos geradores em prol do manejo adequado dos resíduos sólidos, assim como a atuação do prestador na execução ambientalmente adequada dos serviços de resíduos se encontravam e, ainda estão, sob o acompanhamento, o monitoramento, o controle e/ou a avaliação estatal. Para tanto, o Código de Posturas costumava ser, e ainda é, o diploma legal de legitimidade e de validação dos instrumentos de polícia administrativa, vez que traz, de forma pormenorizada, rígidas regras em prol do zelo, do asseio e da higiene pública, da melhoria da qualidade de vida e do bem-estar da população e, ainda, da preservação e da segurança ambiental, cabendo aos geradores dos resíduos sólidos e aos prestadores dos serviços de resíduos sólidos observá-las, sob pena de terem que arcar com sanções administrativas decorrentes do seu descumprimento.

Não obstante, a LNSB e a PNRS e, antes delas, outros instrumentos normativos de vanguarda voltados para a gestão ambiental, como a Lei federal n. 9.605/98, Lei de Crimes Ambientais (LCA), buscam conferir nova roupa-

---

3. A título de exemplo, ressalte-se que as Leis estaduais n. 6.333/2012 e n. 6.334/2012, ambas do estado do Rio de Janeiro, ao autorizarem o estado a participar dos consórcios públicos que especificam, designam a Agência Reguladora de Energia e de Saneamento Básico do Estado do Rio de Janeiro (Agenersa) como entidade de regulação dos serviços de manejo de resíduos sólidos desses consorciamentos (art. 3º). Antes mesmo da edição dessas leis, o Decreto Estadual n. 43.153/2011 já estabelecia como condição para o estado participar do consorciamento o desempenho da competência regulatória sobre os serviços de manejo de resíduos sólidos pela Agenersa.

gem para a fiscalização estatal com vista a substituir, ainda que progressivamente, o sistema de controle e comando estatal, seja preventivo seja repressivo, sobre a conduta dos atores da componente resíduos sólidos por um sistema de abertura democrática dotado de características de estímulo aos comportamentos desses atores, para que seja possível implementar o funcionamento adequado da gestão integrada e do gerenciamento de resíduos sólidos; o que será objeto de exame no item adiante.

A evolução da fiscalização na gestão integrada e no gerenciamento de resíduos sólidos

A fiscalização estatal, por constituir fase integrante do ciclo do poder de polícia, tem como concepção clássica a aferição do cumprimento da ordem de polícia pelos atores da componente resíduos sólidos, dando ensejo à preparação da repressão estatal, com a instauração do processo administrativo para conferir legitimidade e validade à aplicação da sanção administrativa correspondente, quando houver o desrespeito da ordem de polícia por esses atores. Em outras palavras, a fiscalização estatal vai aferir, preventivamente, a correta subsunção da conduta do administrado atuante na componente resíduos sólidos à ordem de polícia. Caso não haja compatibilidade, a fiscalização dará ensejo ao processo repressivo da conduta desse administrado, com vistas a aplicar a sanção punitiva correspondente.

Não obstante, esse modelo de fiscalização, pautado no controle e no comando de cunho preventivo e repressivo, mostra-se cada vez mais impróprio para buscar a adequada gestão integrada e o gerenciamento de resíduos sólidos, pois não consegue realizar, nessa quadra atual, o incentivo e a promoção da superação dos referidos desafios, especialmente a transformação da gestão burocrática e do consumo predatório em gestão eficiente e eficaz, pautada em resultado, e do consumo sustentável pelas atuais e futuras gerações. Daí mostra-se indispensável a adoção de atos e de processos fiscalizatórios que se pautam no estímulo de comportamentos adequados pelo administrado em substituição, ainda que progressiva, pela ação interventiva fiscalizatória que afere a adequação da conduta desse administrado ao cumprimento da ordem de polícia, apenas.

A própria PNRS, segundo Yoshida (2012, p.13):

Constitui sem dúvida um marco fundamental na transição do predomínio do clássico sistema de comando e controle estatais de cunho corretivo-repressivo ao reunir diretrizes, mecanismos e instrumentos econômicos, de planejamento e de gestão, propícios a promover e incentivar a almejada institucionalização, valorização e promoção da auto-organização dos setores econômicos e sociais, a participação efetiva, a mobilização e controle sociais, com vistas à gestão integrada e ao gerenciamento ambientalmente adequado dos resíduos sólidos, com inclusão social dos catadores.

Ou seja, a PNRS busca fomentar a transição do modelo clássico de controle e comando para o sistema democrático aberto, norteado pela adoção de estímulos de comportamentos adequados a serem seguidos pelo administrado, a fim de assegurar o aprimoramento da gestão integrada e do gerenciamento dos resíduos sólidos.

Nesse sentido, é mais que recomendável para a adoção e implementação de atos e processos fiscalizatórios modernos e de vanguarda que assegurem o transpasse do já superado sistema de controle e comando de cunho preventivo e repressivo.

Um dos instrumentos fiscalizatórios que vai ao encontro do sistema democrático aberto de estímulos de comportamentos do administrado é o termo de compromisso ambiental (TCA), chamado também de termo de ajustamento de conduta (TAC) (art. 79-A, da LCA), que constitui instrumento negocial, dotado de natureza jurídica de título executivo extrajudicial de obrigação de fazer ou não fazer, cujo objetivo é promover o ajustamento da conduta do administrado, no caso, o gerador de resíduos sólidos, o prestador dos serviços de resíduos sólidos e a iniciativa privada responsável pelo sistema de logística reversa, às obrigações legais de resultado necessárias para a recomposição do dano que já tenha realizado ou, em razão da natureza da atividade potencialmente degradadora que exerce, que possa vir a provocar no meio ambiente. Caso haja o descumprimento do objetivo versado no TCA cabe a sanção à conduta do infrator com a execução imediata das obrigações avençadas nesse termo com vista à tutela ambiental, tema transversal dos resíduos sólidos, de forma célere e eficaz, provocando, portanto, a deflagração do sistema de controle e comando.

Todavia, só o TCA não é suficiente para consolidar, de fato, o sistema democrático de estímulos comportamentais em prol do processo de evolução da fiscalização estatal. Faz parte desse processo a definição de uma entidade fiscalizadora que se alinhe com a modelagem da entidade de regulação, devendo deter, assim, autonomia administrativa, financeira e técnico-decisória compatível com o regime principiológico estabelecido no art. 21, I e II, da LNSB, para que possa exercer, adequadamente, a atividade fiscalizatória, o que reforça a tese da necessidade de que a entidade de regulação não só realize a regulação mas também a fiscalização sobre os serviços de resíduos sólidos. Mais que isso, os códigos municipais de posturas, em especial, já cumpriram o seu papel no ordenamento jurídico de conformar a conduta do munícipe em prol do asseio e da higiene da cidade, assim como do controle ambiental urbano. Agora, os municípios têm o poder-dever de editar as suas políticas públicas de resíduos sólidos, veiculadas por lei, para estabelecer princípios, objetivos e diretrizes, assim como criar instrumentos, meios e formas orientadores da gestão integrada e do gerenciamento de resíduos sólidos, que se alinhem com a LNSB, a PNRS e, ainda, com as políticas estaduais de resíduos sólidos (art. 9º, *caput*, da LNSB e arts. 23 e 30, I, do seu Decreto Federal n. 7.217/2010).

Sem embargo do exposto, outros instrumentos de natureza de planejamento e de contrato podem e devem ser usados como meios para assegurar o exercício da fiscalização segundo o seu viés evolutivo, a exemplo do que já é feito na seara da regulação[4]. Com efeito, é recomendável que o plano de resíduos sólidos ou, se houver a incorporação da componente resíduos sólidos, o plano municipal de saneamento básico, além de propor a criação ou a designação de entidade de fiscalização traga as diretrizes de planejamento que orientem a fiscalização em si, segundo apontado nas proposições feitas com base nos prognósticos e nas metas estabelecidas a partir do diagnóstico dessa atividade fiscalizatória em sede da gestão integrada e do gerenciamento de resíduos sólidos. Os editais e os contratos de delegação contratual, sob regime de concessão ou de permissão, e de programa, em

---

4. Na seara da regulação, é plenamente possível o emprego dos editais e dos contratos de delegação negocial, assim como dos planos de saneamento básico como instrumentos de regulação, sem prejuízo dos atos regulatórios a serem expedidos pela entidade de regulação. A respeito do tema, ver: Araújo (2009, p.581-606).

ambiente de gestão associada, também constituem instrumentos de fiscalização, porque, além de veicularem as regras e as cláusulas que o prestador de serviços deve seguir, trazem os procedimentos da rotina de controle e de fiscalização, assim como as sanções decorrentes do descumprimento dessas regras e cláusulas editalícias e contratuais.

Vale esclarecer que esses outros instrumentos fiscalizatórios não violam o princípio da reserva legal sob o qual se assenta a fiscalização estatal – e, inegavelmente, o poder de polícia administrativa –, pois decorrem justamente de normas legais que os delineiam e modelam, estando salvaguardada, assim, a indispensável ponderação da intervenção estatal nos direitos individuais em prol da garantia da preservação do interesse público primário.

Fiscalização no âmbito da cooperação federativa da gestão integrada e do gerenciamento dos resíduos sólidos

Preliminarmente, há que se ressaltar que a CF/1988, ao consolidar a abertura democrática com a repactuação do federalismo, em conformidade com a busca da valorização da autonomia política dos entes federados, tratou de positivar valores, princípios e regras que assegurassem e reforçassem a autonomia política dos entes políticos, assim como instituiu meios e instrumentos diversos para implantar a cooperação federativa em prol da convergência de interesses desses entes para a realização e/ou o aperfeiçoamento das mais diversas políticas públicas. Com efeito, a CF/1988 tentou estabelecer:

- Uma nova roupagem à divisão de competência administrativa e legislativa pautada em uma atuação concertada dos entes políticos.
- Um modelo de tributação e de repartição de receitas que fizesse frente à autonomia política desses entes.
- Diversos instrumentos e procedimentos que pudessem assegurar, de forma voluntária ou não, a atuação conjunta dos entes federados.

Em que pese a abertura democrática e a segurança jurídica e institucional que a CF/1988 ofertou para os entes políticos em prol da autonomia e do seu exercício, há, porém, muito o que fazer para a consolidação do aparato federativo brasileiro, especialmente no campo da gestão dos serviços públicos. Isso porque há consenso em que não se sustenta a adoção de soluções isoladas para enfrentar problemas que ultrapassam os limites da esfera de um único ente político[5]. A atuação consensual e concertada da União, dos estados, do Distrito Federal e dos municípios, respeitada, é claro, a autonomia política de cada um, constitui, em última análise, uma saída para o enfrentamento de problemas comuns a todos, especialmente para implementar e/ ou aperfeiçoar a gestão integrada e o gerenciamento dos resíduos sólidos.

Assim, o convênio comum, a regionalização – que se desdobra nas regiões metropolitanas, nos aglomerados urbanos e nas microrregiões criadas por meio de lei complementar editada pelo estado – e, ainda, a gestão associada – que se concretiza pela via do convênio de cooperação ou do consórcio público – representam os principais tipos de cooperação federativa, que podem e devem ser empregados em escalas institucionais apropriadas e orientadas por critérios técnicos objetivos, de forma progressiva e não linear, desde aqueles instrumentos simplificados até os mais sofisticados, a fim de conferir segurança jurídica e institucional para a gestão integrada e o gerenciamento de resíduos sólidos[6].

Mais que isso, os instrumentos de cooperação federativa suscitados viabilizam a atuação consensual e concertada dos entes políticos em prol da implementação vertical de medidas fiscalizatórias sobre a gestão integrada e o gerenciamento de resíduos sólidos, contribuindo, assim, para a consolidação da evolução da atividade fiscalizatória como um sistema democrático, aberto para estímulos e comportamentos do administrado.

Convênio comum

O convênio comum representa pacto administrativo firmado entre pessoas jurídicas, de direito público ou privado, sem prévia ratificação legal, que tenha por objeto a realização de atividade meramente administrativa, possibilitando o repasse de recursos públicos para executá-la, observado o cronograma de desembolso compatível com o plano de trabalho correspondente.

---

5. Nesse mesmo sentido, vale conferir: Carvalho Filho (2009. p.5).
6. Para um exame sobre a cooperativa federativa com os seus principais instrumentos para promover o aperfeiçoamento da gestão integrada e do gerenciamento de resíduos sólidos segundo uma proposta de hierarquização de escala institucional, vale conferir: Araújo (2012).

Logo, o estado poderá ofertar apoio técnico e financeiro para o município, em prol do aprimoramento da fiscalização da gestão e do gerenciamento de resíduos sólidos, estabelecendo-se um plano de ação para as atividades de fiscalização compatível com o cronograma de desembolso financeiro.

Região metropolitana, aglomerado urbano e microrregião

A região metropolitana constitui conurbação de municípios, em que os municípios adjacentes se desenvolvem em torno do município-polo, em razão da importância e envergadura econômica deste, gerando, assim, uma relação de liame entre os municípios adjacentes e o município-polo. O aglomerado urbano, por sua vez, representa a aglutinação dos municípios por meio de conurbação em regime de igualdade, em razão de característica regional, industrial ou econômica, simplesmente. Por fim, a microrregião constitui agrupamento de municípios sem conurbação, cuja junção se dá em razão de proximidade geográfica e interesses socioeconômicos semelhantes, justificando a adoção de solução integrada para possibilitar a racionalização e a viabilização das estratégias comuns para a região.

Sem embargo da diferença conceitual suscitada anteriormente, a região metropolitana, o aglomerado urbano e a microrregião são instituídas pelo estado, mediante lei complementar, com vistas a promover a integração da organização, do planejamento e da execução de funções públicas de interesse comum, as quais nada mais são do que o conjunto articulado e consensual dos interesses municipais envolvidos (art. 25, § 3º, da CF/1988). Trata-se, assim, de forma de cooperação federativa coordenada, de cunho forçado, que decorre da intervenção do estado, sendo necessária, porém, a participação de todos os municípios da região no processo decisório das ações a serem executadas, a fim de assegurar o cumprimento consensual das funções públicas dos interesses municipais envolvidos.

A criação dessas regiões tem o condão de concretizar uma esfera de planejamento estratégico das funções públicas mencionadas, cujas diretrizes de planejamento poderão ser expedidas por um conselho gestor, órgão administrativo estadual, composto pelos municípios e pelo estado, com repartição igualitária do poder decisório. Com efeito, a criação pura e simples dessas regiões não enseja a instituição de uma pessoa jurídica, razão pela qual será necessário atribuir a uma entidade executora, dotada de personalidade jurídica própria, competência para cumprir as diretrizes de planejamento emanadas do conselho gestor interfederativo.

Nada impede, portanto, que o estado, por meio de lei complementar, crie região metropolitana, aglomerado urbano ou microrregião como esfera de planejamento estratégico setorial da gestão integrada e do gerenciamento de resíduos sólidos, em que o conselho gestor terá a competência de editar diretrizes de fiscalização estatal de resíduos sólidos para a região criada, restando à entidade executora implementá-las regionalmente, sem prejuízo de os municípios integrantes dessa região continuarem responsáveis pela realização da fiscalização *in loco*, por exemplo, o controle dos pontos viciados de destinação final de resíduos sólidos nas áreas urbanas.

Gestão associada: convênio de cooperação e consórcio público

A gestão associada constitui forma de cooperação federativa que implica a associação voluntária de entes políticos, por meio de convênio de cooperação ou consórcio público, segundo estabelecido no art. 241 da CF/1988, com a redação alterada pela Emenda Constitucional n.19/98, cuja eficácia foi integrada pela Lei de Consórcios Públicos (LCP), e seu Decreto Federal n. 6.017/2007.

Tal qual o convênio comum, o convênio de cooperação tem natureza jurídica de pacto administrativo. Todavia, as semelhanças param por aí. O convênio de cooperação é firmado, exclusivamente, por unidades da Federação, e tem por objetivo a materialização da gestão associada de serviços públicos, desde que ratificado ou previamente disciplinado por lei editada por cada um dos entes políticos convenentes.

Portanto, o município poderá formalizar convênio de cooperação com o estado, a fim de delegar para a entidade de regulação estadual a atividade fiscalizatória dos serviços de limpeza urbana e manejo de resíduos sólidos, sem embargo de o município manter para si a fiscalização de cunho mais local, como, por exemplo, o asseio e a higiene do passeio público.

Outro viés da gestão associada é o consórcio público, que constitui pessoa jurídica formada exclusivamente por entes da Federação, na forma da LCP e do seu Decreto federal n. 6.017/2007, que pode ser, de um lado, associação pública, detentora de natureza jurídica de autarquia interfederativa, com personalidade jurídica de direito público, ou, de outro, pessoa jurídica de direito privado sem fins econômicos. Independentemente da constituição do consórcio público, o seu objetivo será a materialização da gestão associada de serviços públicos.

Assim, os municípios podem recorrer à contratação de consórcio público intermunicipal para promover, em ambiente de gestão associada, a realização das atividades de planejamento, regulação e fiscalização sobre a prestação dos serviços de resíduos sólidos executados por terceiros em prol dos munícipes na região do consorciamento, sem embargo de os municípios consorciados ficarem responsáveis pela fiscalização *in loco*, como, por exemplo, realizar o controle da recolha dos resíduos sólidos, recicláveis ou não, a serem levados à destinação final ambientalmente adequada.

ASPECTOS OPERACIONAIS

Situação atual da gestão integrada e do gerenciamento dos serviços de resíduos sólidos

Os municípios brasileiros, como responsáveis pela prestação dos serviços relativos à limpeza urbana e ao manejo de resíduos sólidos, historicamente deixaram de priorizar a limpeza urbana e a fiscalização das posturas municipais. Constata-se, ainda, uma ineficiente gestão orçamentária municipal, com insustentáveis desequilíbrios entre receitas e despesas.

A LNSB estabeleceu que os serviços públicos de saneamento básico deverão ter a sustentabilidade econômico-financeira assegurada, sempre que possível, mediante remuneração pela cobrança dos serviços. Isso pode se dar por meio da cobrança de taxas, ou tarifas e outros preços públicos, em função do regime de prestação dos serviços, da forma como podem ser mensurados, e também da compulsoriedade, na utilização de determinado serviço.

Considerando a necessidade de se estabelecer economias de escala na prestação de diversos serviços, a PNRS preconiza o incentivo à formação de consórcios interfederativos como um dos instrumentos para se avançar na universalização e na melhoria da qualidade na prestação dos serviços, estabelecendo-os como prioridades na obtenção dos incentivos. Ainda segundo a PNRS, um sistema de coleta e destinação de resíduos sólidos eficiente depende da correta estruturação da gestão dos resíduos nos municípios.

Torna-se, então, prioridade a estruturação administrativa e institucional no âmbito dos municípios, principalmente quanto aos aspectos financeiros e orçamentários.

O Brasil conta com 5.565 municípios, e população pouco inferior a 200 milhões de habitantes, gerando em torno de 180 mil toneladas de resíduos sólidos diariamente. Esses valores são equivalentes, em média, a pouco menos de um quilo por pessoa, por dia. Desse total, em torno de 60% são levados a aterros sanitários, recebendo, assim, tratamento adequado. Já o restante, geralmente, ainda é levado aos chamados lixões.

Em relação ao aproveitamento econômico dos resíduos sólidos, é importante observar que uma parcela insignificante dos resíduos sólidos urbanos é reciclada, principalmente quando se compara a alguns países da Europa, onde os índices de reciclagem superam 45% dos seus resíduos. A PNRS introduziu também o sistema de logística reversa, estabelecendo a obrigação do retorno de produtos pós-uso e, ainda, da fração de resíduos sólidos urbanos recicláveis pelo setor empresarial, estabelecendo-se a responsabilidade compartilhada.

A PNRS estabelece, também, o fechamento de todos os chamados "lixões" até 2014. Um dado muito importante a ser comparado é o custo para implantação e operação dos aterros sanitários. Alguns levantamentos apontam que, para populações entre 20.000 e 100.000 habitantes, os custos de implantação de aterros sanitários podem variar entre R$ 40,00/t, ou R$ 12,00/hab, e R$ 130,00/t, ou R$ 30,00/hab. Essa grande variação deve ser objeto de análise pelos gestores, bem como pelos responsáveis pela fiscalização e regulação dos serviços, já que o fator econômico pode ser determinante para o cumprimento dos prazos estabelecidos pela PNRS.

O governo federal vem trabalhando para que o Brasil disponha, a curto prazo, de um sistema nacional de monitoramento de resíduos sólidos. Uma das ações é a estruturação do Sistema Nacional de Informações sobre a Gestão dos Resíduos Sólidos (Sinir) que, segundo o Ministério do Meio Ambiente (MMA), reunirá em uma única central informações sobre todos os resíduos sólidos gerados no país. Esse sistema terá um papel fundamental para a fiscalização do cumprimento da PNRS.

Em relação aos serviços de limpeza urbana e manejo dos resíduos sólidos urbanos, conforme competência estabelecida pela PNRS, os municípios são os responsáveis pela prestação, podendo agir diretamente ou delegar a empresas privadas contratadas. Esses serviços são, normalmente: coleta domiciliar de resíduos indiferenciados; transporte de resíduos coletados; transbordo ou transferência; coleta seletiva de resíduos sólidos urbanos; varrição de logradouros públicos; limpeza de praias; manejo de resíduos da construção civil; capina manual; capina química; roçada manual; limpeza de valas e córregos; limpeza de praias; instalação de coletores domésticos e coletores para resíduos de pedestres (papeleiras); tratamento e disposição final. Todos esses serviços devem ser fiscalizados, quantificados, medidos e remunerados.

Para cada um dos diferentes serviços, uma série de especificidades deve ser considerada, tanto para sua adequada prestação como também para o seu gerenciamento. O mesmo se refere à fiscalização dos serviços, sendo necessário estabelecer critérios diferenciados, tanto em relação às questões operacionais como, também, quanto às obrigações dos usuários e dos prestadores e à forma de remuneração.

Os programas voltados para a implementação da logística reversa encontram muitos desafios para apresentar avanços, entre outros aspectos, pela diversidade de modelos, não havendo nenhuma padronização entre eles, fazendo-se necessário conhecer diversas experiências, analisando profundamente os custos e os benefícios de cada modelo.

Nos últimos anos, o governo federal vem destinando recursos a municípios de pequeno porte para a melhoria dos sistemas de coleta, tratamento e disposição final de resíduos sólidos. Apesar do apoio financeiro prestado, observa-se que, em torno de 70% dos municípios de até 50 mil habitantes, ainda há disposição final inadequada do lixo, conforme a Pesquisa Nacional de Saneamento Básico (PNSB), realizada pelo Instituto Brasileiro de Geografia e Estatística (IBGE), em 2008.

Em estudo realizado pelo Tribunal de Contas da União (TCU) a respeito da situação de diversos municípios brasileiros quanto à aplicação de recursos financeiros em resíduos sólidos, foram levantados aspectos sobre a qualidade da gestão dos serviços, com destaque para o desperdício de recursos e a falta de sustentabilidade para operar os serviços e equipamentos implementados. Muitos recursos aplicados por diversos órgãos na construção de aterros sanitários ou em usinas para triagem e compostagem foram mal utilizados, resultando em abandono e retorno dessas áreas à condição de lixões (Brasil, 2010). Verificou-se que a pulverização de recursos resultou em desperdício de recursos públicos. No caso dos aterros pequenos, em função da escala, os custos unitários de implantação e operação são mais elevados que para os aterros maiores. Por problemas de gestão, diversos investimentos mal dimensionados acabaram sendo abandonados, em função, principalmente, dos altos custos de manutenção e da falta de remuneração adequada pelos serviços.

Outras possíveis razões para a ineficiência na aplicação de recursos financeiros em resíduos sólidos devem-se à deficiência dos controles e à baixa capacidade institucional, técnica e financeira dos municípios, principalmente os de pequeno porte.

Em um cenário mais recente, advindo da aplicação da LCP, é possível observar que o consórcio público interfederativo para manejo regionalizado de resíduos sólidos apresenta-se como solução mais vantajosa para a gestão dos serviços. Além de propiciar redução do custo de investimento *per capita* e a escala de operação adequada, viabiliza estrutura administrativa capaz de manter o empreendimento em operação e assegurar sua sustentabilidade.

A PNSB, realizada em 2008, informa que aproximadamente 60% dos municípios brasileiros não cobra da população taxa ou tarifa pelos serviços de manejo de resíduos sólidos urbanos, resultando em dificuldades quanto à sua sustentabilidade.

Normalmente, as fontes de custeio para operação e manutenção dos serviços são a cobrança de tarifa ou taxas, ou custeio direto pelo município, por intermédio do orçamento municipal. Apenas cerca de 40% dos municípios brasileiros cobram taxas de manejo de resíduos sólidos urbanos. Segundo dados da PNSB, os municípios que possuem lixão, normalmente, são os que menos cobram alguma remuneração dos usuários, ficando evidente a existência de correlação entre a cobrança da taxa e a qualidade da disposição final e de outros serviços.

A LNSB prevê a instituição de taxas ou tarifas para a recuperação dos custos incorridos na prestação dos serviços de limpeza urbana. Já a PNRS determina que, ao se planejar a gestão integrada dos serviços de resíduos sólidos, como obrigação legal, devem-se considerar os custos da prestação dos serviços, bem como a forma de cobrança desses serviços.

Quando o município passa a depositar os resíduos em aterro sanitário, ocorre aumento de custos, nem sempre respaldado por alguma receita. Observa-se, porém, que há dificuldade por parte dos municípios em estabelecer novas taxas. Uma alternativa para contornar o problema seria a implantação das taxas quando da criação de um consórcio intermunicipal, pois o peso político da medida ficaria diluído entre os vários municípios que a adotariam ao mesmo tempo.

Na esfera estadual, cabe também aos órgãos ambientais contribuir para a melhoria dos índices de qualidade ambiental, exercendo a fiscalização, analisando projetos, fornecendo orientações técnicas aos municípios e aos geradores de resíduos e elaborando ou revisando normas técnicas e resoluções.

No caso do estado de São Paulo, desde a publicação do primeiro Inventário Estadual de Resíduos Sólidos Domiciliares em 1997, até o último, realizado em 2011, houve significativa melhora nos índices de qualidade. Destaque deve ser atribuído à Companhia de Tecnologia de Saneamento Ambiental (Cetesb) pela implementação do índice de qualidade dos aterros (IQDR), a partir do qual é possível realizar a classificação qualitativa dos aterros, importante instrumento para regulação e fiscalização. No estado do Rio de Janeiro, o governo estadual, por meio da Secretaria de Estado do Ambiente (SEA), também vem utilizando o conceito de classificação dos aterros, baseado no IQDR do estado de São Paulo.

Regulação e fiscalização dos serviços de resíduos sólidos

O desempenho das atividades de regulação da prestação dos serviços relativos a resíduos sólidos é uma obrigação legal, prevista na LNSB. As entidades responsáveis pela regulação dos serviços de saneamento são, de maneira geral, as agências reguladoras. Observa-se que grande parte das agências vem se estruturando para assumir essa nova tarefa, sendo necessário, além dos esforços de estruturação e capacitação de seus quadros, alterações em suas leis de criação, capazes de atribuir novas funções ao ente regulador.

Há uma tendência para que as atividades de regulação dos resíduos sólidos venham a ter início nos serviços de disposição final em aterros sanitários, principalmente na regulação de contratos de concessão. Há expectativas de que outros serviços, tais como a coleta regular, venham a ser gradativamente objeto de regulação posterior. As atividades de regulação necessitam ser fundamentadas em critérios para atuação. Muito se discute em relação ao estabelecimento de indicadores de qualidade para o acompanhamento e monitoramento dos serviços, podendo auxiliar os gestores no processo decisório e os reguladores nos processos de controle.

Em estudo realizado pela Universidade de São Carlos, para o próprio município, propõe-se a adoção de indicadores, sob a perspectiva de cinco dimensões: ambiental, econômica, social, política e cultural. A estratégia adotada para a elaboração dos indicadores foi a identificação dos problemas prioritários para a gestão integrada dos resíduos sólidos urbanos, por meio de consultas aos gestores municipais. Isso resultou em um conjunto de quinze indicadores, cujos valores expressam sua tendência: favorável, desfavorável ou muito desfavorável à sustentabilidade.

Um sistema de indicadores de sustentabilidade adaptado às especificidades do local pode auxiliar os administradores municipais na definição das prioridades, podendo ser adotadas as seguintes abordagens:

- Dimensão ambiental:
    - Quantidades de ocorrências de lançamentos de resíduos sólidos urbanos em locais inadequados.
    - Grau de recuperação dos passivos ambientais.
    - Grau de implementação das medidas previstas no licenciamento.
    - Grau de recuperação dos resíduos sólidos urbanos que estão sob responsabilidade do poder público.
- Dimensão econômica:
    - Grau de autofinanciamento da gestão pública de resíduos sólidos urbanos.
- Dimensão social:
    - Grau de disponibilização dos serviços públicos de resíduos sólidos urbanos à população.
    - Grau de abrangência de políticas públicas de apoio ou orientação às pessoas que atuam com resíduos sólidos urbanos.
    - Dimensão política/institucional:
    - Grau de estruturação da gestão integrada de resíduos sólidos urbanos na administração pública municipal.
    - Grau de capacitação dos funcionários atuantes na gestão integrada de resíduos sólidos urbanos.
    - Quantidade de ações de fiscalização relacionadas à gestão integrada de resíduos sólidos urbanos promovidas pelo poder público municipal.

– Grau de execução do Plano Municipal de Gestão Integrada de Resíduos Sólidos (PMGIRS).

– Existência de informações sobre a gestão integrada de resíduos sólidos urbanos sistematizadas e disponibilizadas à população.

- Dimensão cultural:

– Variação da geração *per capita* de resíduos sólidos urbanos.

– Efetividade de programas educativos continuados voltados para boas práticas da gestão integrada de resíduos sólidos urbanos.

– Efetividade de atividades de multiplicação de boas práticas em relação aos resíduos sólidos urbanos.

Em paralelo à regulação externa ao poder concedente, é fundamental que os municípios estejam estruturados para gerir os serviços, independentemente da forma como são operados.

Muitos municípios criaram suas autarquias voltadas para resíduos sólidos, podendo ser uma superintendência, um departamento autônomo ou empresas municipais, devendo contar com setores específicos para o exercício da fiscalização.

O crescimento desordenado de um município pode levar a fiscalização à inoperância. Os serviços são mais bem gerenciados quando registrados em base cartográfica, recomendando-se, portanto, que sejam utilizados mapas ou outros levantamentos mais simplificados, como fotografias ou croquis, assinalando diversos dados, como porcentagem de área abrangida pela coleta e modelo adotado; quantidade de lixeiras viciosas; número de vias públicas abrangidas pela limpeza; frequência de coleta; volume/quantidade diária de lixo coletado etc.

Os fiscais podem ser subdivididos em turnos de trabalho, de forma a aumentar a efetividade da fiscalização na rua. Quanto à capacitação e modernização, a informatização deve ser estimulada, tendo como consequência a racionalização das atividades burocráticas, apoiando o trabalho do fiscal, que necessita diariamente de informações cadastrais.

Em conjunto com a fiscalização de limpeza urbana, é importante a criação de um serviço do tipo "disque limpeza", responsável pela otimização do atendimento à população, evitando, assim, a burocratização das ações operacionais.

Há que se destacar a experiência do município de Belo Horizonte, que, por meio da Superintendência de Limpeza Urbana, adotou, no final da década de 1990, alguns procedimentos baseados em ações integradas entre diversos setores da administração municipal e em programas de ampliação e fiscalização dos serviços e da população.

Outro exemplo de boa prática na gestão dos resíduos sólidos na esfera municipal ocorreu na década de 1990, na Prefeitura Municipal de Angra dos Reis, no Rio de Janeiro. Os serviços eram prestados anteriormente sem acompanhamento sistemático, sem balança para pesagem dos resíduos coletados ou qualquer outro instrumento de medição para o pagamento da empresa contratada. Foi então realizado um diagnóstico da situação de diversos serviços e promovida nova licitação, por meio da qual todos os serviços passariam a ter rotina e medição. Paralelamente, foram treinados e capacitados, em conjunto com a Secretaria Municipal de Saúde, equipes de guardas sanitários com a função de fiscalizar a prestação dos serviços e o comportamento da população.

Um dos programas implementados foi o sistema de coleta seletiva, baseado em trocas de material reciclável por cestas básicas de alimentos, material escolar e material de construção. O programa se desenvolveu durante mais de dez anos, resultando em quantidades expressivas de resíduos evitadas ao meio ambiente, concomitantemente à significativa geração de renda aos participantes.

Foram testados vários métodos para fiscalização, fundamentados nas premissas de que o serviço tem que ser prestado com regularidade, os pontos de depósitos irregulares têm que ser sempre limpos e deve haver aplicação de penalidades para os infratores. A fiscalização urbana, portanto, é mais eficiente quando são realizados investimentos na capacitação dos fiscais, intensificando a presença mais frequente nas ruas, a partir do estabelecimento de turnos de trabalho e da implantação da produtividade fiscal.

A limpeza das cidades depende da correta prestação dos serviços; da informação sobre as rotinas na prestação dos serviços e de fiscalização, tanto educativa como punitiva.

Como em quase todos os países a sustentabilidade econômica e financeira caracteriza-se como um permanente desafio para os gestores, que dificilmente conseguem equilibrar as receitas e as despesas, a cobrança pelos serviços é condição fundamental para sua sustentabilidade. Em relação às despesas, os municípios devem dedicar-se com mais empenho ao levantamento dos custos relativos a cada serviço.

Há também propostas de projetos de lei de taxa que consideram as diferentes tipologias e características socioeconômicas de uma cidade, resultando em taxas módicas, mas que podem conseguir sustentar financeiramente os serviços, sendo necessário que os municípios definam um ambiente contábil específico para os serviços de resíduos sólidos, criando centros de custos específicos, com dotações orçamentárias específicas por serviço.

A qualidade dos serviços de resíduos sólidos depende de três pilares principais: estrutura administrativa gerencial, sustentabilidade financeira e regulação/fiscalização.

A partir da implementação de estrutura administrativa e de mecanismos voltados para a regulação/fiscalização, muitas melhorias deverão ser percebidas, resultando em maior eficiência, racionalidade e transparência na alocação de recursos, propiciando maior sustentabilidade econômica e financeira, com menores impactos ambientais, interferindo positivamente nas condições sanitárias dos municípios.

CONSIDERAÇÕES FINAIS

Diante de todo o exposto, fica claro que o processo fiscalizatório de resíduos sólidos, que decorrente do poder de polícia e intimamente atrelado à atividade de regulação desse setor é de fundamental importância para o aperfeiçoamento da gestão integrada e do gerenciamento de resíduos sólidos, uma vez que, a rigor, possibilita previamente o acompanhamento, o monitoramento, o controle e a avaliação do cumprimento das ordens de polícia pelos atores desse componente, sob pena de, em caso de inobservância, acarretar a instauração do processo repressivo com vista a promover a punição desses administrados.

Ocorre que os adventos da LNSB e da PNRS trouxeram um novo paradigma à fiscalização estatal, buscando promover a substituição, de forma progressiva, do sistema de comando e controle, com viés preventivo e repressivo – que ainda é uma realidade no panorama nacional – por um sistema democrático aberto que propugne pela busca de resultados em prol do cumprimento das normas legais. Com isso, a fiscalização não só orientará a gestão integrada e o gerenciamento de resíduos sólidos, mas, também, intervirá de forma efetiva sobre o componente – resíduos sólidos, notadamente em relação à sua prestação com a impressão da qualidade que é esperada pelos munícipes.

Nesse sentido, é mais que recomendável o uso de instrumentos e de processos fiscalizatórios avançados que, em vez de realizarem apenas a subsunção da conduta do administrado à norma com a aplicação da sanção correspondente por ausência da devida observância, confira, de fato, efetividade e eficácia aos princípios e às regras estabelecidas pela LNSB e pela PNRS. Para tanto, o TAC ou TCA, os planos de resíduos sólidos, os editais e os contratos administrativos, assim como os atos regulatórios podem e devem ser instrumentos que subsidiem e confiram validade para o processo fiscalizatório, sem prejuízo da lei em si, que, a exemplo dos Códigos de Posturas, carece de aperfeiçoamento e adequação aos comandos da LNSB e do seu Decreto federal n. 7.217/2010, assim como da PNRS e do seu Decreto federal n. 7.404/2010.

Não se pode esquecer que a fiscalização também deve ser concebida e aplicada em ambiente de cooperação federativa, assegurando-se, de forma consensual, a ampliação da sua escala e, mais que isso, o apoio mútuo, técnico e financeiro entre as diferentes esferas de governo para o fortalecimento das instâncias locais, regionais e nacionais de fiscalização. Dessa forma, recomenda-se a difusão do sistema democrático aberto de fiscalização em ambiente de concertação cooperada, promovendo-se, em escala regional, a busca de resultados efetivos e eficazes em prol da implementação da LNSB e da PNRS.

Todavia, ainda há um longo caminho a ser percorrido no processo de construção da adequada fiscalização do setor de resíduos sólidos, notadamente para a consolidação do sistema democrático aberto sugerido anteriormente.

Os municípios, sobretudo os de pequeno porte, possuem baixa capacidade de investimento no setor de resíduos sólidos, inclusive de fiscalização, em razão do emprego dos parcos recursos públicos advindos do Tesouro Público, em detrimento da devida cobrança pelos serviços prestados, que, em muitos casos, tem previsão legal. A instância administrativa fiscalizatória carece de apoio técnico – e certamente financeiro – para promover a capacitação técnica dos seus fiscais, especialmente em prol da aferição dos contratos firmados com os operadores privados, sem prejuízo do necessário controle social que não só pode, mas deve incidir sobre esses contratos. A ausência de praxe regulatória sobre os serviços de resíduos sólidos realizados pelas instâncias regulatórias, notadamente as agências reguladoras estaduais, dificultam o melhor controle sobre a gestão integrada e o gerenciamento de resíduos sólidos.

No intuito de superar os desafios postos, reconhece-se a necessidade de o município buscar a sustentabilidade financeira dos serviços, notadamente mediante a cobrança dos serviços de resíduos sólidos. A busca da cooperação federativa, especialmente pela via do consorciamento pelos entes políticos, possibilitará a consensualidade em prol da capacitação técnica e financeira, assim como o estímulo da atividade regulatória.

Ademais, reconhece-se, ainda, a necessidade de desenvolvimento e implantação de sistema de informações nacional, estadual e municipal para orientar o processo de fiscalização, que deverá ser adequado à peculiaridade dos serviços de resíduos sólidos, aos tipos de resíduos sólidos em si e, ainda, às prerrogativas e aos direitos dos atores do setor. A instituição de indicadores para os serviços de resíduos sólidos possibilitará a aferição da adequada prestação desses serviços; o que também constituirá insumo para o aprimoramento da fiscalização.

Portanto, fica claro que o aprimoramento dos aspectos jurídico-institucionais e operacionais dos serviços de resíduos sólidos contribui, e muito, para o aperfeiçoamento da fiscalização estatal com vista ao desenvolvimento do sistema democrático aberto que propugne pela busca de resultados em prol do cumprimento dos princípios e das regras da LNSB e do seu Decreto federal n. 7.217/2010, assim como da PNRS e do seu Decreto federal n. 7.404/2010.

REFERÊNCIAS

ARAÚJO, M. P. M. A normatização da prestação de serviços de resíduos sólidos. In: GALVÃO JUNIOR, A. C.; XIMENES, M. M. A. F. (Coords.). *Regulação: normatização da prestação dos serviços de água e esgoto*. Volume II. Fortaleza: Expressão Gráfica e Editora, 2009. p.137-64.

_____. Desafios na modelagem da regulação do saneamento básico; algumas reflexões. In: SOUTO, M. J. V. (Coord.). *Direito Administrativo; estudos em homenagem a Francisco Mauro Dias*. Rio de Janeiro: Lumen Juris, 2009. p.581-606.

_____. Escala institucional de cooperação federativa na gestão e no gerenciamento de resíduos sólidos. *Revista de Administração Municipal – RAM*, Rio de Janeiro, ano 58, n.280, p.46-60, abr./maio/jun. 2012.

BRASIL. Superintendência de Limpeza Urbana. *Regulamento de Limpeza Urbana do Município de Belo Horizonte*, Lei n.2.968, 03 de agosto de 1978. Belo Horizonte, 1978.

_____. Tribunal de Contas da União. *Segundo Monitoramento no Programa de Resíduos Sólidos Urbanos*, 2010.

CARVALHO FILHO, J.S. *Consórcios Públicos (Lei n.11.107, de 06.04.2005, e Decreto n.6.017, de 17.01.2007)*. Rio de Janeiro: Lumen Juris, 2009. p.213.

CESPEDES, L.; PINTO, A.L. de T.; WINDT, M. C. V. dos S. (col.). *Código Tributário Nacional/* 35. ed. São Paulo: Saraiva, 2006. p.778.

GONÇALVES, A.M. *Legislação Administrativa e Correlata*. 10. ed. ampl. e atual. Rio de Janeiro: Lumen Juris, 2011. p.1005

MEIRELLES, H.L. *Direito municipal brasileiro*. 14.ed. atual. São Paulo: Malheiros, 2006. p.920.

MOREIRA NETO, D.F. *Curso de direito administrativo: parte introdutória, Parte Geral e Parte Especial*. Rio de Janeiro: Forense, 2009.

MEDAUR, O. *Direito administrativo moderno*. 12.ed. rev., atual e ampl. São Paulo: Revista dos Tribunais, 2008. p.430.

OBSERVATÓRIO ECO. Direito Ambiental, 29 set. 2010.

PINTO, A.L.T.; WINDT, M.C.V.S. CÉSPEDES, L. (coords.) *Código Tributário Nacional*. 35.ed. São Paulo: Saraiva, 2006.

YOSHIDA, C. Competência e as diretrizes da PNRS: conflitos e critérios de harmonização entre as demais legislações e normas. In: JARDIM, A.; YOSHIDA, C.; MACHADO FILHO, J. V. (Orgs.). *Política nacional, gestão e gerenciamento de resíduos sólidos*. São Paulo: Manole, 2012. p.3-38.

EXERCÍCIOS

1. A fiscalização estatal tradicional, pautada no sistema de comando e controle com viés preventivo e repressivo, atravessa um processo de transformação com a sua evolução para um sistema democrático aberto que propugna por resultados. De que forma vem ocorrendo essa transformação? Quais são os instrumentos que revelam essa substituição do sistema de comando e controle pelo sistema democrático aberto? Especifique quanto à gestão integrada e o gerenciamento de resíduos sólidos.

2. Tendo em vista as principais formas de cooperação federativa que possibilitam uma atuação ora consensual, ora coordenada entre a União, os Estados, o Distrito Federal e os Municípios em prol da gestão integrada e do gerenciamento de resíduos sólidos, pergunta-se: como pode ser concebido e implementado o processo fiscalizatório dos resíduos sólidos em sede da cooperação federativa?
3. Para melhor eficiência na prestação dos serviços relativos ao manejo dos resíduos sólidos urbanos, no tocante à regulação e fiscalização, de que forma estariam mais bem distribuídas as atribuições entre o poder concedente e o ente regulador?
4. Em relação ao comportamento da população, como as ações de fiscalização punitiva com aplicação de penalidades podem alcançar melhores resultados?
5. Os serviços relativos ao manejo dos resíduos sólidos demandam expressivos recursos financeiros das administrações municipais. Que alternativas podem ser adotadas para a garantia da sustentabilidade financeira dos serviços?

14 Acompanhamento e sustentabilidade de planos municipais de saneamento básico

Alceu de Castro Galvão Junior
Geraldo Basilio Sobrinho

INTRODUÇÃO

Entre as principais inovações trazidas pela Lei federal n. 11.445/2007, Lei de Diretrizes Nacionais do Saneamento Básico (LNSB) destacam-se o planejamento e a regulação da prestação dos serviços de saneamento básico. Porém, ao contrário desta última, o planejamento deve ser exercido de forma indelegável pelo município.

O planejamento é um processo ordenado e sistemático de decisão, de permanente reflexão e análise para escolha de alternativas, que necessita de certo domínio sobre o objeto a ser planejado, cuja ação envolve a avaliação do estado presente ou *diagnóstico* para, a partir daí, definir o estado futuro ou *prognóstico*. Entretanto, devendo sempre incorporar e combinar as dimensões técnica e política (Buarque, 1999; Borja, 2009).

Para o setor de saneamento básico, consubstanciado no Plano Municipal de Saneamento Básico (PMSB), seu principal instrumento, o planejamento, é definido como

> As atividades atinentes à identificação, qualificação, quantificação, organização e orientação de todas as ações, públicas e privadas, por meio das quais o serviço público deve ser prestado ou colocado à disposição de forma adequada. (Brasil, 2010)

Já a regulação pode ser entendida como a intervenção do Estado nas ordens econômica (Viscusi et al., 2005, p.357; Pinheiro e Saddi, 2005) e social (Di Pietro, 2004), com a finalidade de alcançar eficiência e equidade, traduzidas como a universalização da provisão de bens e serviços públicos de natureza essencial, por parte de prestadores de serviço estatais e privados (Galvão Junior, 2008).

O papel da regulação é fazer cumprir, por meio das políticas regulatórias, as macrodefinições estabelecidas nas políticas públicas setoriais decididas no âmbito dos poderes Executivo e Legislativo, desenvolvendo a eficiência dos prestadores de serviço, pois, desse modo, mais recursos poderão ser canalizados para a expansão da infraestrutura (Galvão Junior e Paganini, 2009). De acordo com o marco regulatório do setor de saneamento básico, a regulação está conceituada como

> Todo e qualquer ato que discipline ou organize determinado serviço público, incluindo suas características, padrões de qualidade, impacto socioambiental, direitos e obrigações dos usuários e dos responsáveis por sua oferta ou prestação e fixação e revisão do valor de tarifas e outros preços públicos. (Brasil, 2010)

Os objetivos são listados no art. 22 da LNSB, conforme descrição a seguir:

> I. Estabelecer padrões e normas para a adequada prestação dos serviços e para a satisfação dos usuários;
> II. Garantir o cumprimento das condições e metas estabelecidas;
> III. Prevenir e reprimir o abuso do poder econômico, ressalvada a competência dos órgãos integrantes do sistema nacional de defesa da concorrência; e
> IV. Definir tarifas e outros preços públicos que assegurem tanto o equilíbrio econômico-financeiro dos contratos, quanto a modicidade tarifária e de outros preços públicos, mediante mecanismos que induzam a eficiência e eficácia dos serviços e que permitam a apropriação social dos ganhos de produtividade. (Brasil, 2010)

Para execução dessas incumbências, segundo os princípios regulatórios da LNSB dispostos no art. 21, é necessária independência decisória, definida como autonomia administrativa, orçamentária e financeira da entidade reguladora, além de transparência, tecnicidade, celeridade e objetividade das decisões, bem como de recursos para financiamento da regulação, geralmente estimados entre 0,5 a 2,0% do faturamento dos prestadores de serviços (Abar, 2012), previstos nos contratos de programas e de concessão.

Diante desse contexto, objetiva-se no presente artigo analisar a forma de atuação das agências reguladoras no processo de planejamento, tendo em vista sua competência legal na verificação do cumprimento dos PMSB (parágrafo único, art. 20 da LNSB).

O capítulo está concebido em quatro partes. A primeira analisa as principais premissas para a elaboração dos planos; a segunda avalia o papel da agência reguladora no processo de planejamento; a terceira trata da sustentabilidade dos planos e, por último, aborda-se a temática da participação dos órgãos de controle, de forma não concorrente com o ente regulador.

PREMISSAS PARA ELABORAÇÃO DOS PLANOS DE SANEAMENTO

O titular dos serviços, no exercício da atividade indelegável de planejar o saneamento básico, elaborará o plano de saneamento básico, ancorado em algumas diretrizes e princípios fundamentais da LNSB, que serão discutidos neste capítulo como premissas básicas a serem seguidas, mas sem a pretensão de querer esgotar o assunto.

A LNSB não estabeleceu um modelo de plano, mas, segundo o art. 19, ele deve apresentar um conteúdo mínimo organizado nesses cinco incisos:

I. Diagnóstico da situação e de seus impactos nas condições de vida, utilizando sistema de indicadores sanitários, epidemiológicos, ambientais e socioeconômicos e apontando as causas das deficiências detectadas;
II. Objetivos e metas de curto, médio e longo prazos para a universalização, admitidas soluções graduais e progressivas, observando a compatibilidade com os demais planos setoriais;
III. Programas, projetos e ações necessários para atingir os objetivos e as metas, de modo compatível com os respectivos planos plurianuais e com outros planos governamentais correlatos, identificando possíveis fontes de financiamento;
IV. Ações para emergências e contingências;

V. Mecanismos e procedimentos para a avaliação sistemática da eficiência e eficácia das ações programadas.

Sobre esse conteúdo mínimo serão levantados alguns aspectos considerados importantes na elaboração dos PMSB. Borja (2009), por exemplo, aborda aspectos que vão de encontro ao art. 19, I, ao destacar que o plano de saneamento possui uma abrangência temática, composta por um diagnóstico ou análise da situação de saneamento básico do município e de seus impactos nas condições de vida e outra territorial, ante às desigualdades no acesso e à qualidade dos serviços, sobretudo entre as áreas rurais e urbanas e, internamente, em cada uma delas.

Já o art. 19, II, pode ser ponderado nos termos abordados por Buarque (1999, p.55) sobre a definição de objetivos e metas:

> Com base no futuro desejado, pode-se definir e explicitar os objetivos – gerais e específicos – que serão perseguidos pelo plano de desenvolvimento municipal ou local. Por outro lado, as metas representam a quantificação dos objetivos, explicitando os resultados quantificáveis que se pretende gerar com a estratégia ou plano em determinados prazos. Se o futuro desejado tiver sido quantificado com base em simulações que expressam a plausibilidade de alteração da realidade atual na direção desejada, as metas vão ser a tradução destes resultados numéricos.

Por conseguinte, o art. 19, III e IV, denota, precisamente, uma interdependência com o art. 19, II, pois, em geral, consoante defesa de Barbosa e Garcia (2001), os objetivos e as estratégias a serem atingidos são estabelecidos nos programas, projetos e ações das políticas públicas. Corroborando esse raciocínio, Maia (2008) afirma que os programas, projetos e ações são elaborados a partir de macro-objetivos, de objetivos específicos e de metas a serem alcançadas, sempre observando a coerência dos projetos e ações que compõem um determinado programa. Para esse autor, os programas possuem escopo mais abrangente, definindo-se como "um conjunto de projetos e/ou ações finalísticas para atender a objetivos gerais e específicos emanados dos tomadores de decisão e/ou do público-alvo" (Maia, 2008, p.53).

Para melhor entender a relação do projeto com o PMSB, no qual ele é inserido, o diagrama esquemático da Figura 14.1 apresenta o ciclo de vida de um serviço que compõe o PMSB (abastecimento de água, esgotamento sanitário, resíduos sólidos ou drenagem) e de um projeto. Conceitualmente, a figura mostra que o projeto é um esforço temporário, com ciclo de vida bem definido (possui início e fim), empreendido para criar um produto, serviço ou resultado exclusivo, que organiza as atividades que não podem ser abordadas dentro dos limites operacionais normais da organização. Os projetos são, portanto, frequentemente utilizados como meio de atingir o plano estratégico de uma organização, independentemente da equipe do projeto ser formada por funcionários da organização ou por um prestador de serviços contratado. Uma vez encerrado o projeto, ou seja, obtido o produto, serviço ou resultado exclusivo, as atividades tornam-se rotinas de execução de operação e manutenção (PMI, 2004).

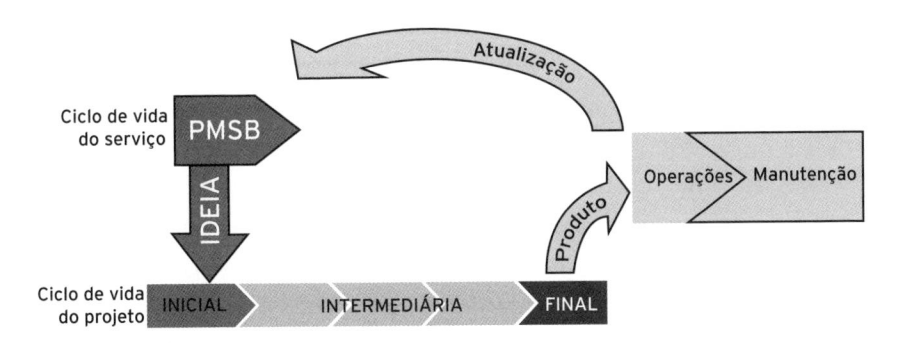

Figura 14.1: Ciclo de vida do serviço (abastecimento de água e esgotamento sanitário) e do projeto.
Fonte: adaptada de PMI (2004, p.24).

Sendo assim, não se devem pensar nos projetos de forma isolada, nem fora do contexto do plano. Por isso, é impossível fazer bons projetos, a não ser a partir de bons planos e de bom planejamento, ou seja, o delineamento do plano, com seus respectivos programas, projetos e ações, deve ser passível de avaliação. Para tanto, seu desenho deve esclarecer tudo o que for relevante, técnica e politicamente, sobre o nível de confiabilidade das informações, sintéticas e tempestivas, que deverão ser geradas pela própria execução do plano e de seus respectivos programas, projetos e ações, ou serem buscadas, quando se referirem a variáveis externas, e processadas por sistema de monitoramento especificamente concebido (Toni, 2003), correspondente ao art. 19, V, último dos itens exigidos no conteúdo mínimo do plano. Sobre o assunto, segundo Galvão Júnior et al. (2010), embora as informações do setor de saneamento básico, necessárias ao monitoramento, constituam-se em requisitos básicos essenciais, estas se encontram dispersas por diversos órgãos e entidades, com a fragilidade de séries históricas de dados confiáveis que dificultam análises seguras das tendências de evolução do setor ou, ainda, sob o domínio dos prestadores de serviços que podem vir a dificultar o acesso, notadamente em função da assimetria de informações.

Contudo, para além do conteúdo mínimo, a Lei n. 11.445/2007 destaca outras diretrizes e princípios importantes, como a universalização ou "a ampliação progressiva do acesso de todos os domicílios ocupados ao saneamento básico" (art. 3°, III). Ademais, os PMSB devem ser compatíveis com os planos de bacias e serem revistos a cada quatro anos, no máximo, além de "englobar integralmente o território do ente da Federação que o elaborou" (art. 19, §8°).

Especialmente, em relação à universalização, para Lima Neto (2011), a ampliação progressiva deve considerar não somente aspectos técnicos, mas também o retorno da sociedade, de forma a propiciar, ao longo do horizonte de planejamento, o aumento nos índices de cobertura de mesma magnitude para diferentes áreas intramunicipais. Sendo assim, a expressão "ampliação progressiva", inserida na conceituação de universalização, deve ser compreendida em termos de hierarquização das áreas que formam o território municipal para prioridade de investimentos em cada componente do saneamento básico. Esse entendimento faz que se recaia em outro princípio fundamental da LNSB – a integralidade, "compreendida como o conjunto de todas as atividades e componentes de cada um dos diversos serviços de saneamento básico, propiciando à população o acesso na conformidade de suas necessidades e maximizando a eficácia das ações e resultados" (art. 2°, II). Sem atender a mais esse princípio, o plano poderá ter a efetividade das ações comprometida, uma vez que, quando a população tem acesso apenas à parte dos serviços, ainda estará submetida a riscos à saúde, e não estará sendo assegurada a proteção ao meio ambiente e aos recursos hídricos (Moraes et al., 2011).

Assim, essas são premissas mínimas que deverão ser observadas ao se elaborar um PMSB, instrumento de gestão indispensável, a ser observado pelos prestadores de serviços, cujo cumprimento será verificado por uma entidade.

O PAPEL DA AGÊNCIA REGULADORA NO PLANEJAMENTO

A interface entre a regulação e o planejamento está definida no parágrafo único, art. 20 da LNSB, o qual estabelece que "incumbe à entidade reguladora e fiscalizadora dos serviços a verificação do cumprimento dos planos de saneamento por parte dos prestadores de serviços, na forma das disposições legais, regulamentares e contratuais".

Martins de Carvalho (1997, apud Buarque, 1999) divide o processo de planejamento em quatro etapas: "o conhecimento da realidade", "a tomada de decisão", "a execução do plano" e, finalmente, "o acompanhamento, controle e avaliação das ações", que inclui o uso de indicadores (Figura 14.2).

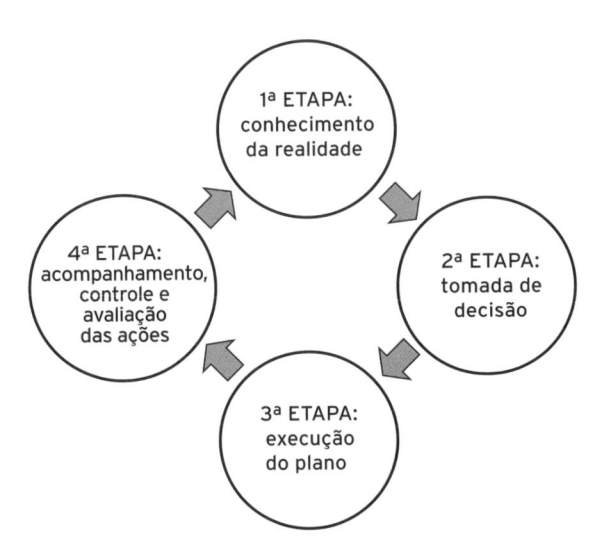

Figura 14.2: Etapas do processo de planejamento.
Fonte: adaptada de Martins de Carvalho (1997 apud Buarque, 1999).

A princípio, dentro dessa concepção, a interface entre regulação e planejamento se dá na quarta etapa, durante o acompanhamento, controle e avaliação das ações. No entanto, pelo que será abordado a seguir, essa é uma conclusão precipitada.

Com efeito, além dos objetivos das competências regulatórias citadas na introdução deste capítulo, a vinculação dos planos de investimentos dos contratos de programa e de concessão aos PMSB produz uma interface de suma importância para a regulação. A saber, o art. 11 da LNSB, que trata das condições de validade dos contratos, estabelece que "os planos de investimentos e os projetos relativos ao contrato deverão ser compatíveis com o respectivo plano de saneamento básico" (§1º).

Assim, fica caracterizado que a regulação tem um papel importante como impulsionadora do ciclo de planejamento, haja vista que sua atuação fomentará os titulares e prestadores nas tomadas de decisão. Finalmente, pode-se afirmar que a interface entre planejamento e regulação perpassa todo o processo e não apenas a etapa de "acompanhamento, controle e a avaliação das ações", apesar de ser nesta etapa que a interface possui maior alcance e visibilidade, conforme demonstrado na Figura 14.3.

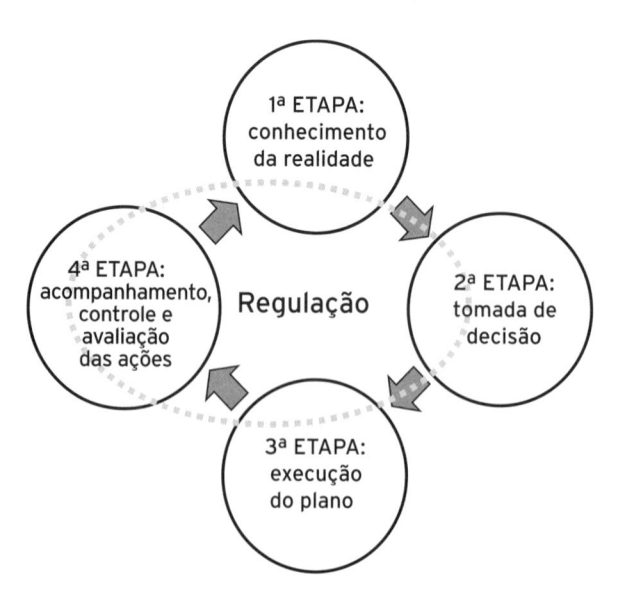

Figura 14.3: Ciclo de planejamento e sua interface com a regulação.
Fonte: adaptada de Martins de Carvalho (1997 apud Buarque, 1999).

Em suma, embora a LNSB tenha previsto, explicitamente, a atuação da agência reguladora *ex-post*, na verificação do cumprimento do plano de saneamento básico, esta poderá contribuir no processo de planejamento *ex-ante*, tanto durante a elaboração do PMSB, quanto das suas revisões, previstas para ocorrerem no máximo a cada quatro anos. Com efeito, a participação das agências de forma integral no ciclo de planejamento pode ser de grande relevância para o resultado do planejamento, tendo em vista sua concepção baseada em elevada *expertise* técnica. Não se trata de usurpar a atribuição indelegável do titular para planejar os serviços de saneamento básico, mas apenas contribuir com o processo de formulação das políticas públicas.

Diante do exposto, são detalhadas a seguir as diversas formas de participação da agência reguladora no processo de planejamento, quais sejam, na elaboração (*ex-ante*), na revisão e no acompanhamento do PMSB (*ex-post*).

Na elaboração do PMSB

Instituir instrumentos e mecanismos de acompanhamento durante a elaboração dos PMSB é fundamental e determinante para as agências reguladoras, já que isso pode impactar sobremaneira seu desempenho, ao dificultar sua atuação quanto à verificação do cumprimento do plano. Ao analisar 22 PMSB oriundos das cinco regiões do país, Basilio Sobrinho (2011) concluiu que a maioria dos PMSB da amostra não favorece a gestão e o acompanhamento com vistas à universalização dos serviços de abastecimento de água e de esgotamento sanitário. Tal conclusão é ratificada por Pereira (2012), em pesquisa que aborda 18 PMSB, ao avaliar que poucos foram os planos que apresentaram metas quantificáveis e temporais para se alcançar a universalização.

As metas representam a quantificação dos objetivos, apontando os resultados mensuráveis gerados em determinados prazos, durante a implementação do plano (Buarque, 1999). Alegre et al. (2008) e Galvão Junior et al. (2010) sugerem que as metas sejam acompanháveis e estabelecidas com base em conceitos tecnicamente aceitos e padronizados, que favoreçam a divulgação de resultados, mesmo parciais, por meio de avaliações periódicas e permanentes.

Assim, diante da elevada *expertise* técnica de que são revestidas as agências reguladoras, estas poderão orientar os titulares no correto dimensionamento das metas e na própria formulação do PMSB, preferencialmente com a participação conjunta de outros atores setoriais, minimizando, assim, eventuais riscos de sobreposição de atribuições e conflitos de interesse. Experiência de apoio técnico com envolvimento direto de uma agência reguladora tem sido reportada no estado do Ceará, onde, por meio de um convênio de cooperação técnica, a agência reguladora estadual, a companhia estadual de saneamento básico, a secretaria das cidades e a associação dos municípios uniram-se para apoiar a elaboração de 50 planos de saneamento básico para municípios com população até 20 mil habitantes. Essa experiência produziu, inicialmente, 20 planos em 2012, utilizando metodologia que atende os princípios e as diretrizes exigidas pela LNSB discutidas neste capítulo e a custos adequados à capacidade dos municípios, além de envolver diversos atores do setor de saneamento básico (Ceará, 2012).

Outro aspecto relevante, favorável à participação das agências no apoio à elaboração dos planos, é a organização do setor. Considerando-se que a forma majoritária de regulação no país, por meio de agências estaduais, segue o modelo também majoritário de prestação dos serviços por companhias estaduais de saneamento básico, pode-se afirmar que o planejamento e a própria regulação apresentam um papel relevante para a sustentabilidade deste modelo de prestação dos serviços. Uma das principais características desse modelo é a aplicação de subsídios cruzados entre os diversos municípios operados pelo mesmo prestador estadual, em geral, mediante a cobrança de tarifas uniformes. Com efeito, para a permanência de tal situação, denominada na LNSB de prestação regionalizada, faz-se necessária a uniformidade de fiscalização e regulação dos serviços, inclusive de sua remuneração, bem como a *compatibilidade de planejamento*. Assim, quando da elaboração dos planos regionais de saneamento básico, cujo conteúdo também contemplará os planos municipais, a base de indicadores utilizada, exceto algumas particularidades locais, será a mesma para o conjunto dos municípios. O que poderá diferenciar cada município, em termos de indicadores, será a quantificação da meta e o estabelecimento dos prazos para atingi-las, resultado do estudo de viabilidade econômico-financeiro de cada delegação. Mesmo em situações em que não haja a prestação regionalizada, é essencial que ocorra, em âmbito regional, a uniformidade da base de indicadores a ser utilizada no plano.

O ideal é que as metas sejam acompanháveis e estabelecidas com base em conceitos tecnicamente aceitos e padronizados. Para além disso, caso a agência reguladora atue no acompanhamento de vários planos, deve-se buscar o máximo de convergência entre estes, obtendo-se ganhos de escala. Um exemplo é o estabelecimento de indicadores de desempenho por meio de painéis de referência, cujos índices alimentarão o sistema de indicadores em âmbito municipal, em consonância com o Sistema Nacional de Informações em Saneamento Básico (Sinisa). Nesse sentido, estudos desenvolvidos por Galvão Junior et al. (2012) apontam um painel de indicadores para os componentes abastecimento de água e esgotamento sanitário, a serem utilizados como referência na elaboração dos planos de saneamento.

Além de facilitar a verificação do cumprimento dos planos de um conjunto de delegações operadas pelo mesmo prestador estadual, a uniformidade dos indicadores permite à agência reguladora estabelecer um *benchmarking* entre estes entes, gerando uma competição saudável na busca da universalização.

Na revisão do PMSB

As revisões dos planos de saneamento básico deverão ser realizadas no máximo a cada quatro anos. Dentre as possíveis alterações que poderão ocorrer neste processo, destaca-se, notadamente, como de interesse inegável da agência reguladora, a dos objetivos e metas de universalização, cujos possíveis ajustes devem ser realizados de forma a não dificultar seu acompanhamento.

Desta feita, em caso de revisão de objetivos e metas de universalização de PMSB elaborados sem os requisitos técnicos exigidos no marco regulatório e/ou sem o devido controle social, o processo de revisão é a oportunidade de corrigir os desvios relativos às dificuldades de fazer o acompanhamento, por meio da verificação do cumprimento do plano.

Para as agências estaduais e consorciadas, que regulam diversos municípios, é a oportunidade de convergir os indicadores dos planos das diversas delegações para uma base uniforme.

Em suma, o processo de revisão junto da experiência acumulada pela entidade de regulação, obtida durante a verificação do cumprimento das ações e metas estabelecidas nos planos, ensejarão ótimas oportunidades de aprimoramento do planejamento, fazendo do PMSB um instrumento efetivo de política pública em que erros eventualmente detectados não se tornem recorrentes.

No acompanhamento do PMSB

Em sua atuação para a verificação do cumprimento do plano, a agência reguladora precisará observar os objetivos a serem alcançados, que poderão ser gerais ou estratégicos (macro-objetivos) e específicos ou operacionais (micro-objetivos). Um macro-objetivo possui meta associada, cujo horizonte temporal acompanha todo o período de validade do plano. A meta poderá ser atingida antes do prazo de encerramento do plano, porém, uma vez alcançada, deverá ser garantida até que o plano seja finalizado, a exemplo da universalização que, uma vez atingida, deverá ser mantida. Nesse caso, a meta de universalização é representada em termos de indicadores de cobertura e de atendimento dos serviços. O objetivo operacional ou específico é diferente: encerra-se, uma vez alcançada a meta respectiva, cujo prazo pode acabar antes do término do plano, contribuindo, assim, para o aumento do indicador de universalização. Tome-se como exemplo, neste caso, a instalação de n hidrômetros, cujo prazo de conclusão poderá ocorrer em período inferior ao do plano. Esse entendimento é necessário para a definição de objetivos.

Além disso, a agência reguladora precisará definir o escopo de sua atuação no acompanhamento, tendo em vista a organização do setor no município (concessão privada, delegação a uma companhia estadual etc.), para, posteriormente, traçar uma metodologia adequada e elaborar o orçamento respectivo para o acompanhamento do plano, pois, somente assim, determinadas questões poderão ser respondidas, como "as metas a serem acompanhadas atingiram aqueles serviços prestados diretamente pelo poder concedente? E/ou prestados indiretamente pelo poder concedente (no caso de SAAE)? E/ou prestados por operadores comunitários? E/ou serviços delegados com PMSB vinculado ao contrato? E/ou serviços vinculados ao saneamento rural?".

Será preciso, também, definir quais componentes do saneamento básico terão suas metas acompanhadas no plano. Uma dificuldade característica do serviço de drenagem é que, em geral, não há prestador, bem como não há cobrança desse serviço. Dessa forma, haverá problemas para as agências justificarem legalmente o uso de recursos provenientes da regulação de serviços contratados para serem utilizados no acompanhamento de outros serviços que não estejam cobertos por contrato.

Após a análise dessas variáveis que influenciam o escopo de atuação da agência, esse ente pode estabelecer diferentes técnicas de verificação do plano, complementares entre si, das quais se destacam:

- Estabelecimento de sistema de informações, com alimentação direta por parte de titulares e prestadores de serviços por meio de plataforma na internet, havendo o devido cuidado com a rastreabilidade destas informações, de tal forma que permita ao regulador auditar o dado, caso necessário. A periodicidade, o formato e a frequência do envio das informações devem ser normatizados pela agência reguladora.

- Acompanhamento direto no campo realizado ao final do prazo do cumprimento de cada meta, por meio de inspeções técnicas dirigidas especificamente para esse fim.

- Acompanhamento, também direto no campo, entretanto associado à rotina de fiscalizações normalmente executadas pela agência reguladora, em prazos necessariamente não coincidentes com o tempo de cumprimento da meta, o que possibilitaria à agência a economia de recursos financeiros e a otimização da logística.

- Parcerias com órgãos de controle social de natureza local, que permita a troca de informações acerca do cumprimento das metas previstas nos planos de saneamento, bem como órgãos de controle, como o Ministério Público e os tribunais de contas (assunto abordado na penúltima seção).

Porém, um dos mecanismos mais eficazes para o acompanhamento dos planos deverá ser a transparência das informações, mediante a elaboração de relatórios anuais que deverão ser enviados à Câmara Municipal, órgão de controle social, Ministério Público, tribunal de contas, imprensa, entre outros, além da disponibilização destas informações na internet. Tal sistemática, além de causar constrangimento aos atores responsáveis pelo cumprimento das metas, também poderá servir de instrumento para acionar os órgãos de controle. Além de sanções de natureza legal e pecuniária, o responsável pela meta, no caso de prestador de serviços delegado por contrato, poderá, em circunstâncias mais agravantes, sofrer inclusive penalidade de caducidade do contrato.

Considerando que se trata de uma atividade recente para as agências, ainda não há referências de custeio do acompanhamento de um plano de saneamento básico.

A SUSTENTABILIDADE DOS PMSB

Apesar das enormes dificuldades para a elaboração dos planos de saneamento, mesmo com o apoio técnico e financeiro de entidades federais e estaduais, e dos próprios prestadores em algumas situações, o grande desafio para os titulares e para o próprio setor é garantir a sustentabilidade do PMSB. De acordo com a Pesquisa de Informações Básicas Municipais do IBGE (Munic), ano 2011, dos 5.565 municípios brasileiros, somente 1.684 (30,3%) possuem estrutura administrativa específica para tratar com as questões relacionadas ao saneamento básico, seja por meio de uma secretaria municipal exclusiva, de secretaria municipal em conjunto com outras políticas, de setor subordinado a outra secretaria ou de setor subordinado diretamente à chefia do Executivo. A falta de um *locus* específico do município dificultará a correta administração do PMSB. Assim como no âmbito federal, vide Secretaria Nacional de Saneamento, o município também necessita identificar o seu endereço institucional para o saneamento básico, cuja estrutura administrativa pode variar em função do porte do município e da complexidade dos desafios impostos para a universalização do setor.

Nesse contexto, Oliveira (2006) defende que, em políticas públicas, os atores responsáveis devem olhar o planejamento como um processo, mas sem alijar a elaboração da implementação, pois esta é que vai conduzir aos resultados finais dos programas, projetos e ações para atingir os objetivos e metas, levando as partes envolvidas a um contínuo aprendizado, já que, no seu entendimento, o planejamento não se restringe a um simples produto técnico – o plano. Mas, para Buarque (1999), por serem os municípios, via de regra, carentes de tradição e instrumentos de planejamento e de base técnica, não estão preparados para ocupar seu papel de planejar as políticas públicas, inclusive no setor de saneamento básico. De maneira análoga e, talvez, agravante, pode-se afirmar o despreparo dos municípios quanto às questões regulatórias, em função do profundo desconhecimento do tema regulação.

Uma das primeiras medidas para atenuar esse problema é estabelecer, no plano, dentro dos programas, projetos e ações de natureza estruturante, a criação de uma estrutura gestora do setor ou mesmo delegar tal atribuição a um órgão administrativo existente, adaptando-o para essa função. Além de estar inserido no plano, o endereço do saneamento no âmbito local, deve ser ratificado na lei que instituir o PMSB, fortalecendo, assim, o caráter de órgão responsável pelas ações setoriais e pela administração do plano.

De acordo com a LNSB, não há obrigatoriedade de que o PMSB seja instituído por lei municipal. Entretanto, para os planos financiados com recursos federais, como no caso da Fundação Nacional de Saúde (Funasa), o termo de referência para a elaboração do plano define que a aprovação do PMSB será realizada por lei municipal (Funasa, 2012). Com efeito, a instituição do PMSB por lei garante maior estabilidade às políticas públicas e minimiza que os planos sejam objeto de alteração em função de interesses políticos ou imediatos, não necessariamente em sintonia com os anseios da sociedade.

Ademais, a aprovação do PMSB por lei minimiza riscos para o prestador de serviços, no caso de serviços delegados por meio de contrato, haja vista que as metas desse instrumento devem estar associadas às metas do plano de saneamento. Diante do exposto, a lei que instituir o plano deve conter, no mínimo, os seguintes aspectos: a aprovação do plano, cujo conteúdo é um anexo da própria lei; a definição do órgão responsável pela administração do plano; a definição do órgão responsável pelo controle social, em geral delegado a um conselho municipal já existente, como de meio ambiente ou da saúde; e, por fim, a definição da entidade reguladora, responsável pelo acompanhamento da execução do PMSB. Dessa forma, ficará consolidado por lei o tripé com as funções da titularidade (órgão administrativo municipal), do controle social (designação do conselho municipal) e da regulação (agência reguladora), conforme esboçado na Figura 14.4. A ausência da função prestação dos serviços nesta figura não minimiza sua importância, pois, quando os serviços forem delegados, será pautada por outros instrumentos legais associados à lei que institui o plano de saneamento e ao próprio PMSB.

Secretaria ou
órgão municipal

PMSB

Conselho
municipal

Agência
reguladora

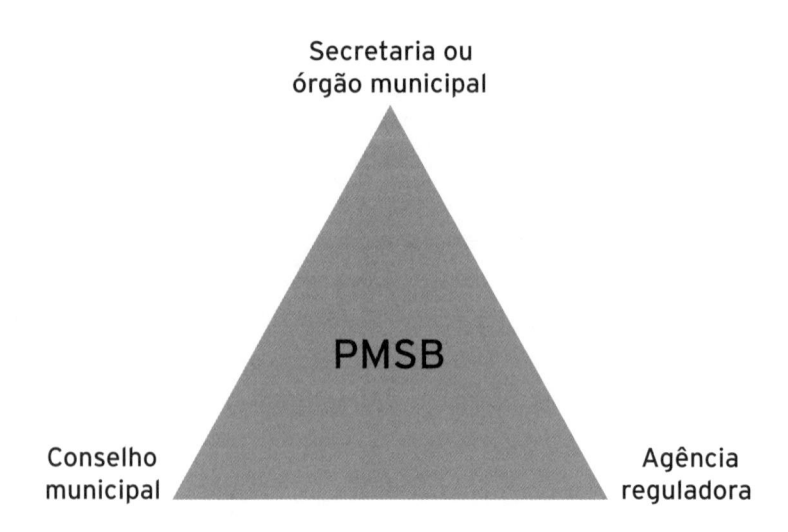

Figura 14.4: Requisitos mínimos da lei instituidora do PMSB.

No entanto, apesar de suma importância para garantia da estabilidade do PMSB, a lei instituidora do plano, por si só, não trará os resultados planejados, se o município não dispuser de técnicos capazes de administrarem o PMSB, com atribuições de elaborarem projetos para captação de recursos, gerenciarem projetos, coletarem dados para alimentação dos sistemas de informações, prospectarem fontes de financiamento para a universalização e dialogarem com a sociedade, entre outros.

Uma das alternativas para minimizar a falta de mão de obra qualificada nas prefeituras para a administração dos planos são as parcerias com as instituições de ensino e de pesquisa. Entre as vantagens dessa parceria, pode-se elencar o baixo custo, a possibilidade de qualificação de mão de obra existente da prefeitura municipal, o eventual aproveitamento de graduandos no quadro das prefeituras, entre outros. Como exemplo dessas instituições, listam-se os institutos federais de educação, ciência e tecnologia, vinculados ao governo federal, e com imensa capilaridade em todo o território nacional, notadamente no interior dos estados. Ademais, esses institutos formam, anualmente, centenas de tecnólogos em saneamento, gestores ambientais, técnicos sanitaristas de nível médio, cuja formação é adequada para a administração dos planos, além de requererem salários de mercado inferiores aos profissionais de engenharia.

Outra proposta, em prol da sustentabilidade, diz respeito à formação de administradores de planos de saneamento básico. Como se trata de uma atividade nova, compete às instituições responsáveis pelas políticas públicas do setor, notadamente as de caráter nacional, organizar cursos de formação para um público-alvo constituído por técnicos das administrações municipais. Cursos dessa natureza podem apresentar conteúdo programático dividido em três etapas: na primeira, denominada nivelamento, com temas relacionados aos aspectos legais e institucionais do setor de saneamento básico (Lei n. 11.445/2007, Lei n. 12.305/2010, legislações estadual e municipal, instrumentos regulatórios e contratuais) e a gestão dos serviços de saneamento básico; a segunda etapa deve focar o financiamento da universalização, por meio de órgãos federais e estaduais, os quais instruirão sobre:

- Como captar recursos onerosos e não onerosos para investimentos na universalização dos serviços?
- Quais os requisitos necessários para a captação de recursos?
- Quais as principais dificuldades encontradas na análise das solicitações dos municípios?
- Como os programas, projetos e ações serão analisados para efeito de captação de recursos?

A terceira e última etapa do curso poderá tratar dos papéis das entidades controladoras, tais como Ministério Público, tribunal de contas e agência reguladora. Nessa etapa, podem ser mostradas as formas de verificação da execução dos planos de saneamento básico e as implicações para os gestores públicos em caso de não atendimento das metas.

Ou seja, em termos práticos, o PMSB não pode ser compreendido como uma simples peça para atendimento aos requisitos legais, portanto, necessita de sustentabilidade. Por isso, deve ser dinâmico e capaz de interagir de forma permanente com a sociedade, guiar as ações dos titulares, prestadores de serviços e demais entidades correlatas do setor de saneamento básico, direcionando os investimentos com eficiência e eficácia rumo ao objetivo maior – a universalização do acesso.

O PAPEL DOS ÓRGÃOS DE CONTROLE E A PARCERIA COM AS AGÊNCIAS REGULADORAS

Considerando ser o PMSB de competência exclusiva do município, caberão, em última instância, ao chefe do Poder Executivo, as responsabilidades de natureza legal pelo descumprimento das metas estabelecidas nesse instrumento de planejamento.

De acordo com Selur (2011), o prefeito poderá ser acusado de crime de responsabilidade nos termos do Decreto-lei n. 201/67, em caso de descumprimento da legislação vigente, seja ela federal, estadual ou municipal. Conforme o referido instrumento legal, é crime de responsabilidade do prefeito municipal negar execução à lei federal, estadual ou municipal, ou deixar de cumprir ordem judicial, sem dar o motivo da recusa ou da impossibilidade, por escrito, à autoridade competente (art. 1º, XIX). Ademais, é infração político-administrativa do prefeito municipal, sujeita ao julgamento pela Câmara dos Vereadores e sancionada com a cassação do mandato, praticar, contra expressa disposição de lei, ato de sua competência ou emitir-se na sua prática (art. 4º, VII).

Nesse contexto, cabe destacar o papel dos tribunais de contas e do Ministério Público. O controle exercido pelos tribunais de contas "envolve também a verificação se o poder atribuído ao Estado está sendo manejado eficientemente para cumprir as finalidades que justificam e legitimam a sua atribuição" (Achkar, 2012). Ainda segundo esse autor, há vários tipos de controle exercidos pelos tribunais de contas, entre os quais, o controle do desempenho e dos resultados atingidos pela execução e pelo cumprimento de programas, projetos e atividades de obrigatoriedade do poder público, o que converge para os objetivos dos planos de saneamento básico. Ou seja, o foco dos tribunais não se limita à mera existência formal do plano, devendo este ter eficácia diante de seus objetivos propostos.

Já para o Ministério Público, segundo Pitombeira (2012), o ponto de partida de atuação no saneamento básico é o PMSB, o qual lhe trará subsídios, inclusive podendo propiciar para o gestor público a apuração de responsabilidade nos âmbitos administrativo, penal e civil.

Apesar do caráter punitivo dos órgãos de controle, estes têm o papel fundamental de contribuir para a sustentabilidade dos planos, na medida em que os incentivos criados por essas instituições obrigam os gestores municipais à correta administração dos planos de saneamento básico. Diante do papel institucional dos órgãos de controle, é salutar que ocorram sinergias com as agências reguladoras, no sentido de fazer cumprir as metas estabelecidas nos planos, bem como colaborar para a evolução institucional do setor de saneamento básico. A partida para essa colaboração deve ser a troca permanente de informações técnicas sobre o acompanhamento das metas dispostas nos planos de saneamento básico.

CONSIDERAÇÕES FINAIS

Para se alcançar a tão almejada universalização dos serviços públicos de saneamento básico, a LNSB elencou o Plano Municipal de Saneamento Básico como um de seus principais instrumentos. Apesar do disposto no instrumento legal, há necessidade de preparar os municípios para a correta administração dos planos, haja vista sua baixa capacidade técnica e político-institucional para a gestão do setor de saneamento básico. Ademais, é preciso aprender as lições de outros planos de natureza vinculante, como os planos diretores, que apenas serviram como peças para atendimento a requisitos legais. Além disso, é preciso pôr o saneamento na agenda política das administrações públicas, sejam elas de natureza federal, estadual ou municipal.

O recente processo de implementação da LNSB vem demonstrando que a primeira geração de planos apresentará inadequações, naturais de um processo que está se estabelecendo no país e é passível de ajustes durante o primeiro ciclo de revisões dos PMSB. Além disso, a sustentabilidade dos planos somente ocorrerá com a criação, em cada estado, de uma rede de suporte que englobe todos os níveis federativos.

Nesse contexto, a agência reguladora, em função de sua *expertise* técnica, será um ator importante no processo de planejamento, orientando o titular na elaboração e revisão do PMSB, e, fundamentalmente, exercendo o seu papel legal de responsável pela verificação do cumprimento dos planos. Destaque deve ser também atribuído ao Ministério Público e aos tribunais de contas, devendo estes incorporar, nas suas rotinas de trabalho, a fiscalização do cumprimento do PMSB. Com efeito, a atuação desses órgãos de controle fica fortalecida na medida em que haja leis municipais instituidoras dos planos.

Por fim, no contexto de precariedade institucional do setor, notadamente em relação à maioria dos titulares dos serviços, pensar a agência como somente responsável pelo acompanhamento do plano, nos termos do parágrafo único, art. 20, da LNSB, é não compreender que o objetivo final da regulação de infraestrutura de serviços públicos é o acesso universal. Portanto, deve a agência contribuir de forma efetiva com os titulares e com o próprio setor na formulação das políticas públicas.

REFERÊNCIAS

[ABAR] ASSOCIAÇÃO BRASILEIRA DE AGÊNCIAS DE REGULAÇÃO. *Saneamento básico: regulação 2012*. Fortaleza: Expressão, 2012.

ALEGRE, H.; HIMER, H.; BAPTISTA, J.M.; PARENA, R. *Indicadores de desempenho para serviços de abastecimento de água*. Lisboa: IRAR/LNEC, 2008.

ACHKAR, E.A. Controle externo operacional no saneamento básico. In: PHILIPPI JR, A.; GALVÃO JR, A.C. (Eds.). *Gestão do saneamento básico: abastecimento de água e esgotamento sanitário*. Barueri-SP: Manole, 2012, p.1013-39. (Coleção ambiental)

BARBOSA, F.; GARCIA, R.C. A propósito da avaliação do PPA: Lições da primeira tentativa. *Boletim de Políticas Sociais: Acompanhamento e Análise*, n. 3, p.121-125. IPEA. 2001. Disponível em: http://www.ipea.gov.br/sites/000/2/publicacoes/bpsociais/bps_03.pdf. Acessado em: 07/2011.

BASILIO SOBRINHO, G. *Planos municipais de saneamento básico (PMSB): uma análise da universalização do abastecimento de água e do esgotamento sanitário*. Ceará, 2011. 112 p. Dissertação (Mestrado em Engenharia Civil) – Universidade Federal do Ceará.

BORJA, P.C. *Prestação dos serviços, regulação, fiscalização e financiamento*. Ministério das Cidades. Peças Técnicas Relativas a Planos Municipais de Saneamento Básico. Ministério das Cidades, Programa de Modernização do Setor Saneamento. Brasília. 265 p., 2009.

BRASIL. Decreto n. 7.217, de 21 de junho de 2010. Diário Oficial da União 2010, 22 de junho.

_____. Lei n.11.445, de 5 de janeiro de 2007. Diário Oficial da União 2007, 8 de janeiro.

BUARQUE, S.C. *Metodologia de planejamento do desenvolvimento local e municipal sustentável*. Brasília: Incra, junho de 1999. 104p.

CEARÁ. *Planos de saneamento serão entregues nesta terça-feira*. Fortaleza: Ceará, 2012. Disponível em: http://www.ceara.gov.br/index.php/sala-de-imprensa/noticias/7079--planos-de-saneamento-serao-entregues-nesta-terca-feira-27. Acessado em: 05/022013.

DI PIETRO, M.S.Z. Limites da função reguladora das agências diante do princípio da legalidade. In:_____. *Direito regulatório: temas polêmicos*. Belo Horizonte: Fórum, 2004, p.19-50.

[FUNASA] FUNDAÇÃO NACIONAL DE SAÚDE. *Termo de referência para elaboração de planos municipais de saneamento básico*. Brasília: Funasa, 2012. 68 p. Disponível em http://www.funasa.gov.br/site/wp-content/uploads/2012/04/2b_TR_PMSB_V2012. pdf. Acessado em: 05/02/2013.

GALVÃO JUNIOR, A.C. *Regulação e Universalização dos Serviços de Água e Esgoto: Estudo do Nordeste Brasileiro*. São Paulo, 2008. 202 p. Tese (Doutorado em Saúde Pública) – Faculdade de Saúde Pública/Universidade de São Paulo.

GALVÃO JUNIOR, A.C.; BASILIO SOBRINHO, G.; SAMPAIO, C.C. *A Informação no Contexto dos Planos de Saneamento Básico*. 1.ed. Fortaleza: Expressão Gráfica Editora, 2010. 285 p.

GALVÃO JUNIOR, A.C.; PAGANINI, W.S. Aspectos conceituais da regulação dos serviços de água e esgoto no Brasil. *Engenharia Sanitária e Ambiental*, Rio de Janeiro, v.14, n.1, p.79-88, jan./mar. 2009.

GALVÃO JUNIOR, A.C.; BASÍLIO SOBRINHO, G; CAETANO, A.C. Painel de indicadores para planos de saneamento básico. In: PHILIPPI JR, A.; GALVÃO JR, A.C. (Eds.). *Gestão do saneamento básico: abastecimento de água e esgotamento sanitário*. Barueri: Manole, 2012, p.1040-68. (Coleção ambiental)

LIMA NETO, I.E. Planejamento no Setor de Saneamento Básico considerando o Retorno da Sociedade. *Revista DAE*, v.185, p.46-52, 2011.

MAIA, J.A.F. Metodologia para avaliação *ex ante* e *ex post* da relevância social de políticas públicas. *Sitientibus*, Feira de Santana, n.38, p.35-56, jan./jun. 2008. Disponível em: www2.uefs.br/sitientibus/edicoes/38.htm. Acesso em: agosto de 2011.

MORAES, L.R.S. (coord.); SILVA, A.G.L.; DIAS NETO, A.A.; BORJA, P.C.; PRUDENTE, A.A. ROCHA, L.S. Análise situacional do déficit em saneamento. Brasília: Ministério das Cidades, 2011. (Panorama do Saneamento Básico no Brasil, v. 2). Disponível em: http://www.cidades.gov.br/plansab. Acessado em: mar. 2013.

OLIVEIRA, J.A.P. Desafios do planejamento em políticas públicas: diferentes visões e práticas. *RAP*. Rio de Janeiro 40(1):273-88, Mar./Abr. 2006. Disponível em www.scielo.br/pdf/rap/v40n2/v40n2a06.pdf. Acessado em: 31 de julho de 2011.

PEREIRA, T. S. T. *Conteúdo e metodologia dos planos municipais de saneamento básico: um olhar para 18 casos no Brasil*. Rio de Janeiro, 2012. 209 p. Monografia (Especialização em Gestão e Tecnologia do Saneamento) – Fiocruz/Escola Nacional de Saúde Pública.

PINHEIRO, A.C.; SADDI, J. *Direito, economia e mercados*. Rio de Janeiro: Elsevier, 2005.

[PMI] PROJECT MANAGEMENT INSTITUTE. PMBOK – Um Guia do Conjunto de Conhecimentos em Gerenciamento de Projetos. 3.ed. Newton Square: Project Management Institute, 2004.

PITOMBEIRA, S.C. Papel do Ministério Público na gestão do saneamento básico. In: PHILIPPI JR, A.; GALVÃO JR, A.C. (Eds.). Gestão do saneamento básico: abastecimento de água e esgotamento sanitário. Barueri: Manole, 2012, p.1067-87. (Coleção Ambiental)

[SELUR] SINDICATO DAS EMPRESAS DE LIMPEZA URBANA NO ESTADO DE SÃO PAULO. Guia de orientação para adequação dos municípios à Política Nacional de Resíduos Sólidos (PNRS). São Paulo: Selur, 2011. 137 p. Disponível em http://www.ablp.org.br/pdf/Guia_PNRS_11_alterado.pdf. Acessado em: 05/02/2013.

TONI, J. Planejamento e elaboração de projetos: um desafio para a gestão no setor público. Porto Alegre, 2003. Disponível em http://www.biblioteca.sebrae.com.br/bds/BDS.nsf/39F91FA48FD37A0B032571C000441F95/$File/ManualPlanejamento-DeToniJ.pdf. Acessado em: 08/2011.

VISCUSI, W.K.; HARRINGTON JR., J.E.; VERNON, J. M. Economics of regulation and antitrust. 4.ed. Cambridge, MA: MIT Press, 2005.

EXERCÍCIOS

1. Na sua opinião, a agência reguladora pode contribuir com o titular dos serviços em todo o ciclo de planejamento? Justifique.
2. Diferencie os objetivos gerais ou estratégicos (macro-objetivos) dos específicos ou operacionais (micro-objetivos) dentro do Plano Municipal de Saneamento Básico. Exemplique. Qual a importância de cada tipo destes objetivos para a universalização dos serviços?
3. Quais os principais impactos advindos da compatibilidade de planejamento com a uniformidade dos mecanismos e procedimentos para avaliação da eficiência e da eficácia das ações programadas?
4. Na sua opinião, quais as principais deficiências observadas no âmbito administrativo municipal que concorrem para insucesso da política pública local de saneamento básico?
5. Na sua opinião, que medidas podem ser adotadas com a finalidade de garantir a sustentabilidade do Plano Municipal de Saneamento Básico?

Índice Remissivo

A

Abordagens *bottom-up* 277
Ação de fiscalização 352
Accountability 36
Adasa 260
Alavancagem 242
Amortização 223
Anatel 265
Arsesp 260
Assimetria de informação 147, 154, 325
Atividade interdependente 13
Ativo financeiro 209
Ativo imobilizado 211
Ativo livre de risco 250
Ato normativo 42
Audiência pública 37, 69
Audiências 36
Autonomia 26
Autonomia administrativa 26
Autonomia financeira 27
Avaliação da gestão 275
Avaliação de desempenho 322
Avaliação dos ativos 216

B

Base de ativos 227
Base de remuneração 227, 239
Base regulatória dos ativos 201
Benchmarking 70, 116, 147, 242, 325
Beta 254
Building blocks 146

C

Caesb 261
Capital próprio 242
CAPM 243
Captura 21
Carga tributária 269
Carteiras eficientes 250
Coleta seletiva 106
Compatibilidade de planejamento 404
Competência 57, 341
Concessão 103
Concessão patrocinada 103
Condições de validade 367
Condições de validade dos contratos 340
Conselhos 36
Consórcio público 11, 380

Consórcios 345
Consórcios públicos 100, 314
Consulta pública 36-7, 69
Consumidor 88
Contabilidade regulatória 202
Conteúdo mínimo 400
Contrato de concessão 347
Contrato de programa 13, 103, 352
Contratos de concessão 210
Controle 363
Controle social 36
Convênio de cooperação 12, 14, 103, 380
Cooperação federativa 364
Corsan 267
Country Spread Model 252
CPI 259
CRA 288
Custo de capital 239
Custo de manutenção do capital 239
Custo de oportunidade do capital 239
Custo de reposição 227
Custo de serviço 135, 168
Custo médio ponderado do capital 240
Custos eficientes 238
Custos gerenciáveis 239
Custos não administráveis 143
Custos não gerenciáveis 238

D

DEA 169, 284
Delegação da regulação 84
Depreciação 222
Diagnóstico 395
Duration 253

E

Economia de escala 172
Efeito Averch-Johnson 137-8
Efeito *ratchet* 146
Eficiência 35, 275
Eficiência da gestão 275

Eficiência econômica 167
Eficiência operacional 140
EMBI 256
Empresa de referência 148, 278
Equilíbrio econômico e financeiro 7, 167, 237
Estrutura ótima de capital 242
Estrutura tarifária 159
Expertise 25

F

Fatores de produtividade 156
Fator X 141, 145
Filtro kalman 257
Fiscalização 3, 57, 89, 114, 339, 363
Fiscalização direta 342
Fiscalização emergencial 343
Fiscalização estatal 371
Fiscalização indireta 342
Fiscalização programada 342
Fronteiras estocásticas 281
Função de custos 150
Função de produção 150

G

Ganho de produtividade 145
Gerenciamento 365
Gestão associada 11, 103, 380
Gestão integrada 365
Gestão integrada de resíduos sólidos 98

I

Independência decisória 29
Indicadores 98, 322, 351, 401
Indicadores de desempenho 155, 325
Inspeções de campo 351
Instituições de fomento 263
Investimentos 168

L

Legitimidade 35
Lei de Consórcios Públicos 380

Lei n. 8.666/93 114
Lei n. 11.445/2007 237, 395
Limpeza urbana 95, 372

M

Macro-objetivos 398
Manejo de resíduos sólidos 95, 372
Medição de eficiência 277
Metas 403
Metas de universalização 98, 405
Métodos *top-down* 280
Mínimos quadrados ordinários 283
Modelos de regulação 77
Monitoramento 363
Monopólio natural 172

N

Name and shaming 322
Normas 339
Normas de regulação 63
Normatização 6, 57

O

Ofgem 261
Ofwat 261

P

Parceria público-privada 102
Penalidades 67
Período de referência 158
Planejamento 395
Plano municipal de gestão integrada de resíduos sólidos 98, 387
Plano Municipal de Saneamento Básico 79, 395
Plano Nacional de Resíduos 98
PNRS 96, 364
Poder concedente 344
Poder de polícia 363
Poder fiscalizatório 6
Poder normativo 58
Política pública 406

Portfólio ótimo 249
Prestação regionalizada 10, 107
Price cap 169
Processo repressivo 363
Prognóstico 395
Programas, projetos e ações 399
Publicidade 45
Punição 363

R

Reajuste e revisão de tarifas 168
Reajuste tarifário 134
Reciclagem 100
Regionalização 378
Regulação da qualidade 154
Regulação pelo custo 135-6
Regulação pelo preço 135
Regulação por comparação 149
Regulação por contrato 136
Regulação por incentivos 169
Regulação por preço-teto 141
Regulação por taxa de retorno 136
Regulação *sunshine* 157, 322
Regulação técnica 115
Regulamentação 6
Relatório de fiscalização 347
Remuneração 168
Resíduos sólidos 363, 372
Retorno do mercado 253
Retorno e risco 243
Revisão tarifária 135, 240
Risco cambial 257
Risco de crédito 262
Risco de *default* 257
Risco diversificável 248
Risco do mercado 254
Risco não diversificável 248
Risco país 256

S

Sabesp 265
SFA – *stochastic frontier analysis* 169
Sinir 382

Sinisa 71, 405
Sistema de informações 407
Sociedade 41
S&P500 253
Spread 267
Stakeholders 325
Sunshine regulation 154
Sustentabilidade 408

T

TAC 358
Tarifas 167, 238
Tarifas praticadas 213
Taxa de remuneração 237
Taxa de retorno 168
Tecnicidade 25
Termo de ajustamento de conduta (TAC) 375
Termo de notificação 356
Titular 110

Titular dos serviços 75, 112
Transparência 36, 38, 325, 358

U

Uniformidade 70, 108
Universalização 400
Usuário 6, 46

V

Validade dos contratos 108
Valor justo 218

W

WACC 237

Y

Yardstick competition 169
Yardstick regulation 149

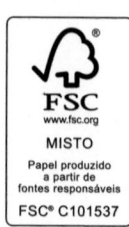

MISTO
Papel produzido
a partir de
fontes responsáveis
FSC® C101537